宫内儿科学
In Utero Pediatrics

主　编　孙　锟

副主编　段　涛　　张　军

人民卫生出版社

·北　京·

图书在版编目（CIP）数据

宫内儿科学 / 孙锟主编 . -- 北京：人民卫生出版
社，2025. 5. -- ISBN 978-7-117-37865-9

Ⅰ. R714.5

中国国家版本馆 CIP 数据核字第 2025H2N661 号

人卫智网	**www.ipmph.com**	医学教育、学术、考试、健康，购书智慧智能综合服务平台
人卫官网	**www.pmph.com**	人卫官方资讯发布平台

宫内儿科学
Gongnei Erke Xue

主　　编：孙　锟

出版发行：人民卫生出版社（中继线 010-59780011）

地　　址：北京市朝阳区潘家园南里 19 号

邮　　编：100021

E - mail：pmph @ pmph.com

购书热线：010-59787592　010-59787584　010-65264830

印　　刷：北京盛通印刷股份有限公司

经　　销：新华书店

开　　本：889×1194　1/16　印张：17

字　　数：457 千字

版　　次：2025 年 5 月第 1 版

印　　次：2025 年 5 月第 1 次印刷

标准书号：ISBN 978-7-117-37865-9

定　　价：156.00 元

打击盗版举报电话：**010-59787491**　**E-mail: WQ @ pmph.com**

质量问题联系电话：**010-59787234**　**E-mail: zhiliang @ pmph.com**

数字融合服务电话：**4001118166**　**E-mail: zengzhi @ pmph.com**

编　者（按姓氏汉语拼音排序）

陈　倩　上海交通大学医学院附属新华医院
陈　笋　上海交通大学医学院附属新华医院
陈珊珊　上海交通大学医学院附属新华医院
储彩婷　上海交通大学医学院附属新华医院
代伟倩　上海交通大学医学院附属新华医院
丁　榕　上海交通大学医学院附属国际和平妇幼保健院
丁　思　上海交通大学医学院附属新华医院
杜　青　上海交通大学医学院附属新华医院
段　涛　同济大学医学院附属上海市第一妇婴保健院
范建霞　上海交通大学医学院附属国际和平妇幼保健院
范燕洁　上海交通大学医学院附属新华医院
韩连书　上海交通大学医学院附属新华医院
郝丽丽　上海交通大学医学院附属新华医院
何　华　上海交通大学医学院附属新华医院
华益民　四川大学华西第二医院
李　斐　上海交通大学医学院附属新华医院
李　锐　上海交通大学医学院附属新华医院
李　欣　上海交通大学医学院附属新华医院
李京阳　上海交通大学医学院附属新华医院
梁黎黎　上海交通大学医学院附属新华医院
凌诗颖　上海交通大学医学院附属新华医院
刘　明　上海交通大学医学院附属新华医院
刘克强　上海交通大学医学院附属新华医院
刘晟男　上海交通大学医学院附属新华医院
陆德云　上海交通大学医学院附属新华医院
陆丽娜　上海交通大学医学院附属新华医院
罗小梅　上海交通大学医学院附属新华医院
马　杰　上海交通大学医学院附属新华医院
潘伟华　上海交通大学医学院附属新华医院
潘永东　上海交通大学医学院附属新华医院
邱文娟　上海交通大学医学院附属新华医院
任佳玢　上海交通大学医学院附属国际和平妇幼保健院
施嘉奇　上海交通大学医学院附属新华医院
隋文渊　上海交通大学医学院附属新华医院
孙　锟　上海交通大学医学院附属新华医院
孙　昱　上海交通大学医学院附属新华医院
孙路明　同济大学医学院附属上海市第一妇婴保健院
田　英　上海交通大学医学院附属新华医院
汪登斌　上海交通大学医学院附属新华医院
汪心韵　上海交通大学医学院附属新华医院
王　川　四川大学华西第二医院
王　鉴　上海交通大学医学院附属新华医院
王　俊　上海交通大学医学院附属新华医院
王　磊　上海交通大学医学院附属新华医院
王　奕　上海交通大学医学院附属新华医院
王　莹　上海交通大学医学院附属新华医院
王翠平　上海交通大学医学院附属新华医院
王佳甲　上海交通大学医学院附属新华医院
王瑞芳　上海交通大学医学院附属新华医院
王伟鹏　上海交通大学医学院附属新华医院
王依闻　上海交通大学医学院附属新华医院
卫　星　同济大学医学院附属上海市第一妇婴保健院
邬文杰　上海交通大学医学院附属新华医院
吴青青　上海交通大学医学院附属新华医院
武育蓉　上海交通大学医学院附属新华医院
肖　冰　上海交通大学医学院附属新华医院
徐　娜　上海交通大学医学院附属新华医院
徐国锋　上海交通大学医学院附属新华医院
徐明玉　上海交通大学医学院附属新华医院
杨　奕　上海交通大学医学院附属新华医院
杨军林　上海交通大学医学院附属新华医院
余永国　上海交通大学医学院附属新华医院
俞田田　上海交通大学医学院附属国际和平妇幼保健院
詹永坤　上海交通大学医学院附属新华医院
张　军　上海交通大学医学院附属新华医院
张　天　上海交通大学医学院附属新华医院
张建华　上海交通大学医学院附属新华医院
张开创　上海交通大学医学院附属新华医院
张旻中　上海交通大学医学院附属新华医院
张拥军　上海交通大学医学院附属新华医院
张征委　上海交通大学医学院附属新华医院
赵　阳　上海交通大学医学院附属新华医院
周　璇　上海交通大学医学院附属新华医院
周开宇　四川大学华西第二医院
周彧来　上海交通大学医学院附属国际和平妇幼保健院
朱　泓　上海交通大学医学院附属新华医院

序　一

自 1967 年围生医学概念提出以来,医学重点从单纯关注孕产妇生命安全转向关注围生儿健康,强调产科与新生儿科联合诊疗。随着产前影像、基因诊断等技术的发展,20 世纪 80 年代开始将胎儿视为"病人",并提出"胎儿也是病人"的理念,针对特定先天异常疾病进行宫内干预,以提高新生儿的存活率,这标志着胎儿医学的兴起。2010 年,在国家临床重点专科评审中首次将产科细分为母体医学、胎儿医学和普通产科,奠定了我国胎儿医学发展的基础。

胎儿医学强调通过多学科团队协作进行宫内诊断与干预,但是对产后患儿远期健康的关注仍不足。近年来的诸多研究发现,生命早期不良因素暴露会对子代远期健康产生深远影响,如胎儿起源学、多哈理论等,从多个角度论证了孕期营养改变、特定发育时期环境、药物、感染,以及其他应激因素的暴露,可以通过表观遗传等方式,影响子代远期健康。健康与疾病的发展起源理论强调早期生活事件对晚年健康的重要性。这些概念和理论的建立,促使儿科医师关注胎儿健康,并将儿科的前沿领域推向了胎儿甚至胚胎阶段。为了更好地进行儿童全生命周期诊疗,2021 年上海交通大学医学院附属新华医院在《柳叶刀—全球健康》中首次提出"宫内儿科学"概念。宫内儿科学,是重点关注起源于宫内的儿科疾病,聚焦从受精卵至出生后两岁的生命早期 1 000 天的研究和诊疗实践,并序贯至儿童青少年,使其成长为多潜能的健康成人的一门学科。

近年来,产前诊断、宫内治疗及围生期管理等多方面技术的突破和发展,为构建宫内诊疗体系和全生命周期管理提供了坚实的技术支撑。以先天性心脏病为例,上海交通大学医学院附属新华医院在宫内儿科诊疗实践最早始于对先天性心脏病的宫内诊断,率先在国内扩展 MRI 技术应用,创立了从胎儿到儿童的无创先天性心脏病诊断体系,率先开展胎儿先天性心脏病超声和 MRI 检查,建立了标准切面和评估规范。至今已完成超过 9 万例胎儿心脏超声检查和 7 282 例胎儿心脏 MRI 检查,将胎儿先天性心脏病诊断率从 66% 提高至 90% 以上,证明了胎儿心血管 MRI 检查在产前诊断中的可行性。此外,医院还首创使用 RLG/Simmons 导管结合冠脉穿通导丝的肺动脉瓣开通术,成功治疗新生儿室间隔完整型肺动脉瓣闭锁及危重型肺动脉瓣狭窄,累计完成 150 例,有效减少了术后再干预率,对提高患儿术后长期生存率有重要意义。新华医院小儿先天性心脏病宫内诊疗体系和模式的成功实践,已逐步推广到儿科多专业。近 20 年间,涉及儿神经外科、儿泌尿、儿普外、儿内分泌遗传等专业,且病种服务范畴日益增加,如先天性膈疝、先天性食管闭锁等,已完成从宫内至围生期序贯治疗 2 000 余例,干预效果达到国际先进水平。

宫内儿科作为一个新兴的交叉学科,是一个正在快速发展的领域,具有广阔的发展前景。它将儿科医师对疾病的关注和研究时间点从产后前移至胚胎期,打破了过去对疾病的诊断和治疗只从新生儿阶段开始的传统,并发挥了儿科在新生儿、学龄前、学龄期和青春期各阶段循序渐进、综合治理的优势。生育率下降是许多国家目前共同面临的重大挑战,宫内儿科可以帮助有特殊需要的胎儿,为他们的全生命周期健康发展提供保障。令人振奋的是,目前越来越多的儿内科医生和儿外科医生对胎儿及新生儿疾病感兴趣,会更多地参与到胎儿的宫内诊断和治疗的过程中。按照"胎儿也是病人"的原则,儿内科与儿外科专家需要和影像学专家、临床遗传学家、胎儿医学亚专科医生通力合作,作为一个团队,共同为宫内胎儿疾病进行诊疗。

目前,我国的宫内儿科学已初露端倪,要建立一支专业队伍,形成一个更加完善成熟的交叉学科,关注儿童生命早期健康管理的全过程和规范性,任重而道远。医务工作者将一如既往,奋发努力,再接再厉,争取早日全面构建全生命周期的管理体系。

王天有

2025 年 1 月

序 二

时代在进步，医疗技术在进步，我们面临的临床问题也在不断地改变，经典的"内外妇儿"四大科室的学科划分已经不能满足现状了。

现在的学科演化呈现了两种趋势：一种是专科的逐渐细分；另一种是学科的融合。

先是细分，内科和外科的亚专科将越分越细，每个器官和系统，甚至是一个疾病都可能成为一个专科，如大内科分化出呼吸内科、消化内科、心内科、神经内科、糖尿病专科等，大外科分化出乳腺外科、胃肠外科、骨科、手足外科等。

再是融合，虽然胎儿医学是产科的三个亚专科之一，但却是各种技术和各学科融合的产物。为了对宫内的胎儿进行精准的诊断和治疗，需要产科、影像科、临床遗传科、检验科、分子遗传实验室、儿内科、儿外科，以及胎儿各器官和系统异常所涉及科室的通力合作。

在这种学科发展的趋势下，借助国家临床重点专科评审的契机，产科分为三个亚专科，即普通产科、母体医学、胎儿医学已成为共识。大产科的亚专科分类体现的是学科细分，胎儿医学体现的是学科融合。

胎儿医学的理念是"胎儿也是病人"，就像老人对应的是老年科，女性对应的是妇产科，儿童对应的是儿科，胎儿对应的应是胎儿医学科。

与其他科室一样，需要整合各学科的医疗技术诊疗胎儿疾病，因胎儿很脆弱，各器官较小，疾病的诊断和治疗困难多、挑战大，比较棘手，这不仅需要技术的进步，还需要考虑伦理问题。

在欧美国家，胎儿医学专业有两类医生：一类是经过母胎医学/胎儿医学专门训练的产科医生；另一类是擅长胎儿宫内手术和新生儿外科手术的儿外科医生。

虽然胎儿疾病的种类很多，但是受限于当前的技术手段，真正能够在宫内治疗和手术的并不多,更多的是宫内诊断和阶段性的处理,待胎儿出生后再由儿内科和儿外科医生一起参与治疗。因胎儿各器官和系统都可能会出现问题,故胎儿医学的专科医生需要与儿内科、儿外科和亚专科医生合作。

同时,有越来越多的儿内科、儿外科医生对胎儿和新生儿疾病感兴趣,他们将更多地参与到胎儿宫内诊断和治疗的过程中。

所以,胎儿医学专家的工作将会向儿内科和儿外科延伸,而儿内科和儿外科专家的工作则会更多地向宫内延伸。

按照"胎儿也是病人"的理念,胎儿医学亚专科医生需要与影像学、临床遗传学、儿内科和儿外科专家通力合作,作为一个团队,共同为胎儿疾病进行诊疗。

站在产科专家、母胎医学专家、胎儿医学专家的角度看,这就是"胎儿医学"。站在儿科专家的角度看,这就是"宫内儿科学"。很高兴看到越来越多的儿科医生对胎儿疾病感兴趣,也很欣喜地看到孙锟教授提出"宫内儿科学"这一说法,并组织编写了本书。

但是,无论是站在产科医生还是儿科医生的角度,原则均是一致的,这就是——胎儿也是病人。

段 涛

2025 年元月

目　录

第一章

总　论

第一节　宫内儿科学的发展背景

宫内儿科学以围产医学、胎儿医学和儿科学为基础，是产科、胎儿医学等多学科的交叉研究与实践，属于儿科学的亚专科。

1967年，德国的 Erich Saling 教授首先提出了"围产医学"这一概念，旨在围生期内加强围生儿及孕产妇的卫生保健。围产医学的研究内容主要包括胚胎的发育、胎儿的生理病理，以及新生儿和孕产妇疾病的诊断与防治。在经典产科中，首要保障的是孕产妇的孕期和分娩安全，主要任务是降低孕产妇死亡率；而围产医学在关注孕产妇生命安全的同时，也开始关注胎儿和围产期新生儿，重视降低围产儿死亡率。随着产前影像学、介入性产前诊断技术、分子遗传技术和相关医疗仪器的发展进步，以及对胎儿疾病病理生理的了解越发深入，20世纪80年代，"胎儿也是病人"这一全新理念出现了。该理念强调对胎儿疾病进行全面的产前筛查、诊断，并且对产前明确诊断的某些先天异常疾病提出了宫内干预的新思路，意味着胎儿医学时代的来临。

胎儿医学基于"胎儿也是病人"，涉及产科、儿科、临床遗传学、外科等多个领域，关注所有可能影响胎儿健康状态的疾病，包括这些疾病的诊断及治疗。近年来，胎儿起源学说、多哈理论等诸多研究表明，孕期不良因素的暴露会对子代的远期健康产生深远影响。同时，对慢性非感染性疾病的研究表明，"生命早期1 000天"是预防慢性病发生的最佳干预窗口期。但是，以产科为主导的胎儿医学难以实现从胎儿期至婴儿期、幼儿期，乃至儿童和青少年时期的序贯性随访治疗。此外，目前围产医学、产科与新生儿科的协作不够紧密，不利于新生儿期宫内起源疾病的救治。且近年来，生育率下降也逐渐成为许多国家共同面临的重大挑战。促进儿科医生与产科医生合作，以保障新生儿存活率、改善先天性缺陷患儿的预后，提高人口质量，是应对这一挑战的关键之一。鉴于此，上海交通大学医学院附属新华医院将儿科的诊疗窗口提前，鼓励儿科医生在胎儿期就参与到疾病的诊疗中，强调生命早期健康管理的连续性和一致性。2021年，团队在《柳叶刀—全球健康》杂志中首次提出"宫内儿科学"概念，同年12月在第十六届亚洲儿科研究学会学术大会上，牵头组织了宫内儿科学论坛，并在会上首次介绍了宫内儿科学体系的新华实践模式。

1

第二节 宫内儿科学的概念和范畴

宫内儿科学，重点关注起源于宫内的儿科疾病，是研究从受精卵开始序贯至儿童、青少年期，乃至全生命周期范围疾病的早期预防、筛查、诊断及治疗的一门学科。宫内儿科学是传统儿科学向孕期的拓展，通过与产科、胎儿医学的交叉研究与实践，将儿科医生对疾病的关注和研究的时间点从产后前移至胚胎期，重点关注从受精卵开始到出生后两岁的"生命早期1 000天"，并序贯至儿童青少年，最终达成全潜能健康成人目标。目前，宫内儿科学已经逐渐衍生出以儿童各大脏器系统为基础，以宫内起源性疾病为焦点的宫内儿内科、外科、诊断学、影像学、病理学等多个学科分支。

作为新兴交叉临床诊疗模式，宫内诊疗体系涉及所有与现有儿科和产科体系相关的诊疗、公共卫生，甚至工程、基础科学等诸多领域。儿科医生需要更精通产前护理，且需与包括（但不限于）母胎医学专家、小儿外科医生、新生儿科医生、遗传学顾问、麻醉师、放射科医生，以及其他相关专科医生一起参与的多学科协同工作。2018年，上海交通大学医学院附属新华医院完成亚洲首例单中心胎儿重度主动脉瓣狭窄宫内介入治疗，完善了小儿先天性心脏病宫内诊疗体系和全生命周期管理模式，为宫内儿科学的学科建设和推广提供了良好范例。

近年来，产前诊断、宫内治疗及围产期管理等多方面技术突破与发展，为构建宫内诊疗体系和全生命周期管理，提供了坚实的技术支撑。本书将从不同系统论述宫内儿科学的发展及具体应用，包括循环系统、神经系统、消化系统、呼吸系统、泌尿系统、内分泌系统、运动系统及生殖系统等。从结论性的基础知识描述到具体生动的病例展示，论述深入浅出。同时，融合影像学诊断和分子遗传学诊断等内容，旨在全面且简明扼要地介绍宫内儿科学，使读者了解宫内儿科学的最新进展、前沿热点与发展趋势。

第三节 宫内儿科学的未来发展

未来我们将继续推动多学科合作，规范胎儿疾病诊疗指征和流程。通过结合医学遗传学、医学影像学等先进手段，实现宫内儿科疾病的早诊断与提前预防。同时，开展发育源性疾病发生机制的研究，以及宫内儿科疾病的远期预后随访与研究，建立宫内儿科疾病队列。探索新兴胎儿宫内筛查、诊断及干预技术，以先天性心脏病、复杂先天畸形等疾病的宫内介入、序贯手术、镶嵌治疗为重点，开发宫内和产房治疗的新技术、新方法，实现宫内儿科治疗技术的全面领先，建设国内领先、亚洲一流的宫内儿科学科。通过宫内儿科学的发展，带动儿内科和儿外科特色专业的发展，从而全面提升儿科的学科水平。

一个学科的建设，离不开专业技术人员的培养。我们在此呼吁同道们协力推动宫内诊疗体系专科人才的培养与教材体系建设，促进学科规范化、系统化良性向前发展。

（孙锟）

参 考 文 献

1. 段涛. 围产医学的过去、现在和将来. 现代实用医学, 2012, 24 (07): 721-722.

2. 卢晓红, 李桂青, 刘焕玲. 胎儿医学. 广州医药, 2003, (03): 8-9.

3. 段涛. 关注胎儿医学的发展. 中国实用妇科与产科杂志, 2013, 29 (08): 601-603.

4. VILCINS D, SLY PD. Early life origins of chronic non-communicable diseases: towards the future. Pediatr Respir Rev, 2021, 40: 1-2.

5. JUAN J, YANG H. Early life 1000 days: opportunities for preventing adult diseases. Chin Med J (Engl), 2021, 135 (5): 516-518.

6. ZHANG J, SUN K, ZHANG Y. The rising preterm birth rate in China: a cause for concern. Lancet Glob Health, 2021, 9 (9): 1179-1180.

第二章

生命早期千天计划

第一节　多哈理论和生命早期1000天

非传染性疾病(non-communicable diseases,NCDs)包括2型糖尿病、心血管疾病、肥胖乃至肿瘤,是一类严重且日益增长的全球健康负担。有明确证据表明,一系列不利的早期暴露可能使个人在整个生命过程中更容易患上非传染性疾病,且这些风险因素可以传给后代,从而使疾病周期永久化,这一概念被称为"发育编程",是健康与疾病的发育起源(developmental origins of health and disease, DOHaD)框架的基础。

一、多哈理论

20世纪90年代,英国的David Barker教授研究了20世纪初在英国赫特福德郡出生的男性的心血管死亡率,发现缺血性心脏病导致的死亡在出生时和1岁时低体重的男性中更常见。在此基础上,Barker教授提出了"成人疾病的胎儿起源"假说,认为孕中晚期的营养不良会导致胎儿发育不均衡,从而导致成年后的冠心病。随后来自多个国家和地区的队列研究提示,较低的出生体重与较高的缺血性心脏病、糖尿病或糖耐量受损、出血性中风、儿童及成年后高血压风险相关。此外,越来越多的流行病学研究证实,除孕期营养外,人类生命早期(包括早期胚胎、胎儿和婴幼儿时期)的环境因素(各种理化环境、社会环境)会增加儿童期,甚至成年后某些疾病的发生风险。因此,"成人疾病的胎儿起源"的概念逐渐过渡到了"健康与疾病的发育起源",即多哈理论。

多哈理论引起了广大流行病学专家的关注和兴趣,并在该理论基础上开展了大量研究。2003年成立了"国际健康与疾病的发育起源协会"(国际DOHaD协会),旨在通过支持促进对健康和疾病的早期生命起源进行教育和研究的倡议、计划和政策,在全球范围内倡导健康的生活开始。2008年,由同济大学附属第一妇婴保健院段涛教授和北京大学第一医院杨慧霞教授牵头,在上海成立了"DOHaD中国联盟"。

目前,DOHaD存在5大理论基础,包含发育的可塑性、适应性反应、节约基因型、节约表型和环境-基因的交互作用。这些理论的核心观点是:发育过程中,环境因素的影响可以让机体产生相应的调整和改变,以更好地适应宫内不良环境,并且这一改变可能通过表观遗传学改变从而产生跨代遗传。

二、生命早期 1 000 天

在生命早期 1 000 天，即从受精卵起始到出生后两岁的婴幼儿期，个体基本完成了早期生命发育编程。这一关键阶段的任何不良因素暴露，都可能影响胎儿、婴幼儿的发育可塑性，带来表型特点的改变，并由此产生持续永久的结构功能改变，最终导致一系列儿童期、成年期疾病的发生，这类病因可以追溯到生命早期的疾病被称之为发育源性疾病。

从受精开始至胎儿出生的宫内阶段，是组织器官发育成型的关键期，最易受宫内外不良暴露因素的影响而产生形态上的异常，被称为"致畸高度敏感期"。各组织器官的发育具有不同的窗口期，如神经组织于受精后第 15~25 天发育，心脏于受精后第 20~40 天发育，肢体于受精后第 24~46 天发育，唇于受精后第 42~56 天发育等。研究已证明宫内各种环境的变化，包括外源性物质、母亲的心理和行为、环境等都可以通过非基因序列的表观遗传学改变（如 DNA 甲基化和染色质构象变化等）导致基因表达水平变化，随之改变蛋白的合成和功能，从而影响宫内胎儿的发育，并将这种影响持续到成人，甚至下一代。

出生后的最初两年，包括婴儿期和幼儿早期，是一生中生长发育最迅速的时期。这一时期体重迅速增加，神经系统也迅速发展。在此基础上，婴儿的心理也在外界环境的影响下发生着巨大变化。喂养从吃奶、断奶、辅食添加、过渡到普食；运动从躺卧状态、不能自由行动发展到能够随意运用自己的双手去接触、摆弄物体和用两腿站立，并学习独立行走和单足站立；从完全不懂语言、不会说话过渡到能运用语言进行最简单的交际等。这一切都标志着婴儿已从一个自然的、生物的个体向社会的实体迈出了第一步。他们在遗传生物性的基础上形成了社会化的人性 - 社会性，逐渐适应着人类社会生活。婴、幼儿期的家庭养育环境、营养、行为对子代健康有着巨大影响。早产儿 1~2 岁完成追赶式生长，从宫内的营养不良状态，到宫外营养过剩，盲目喂养造成早产儿生后肥胖的概率增加。

近三十年来，随着经济的飞速发展和人们生活的改善，儿童的生活环境和生活方式有了明显变化，与之相对应，儿童的疾病谱也发生了显著的变化。产妇死亡率和 5 岁以下儿童死亡率是综合反映一个国家或地区人口水平、卫生保健状况及生命素质高低的重要人口学指标。根据 2023 年发布的《中国儿童发展纲要（2021—2030 年）》显示，全国新生儿死亡率、婴儿死亡率和 5 岁以下儿童死亡率分别为 2.8‰、4.5‰ 和 6.2‰。大多数新生儿死亡（75%）发生在生命第一周，死亡病因主要包含早产、出生缺陷、出生窒息等与产程相关的并发症、感染和低出生体重。因此，降低围产期死亡率是降低儿童 5 岁以下死亡率的关键。随着我国生育政策的调整，高龄产妇日益增多，剖宫产率逐年上升，同时辅助生殖技术普遍应用，环境因素恶化等生命早期不良暴露的增加，使得早产、出生缺陷、低出生体重与巨大儿等围产期的不良出生结局形势依然严峻。与此同时，慢性非传染性疾病逐渐成为中国城市居民成人期的主导疾病。因此，以生命 1 000 天为关键时间点，探索生命早期暴露对人类发育源性疾病的影响，并建立早期干预模式，是目前我国的一项重要战略任务，对提高人口质量，保障人民群众的健康，促进社会经济发展，以及构筑和谐社会均具有十分重要的意义。

第二节　出生队列及千天计划

为了更具体地了解疾病进程及其病因，长期前瞻性队列研究发挥了极大价值。20 世纪中期，纵向队列研究主要针对成年人，如弗莱明翰研究和护士健康研究收集了必要的数据，以便于识别风险因素和疾病结局之间的因果关系。这些研究为慢性病的有效预防和治疗方案奠定了基础。继成功的成人队列研究之后,20世纪末许多国家和地区相继开展了出生队列研究,以评估空气、水和食物中的有害化学物质,以及其他环境因素对儿童的风险。这些出生队列研究通常在妊娠期间招募参与者,并继续跟踪儿童直到青春期或以后。一般来说,这些研究调查了数百至数千对妊娠或出生时的母婴,然后定期跟踪这些孩子数年。

一、国际出生队列

(一) 国际出生队列联盟

一些研究调查了特定的环境暴露,而另一些研究则更广泛地调查了环境,包括行为和社会因素。例如,法罗群岛的出生队列研究调查了母子在饮食中暴露于环境污染物的情况,并持续进行检查以评估神经行为及发育情况。埃文亲子纵向研究队列(Avon Longitudiral Study of Parents and Children Cohort, ALSPAC)是一项长期健康研究项目,旨在调查超过14 000名妊娠母亲的环境和遗传因素对健康及发育的影响。韩国的母婴环境健康(Mothers and Children's Environmental Health, MOCEH)研究是一项基于医院和社区的前瞻性队列研究,研究对象为1 500名妇女,该研究收集了怀孕女性和5岁以下儿童的环境暴露(化学、生物、营养、物理和心理社会)相关信息。同样,法国EDEN队列在两个地区招募了2 000名儿童,研究儿童健康和发展的产前及产后决定因素,包括特定环境暴露。然而,即使是这些最大的出生队列研究,也不足以研究罕见的儿童疾病和结果,例如儿童癌症。为了增加样本量,研究人员正在与一些年龄较大的出生队列研究一起努力汇集数据。但因旧的研究没有使用商定的疾病结果定义、测量时间段或测量生物标记物和化学污染物的方法,故分析汇总数据非常困难。

出生队列研究中的众多科研人员试图就如何评估疾病结果、测量生物标记物和评估环境暴露达成协议。在日本环境与儿童研究(Japan Environment and Children's Study, JECS)国际联系研讨会上,来自JECS研究(日本)和其他出生队列

研究的研究人员就可能的研究协调进行了讨论。日本环境部建议,为了进一步开展国际合作,最好设立工作组,确定一份核心要素清单,以纳入出生队列研究。这些核心要素可以包括疾病结果测量、生物标志物和暴露测量。日本环境部表示有兴趣提供财政支持,以协调这一努力。因此,建议成立一个环境与儿童健康国际出生队列小组,讨论和交流有关正在进行和即将进行的大规模出生队列研究的信息。目前正在法国、中国、美国及德国计划或进行的关于环境对儿童健康和发展影响的新的大规模研究表示有兴趣参与。2011年,来自这五个国家的专家组成了环境与儿童健康国际出生队列小组(以下简称ECH小组)。这些研究的共同目标是更好地了解影响儿童健康和福祉的广泛环境及社会因素。环境在这些研究中有广泛的定义,包括对影响儿童生长、发育和健康的化学、生物、物理及社会经济因素的调查。ECH小组进行信息交流,努力统一进程和程序,以便有机会随时比较方法和结果,并在未来对结果进行综合分析。为此,已开始协调某些婴儿健康结果、生物标志物、环境监测,以及社会经济和移民状况测量。

ECH小组目前包括日本环境与儿童研究、法国ELFE队列、上海优生儿童队列(Shanghai birth cohort, SBC)及丹麦国家队列(Danish National Birth Cohort, DNBC)。

(二) 亚洲出生队列联盟

亚洲拥有全世界总数一半的儿童,同时亚洲是世界上工业化发展最快的地区。亚洲儿童健康面临的环境威胁多种多样,包括典型的传染病危害(即肺炎、痢疾、麻疹、获得性免疫缺陷综合征和结核病)。此外,与环境有关的疾病,如过敏性疾病、注意缺陷多动障碍(attention deficit and hyperactive disorder, ADHD)和孤独症的流行率正在急剧增加。随着工业发展的进行,该地区各国经历流行病转型、快速城市化、不可持续消费及电子废物等工业处置的增加,儿童面临着因接触有毒化学品而迅速增加的一系列新的健康威胁。为了解决这些问题,相关研究工作必须侧重于环境风险。2002年,在曼谷举行了环境对儿童健康影响问题的国际会议,为提高对这些危害的认识迈出了第一步。为了

减少环境危害,已经提出了包括从汽油中去除铅、印度清洁水项目、减少汞污染项目、国际联网和禁烟等多项活动。人们对食品安全的重要性越来越关注。亚太地区的另一个跨界威胁是室外空气污染,中国和东南亚地区的烟雾及沙尘暴不是区域性威胁,更重要的是,我们正面临全球气候变化和极端天气的挑战。这一问题已成为政策改革和公共卫生的突出目标。

为了应对这些新的威胁,亚洲各国和地区自20世纪70年代以来采取了多项行动,保护儿童免受环境对健康的威胁,在过去的十年中,他们制定了评估和管理有毒化学品的新方法。一些相关会议进一步承诺倡导承认、评估和考虑有害环境对儿童健康及发展的影响。儿童环境健康是一个具有全球和区域重要性的问题。环境危害、生活方式和遗传易感性因地区及种族而异。因此,单个队列或研究无法探索该问题的全貌。此外,复制或验证对于解释表观基因组学和代谢组学等组学技术的结果至关重要。

亚洲出生队列联盟(Birth Cohort Consortium of Asia,BiCCA)有两个主要目标:①促进团队和研究人员之间的知识交流及合作;②探索儿童环境健康研究的未来需求。2012年5月在法国巴黎举行的第三届产前编程和毒性会议(PPTOX Ⅲ)首次引入了BiCCA议程。随后,举办了几次研讨会、讲习班和PI会议,以提高亚洲出生队列的认识,以及进行暴露测量和遗传学及表观遗传学分析等最新研究技术相关的能力。这些活动还确定了加入BiCCA的标准、完成第一阶段清单、编写介绍文件,以及未来合作方向。

二、上海优生儿童队列

随着近年来中国经济的空前发展,整个国家的面貌正在发生巨大变化。城市化一直在大规模进行。然而,环境污染作为经济快速增长的副作用,在我国许多地区均是突出问题,可能对人口健康构成威胁。此外,作为发展中国家,中国继续受到铅和汞等传统污染物的影响。新出现的污染物,例如内分泌干扰物,目前正在大量产生,广泛用于日常生活。有证据表明,在中国,人类对新旧污染物

的暴露程度都很高。特别令人关注的是,环境污染物如何影响脆弱人群,如孕妇、胎儿和幼儿。生命早期接触多种环境污染物与生殖衰竭、不良妊娠结局、儿童身心发育障碍,甚至后代的成人疾病有关。例如,全氟烷基物质是家庭产品中常用的环境内分泌干扰物,发现其与儿童血脂异常、哮喘、肾功能和月经初潮年龄较小有关。有证据进一步表明,出生缺陷、儿童哮喘和性早熟的发病率在中国正在上升。

同样重要的是城市环境中的营养过剩,再加上较少的体育活动,肥胖的发生率迅速上升,尤其是在儿童中。例如,7~18岁中国儿童超重和肥胖的患病率从1985年的不到2%增至2014年的19.4%。儿童肥胖对长期健康有重要影响,如高血压和2型糖尿病。上海是中国最大和最发达的城市之一,在过去30年里经历了快速的变化。儿童哮喘的患病率是全国最高的(7.6%)。越来越多的儿童被诊断为注意缺陷多动障碍。8~15岁的男孩超重和肥胖综合患病率为49.1%,女孩为30.8%。此外,上海居民的PFAS水平高于中国其他地区。因此,上海作为研究早期环境与行为因素暴露对儿童乃至成年期健康影响的地点,具有独特的研究价值与意义。

上海交通大学医学院附属新华医院环境与儿童健康重点实验室设计了上海优生儿童队列(SBC),以研究遗传、环境和行为因素对生育能力、妊娠结局、儿童生长发育及疾病风险的影响。研究人员收集了世界上大多数出生队列的信息,访问了几个国际队列,并邀请世界专家参与研究设计。SBC是由世界卫生组织和亚洲出生队列联合会(BiCCA)领导的环境与儿童健康国际出生队列小组(ECHIBCG)的成员。

SBC包括孕前队列和孕期队列。2013—2015年,我们在上海两家孕前门诊招募了1 180对夫妇。这些人在候诊室由训练有素的研究助理接洽。他们符合以下条件:①年满20岁或以上(中国法定结婚年龄);②夫妇两人至少一人是上海户籍居民;③最近计划怀孕;④两人均未被诊断患有生育问题;⑤一旦怀孕,他们计划寻求产前护理,并在SBC参与医院分娩;⑥计划在上海继续生活至少2年;⑦愿意签署同意书,并被跟踪至少2年。那些试图自然怀孕超过12个月,但仍未怀孕或寻求生

殖援助的夫妇,没有被纳入这一队列。

与此同时,在六家 SBC 参与医院,与前来预约产前护理的妇女接洽招募。他们被告知该项目的目的和所涉及的程序。这六家医院分别位于四个区:两个在市区,一个在郊区,一个在半农村地区。参加孕期队列的资格条件:① 20 岁或以上;②夫妇两人至少一人是上海户籍居民;③他们计划寻求产前护理并在 SBC 参与医院分娩;④计划在上海继续生活至少 2 年;⑤愿意签署同意书,并被跟踪至少 2 年。

在孕前队列中,女性在入组后每 2 个月通过电话联系一次,确认是否怀孕,为期 12 个月。如果一名妇女怀孕了,她会在孕早期、孕中期和孕晚期被继续跟踪随访。如果她在 12 个月的随访期结束时还没有怀孕,就不会再被跟踪。在孕期队列中,孕妇在妊娠前 3 个月进行产前检查时入组。在妊娠 24~28 周时进行第二次随访,并进行口服葡萄糖耐量试验。在妊娠 32~36 周时,进行常规产前检查的同时进行第三次随访。分娩后,研究人员对病历进行审查和摘录。作为常规临床护理的一部分,产妇和婴儿需要在出生后 42 天返回分娩医院进行常规产后检查。随后,在儿童 6 个月、12 个月、24 个月、4 岁和 7 岁时,返回医院进行随访。截至目前,已经完成全部 4 岁儿童的随访,7 岁儿童随访已进行了 1 000 余名。

三、千天计划

本研究团队由上海交通大学医学院附属新华医院妇产科、儿童保健科、儿内科、儿外科、环境与儿童健康教育部重点实验室,以及成人各学科研究人员等共同组成,重点关注发育源性疾病的环境与基因问题,涵盖基础、临床、公共卫生研究三大版块。采用临床流行病学、发育与行为儿科学、分子神经生物学、细胞生物学技术、分子流行病学及表观遗传学为主要研究手段,对影响儿童健康的环境因素进行深入研究,揭示不同环境因素对儿童乃至成人健康影响的现状、规律和相关因素。"千天计划"临床研究平台借助医院信息管理系统(hospital information system,HIS),将电子病历数据库、医学检验数据库、医学影像数据库与生物样本库平台、

临床研究中心、中心实验室整合形成临床一体化集成平台。在此基础上,未来若能够与其他联盟医院整合,做到地区化的临床大数据,就可以更好地服务于医疗质量监督、商业医保精算、个性化医疗、医保监督、国家医改监测等。临床大数据系统的建立对诊疗模式变革意义重大,临床预警和建议类的应用是未来开发的重要方向。预警类的应用可以根据患者的部分生命体征,判断患病风险并进行提示,临床研究者可以通过疾病星系图发现暴露与结局之间的关联。

(一) 研究观察指标

1. 主要观察指标
(1)妊娠结局;
(2)儿童生长发育信息,包括身高、体重、头围及神经发育评估数据等。

2. 次要观察指标
(1)妊娠并发症与合并症对母儿的影响;
(2)根据患有不同疾病的儿童随访队列及临床医生的研究方向,采集相关的观察指标,如疾病的诊断、治疗及转归等。

(二) 研究设计

研究为多中心前瞻性观察研究,包括队列研究和病例对照研究。计划在上海交通大学医学院附属新华医院纳入孕妇 15 000 例,其在该院分娩后,每年纳入约 3 000 例新生儿。在其中选择 15% 患有早产、宫内生长迟缓、巨大儿和出生缺陷,或其母亲患有妊娠期糖尿病和子痫前期等的孩子进行主动随访;同时选择 5% 的正常儿童作为对照组。此外,对临床医生感兴趣的研究疾病,将根据发病率确定随访人群与随访人数。项目后期将有其他医院参加本研究,分中心的入组人数将根据其年分娩量来决定,随访人群及比例同上海交通大学医学院附属新华医院。

所有参加研究的孕妇均通过千天计划 APP 进行问卷推送随访内容。入选病例对照研究的儿童,在其出生后的 42 天、6 个月、1 岁和 2 岁时进行随访或常规体检。所有随访工作均通过建立结构化的病史、随访记录、儿童问卷调查、APP 问卷推送、HIS 系统数据,以及收集病理标本和剩余血样等多种方式来保证信息及样本收集的准确性和全面性。

(三) 入组标准

1. 孕妇入组标准

(1) 在医院建卡登记的孕妇;

(2) 签署知情同意书的孕妇;

(3) 愿意依从研究安排和要求的孕妇,包括对其新生儿进行随访。

2. 新生儿入选标准

(1) 无早产、无宫内发育迟缓、非巨大儿和无出生缺陷的新生儿,且母亲孕期未出现孕期并发症;

(2) 患有早产、宫内生长迟缓、巨大儿和出生缺陷的新生儿;

(3) 母亲患有妊娠期糖尿病或子痫前期等妊娠并发症的新生儿;

(4) 进行专病研究的新生儿入选标准请参阅相应的研究方案。

3. 排除标准 不愿意签署知情同意书的孕妇。

(四) 研究安排

1. 围产-产科部分 入组孕妇需接受的检查与孕妇常规产检流程一致,如无并发症则不需要接受额外的检查和治疗。将从孕早期(建卡开始 8 周起)开始收集研究资料至其分娩后 42 天,包括第一次产前检查、孕中期血糖筛查、孕晚期、分娩期和产后 42 天。在研究中,如果志愿者要求退出研究,研究人员应记录退出原因。

入组孕妇的随访安排如下:

(1) 筛选

- 志愿者知情同意;
- 核实入选/排除标准。

(2) 随访 1 (孕早期)

- 空腹采血;
- 收集人口统计学资料、病史、用药史等;
- 体格检查;
- 实验室检查/诊断检查;
- 留取检验后的剩余血样;
- 完成《孕妇调查问卷》。

(3) 随访 2 (孕中期)

- 葡萄糖筛查试验;
- 不需要做葡萄糖筛查试验者,测空腹血糖;
- 留取检验后的剩余血样。

(4) 随访 3 (孕晚期)

- 空腹采血;
- 留取检验后的剩余血样。

(5) 随访 4 (分娩期)

- 确认孕妇参加研究;
- 留取脐带血;
- 记录 HIS 系统中的相关数据。

(6) 随访 5 (产后 42 天)

- 体格检查;
- 完成《产后 42 天随访表》。

2. 儿科部分 入组孕妇分娩后,将选择其中 20% 的新生儿(患儿与健康儿童)在其出生后 42 天、6 个月、1 岁及 2 岁时进行随访问卷调查或常规体检。常规体检包括身高、体重、头围的测量,以及神经发育评估。如果入选儿童的监护人在此期间要求退出研究,研究人员应记录退出原因。

入组儿童的随访安排如下:

(1) 筛选:所有在上海交通大学医学院附属新华医院分娩的新生儿自动进入总人群随访,符合正常对照及疾病随访队列入选标准的人群进入疾病随访队列。

(2) 随访 1 (第 42 天)

- 核实入组的新生儿;
- 测量身高、体重和头围;
- 评估神经发育情况;
- 完成 42 天儿童随访问卷;
- 记录 HIS 系统中的相关数据。

(3) 随访 2 (6 个月 ±1 个月)

- 测量身高、体重和头围;
- 评估神经发育情况;
- 完成 6 个月儿童随访问卷;
- 记录 HIS 系统中的相关数据。

(4) 随访 3 (1 岁 ±1 个月)

- 测量身高、体重和头围;
- 评估神经发育情况;
- 完成 1 岁儿童随访问卷随访;
- 记录 HIS 系统中的相关数据。

(5) 末次随访 (2 岁 ±1 个月)

- 测量身高、体重和头围;
- 评估神经发育情况;

- 完成 2 岁儿童随访问卷随访；
- 血样采集；

- 尿样采集；
- 记录 HIS 系统中的相关数据。

第三节　队列研究成果

目前,SBC 已经完成全部 4 岁儿童随访,7 岁儿童随访已进行了 1 000 余名。在 SBC 中,通过问卷和实验室检测评估儿童各种理化社会环境暴露现状;并结合随访中儿童哮喘、肥胖、神经发育情况,探讨这些早期暴露因素对儿童健康的影响。同时,构建上海优生儿童队列大型生物样本库,收集了一系列生物样本,包括母亲、父亲和儿童 5 398 个家庭共 34 万多个样本,为研究上海地区孕妇、男性、儿童的污染物暴露及其对生殖、妊娠、儿童健康的影响提供了宝贵而丰富的资源,建立了生物样本采集、运输、入库、分装、保存的出库物流管理体系和信息管理体系。

千天计划自开展以来,除上海交通大学医学院附属新华医院外,还增加了三家联盟医院:临沂市妇女儿童医院、嘉兴市妇幼保健院和龙岩人民医院。目前,上海交通大学医学院附属新华医院已经招募孕妇超过 12 000 名,其中分娩孕妇超过 8 000 名,招募儿童超过 1 200 名;三家联盟医院也已招募孕妇超过 13 000 名,分娩超过 9 000 名,招募儿童 1 400 名。儿童随访也在持续开展,目前已经开始部分儿童 4 岁随访工作。

此外,我们还基于出生队列开展了一系列的研究,探讨生命早期因素对儿童健康的影响。

一、儿童早期生长发育

(一) 中国儿童早期生长发育轨迹研究

生命的前 1 000 天(从怀孕到 2 岁)是一个快速成长和发育的时期,容易受到营养和环境的影响,确定正常的儿童生长模式在生长评估中至关重要,可为及时干预提供信息。目前,国内存在世界卫生组织(WHO)的增长标准和中国增长标准,世界卫生组织 0~24 个月儿童的生长标准使用了 1997—2003 年在六个国家的儿童纵向数据;而国内现行标准是根据 2005 年 5~10 月对中国九个城市的儿童进行分层随机抽样的大型横断面研究构建的,因此生长标准需要进行更新。

基于国内最近的六个出生队列,我们纳入了从 2015 年出生的 4 251 名婴儿(2 174 名男孩,2 077 名女孩),建立新的 Z 分数生长曲线,比较后发现本研究中的生长发育曲线高于目前国内使用的两种标准。新的生长曲线代表了从 0~24 个月龄纵向评估的健康中国婴儿的生长模式,并为监测国内最新早期生长发育提供了参考。

(二) 小于胎龄儿的早期生长发育研究

小于胎龄儿(small for gestational age infant, SGA)是指出生体重低于同胎龄平均体重的第 10 百分位数,或低于同胎龄平均体重的 2 个标准差的新生儿。前期研究表明,妊娠期体重增加不足与小于胎龄儿发生存在关联,体重增加不足会增加小于胎龄儿发育迟缓的风险。然而,孕期增重与小于胎龄儿体重追赶增长的长期关系仍然未知。基于多中心前瞻性队列研究,从产前检查开始招募了 56 990 名孕妇,并对儿童随访至 7 岁。研究发现,母亲孕前体重不足或孕期增重不足的小于胎龄儿,在学龄前体重追赶性生长较差。

宫内生长受限的新生儿成年后慢性疾病的风险会增加,如心血管疾病、2 型糖尿病和成年代谢综合征。当宫内生长受限与出生后快速追赶生长相结合时,可能会加剧这些风险。因此,构建与儿童超重/肥胖高度相关的生长轨迹的早期预测模型就十分必要。联合 SBC 和美国合作围产期项目(collaborative perinatal project, CPP)这两项前瞻性队列研究,发现出生后体重指数(body mass index, BMI)百分位数的变化在 1 岁左右完成,并确定了与 7 岁时超重 / 肥胖密切相关的高危生长轨迹。具有这种轨迹的儿童在 1 岁后的体重指数百分位数在 85% 左右。使用含有 4 种代谢物(酪氨酸、甘氨酸、辛烯基肉碱和硬脂酰肉碱)的预测模型,结合性别、出生体重和孕前体重指数,能够在出生后预测高危儿童。在验证数据集中,该模型的受试者操作特征曲线下面积为 0.869,敏感性为 83.3%,特异性为 81.1%。

(三) 早期生长发育相关的机制研究

胎球蛋白 -A 是一种肝源性糖蛋白,与胰岛素抵抗、代谢综合征和骨代谢有关。同时,胰岛素抵抗和骨生长均与胎儿生长有关,提示胎球蛋白 -A 可能与胎儿生长异常有关。有研究报道,母体循环胎球蛋白 -A 水平与胎儿生长呈负相关,但关于脐血胎儿球蛋白 -A 是否与胎儿生长相关的证据则很少。我们在上海优生儿童队列中开展了一项巢式病例对照研究,评估胎儿球蛋白 -A 是否与胎儿生长异常相关。结果发现,小于胎龄儿和大于胎龄儿婴儿脐带血中胎球蛋白 -A 浓度均较高。胎儿球蛋白 -A 可能与胎儿过度生长有关,而且这种关联独立于胎儿生长因子。

妊娠期糖尿病(gestational diabetes mellitus, GDM)是一种以妊娠中晚期胰岛素抵抗升高和糖耐量受损为特征的疾病,有研究发现妊娠期糖尿病与母体循环胎球蛋白 -A 水平升高有关。同时,妊娠期糖尿病通常会诱发巨大儿,这可能要归因于从母亲到胎儿的葡萄糖转移增加。目前尚不清楚妊娠期糖尿病是否可以改变脐带血胎球蛋白 -A 与胎儿生长之间的关联。我们基于巢式病例对照研究,纳入 153 对妊娠期糖尿病母亲和正常血糖妊娠母亲,评估脐带血胎球蛋白 -A 水平与妊娠期糖尿病和胎儿生长的关系。结果发现母亲妊娠期糖尿病与脐血胎球蛋白 -A 水平无关。此外,胎球蛋白 -A 与妊娠期糖尿病母亲胎儿出生体重和身长均呈负相关,母亲血糖正常组未发现这一关联。

二、儿童肥胖

超重和肥胖是全球儿童健康面临的最严重的挑战之一。从 20 世纪 80 年代开始,儿童肥胖和超重的全球流行率增加了 50%。儿童肥胖与不良的

心脏代谢结局相关,如 2 型糖尿病、脂肪性肝病、血脂异常和高血压。

前期研究表明,剖宫产可能会增加儿童肥胖的风险,但不确定这种关联是因果关系,还是剖宫产医学指征的效应。为了评估剖宫产,尤其是无医学指征的剖宫产与学龄儿童超重和肥胖风险之间的关系,我们在上海开展了一项大规模人群调查。通过对分娩方式的回顾性调查和 13 724 名儿童的身高、体重和腰围的测量,发现剖宫产与超重和肥胖风险增加相关,表现为 BMI 增加和腹型肥胖,而且这一效应与剖宫产指征无关。

新的证据表明,肠道微生物多样性的紊乱可能会影响宿主的能量代谢并导致肥胖。在动物模型中发现,由于早期接触抗生素而导致的微生物群改变,即使是短期使用,也可能足以引发持久的代谢后果。此外,随机对照试验亦显示,人体抗生素暴露也会出现体重增加。关于儿童早期接触抗生素和体重增长的流行病学研究主要集中于出生后抗生素的使用。大多数研究发现,婴儿期抗生素使用与儿童肥胖风险增加相关,但产前使用抗生素对后代肥胖风险的影响尚不一致。我们在前瞻性队列研究基础上,评估母亲孕期抗生素使用与儿童 4~7 岁时肥胖的关联,发现孕期反复使用抗生素与 7 岁儿童肥胖相关,并且肥胖风险随着抗生素使用次数的增加而增加,特别是妊娠中期反复使用抗生素的相关性最强。

三、儿童过敏性疾病

(一) 孕期因素与儿童哮喘

阿司匹林是医药史上三大经典药物之一,是世界上应用最广泛的解热、镇痛和抗炎药。低剂量阿司匹林可以用于预防与抗磷脂综合征相关的复发性流产和子痫前期,通常可在整个孕期使用。然而,阿司匹林可能通过阻断环氧化酶 -1 使白三烯合成增加,从而导致哮喘和过敏性疾病。为了研究胎儿不同阶段宫内暴露于阿司匹林是否与儿童哮喘相关,我们使用来自美国的前瞻性队列数据,记录孕妇在妊娠前和妊娠期间服用阿司匹林的情况,并随访儿童至 7 岁。研究纳入 19 928 名无母亲哮喘史的独生子女。分析后发现孕期服用

阿司匹林与儿童哮喘风险增加相关,其中孕中、晚期服用阿司匹林的效应明显。此外,妊娠晚期服用阿司匹林2天以上即可增加儿童哮喘发生风险。

世界卫生组织建议妊娠期补充叶酸以预防神经管缺陷。叶酸提供的甲基可以通过改变甲基化敏感状态来诱导表观遗传变化,从而在胎儿发育过程中增强Th2细胞因子的表达,这些细胞因子可能改变炎症反应并增加子代哮喘的风险。然而,前期流行病学证据并不一致,潜在的生物学机制也尚不清楚。我们在上海开展了一项基于医院的病例对照研究,纳入了548例儿童哮喘患者和816例正常儿童,回顾性调查了母亲孕前和孕期的叶酸补充情况。发现围产期叶酸补充与儿童哮喘风险增加相关,这一风险与叶酸补充开始时间有关。我们进一步发现,当围产期叶酸补充持续6个月以上时,儿童哮喘发生风险最明显。

在过去三十年中,儿童哮喘的发病率一直在上升。包括遗传和环境在内的许多因素被证实与儿童哮喘的发生发展有关。然而,没有任何单一因素能够很好地解释这一大幅增长。前期证据表明,孕妇在妊娠期间使用抗生素可能会增加儿童哮喘的风险,但流行病学研究仍然有限,结果也不一致。此外,大多数研究没有将孕前期作为暴露窗口。为了评估孕前和孕期抗生素暴露与儿童早期哮喘风险的关系,我们对39 907对母子对进行了前瞻性调查。结果发现,母亲使用青霉素或氯霉素与儿童7岁时的哮喘风险增加相关,而且妊娠早期使用可使这一效应更加显著。

(二)围产期因素与儿童哮喘

剖宫产手术可以挽救孕产妇与胎儿的生命,被认为是现代医学的重要发展。随着社会经济的进步和医疗水平的提升,我国的剖宫产率飞速上升,并维持在较高水平。与此同时,国内儿童哮喘发生率也在逐年上升。前期研究认为,剖宫产可能会增加儿童哮喘和过敏性疾病的风险,但并不能排除剖宫产医学指征的潜在混杂效应。为了评估剖宫产本身(无适应证)与儿童哮喘和过敏性鼻炎风险的关系,2014年在中国上海市26所小学进行了整群随机抽样,一共有12 639名儿童纳入分析。结果发现,无医学指征的剖宫产与儿童哮喘和过敏性鼻炎风险增加相关,有胎儿并发症的剖宫产分别与儿童过敏性鼻炎风险增加相关。结合婴儿早期喂养方式后,发现母乳喂养可降低这些风险。我们开展的哮喘病例研究进一步证实了这一关联。

四、儿童神经发育

多哈理论认为子宫内环境可以影响后代一生的健康轨迹,在这个过程中胎盘提供氧气和营养,充当神经内分泌器官,在早期生命规划中起着关键作用。它还介导一系列复杂的母胎相互作用,如将营养素和产前应激信号整合到染色质变化中。因此,胎盘微环境的损害会影响这些过程并扰乱胎儿大脑发育。许多研究已将胎盘异常的形态学和组织病理学特征与广泛的不良神经发育结果联系起来。我们前瞻性收集胎盘病理学信息,并在儿童8个月、4岁和7岁时评估神经发育。发现胎盘炎症病理会降低儿童8个月时的运动和心理评分,并与4岁时的低智商有关,然而7岁时,这种关联性减弱。中介分析表明这一效应与胎龄无关,是胎盘炎症病理的直接效应。

甲状腺激素(T_4和T_3)对胎儿生长和神经发育至关重要。从妊娠中期开始,胎儿下丘脑-垂体-甲状腺轴逐渐发挥功能。甲状腺过氧化物酶抗体(thyroid peroxidase antibody,TPO-Ab)是甲状腺自身抗体,新生儿TPO-Ab主要来自母亲。脐血中TPO-Ab阳性与儿童和青少年发生自身免疫性甲状腺炎的较高风险相关。脐带血TSH水平在经历产时压力(包括引产、长产程和阴道分娩)的新生儿中升高。然而,孕产妇因素(包括妊娠期高血压、子痫前期、妊娠期糖尿病)和出生结局与新生儿甲状腺激素的相关性不一致。因此,关注国内儿童脐带血中甲状腺激素,并探讨潜在的围产期相关因素十分必要。一项研究纳入了上海2012—2013年前瞻性出生队列中的922对母婴,测定新生儿脐带血清FT_3、FT_4、TSH和TPO-Ab浓度。发现与阴道分娩新生儿相比,剖宫产新生儿脐带血清FT_3较高,TSH较低。此外,母亲分娩年龄越大,FT_3水平越低,需要进一步研究以了解这种关联是否可能介导高龄产妇对子代早期神经发育的不利影响。随后,我们进一步探讨了脐血甲状腺激素与 2 岁时神经发育的关联。结果发现，与甲状腺激素处于中间水平的婴儿相比，FT_4 最低组的男孩在沟通领域的得分降低 5 分，精细运动领域得分降低 3.25 分，个人社交领域的得分降低 3.84 分；FT_3 最高组的男孩在个人社交领域增加 4.46 分；而女孩中没有观察到这些关联。脐血血清 TSH 和 2 岁时的神经发育之间没有发现关联。

　　孕妇维生素 D 缺乏已被确定为重大的公共卫生问题。妊娠期间，胎儿完全通过胎盘从母亲身上获得维生素 D。越来越多的证据表明，维生素 D 缺乏也可能通过调节炎症、脂肪生成和脂肪细胞分泌导致子代肥胖。欧洲的一些纵向研究发现，在妊娠期间，母亲的维生素 D 缺乏与儿童时期较大的后代脂肪量有关。同时动物研究表明，妊娠期间维生素 D 浓度降低，会影响神经元分化和大脑发育，从而增加后代出现异常行为的风险。但人群流行病学证据仍然有限且不一致。为了探讨孕期母亲维生素 D 与脐带血维生素 D 的关联，我们在上海前瞻性队列研究中分别检测了孕早、中、晚期母血和脐带血中维生素 D 水平。发现脐血中新生儿维生素 D 水平与孕期母亲血清维生素 D 水平呈正相关，特别是孕晚期时相关性最强。进一步结合婴儿期生长、肥胖和 2 岁时神经发育情况，分析发现脐带血维生素 D 浓度与婴儿期生长、神经发育无关，提示需要重新考虑维生素 D 在肥胖症早期起源中的作用。

五、儿童心血管健康

　　妊娠期高血压包括先兆子痫，是可影响 5%~10% 妊娠的主要并发症，与全球孕产妇发病率和死亡率相关。孕妇先兆子痫和妊娠期高血压是影响围产儿健康的重要因素，包括围产儿死亡、早产和宫内生长受限。此外，许多流行病学和实验研究表明，患有妊娠期高血压妇女的子代在晚年发生心血管疾病的风险增加。多项研究表明，母亲先兆子痫可能会对儿童血压产生强烈影响。母体先兆子痫可能通过不利的宫内环境影响后代未来的心血管健康，从而可能引发多种病理生理因素，如血管生成失衡、免疫反应和炎症。因此，在孕期对子痫前期进行干预可能是影响后代血压的一种方式。

　　几十年来，低剂量阿司匹林被广泛推荐用于成人心血管疾病的二级预防，以及妊娠期高血压和产科抗磷脂综合征的治疗。在一系列随机试验和多个荟萃分析中发现，妊娠期间使用低剂量阿司匹林可降低子痫前期和其他胎盘介导的并发症的风险，包括宫内生长受限和早产。尽管这些益处的生物学机制尚不清楚，但阿司匹林被认为可以促进胎盘植入和生长。阿司匹林可穿过胎盘屏障进入胎儿循环系统。但阿司匹林是否影响胎儿血管发育尚不清楚。

　　我们基于前瞻性队列研究，根据病史将女性分为高、中、低风险，将阿司匹林暴露的时间分为末次月经前 4 周和孕早、中、晚期。分析发现妊娠期使用阿司匹林可降低产妇高血压疾病的风险，高危女性早期服用阿司匹林与子痫前期 / 子痫发病率较低相关。同时，阿司匹林对足月子痫前期 / 子痫和妊娠期高血压的保护作用可能持续到妊娠晚期。持续对儿童随访至 7 岁，发现孕期服用阿司匹林可以降低 7 岁时收缩压和舒张压升高的风险，收缩压平均降低 0.62mmHg，而且孕期服用阿司匹林越早，儿童高血压的风险越低。

（陈倩　张军）

参 考 文 献

1. BAROUKI R, GLUCKMAN PD, GRANDJEAN P, et al. Developmental origins of non-communicable disease: Implications for research and public health. Environmental Health, 2012, 11 (1): 42.

2. BARKER DJP. Fetal origins of coronary heart disease. BMJ, 1995, 311 (6998): 171-174.

3. BARKER DJP. Developmental origins of adult health and disease. J Epidemiol Community Health, 2004, 58 (2): 114-115.

4. BATESON P, BARKER D, CLUTTON-BROCK T, et al. Developmental plasticity and human health. Nature, 2004, 430 (6998): 419-421.

5. FLEMING TP, WATKINS AJ, VELAZQUEZ MA, et al. Origins of lifetime health around the time of conception: causes and consequences. The Lancet, 2018, 391 (10132): 1842-1852.

6. BIANCO-MIOTTO T, CRAIG JM, GASSER YP, et al. Epigenetics and DOHaD: from basics to birth and beyond. J Dev Orig Health Dis, 2017, 8 (5): 513-519.

7. HAGEMANN E, SILVA DT, DAVIS JA, et al. Developmental Origins of Health and Disease (DOHaD): The importance of life-course and transgenerational approaches. Paediatr Respir Rev, 2021, 40: 3-9.

8. ETZEL R, CHARLES MA, DELLARCO M, et al. Harmonizing Biomarker Measurements in Longitudinal Studies of Children's Health and the Environment. Biomonitoring, 2014, 1 (1)

9. KISHI R, ZHANG JJ, HA EH, et al. Birth Cohort Consortium of Asia: Current and Future Perspectives. Epidemiology, 2017, 28 (1): 19-34.

10. ZHANG J, TIAN Y, WANG W, et al. Cohort profile: the Shanghai Birth Cohort. Int J Epidemiol, 2019, 48 (1): 21-22.

11. OUYANG F, JIANG F, TAO F, et al. Growth patterns from birth to 24 months in Chinese children: a birth cohorts study across China. BMC Pediatr, 2018, 18 (1): 344.

12. HUANG L, JIANG S, XU J, et al. Associations between prepregnancy body mass index, gestational weight gain and weight catch-up in small-for-gestational-age children. Matern Child Nutr, 2022, 18 (1): 13235.

13. CHEN Y, CAI C, TAN J, et al. High-risk Growth Trajectory Related to Childhood Overweight/Obesity and its predictive model at birth. J Clin Endocrinol Metab, 2022, 107 (10): 4015-4026.

14. WANG WJ, WANG S, YANG MN, et al. Fetuin-A in Infants Born Small-or Large-for-Gestational-Age. Front Endocrinol (Lausanne), 2020, 11: 567955.

15. WANG WJ, ZHANG L, ZHENG T, et al. Fetuin-A and fetal growth in gestational diabetes mellitus. BMJ Open Diabetes Res Care, 2020, 8 (1): 000864.

16. CHU S, ZHANG Y, JIANG Y, et al. Cesarean section and risks of overweight and obesity in school-aged children: a population-based study. QJM, 2018, 111 (12): 859-865.

17. WANG B, LIU J, ZHANG Y, et al. Prenatal Exposure to Antibiotics and Risk of Childhood Obesity in a Multi-center Cohort Study. Am J Epidemiol, 2018, 187 (10): 2159-2167.

18. CHU S, HUANG L, BAO Y, et al. In utero exposure to aspirin and risk of asthma in childhood. Epidemiology, 2016, 27 (5): 726-731.

19. CHU S, ZHANG J. Periconceptional folic acid supplementation is a risk factor for childhood asthma: a case-control study. BMC Pregnancy Childbirth, 2022, 22 (1): 220.

20. CHU S, YU H, CHEN Y, et al. Periconceptional and gestational exposure to antibiotics and childhood Asthma. PLoS One, 2015, 10 (10): e0140443.

21. CHU S, CHEN Q, CHEN Y, et al. Cesarean section without medical indication and risk of childhood asthma, and attenuation by breastfeeding. PLoS One, 2017, 12 (9): 0184920.

22. CHU S, ZHANG Y, JIANG Y, et al. Cesarean section without medical indication and risks of childhood allergic disorder, attenuated by breastfeeding. Sci Rep, 2017, 7 (1): 9762.

23. CHEN C, LU D, XUE L, et al. Association between Placental Inflammatory Pathology and Offspring Neurodevelopment at 8 Months and 4 and 7 Years of Age. J Pediatr, 2020, 225: 132-137. e2.

24. FAN P, LUO ZC, TANG N, et al. Advanced Maternal Age, Mode of Delivery, and Thyroid Hormone Levels in Chinese Newborns. Front Endocrinol (Lausanne), 2019, 10: 913.

25. FAN P, CHEN Y, LUO ZC, et al. Cord Blood Thyroid Hormones and Neurodevelopment in 2-Year-Old Boys and Girls. Front Nutr, 2021, 8: 773965.

26. WANG X, JIAO X, TIAN Y, et al. Associations between maternal vitamin D status during three trimesters and cord blood 25 (OH) D concentrations in newborns: a prospective Shanghai birth cohort study. Eur J Nutr, 2021, 60 (6): 3473-3483.

27. WANG H, YU XD, HUANG LS, et al. Fetal vitamin D concentration and growth, adiposity and neurodevelopment during infancy. Eur J Clin Nutr, 2018, 72 (10): 1396-1403.

28. ZHU J, CHEN C, LU D, et al. Aspirin use during pregnancy and hypertensive disorders in women with various risks. Pregnancy Hypertens, 2019, 17: 241-248.

29. CHEN Y ZD, WANG B, ZHU J, et al. Association of intrauterine exposure to aspirin and blood pressure at 7 years of age: a secondary analysis. BJOG, 2019, 126: 599-607.

第三章

母胎医学中的宫内儿科学

第一节　母胎医学的发展及研究内容

自 20 世纪 80 年代以来，随着"胎儿也是人，患病的胎儿也是病人"理念的深入人心，随着产前影像学技术、分子遗传诊断技术及宫内治疗技术的快速发展，胎儿医学作为产科的分支、母胎医学重要的研究内容应运而生。母胎医学时代下产前筛查和诊断的目标疾病除胎儿遗传性疾病及结构异常外，还包括介入性产前诊断、母体妊娠并发症的管理、多胎妊娠和早产的产前管理等。母胎医学

的专业技能包括各种胎儿宫内干预，如胎儿体腔分流、宫内输血、胎儿镜下吻合血管激光电凝和产时子宫外治疗等。产前筛查及诊断的目的也不再是发现严重的出生缺陷终止妊娠，而是综合运用各种技术手段，为高危胎儿提供精准的产前诊断、遗传咨询、预后评估，在确保孕产妇安全的前提下，尽可能地降低围产儿死亡率，提高出生后的生命质量。

第二节　母胎医学专家在胎儿结构异常诊治中的作用

母胎医学专家作为多学科诊疗的主导者，为受过母胎医学亚专科培训的"多面手"，需具备产前影像学诊断、介入性产前诊断及遗传咨询、高危妊娠的管理、母体妊娠并发症处理，以及患病胎儿宫内监护和分娩等多项专业能力。对于涉及必须行宫内手术的胎儿疾病，更需掌握各种宫内干预技术的能力。在多学科诊疗中，胎儿医学专家的作用包

括：①保障母体安全：母体作为咨询和宫内诊治的重要参与者、决策者和受体，有时甚至是患者（如可能患有表型较轻的遗传性疾病），胎儿医学专家作为母体安全的守护者，维护母体安全和健康是一切宫内诊治的首要前提；②对胎儿疾病的精准诊断：通过产前影像学及分子遗传学等评估手段，排除可能合并的其他结构或遗传异常，对患病胎儿实现精

准产前诊断后,提供以专病为导向的多学科诊疗;③产前监测及围分娩期管理:根据胎儿结构及发育异常的严重程度,给予个性化的产前监测,必要的宫内干预,确定分娩时机、方式及地点。

一、胎儿结构异常的产前筛查

超声是筛查胎儿结构异常最常用、无创、可重复的方法。超声产前筛查的主要目的是评估胎儿生长发育和发现胎儿严重的结构异常,对降低出生缺陷,提高出生人口素质具有重要意义。通常分为早孕期(妊娠 $11\sim13^{+6}$ 周)和中孕期(妊娠 $20\sim24^{+6}$ 周)超声筛查。超声产前筛查的准确性受到诸多因素影响,包括孕周、胎儿体位、羊水量、孕妇腹壁脂肪厚度导致胎儿观察部位被遮挡,以及胎儿器官逐步发育变化(有些胎儿畸形在妊娠中、晚期才形成或表现出来)等,都可能造成筛查结果的假象,以及超声本身存在伪像,超声产前筛查不能检出所有胎儿畸形。

早孕期超声筛查的检查时间为孕 $11\sim13^{+6}$ 周。内容包括确认胚胎 / 胎儿活性、确定胎龄、确定胎儿数量、确定多胎妊娠的羊膜性和绒毛膜性、综合评估早期解剖结构、筛查非整倍体;评估子宫及附件,需测量胎儿顶臀长(crown-rump length,CRL)和胎儿颈后透明层厚度(nuchal translucency,NT)。早孕期大约能识别 40%~66% 的胎儿异常,经阴道超声检查可以更好地显示特定结构,与经腹超声联合应用可提高结构异常检出率。尽管早孕期发现严重异常为家庭提供了更早的产前诊断和妊娠选择,但因一些器官发育尚不成熟且并非所有的胎儿结构异常均能在早孕期呈现,故早孕期超声尚无法取代常规的中孕期结构筛查。早孕期超声检查时发现或怀疑胎儿结构异常时,应及时转诊行进一步的评估及咨询。

中孕期超声胎儿结构筛查已成为胎儿解剖学评估的标准流程。国际妇产科超声学会(International Society of Ultrasound in Obstetrics and Gynecology,ISUOG)建议对所有妊娠 18~24 周的孕妇提供胎儿超声结构筛查,此时胎儿解剖结构已经形成,胎儿大小及羊水适中,受骨回声影响较小,图像清晰,大部分胎儿严重畸形在此时多能表现出来。

常规中孕期超声检查包括心脏搏动,胎儿数量及多胎妊娠情况下的绒毛膜和羊膜,胎龄 / 胎儿大小,基本的胎儿解剖学,胎盘外观、位置和羊水量。

中孕期胎儿结构筛查超声除可筛查胎儿解剖结构异常,评估胎儿数量、大小、胎盘、羊水和宫颈长度外,还可筛查非整倍体的软指标,如颈项软组织层增厚、鼻骨发育不良或缺失、右锁骨下动脉迷走等。

中孕期胎儿结构筛查顺序及内容:

(1)头部:颅骨完整,头部形态正常,透明隔腔表现正常,脉络丛表现正常,中线大脑镰表现正常,丘脑表现正常,侧脑室表现正常,小脑表现正常,小脑延髓池表现正常,颈项软组织层表现正常。

(2)面部:双侧眼眶、眼球存在,正中矢状切面部侧貌表现正常,鼻骨表现正常,上唇完整。

(3)颈部:无肿块。

(4)胸部:胸腔和肺的形态 / 大小正常,无膈疝表现。

(5)心脏:四腔心平面正常,心脏位置正常(左房左室位于左侧),主动脉、肺动脉流出道的大小、位置正常,左室流出道正常、三血管平面或三血管 - 气管平面正常。

(6)腹部:胃泡位置正常(位于左侧),肠管正常(无扩张或回声增强),胆囊位于右侧,双侧肾脏存在(无肾盂扩张),膀胱表现正常,胎儿腹壁脐带插入部位正常。

(7)骨骼:无脊柱缺损或肿块(横切面和矢状切面),双侧上臂和手存在,双侧下肢和足存在,关节位置正常。

(8)胎盘:胎盘位置,胎盘与宫颈关系,无肿块。

(9)脐带:三根血管,脐带胎盘插入部位正常。

(10)外生殖器:正常的男性或女性外生殖器。

(11)宫颈:宫颈长度正常。

虽然中孕期对胎儿解剖结构进行了系统筛查,但并不能排除所有的胎儿结构异常。在所有妊娠中,重大的胎儿先天性结构异常的发生率约为 2%~3%。大多数可识别的结构异常都可以用二维超声检测,但对于颜面裂、脊柱异常、脑中线结构异常等情况,三维超声有助于进一步评估。胎儿结构异常在 24 周前的超声检出率为 16%~56%。严重和致死性异常的检出率较高(84%),筛查敏感性因所涉及的器官系统而异,肺部和中枢神经系统异常的检出率较高(82%),心脏异常的检出率较低(13%)。筛查假阳性率为0.6%~5.3%,以肾盂积水和妊娠期消退的胸腔积液为多见。虽然中孕期的超声筛查可发现大多数胎儿结构异常,但仍存在漏筛的可能,且胎儿生长发育贯穿整个孕周,并非所有异常均在中孕期有所表现,因此在进行胎儿结构筛查时,需给予充分告知。

二、胎儿结构异常的产前诊断

早孕期及中孕期超声筛查如发现胎儿结构异常,需转诊至三级诊疗机构或区域性的胎儿医学中心行进一步评估。评估内容包括家族史及产科病史采集,超声或MRI下更为详细的胎儿解剖检查可明确结构异常的类型(如孤立性或非孤立性)及严重程度,提供遗传咨询以讨论现有遗传学检测方案的选择及不同方案的利弊,提供多学科会诊讨论胎儿结构异常的预后、可能的宫内治疗及出生后治疗方案,帮助妊娠选择。

(一)影像学诊断

包括诊断性超声检查及MRI检查。诊断性超声检查是对产前超声筛查所发现的高危胎儿提供进一步有针对性、系统全面的超声检查,为产前咨询及诊治方案的制订提供依据。随着实时超声的引入和扫描图像精度的不断提高,绝大部分的胎儿结构异常在产前超声早、中孕期筛查中都能够被发现,病变的范围和性质也能够得到有效评估,这使得超声检查成为产前诊断胎儿结构异常最常用的方式。MRI因具有较高软组织对比性、高分辨率、多方位成像能力和成像视野大等优点,已成为超声产前诊断有效的补充。尤其在合并羊水过少、胎儿体位不佳或孕妇过于肥胖时,应用MRI技术检查胎儿结构较超声技术更为理想。可通过胎儿MRI评估的胎儿异常,包括中枢神经系统异常、胎儿头颈部肿瘤、胸部肿块、消化系统疾病、先天性心脏病、泌尿系统疾病及肾上腺神经母细胞瘤等。尤其是对中枢神经系统异常的评估,产前超声检查诊断的准确率为68%,而MRI可高达93%。在胎儿宫内手术干预前,应用两种检查手段也有助于准确评估胎儿宫内病情,如先天性膈疝,超声测定LHR、O/E LHR,MRI测定FLV、O/E FLV,结合具体孕周、疝入内容物及位置,为膈疝宫内治疗适宜人群的选择及病情的综合判定提供重要参考。

(二)介入性产前诊断取样技术

介入性产前诊断取样技术包括羊膜腔穿刺术、绒毛穿刺术、经皮脐血穿刺术及胎儿组织活检,其中以羊膜腔穿刺术和绒毛穿刺术最为常用。羊膜腔穿刺术是目前应用最广泛、相对安全的取样技术,一般在孕15周后进行。羊水中的胎儿细胞、DNA或代谢物可被用于诊断遗传性或感染性疾病。术后并发症较少见,如胎儿丢失(0.1%~1%)、胎儿损伤、出血、绒毛膜羊膜炎、羊水泄漏等。绒毛穿刺取样(chorionic villus sampling,CVS)是妊娠早期(妊娠10周后)对胎儿进行遗传学诊断的取样方法,分为经腹和经宫颈两种穿刺路径。绒毛穿刺取样手术相关并发症亦很少见,由经验丰富的医生进行经腹绒毛穿刺取样,胎儿丢失率与妊娠中期羊膜腔穿刺术相近。绒毛穿刺取样取材的病例中大约1%会发生胎盘细胞局限性嵌合现象,造成不明确的遗传检测结果,需进一步行羊水检查。

(三)胎儿结构异常产前遗传学检测技术的选择

传统核型时代,早孕期和中孕期胎儿结构异常中的异常核型检出率分别为49%及17%。随着产前遗传学检测技术的发展,染色体微阵列分析(chromosomal microarray analysis,CMA)可对DNA拷贝数不平衡进行检测,尤其是传统核型无法辨识的染色体亚显微结构的变化。2012年有学者探讨了CMA在产前胎儿异常中的价值,发现与传统核型相比CMA可增加6%~7%的额外检出率,其中在孤立性肾脏和心脏异常中CMA的额外检出率分别为15.0%及10.6%。因此,指南推荐CMA作为产前胎儿结构异常遗传学评估的一线检测方案。但CMA有其局限性,即不能检测绝大多数的单基因疾病。近年来,随着外显子测序(exome sequencing,ES)技术在胎儿疾病产前诊断中的应用,已有研究对ES在产前胎儿结构异常中的检出率进行分析,受检测指征(如单个系统或多个系统的结构异常)及各实验室对数据解读差异的影响,其检出率为6.2%~80%,其中胎儿心脏结构异常、泌尿系统异常和中枢神经系统异常的检出率分别为10%、12.3%及44%。因此，现有指南推荐当CMA或核型正常时，可对结构异常的胎儿提供ES检测。全基因组测序(whole genome sequencing, WGS)检测周期短，除可检出分辨率高于CMA的拷贝数变异外，也能够覆盖ES可能遗漏的蛋白质编码变异。随着测序成本的降低及对非编码DNA的研究日益深入，全基因组测序相较ES具有显著优势。因此，全基因组测序可能成为未来胎儿结构异常产前遗传学评估的主要手段。

三、胎儿结构异常宫内治疗的原则及分类

宫内治疗的目的是阻止疾病进一步恶化致不可逆转的胎儿损伤或死亡，为出生后诊治提供条件，改善预后。真正需要宫内干预的胎儿结构异常病种非常有限，在启动胎儿宫内治疗前，需对胎儿疾病进行精确的诊断与分期，并遵循：①有利原则，须在利大于弊的情况下才能实施；②必要原则，术者须充分评估宫内治疗是否必要；③有效原则，须有确实证据表明宫内治疗对胎儿疾病有效；④非倾向性咨询原则，须无倾向性地告知胎儿相关宫内治疗的国内外开展现状及母胎风险利弊；⑤自愿原则，须在孕妇及家属知情同意的情况下实施；⑥伦理原则，须经伦理讨论。

宫内治疗的分类：根据治疗方法可分为药物治疗和手术治疗。根据手术部位可分为针对胎儿的宫内治疗和针对胎儿附属物的宫内治疗。根据宫内治疗的循证证据级别可分为：①有随机对照临床研究支持的宫内治疗，如胎儿镜下胎盘吻合血管凝固术治疗双胎输血综合征、开放性的胎儿宫内手术治疗胎儿脊髓脊膜膨出、胎儿镜下气管球囊封堵术治疗严重先天性膈疝；②已积累了大量的临床经验，认知度较高，但尚缺乏临床多中心随机对照研究支持的宫内干预，如胎儿心脏介入手术治疗严重的肺/主动脉瓣狭窄或闭锁；③由于病例数极少，目前仍处于临床经验摸索阶段的胎儿宫内治疗技术，如羊膜索带综合征的宫内干预等。

四、胎儿结构异常的妊娠及分娩期管理

胎儿结构异常的宫内随访频率、终止妊娠的时机和方式，应根据结构异常的性质和严重程度、是否可能存在宫内进展，以及产前/产后可选择的干预措施等综合衡量，应通过多学科合作与新生儿科、小儿亚专科等儿科团队联合制订宫内监测方案及围分娩期计划。

1. 宫内监测　对于绝大多数宫内状况可维持稳定的胎儿结构异常，可每4周进行一次超声检查，以评估胎儿生长、羊水量及多普勒血流变化。如果有胎儿生长受限或羊水异常等表现，则可增加监测频率至每2周一次。对于有可能发生宫内状况进展/恶化的疾病，宫内监测频率需个性化制订，如先天性肺气道畸形肿块较大、水肿发生风险较高时，随访应更频繁，可每周1次，甚至每周2~3次。

2. 分娩计划制订　对于大多数宫内血流动力学稳定的胎儿结构异常，可在有条件对母体和新生儿进行相应护理的机构进行分娩。对于动脉导管依赖性的先天性心脏病(如左心发育不良综合征、主动脉弓离断及大动脉转位)、胎儿肿瘤伴血流动力学不稳定、可能需要体外膜氧合的先天性膈疝等情况，应安排在具备三级新生儿重症监护病房(neonatal intensive care unit, NICU)和小儿亚专科的机构分娩。如果分娩机构不具备上述条件，则应在分娩前安排好转运事宜。

3. 时机和方式　对于绝大多数胎儿结构异常，当母体或胎儿宫内状况稳定时，由于考虑到足月早期(39周前)分娩新生儿风险，并不推荐39周前进行引产或计划性剖宫产。尚无证据表明剖宫产分娩能改善结构异常胎儿的妊娠结局，最终的分娩方式应依据产科指征。对于经阴道分娩可能会增加难产、破裂、感染和出血风险的胎儿结构异常，如大型脐膨出、巨大骶尾部畸胎瘤、严重脑积水等，可适当放宽剖宫产指征。

五、不能忽视对母体的照护

母胎医学最初的目的是平等地解决胎儿和/或产妇问题，将高危妊娠的治疗与胎儿并发症的诊断和治疗有机地结合起来。然而由于肥胖、糖尿病、高血压、剖宫产率上升、辅助生殖技术在高龄及合并慢性疾病育龄妇女中的广泛应用，导致高危妊娠的发生率不断上升。

需特别强调的是,妊娠慢性合并症及并发症在妊娠的各阶段都对胎儿有着重大影响,胎儿疾病与母体无法完全分割,无论是妊娠去留,还是宫内监测和干预、分娩时机和方式、出生后救治等,都依赖于母体的参与。母胎医学是在充分照顾母体的前提下开展胎儿疾病的各种诊疗,其基本观点就是要保证母体的根本安全。母体作为胎儿疾病宫内诊治的重要参与者、决策者和受体,有时甚至是患者(如可能患有表型较轻的遗传性疾病),在胎儿疾病的诊治中必须被摆在"首要"位置,维护母体的安全是一切宫内诊治的前提。因此,在母胎医学中注重对母体的照护,对于优化产科管理和妊娠结局具有重要意义。

第三节　最新研究领域

随着产前诊断技术的快速发展,母体血浆中胎儿游离 DNA 检测的目标疾病已从非整倍体异常的筛查,逐渐转变为染色体结构异常、基因组疾病,甚至是单基因疾病的筛查。随着研究的逐步深入,cffDNA 或特定基因 cfRNA 也可能作为子痫前期、早产、胎儿生长受限等妊娠并发症的无创产前检测的分子标志物。人工智能也逐渐应用于妊娠母体并发症,如糖尿病、早产等监测及管理、胎儿宫内状况监测、胎儿结构及生长评估等方面。宫内治疗方面未来的研究领域包括在新的分子遗传诊断技术平台上,如何在精准诊断的基础上改善围产儿结局,寻找能够敏感预测胎儿功能性疾病及远期不良预后的指标。此外,胚胎干细胞和基因治疗也为一些胎儿和新生儿疾病带来了重要的治疗机会,如血友病、骨骼系统发育异常的宫内治疗。

(王磊,卫星,朱泓,孙路明)

参 考 文 献

1. EDWARDS L, HUI L. First and second trimester screening for fetal structural anomalies. Semin Fetal Neonatal Med, 2018, 23: 102-111.
2. SALOMON LJ, ALFIREVIC Z, BERGHELLA V, et al. ISUOG Practice Guidelines (updated): performance of the routine mid-trimester fetal ultrasound scan. Ultrasound Obstet Gynecol, 2022, 59 (6): 840-856.
3. SEPULVEDA W, XIMENES R, WONG AE, et al. Fetal magnetic resonance imaging and three-dimensional ultrasound in clinical practice: applications in prenatal diagnosis. Best Pract Res Clin Obstet Gynaecol, 2012, 26: 593-624.
4. VORA NL, GILMORE K, BRANDT A, et al. An approach to integrating exome sequencing for fetal structural anomalies into clinical practice. Genet Med, 2020, 22 (5): 954-961.
5. KILBY MD, JOHNSON A, OPEKES D. Fetal Therapy (2nd edition). Scientific basis and critical appraisal of clinical Benefits. Cambridge University Press, 2020.

第四章

孕期外环境因素暴露对生命早期生长发育的影响

第一节　概　　述

环境是人类在地球上赖以生存,繁衍生息,不断发展的基础。然而,随着工业化和城市化的大规模迅速发展,人类在生产生活活动中将大量生产性废弃物(废水、废气、废渣)及生活性废弃物排放到环境中,污染大气、水、土壤等自然环境。释放至环境中的污染物,尤其是难降解的有机物和重金属,在自然界中循环、富集,严重威胁人类的健康和可持续发展。

妊娠期间孕妇血管生理学、新陈代谢、生殖器官、内分泌活动和免疫系统发生巨大变化,其中一些生理变化可能会增加胎儿暴露于某些环境污染物的风险。例如,进入人体的铅大部分积聚在骨骼中,妊娠期间铅会随着钙的释放而动员起来,增加胎儿的铅暴露风险。胎儿期是生长发育的关键时

期,细胞分化增殖活跃,器官、系统(如血脑屏障)发育不成熟,解毒酶活性远低于成人,对外源性物质暴露所产生的损伤尤其敏感。

健康与疾病的发育起源学说认为,胚胎时期是大多数组织器官发育的关键时期,胎儿暴露于不良环境可使胎儿的发育编程发生变化,进而影响胎儿在宫内及出生后的生长发育状况,这种影响可能会持续到成人期,并可能产生多代影响。通过科学研究方法探讨孕期环境污染物暴露对子代生长发育的影响及其潜在生物学机制,对实现环境污染防控和优生优育、提高人口素质具有重大的现实意义。本章将对孕期常见环境污染物(如内分泌干扰物、重金属和空气污染物)暴露对子代生长发育的影响及可能机制进行阐述。

第二节　孕期环境内分泌干扰物暴露对生命早期生长发育的影响

环境内分泌干扰物(endocrine-disrupting chemicals, EDCs)是一类广泛存在于环境中的化学物,因其具

有模拟天然激素生理、生化作用,可干扰或抑制机体内分泌系统激素的合成、分泌、转运、结合、反应

和代谢,从而导致多种健康损害。常见 EDCs 包括具有生物蓄积性的全氟烷基物质、多溴二苯醚、有机氯农药(如氯二苯基三氯乙烷)、重金属等,也包括易于降解的酚类(如双酚 A、三氯生、对羟基苯甲酸酯)、邻苯二甲酸酯、有机磷类、拟除虫菊酯类农药等。越来越多的证明表明,孕期 EDCs 暴露可通过胎盘进入胎儿体内,干扰胎儿正常的生长发育编程,增加子代生长发育异常、神经发育异常及代谢性疾病的发生风险。

一、全氟化合物

全氟化合物(perfluoroalkyl substances,PFAS)是一类新兴的、人工合成的、持久性的有机污染物,其化合物分子结构中与碳原子连接的氢原子全部被氟原子取代。PFAS 具有疏水性、疏油性、耐高温和高表面活性等特性,最初被用于防水耐污涂层,现已被广泛用于各种工业和日常生活用品,如不粘锅材料、食品包装材料、家具、地毯及泡沫灭火剂等领域。然而,全氟化合物稳定的理化性质也使其难以在环境和生物体中被降解,从而表现出明显的环境持久性、长距离迁移性和生物蓄积性,继而广泛存在于多种环境介质(包括多种水体、底泥、室内粉尘、大气颗粒物等)和生物体内(如水陆生物和人)。

(一) 全氟化合物人群暴露水平

据美国环境保护署统计,目前已经生产的全氟化合物有 9 000 余种,其中以全氟辛酸(perfluorooctanoic acid,PFOA)为代表的全氟烷基羧酸和以全氟辛烷磺酸(perfluorooctane sulfonic acid,PFOS)为代表的全氟烷基磺酸最为著名。既往研究发现,以 PFOA 和 PFOS 为代表的长链全氟化合物暴露会引起生物体多器官和系统功能异常,显著增加人体肝肾功能异常、肥胖、心血管疾病、糖脂代谢异常、甲状腺功能异常、神经系统和生殖系统异常等不良健康结局的发生风险。目前,部分欧美国家已限制 PFOA 和 PFOS 的生产使用。相比之下,由于我国工业和国民经济发展的需要,以 PFOA 和 PFOS 为代表的长链全氟化合物仍在大量生产及使用,PFOA 于 2017 年才开始列入我国高污染、高环境风险管控化学品名录。2018 年上海一项队列研究发现,上海地区育龄女性血液全氟化合物浓度,尤

其是 PFOA 的中位数浓度(19.97ng/ml),明显高于国内外其他地区。

(二) 孕期全氟化合物暴露对生命早期生长发育的影响

与其他持久性有机污染物在机体脂肪中蓄积的经典模式不同,全氟化合物因其疏水疏油的特性在生物体中会优先与蛋白质结合,主要富集于血液、肝脏、肌肉等器官。毒理学研究显示,全氟化合物暴露可对机体内分泌系统、神经系统、免疫系统和心血管系统产生一系列健康损害。然而,孕期全氟化合物暴露对生命早期生长发育的影响研究还处于较为初级的阶段。

孕期是产前污染物暴露的重要窗口,母亲体内的全氟化合物可穿过胎盘屏障进行母胎传递,使胎儿在未出生前就已暴露于全氟化合物的污染中,表现出发育毒性和胚胎毒性,诱导自然流产、早产、死胎、异位妊娠、出生缺陷、低出生体重和新生儿窒息等不良妊娠结局的发生。例如,Steenland 等人发现孕早期孕妇血样中 PFOA 每增加 1ng/ml 会使出生体重降低 3.3g(−9.6g,3.0g),孕中及孕晚期孕妇血样中 PFOA 每增加 1ng/ml 会使出生体重降低 17.8g(−25g,−10.6g)。然而,在上海优生儿童队列中,未发现孕期全氟化合物暴露与出生体重之间的显著相关性,但该队列发现孕早期全氟化合物(PFOS、PFNA、PFDA、PFUA 和 PFD-oA)暴露与出生身长呈显著负相关,该相关性仅在女婴中有统计学意义。此外,丹麦国家出生队列研究结果显示,孕期全氟化合物(PFOA、PFHpS 和 PFAS)暴露与流产发生风险增加显著相关,该效应在经产妇中更为明显,同时该队列研究还发现孕期全氟化合物(PFOA、PFOS)暴露与早产风险增加显著相关。然而,在山西的一项前瞻性巢式病例对照研究和上海优生儿童队列中,未观察到孕期全氟化合物暴露与早产之间的显著相关性。

孕妇体内的全氟化合物可通过胎盘屏障和血脑屏障,影响胎儿神经发育。动物研究显示,宫内暴露于低剂量全氟化合物可引发子代不可逆的神经毒性效应并持续到成年期。多项前瞻性队列研究亦发现孕期全氟化合物暴露可能会影响子代神经行为发育。在上海优生儿童队列中,Luo 等人

观察到孕早期全氟化合物暴露可显著影响 2 岁幼儿神经行为发育，具体表现为孕期 PFOS、PFNA、PFDeA 和 PFUnDA 暴露与 2 岁幼儿认知评分呈负相关，PFNA、PFDeA、PFUnDA 和 PFHxS 暴露与 2 岁幼儿语言评分呈负相关，PFNA 和 PFUnDA 暴露与 2 岁幼儿运动评分亦呈显著负相关。国内外研究亦有类似的研究发现。例如，上海闵行地区出生队列发现母亲孕期全氟化合物（PFOS、PFSA、PFDA、PFNA）暴露可增加 6 月龄女婴神经行为（精细动作和解决问题能区）发育问题/延迟的发生风险和 4 岁儿童神经行为（个人 - 社交技能）发育迟缓的发生风险。丹麦国家出生队列研究显示，孕期全氟化合物（PFNA）暴露与子代 7 岁和 11 岁时神经行为发育问题（外化行为困难）增加显著相关。目前，关于全氟化合物对神经行为发育影响的机制尚不明确。甲状腺激素（thyroid hormone，TH）对胎儿神经系统发育中神经细胞的增殖、迁移、分化，以及髓鞘和突触形成等过程的时间和空间特异性调控起到至关重要的作用。动物实验研究显示，孕期全氟化合物（PFOS）暴露可降低孕鼠总血清甲状腺激素（thyroxine，T_4）和三碘甲腺原氨酸（3,5,3'-triiodothyronine，T_3）水平，以及仔鼠总 T_4 水平，这可能会损伤仔鼠的神经发育。人群研究提示，一方面，孕期暴露于全氟化合物的母亲血清中游离 T_4 和总 T_4 水平下降，TSH 水平升高，而脐血总 T_3 和总 T_4 水平降低，提示全氟化合物暴露影响了母体和胎儿甲状腺激素的自平衡，从而对胎儿的神经行为发育产生影响。另一方面，脑源性神经营养因子（brain-derived neurotrophic factor，BDNF）广泛分布于中枢神经系统内，在中枢神经系统发育过程中对神经元的存活、分化、生长发育起着重要作用。上海优生儿童队列研究结果显示，孕早期母亲血液全氟化合物（PFHxS）水平与脐带血 BDNF 呈显著负相关，表明全氟化合物可能是通过降低 BDNF 水平影响子代神经系统发育。此外，体外模型研究发现 PFOS 可通过消耗多巴胺表型促进 PC12 细胞分化为乙酰胆碱表型，改变了神经元的神经递质类型，从而直接影响神经行为发育。

孕期全氟化合物暴露可干扰机体生长发育编程，不仅会影响胎儿近期的生长发育，还可能会引起机体结构功能持续永久性改变，对人体健康产生深远甚至终身的影响。年龄别身长 Z 评分（length-for-age Z score，LAZ）、身长别体重 Z 评分（weight-for-length Z score，WFL）和年龄别 BMI Z 评分（BMI-for-age Z score，BAZ）是常用的评估婴幼儿体格发育的指标。上海优生儿童队列随访结果显示，孕期全氟化合物暴露会影响子代出生后的体格发育轨迹。具体表现为，孕期 PFHpA 浓度升高与 0~1 岁婴儿 LAZ 呈负相关；PFBS 与 WFL 和 BAZ 呈负相关；PFDoA 与 WFL 和 BAZ 呈正相关。此外，该队列还发现孕期 PFBS 暴露与 5 岁和 7 岁女童的肥胖发生率呈正相关。母亲孕期全氟化合物暴露可显著增加子代超重和肥胖等疾病的发生风险。

二、酚类

双酚 A（bisphenol A，BPA）、壬基酚等是常见的酚类内分泌干扰物，因其结构与天然雌激素相似而表现为内分泌干扰效应。作为最广泛生产和使用的酚类内分泌干扰物，BPA 主要被用于制造聚碳酸酯塑料和环氧树脂，应用于各种日常消费产品，包括食品容器、运动器材、医疗和牙科设备、眼镜镜片和电子产品等。人类主要的双酚 A 暴露来源是日常饮食，其易于水解，可以从食品罐、饮料瓶和婴儿奶瓶等制品中释放，通过食物进入人体。此外，热敏纸或化妆品中的双酚 A 可通过人体皮肤吸收而进入体内，空气和灰尘中的双酚 A 可通过呼吸而进入体内。

(一) 酚类环境内分泌干扰物人群暴露水平

环境中的双酚 A 可通过生物放大效应在人体内蓄积。许多研究已在人体体液（尿液、血液、羊水、乳汁等）和组织中检测到双酚 A。例如，在莱州湾出生队列中，孕妇尿样中双酚 A 的中位数浓度为 0.48μg/L。在天津市的一项研究中，Zhang 等曾分别对 10 名儿童、50 名成人（其中 27 名为男性）、40 名女性（其中 30 名为孕妇）的血液、尿液和 30 个脐带血进行了双酚 A 检测，所有血样中双酚 A 的检出率为 46%，平均浓度为 0.19μg/L，其中儿童血液中的双酚 A 浓度（2.60μg/L）最高，其次是孕妇（0.60μg/L）。

（二）孕期酚类环境内分泌干扰物暴露对生命早期生长发育的影响

孕妇体内双酚A可以通过胎盘转运至胎儿，影响胎儿的生长发育，并进一步导致不良妊娠结局。例如，上海的一项研究发现，双酚A暴露可显著增加复发性流产的发生风险，这可能与双酚A暴露诱导的氧化应激和免疫失衡有关。Huang等和Cantonwine等的研究发现尿中双酚A浓度与早产的发生呈正相关。Huo等研究发现孕妇尿液中双酚A浓度升高与低出生体重的发生风险增加有关，且在女婴中的关联比男婴明显。

动物研究报告了生命早期双酚A暴露可诱导子代神经行为和认知能力不良发育，多表现为多动及侵袭性、焦虑样行为和记忆能力、学习能力下降等。流行病学研究中也有类似的发现，例如，在神经行为发育方面，Roen与Perera等人研究发现孕期双酚A暴露与子代男孩神经行为异常有关，具体表现为情绪化及攻击性行为增多和焦虑、抑郁症状增多。Braun等人研究发现孕期双酚A暴露与子代男孩3岁时的执行功能评分呈负相关，具体表现为工作记忆力较差，内化和躯体化行为增加。孕期双酚A暴露对子代神经发育影响的潜在生物学机制尚不完全明确。既往研究显示，双酚A可充当甲状腺受体的拮抗剂，通过破坏甲状腺激素信号转导而导致胎儿甲状腺功能减退和大脑发育迟缓。此外，许多神经元在发育的不同阶段表达类固醇激素受体，这使它们成为BPA作用的靶标。孕期双酚A暴露可通过破坏神经递质（多巴胺、5-羟色胺、去甲肾上腺素和谷氨酸）的合成、转运和释放影响子代神经行为发育。

孕期双酚A暴露可对子代的体格发育产生长远影响。研究显示，孕期双酚A暴露可通过干扰子代脂质和葡萄糖代谢促进肥胖发展，诱导子代糖尿病的发生。此外，上海优生儿童队列研究显示，孕期双酚A暴露与2岁女童收缩压和舒张压升高相关，与2岁男童血糖升高相关，孕期双酚A暴露可能会增加子代心脏代谢风险。

三、多溴二苯醚

多溴二苯醚（polybrominated diphenyl ethers,
PBDEs）是一种含溴原子的内分泌干扰物，具有优异的阻燃性能，自20世纪60年代以来被广泛应用于电子设备、家具和工业产品（如塑料和纺织品等）等领域中。多溴二苯醚稳定性强，具有高脂溶性和长距离迁移性，可长期分布于空气、土壤、水等环境介质并通过食物链等方式进入人体，目前，人体组织包括肝脏、脂肪、血液、乳汁等中已经检测出多溴二苯醚的存在。

（一）多溴二苯醚人群暴露水平

目前，欧洲、加拿大、美国已全面禁用了多溴二苯醚。2014年，我国颁布的《电子信息产品污染控制管理办法》禁止了电子产品中部分多溴二苯醚（四溴二苯醚、五溴二苯醚、六溴二苯醚、七溴二苯醚）的生产和使用，但并没有对其他产品中的多溴二苯醚使用进行限制。因其难以降解、脂溶性强和在生物体内易蓄积的特性，通过食物链的传递和生物放大效应，人类将在很长时间内暴露于多溴二苯醚污染的环境中。我国东海和珠江流域水体中存在多溴二苯醚高污染，平均水平为12.7~7 361.0ng/g。在国内最大溴化阻燃剂生产源区之一的渤海莱州湾南岸地区，孕妇血清多溴二苯醚中位数浓度为22.91ng/g lipid，高于广州（4.40ng/g lipid）。在电子废弃物产业较为集中的城市，如台州市路桥区（30.38ng/g lipid）和温岭等地区（23.70ng/g lipid），其多溴二苯醚浓度远高于香港（5.25ng/g lipid）和天津（3.99ng/g lipid）。

（二）孕期多溴二苯醚暴露对生命早期生长发育的影响

已有研究提示，孕期多溴二苯醚暴露可以通过血脑屏障和胎盘屏障进入胎儿体内，对胎儿的生长发育产生影响。既往流行病学研究显示，孕期多溴二苯醚暴露可显著增加早产、低出生体重等不良妊娠结局的发生风险。莱州湾出生队列研究结果显示，孕期多溴二苯醚（BDE-28、BDE-100）暴露与子代出生体长和出生体重呈负相关。

动物实验研究结果表明，在大脑发育关键期，暴露于近似人体负荷量的多溴二苯醚同族体，可导致受试动物脑功能不可逆性损伤，表现为自主行为异常，以及学习、记忆能力的下降，并随着剂量增加或年龄增长而呈现恶化趋势，提示多溴二苯醚可引起以学习记忆损害为主的神经毒性。流行病学研究中亦有类似的发现。莱州湾出生队列研究结果显示,孕期多溴二苯醚(BDE-99)暴露与 2 岁幼儿的神经行为(语言能、应人能)不良发育显著相关。多溴二苯醚暴露影响子代神经行为发育的潜在机制尚不完全明确。甲状腺是多溴二苯醚作用的靶器官之一,一些多溴二苯醚同族体可以改变或模拟甲状腺激素的作用。无论是低溴联苯醚还是高溴联苯醚的暴露都可以引起机体甲状腺激素的失衡,从而影响甲状腺功能。此外,多溴二苯醚还可通过影响 BDNF 基因的甲基化水平来影响其基因表达,进而影响子代神经行为发育。

　　除神经发育毒性外,孕期多溴二苯醚暴露还可影响子代体格发育。莱州湾出生队列研究结果显示,孕晚期母血多溴二苯醚暴露可能会对 8 岁儿童的体格发育造成影响,主要表现为体重、身高、腰围的增加。按性别分层后,多溴二苯醚与男孩的身高、腰围呈显著正相关;在女孩中的关联则无统计学意义,提示孕期多溴二苯醚水平对儿童生长发育的影响可能具有性别差异。造成性别差异的潜在机制尚不清晰。作为一种已知的内分泌干扰物,多溴二苯醚可能通过作用于类固醇受体的方式扰乱性激素分泌系统,影响子代生长发育,而性类固醇及其受体在中枢神经系统及脂肪富集组织中的分布存在着性别二态性,这可能是造成多溴二苯醚暴露效应存在性别差异的原因。

四、邻苯二甲酸酯类

　　邻苯二甲酸酯类(phthalates,PAEs)是应用最为广泛的一类增塑剂,普遍应用于玩具、食品包装材料、医用血袋和胶管、乙烯地板和壁纸、清洁剂、润滑油、个人护理用品(如指甲油、头发喷雾剂、香皂和洗发液)等数百种产品中。由于邻苯二甲酸酯类没有与聚合物基质形成牢固的共价结合,仅靠弱的氢键或范德华力作用,很容易被释放并转移到周围环境中。邻苯二甲酸酯类化学结构与天然雌激素相似,可干扰机体内分泌系统,诱导不良健康结局的发生。

(一) 邻苯二甲酸酯类人群暴露水平

　　膳食和饮水是最重要的邻苯二甲酸酯类暴露

途径,《食品容器、包装材料用添加剂使用卫生标准(GB9685-2008)》对食品、食品添加剂中的邻苯二甲酸二(2-乙基己基)酯(DEHP)、邻苯二甲酸二异壬酯(DINP)和邻苯二甲酸二正丁酯(DBP)最大残留量作了明确要求,分别为 1.5mg/kg、9.0mg/kg 和 0.3mg/kg。进入机体内的邻苯二甲酸酯类被快速的水化代谢,其代谢物主要经尿液排出。因此,常将尿液中邻苯二甲酸酯类代谢物浓度作为其暴露水平的评价指标。武汉的一项调查研究中,孕妇孕早期、孕中期和孕晚期尿样 DEHP 代谢物水平分别为 100.2ng/ml、84.1ng/ml 及 104.2ng/ml,远远高于日本地区孕妇暴露水平(13.2ng/ml)。

(二) 孕期邻苯二甲酸酯类暴露对生命早期生长发育的影响

　　既往研究可从胎盘组织、羊水、脐带血和胎粪等生物样本中检出邻苯二甲酸酯类及其代谢物,表明孕期邻苯二甲酸酯类暴露可透过胎盘屏障直接作用于胎儿。邻苯二甲酸酯类具有雌激素和／或抗雄激素的活性,流行病学研究发现邻苯二甲酸酯类暴露可干扰人体内雌激素、睾酮、孕激素、促卵泡激素及黄体生成素等多种性激素的正常内分泌过程,这些性激素对维持正常妊娠过程至关重要。此外,孕期邻苯二甲酸酯类暴露还可诱导机体炎症反应和氧化应激反应,改变胎盘基因组 DNA 甲基化水平和血管生成,增加早产、低出生体重等不良妊娠结局的发生风险。

　　动物实验显示,孕期邻苯二甲酸二(2-乙基己基)酯暴露可影响子代神经元迁移和突起生长,诱导子代神经行为学异常,具体表现为环境探索能力减弱。流行病学研究中亦可以观察到孕期邻苯二甲酸酯类暴露对子代神经行为发育的影响。例如,韩国的一项队列研究结果显示,6 月龄婴幼儿贝利发育量表中的心理发育指数和运动发育指数随孕期邻苯二甲酸酯类暴露浓度增加而降低。挪威的一项队列研究结果显示,孕期邻苯二甲酸酯类暴露与 3 岁儿童注意缺陷多动障碍的发生风险增加显著相关。孕期邻苯二甲酸酯类暴露可能是通过诱导孕妇和胎儿甲状腺功能紊乱表现其发育毒性。动物实验显示,邻苯二甲酸酯类可干扰下丘脑 - 垂体 - 甲状腺轴的正常功能,降低 T_3、T_4、FT_3 和 FT_4 表达。

此外,动物研究还发现,孕期邻苯二甲酸酯类暴露可增加子代肥胖和代谢综合征的发生风险。在美国和韩国的队列研究中,均观察到了孕期邻苯二甲酸酯类暴露与子代肥胖发生间的显著正相关性。然而,一些研究认为孕期邻苯二甲酸酯类暴露可能会影响子代的正常体格生长,而非引发肥胖。如 Lee 等人发现孕期邻苯二甲酸酯类暴露与子代BAZ 显著负相关,但未发现孕期邻苯二甲酸酯类暴露与子代体脂率之间的显著相关性。孕期邻苯二甲酸酯类暴露对子代代谢影响的潜在机制有待进一步研究。

综上所述,一系列的动物实验和流行病学研究显示,孕期环境内分泌干扰物(全氟烷基物质、酚类、多溴二苯醚、邻苯二甲酸酯等)暴露可穿过胎盘屏障进入胎儿体内,干扰胎儿正常的生长发育编程,增加不良妊娠结局的发生风险,诱导子代神经发育异常和体格发育异常。现阶段我国仍然是全氟烷基物质、酚类、多溴二苯醚、邻苯二甲酸酯等多种环境内分泌干扰物的全球生产和使用的大国,阐明其人群暴露水平及相应的人群健康风险无疑将进一步推进此类污染物在我国生产和使用的管控。

第三节　孕期重金属暴露对生命早期生长发育的影响

重金属一般是指密度大于 $4.5g/cm^3$ 的金属(如铅、汞)和类金属(如砷)。近年来,由于工业的快速发展和人类对各种矿产的不断开采、冶炼和加工,土壤、河流、湖泊及海洋等环境介质中被排入大量的重金属。环境中的重金属不能被降解,可通过水、土壤等途径进入动植物体并通过食物链放大在人体内富集,危害人体健康。研究显示,重金属可穿过胎盘屏障和血脑屏障,蓄积在胎儿组织中,对胎儿生长发育产生不良影响。

一、铅

铅暴露主要来源于电子废物和铅酸电池回收、铅矿开采和冶炼、含铅疗法中的驱铅剂、涂有含铅陶瓷釉的食品容器,以及含铅管道、供水配件和涂料等。铅化合物可通过消化道、呼吸道和皮肤等进入人体。来自外界的铅吸收入血后,部分通过肾脏和消化道排出体外,残留在体内的铅小部分蓄积于脑和肝等器官外,约 95% 储存于骨骼中,一般不引起临床症状。孕期时,因胎儿生长发育使机体对钙的需求增加,母体骨骼中的铅会随着骨钙动员而释放入血,引起孕妇血铅水平改变。此时,胎儿不仅要承受孕期自外界进入母体转运的铅(外源性铅)的影响,还要承受原本蓄积在孕妇骨骼中的铅(内

源性铅)的影响。

(一)人群铅暴露水平

上海优生儿童队列研究结果显示,上海地区孕妇早期血铅几何平均浓度为 $1.47\mu g/dl$,低于挪威地区的研究($2.5\mu g/dl$)和莱州湾出生队列研究($3.2\mu g/dl$),与南非地区孕妇孕期暴露水平($1.4\mu g/dl$)相近,其中约 20% 的研究对象血铅浓度超过 $2\mu g/dl$;新生儿脐带血铅浓度为 $1.34\mu g/dl$,其中约 17% 的新生儿血铅浓度超过 $2\mu g/dl$。

(二)孕期铅暴露对生命早期生长发育的影响

来自母体的铅可通过胎盘转运进至胎儿体内,在此过程可直接造成胎盘组织的损伤,进而影响胎儿生长发育。流行病学研究显示,铅暴露可增加流产、死胎、畸形、早产和低出生体重等不良妊娠结局的发生风险。在莱州湾出生队列中,孕妇血铅和新生儿脐带血铅平均浓度分别为 $3.20\mu g/dl$ 及 $2.52\mu g/dl$,即使在如此低水平的铅暴露情况下,依然可以观察到孕期铅暴露与出生体重和出生体长下降显著相关。

铅具有极强的神经发育毒性。孕期铅暴露对神经系统发育毒性的影响主要通过三条生物学途径实现。首先,铅暴露可引起神经细胞出现氧化应激、脂质氧化、线粒体损伤及兴奋毒性等病理反

应,最终引起神经细胞坏死或凋亡。其次,铅暴露可干扰 Ca^{2+} 代谢影响细胞信号转导。正常生理情况下,钙调蛋白被 Ca^{2+} 激活后,进一步激活蛋白激酶、环腺苷酸和磷酸二酯酶,其中蛋白激酶 C 参与神经细胞的分化、增殖及神经元的长时程增强,铅过量暴露后,Ca^{2+} 被铅替代,第二信使钙离子的功能丧失,进而影响神经元的正常生理活动。最后,铅暴露还可引起神经递质及其受体的改变,如影响乙酰胆碱、多巴胺和氨基酸神经递质的合成、释放及储存。例如,胆碱能系统可通过对海马突触传递的调控作用影响学习和记忆功能,而铅暴露可损伤 M 型胆碱能受体,使海马突触传递功能障碍,这也是铅引起记忆功能障碍的重要机制之一。2010年,美国疾病控制和预防中心建议孕妇的血铅浓度应低于 $10\mu g/dl$,以减少对婴儿神经发育的影响。然而,研究显示即使血铅浓度低于此临界值,还是会对子代的认知运动发育产生不良影响。因此,美国儿科学会建议凡是血铅浓度高于 $5\mu g/dl$ 的儿童都应纳入管理范畴。尽管如此,上海优生儿童队列中孕妇血铅平均浓度为 $1.47\mu g/dl$,远低于上述管理标准,该研究依然可以观察到孕期低水平铅暴露可显著影响子代 2 岁幼儿神经行为发育,具体表现为社交 - 情绪技能得分降低。因此,应进一步加强铅暴露的监测与管理,严格限制生产生活中铅的使用,保护人群健康免于铅暴露的危害。

二、汞

汞的人为源排放主要有汞矿和含汞岩石的开采及风化、煤炭和石油的燃烧,以及工业含汞废气、废液和废渣的排放。汞常温下呈液体,具有较强的迁移性、持久性、生物富集性和生物毒性等特点。环境中的汞存在三种形式,分别为有机汞(主要为甲基汞)、无机汞和金属汞。其中,甲基汞和无机汞容易被人体吸收,主要通过汞污染的水、大气、土壤及食物(如海贝类或海鱼)等途径直接或间接进入人体。2017 年,甲基汞被世界卫生组织国际癌症研究机构评为 2B 类致癌物。金属汞常温下呈液态,其主要在高温情况下,以汞蒸气的形式通过呼吸道进入血液循环。

(一)人群汞暴露水平

在莱州湾出生队列研究中,孕妇血汞和新生儿脐带血汞的中位数浓度分别为 $0.84\mu g/L$ 及 $1.46\mu g/L$,低于国内浙江舟山地区(脐带血汞,$5.6\mu g/L$),与美国国家卫生与营养检查调查研究结果相近。

(二)孕期汞暴露对生命早期生长发育的影响

大量动物实验和流行病学研究结果显示汞具有极强的胚胎发育毒性及神经毒性。汞可以通过胎盘屏障进入胎儿体内,并在胎儿体内蓄积,干扰或破坏正常的细胞行为,影响胚胎细胞的发育和分化,诱发早产、生长发育迟缓及低出生体重等不良出生结局,严重者可出现畸形,甚至胚胎死亡。

汞进入人体后可分布于全身各器官组织中,其主要损害神经系统。研究显示,汞具有很强的亲硫性,可以与含硫基的化合物结合成汞的硫醇盐复合物进入机体。体内某些重要的酶类,如 ATP 酶、细胞色素氧化酶和乳酸脱氢酶都含有硫基,进入人体后的汞可与这些酶的硫基结合使其失去活性,诱发细胞凋亡。此外,汞化合物暴露于神经元细胞后,会引起细胞线粒体内 Ca^{2+} 外流,并抑制线粒体对 Ca^{2+} 的吸收,使细胞内 Ca^{2+} 浓度增加,细胞内钙超载,钙蛋白酶活性增强,从而导致线粒体内氧化磷酸化过程障碍,线粒体膜电位降低,以及胞浆内磷脂酶、蛋白酶等激活,引起神经细胞的不可逆性损伤。美国得克萨斯州一项神经管缺陷监测项目的病例对照研究结果亦显示,孕期汞暴露可显著增加胎儿神经管畸形的发生风险。动物实验显示,孕期甲基汞暴露可诱导子代明显的行为改变和记忆受损,并具有剂量 - 效应关系。孕期 C57Bl/6J 小鼠长期低剂量($0.01mg/kg$)暴露于甲基汞可显著改变子代运动能力和协调性。然而,莱州湾出生队列研究发现孕期汞暴露与子代神经行发育评分(自适应评分、社交评分)呈显著正相关。孕期汞暴露主要来源于膳食,尤其是鱼类海鲜类食物。鱼类中富含益于子代神经发育的营养物质,如不饱和脂肪酸、硒等。在该研究中,孕期鱼类食物摄入与子代神经行为发育评分呈显著正相关,故上述孕期汞暴露与子代神经行为发育之间的正相关性可归因于膳食鱼类中丰富营养物质的作用。事实上,在汞高暴露地区,如韩国母婴环境健康出生队列研究中,孕期汞暴露可显著降低子代3岁幼儿神经行为发育评分,该效应在孕期低叶酸摄入人群中更为明显。

三、砷

砷是一种自然界中分布广泛的元素,被世界卫生组织列为危害公共健康的十大化学元素之一。国际癌症研究机构(International Agency for Research on Cancer,IARC)将其归为 I 类人类致癌物。砷污染主要来源于采矿、冶金、化工生产、化学制药、农药生产、纺织、玻璃制造、制革等部门的工业废水。人们主要通过饮用污染的地下水暴露于无机砷,此外,也可以通过食物接触砷。砷在生物体中主要以三价和五价状态存在。

(一)人群砷暴露水平

在莱州湾出生队列中,孕妇血和脐血中砷的中位数浓度分别为 8.05μg/L 及 6.03μg/L。武汉一项研究中,孕妇孕早期、孕中期、孕晚期尿样无机砷浓度的中位数分别为 2.45μg/L、2.23μg/L 和 2.00μg/L,二甲基砷酸浓度的中位数分别 8.81μg/L、7.55μg/L 和 6.82μg/L,一甲基砷酸浓度的中位数分别 1.04μg/L、0.87μg/L 和 0.75μg/L,总砷浓度的中位数分别 13.08μg/L、11.59μg/L 和 10.36μg/L,高于美国 2003—2008 年 NHANES 研究中孕妇尿样砷中位数浓度(总砷 8.3μg/L;二甲基砷酸 3.6μg/L)。

(二)孕期砷暴露对生命早期生长发育的影响

砷可通过母体胎盘屏障进入胚胎,产生胚胎毒性。动物实验研究显示,妊娠期砷暴露可引起胎鼠出现低出生体重、畸形和死亡。流行病学研究中,亦可观察到孕期砷暴露与新生儿出生体重和出生体长呈显著负相关,增加小于胎龄儿的发生风险。

此外,砷可以通过血脑屏障进入脑实质,在脑组织中蓄积。动物实验显示,孕期高剂量砷暴露可以诱导胎鼠神经系统氧化应激、表观遗传改变、线粒体功能障碍、神经元突触后密度变薄和突触间隙变宽,诱导神经元细胞死亡,使仔鼠脑部细胞分布疏松、数量减少、边界膜不规整,对仔鼠神经组织的生长发育产生长期不良影响。在上海的一项研究中,Wang 等人研究发现孕期砷暴露可显著降低新生儿行为测定(Neonatal Behavioral Neurological Assessment,NBNA)评分。类似的,在美国健康结果和环境措施研究中,亦观察到孕期砷暴露可显著降低子代 3 岁和 5 岁时神经发育评分,具体表现为智力发育指数和全量表智商下降。

综上所述,孕期重金属(铅、汞、砷)暴露可显著增加不良妊娠结局的发生风险,并可对子代生长发育,特别是神经发育产生长期不良影响。建议加强重金属暴露危害知识宣传和健康教育,提高孕妇的健康防护意识,从而减少孕期环境中重金属暴露,保护并促进子代健康发展。

第四节　孕期空气污染暴露对生命早期生长发育的影响

人类离不开大气环境,空气环境的清洁程度及其理化性状与人类健康密切相关,各种原因引起的空气成分的改变均会对人体健康产生不同程度的影响。空气污染作为中国的主要环境污染因素之一,其与健康的关系一直是公共卫生领域研究的热点。空气污染物一般分为颗粒污染物和气态污染物两类。大气颗粒物有固体和液体两种形态,常见的固态大气颗粒物有炭黑、燃烧颗粒核、土尘、煤尘等,液体大气颗粒物主要有雨滴、雾和硫酸雾等。

气态污染物包括气体和蒸汽。常见的气体状态的污染物主要为含氮化合物(一氧化氮、二氧化氮、氨气等)、含硫化合物(二氧化硫、三氧化硫、硫化氢等)和含碳的氧化物(一氧化碳、甲醛等)。孕期孕妇呼吸频率加快,潮气量增加,空气污染暴露的健康危害远高于未受孕人群,探索孕期空气污染物暴露对子代生长发育的影响及其潜在的作用机制对阐明大气卫生与健康之间的关系,以及实现医疗服务效益最大化的诉求具有十分重要的意义。

一、颗粒物

颗粒物（particulate matters，PM）是指分散在空气中的固态或液态颗粒状物体。燃煤排放的烟尘、汽车尾气、工业废气中的粉尘及地面扬尘是空气中颗粒物的重要来源，也是造成我国空气污染的重要原因之一。室内颗粒物主要来源于厨房烹饪、吸烟、室内装修、二次扬尘等。大气颗粒物化学组成十分复杂，包含无机水溶性离子、碳质组分、重金属及有机物等多种对人体健康有毒有害的物质。颗粒物的粒径大小从数纳米至数十微米不等，粒径越小的颗粒物其比表面积越大，更易吸附有毒有害物质。颗粒物可沉积在人体口鼻咽喉、气管、支气管及肺泡等部位。而纳米级别的大气颗粒物可穿过气血屏障和胎盘屏障，直接干扰宫内胎儿生长发育。

（一）人群颗粒物暴露水平

在上海优生儿童队列中，2013—2016 年，孕妇孕期大气细颗粒物（fine particulate matter，$PM_{2.5}$，空气动力学等效直径 ≤ 2.5μm 的细颗粒）的平均暴露水平为 49.3μg/m³，高于我国环境空气质量年平均浓度二级标准（35μg/m³）。近年来，我国在大气环境保护方面采取了一系列措施并取得了积极成效。根据生态环境部《2021 年中国生态环境状况公报》，2021 年大气中 $PM_{2.5}$ 平均浓度为 30μg/m³，远远高于我国环境空气质量年平均浓度一级标准（15μg/m³），说明我国空气污染治理压力仍然较大，需要继续加强空气污染物控制和大气卫生质量管理工作。

（二）孕期颗粒物暴露对生命早期生长发育的影响

大气颗粒物暴露影响胎儿生长发育的潜在生物学机制主要包括氧化应激和炎症反应增加、血凝功能障碍和内皮功能改变、神经内分泌紊乱、DNA 损伤和线粒体功能改变等。这些机制可单独或联合作用，影响胎盘结构功能和胎儿生长发育。例如，大气颗粒物通过引起孕妇自主神经功能失衡、氧化应激和内皮功能改变来升高孕妇孕期血压，进一步损伤胎盘螺旋动脉的结构和功能，引起子宫胎盘灌注减少，胎盘氧气和营养物质的输送效率降低，从而限制了胚胎正常的生长发育。上海优生儿童队列研究结果显示，孕期大气 $PM_{2.5}$ 暴露可显著增加低出生体重、早产等不良妊娠结局的发生风险。

美国一项前瞻性队列研究表明，孕期 $PM_{2.5}$ 暴露与 2~9 岁儿童超重及肥胖（overwight and obesity，OWOB）的发生有显著关联。Zhou 等人在北京的出生队列研究中也发现，孕期 $PM_{2.5}$ 暴露与 1 岁婴幼儿的 WFLH 和 BAZ 呈正向关联，显著增加超重及肥胖的发生风险。

此外，动物实验研究显示，孕期 $PM_{2.5}$ 暴露可导致仔鼠大脑皮质和海马区神经元出现线粒体功能障碍和以凋亡为特征的超微结构改变，引起仔鼠认知和社会行为改变，出现焦虑和抑郁样情绪。$PM_{2.5}$ 是由不同来源排放的多种化学成分组成的复杂混合物，且不同化学成分的毒性存在较大差异。上海优生儿童队列研究结果显示，孕晚期和整个孕期 $PM_{2.5}$ 暴露与 1 岁幼儿神经行为发育评分呈负相关，具体表现为粗大动作、解决问题、个人 - 社会能区的得分随孕期 $PM_{2.5}$ 暴露增加而降低。同时，$PM_{2.5}$ 组分（黑炭、矿物尘、有机物、铵盐、硝酸盐和硫酸盐）暴露亦与子代神经行为发育评分呈显著负相关。与之类似，西班牙和墨西哥城的两项出生队列研究发现，孕期 $PM_{2.5}$ 暴露与子代儿童认知功能下降呈显著相关。

二、氮氧化物

大气中的氮氧化物（oxides of nitrogen，NOx）主要来源于化石燃料的燃烧和植物体的焚烧，以及农田土壤和动物排泄物中含氮化合物的转化。室内氮氧化物主要来源于采暖和烹调时燃料的燃烧、室内吸烟烟气，以及室外大气中的 NOx 渗透等。空气中的 NOx 一般包括一氧化氮（nitric oxide，NO）和二氧化氮（nitrogen dioxide，NO_2），由于 NO 并不稳定，一般会瞬间发生氧化反应生产 NO_2，因此 NOx 一般简化用 NO_2 来指代，NO_2 也是评价空气质量的重要指标之一。

（一）人群氮氧化物暴露水平

在上海的一项队列研究中，2014—2015 年孕妇孕期 NO_2 暴露水平为 48.2μg/m³，高于我国环境空气质量年平均浓度标准（40μg/m³），该研究发现

孕期 NO_2 暴露与早产的发生风险增加显著相关。随着国家大气污染防治十条措施的开展,我国空气污染得到了有效治理。《2021 年中国环境状况公报》显示,168 个地级市大气中 NO_2 平均浓度为 $28\mu g/m^3$,低于我国环境空气质量 NO_2 年平均浓度标准。

(二) 孕期氮氧化物暴露对生命早期生长发育的影响

NO_2 是一种气态污染物,水溶性较差,对上呼吸道产生的刺激性较小,深部呼吸道是其主要作用位点,其通过对肺泡和细支气管产生腐蚀和刺激作用,造成呼吸系统损伤。较高浓度的 NO_2 短期暴露会导致呼吸系统炎症反应和支气管内皮增厚,以及管腔狭窄,并可能伴随间质水肿、动脉血管壁厚度增大、内皮细胞坏死及组织纤维化等病理改变。其中,由呼吸系统炎症引发的系统性炎症可诱导早产、死产、低出生体重等不良妊娠结局的发生。此外,孕期 NO_2 暴露还可通过影响孕妇体内孕酮的产生,诱发先兆流产、宫内生长受限等不良妊娠结局的发生。

流行病学研究显示,孕期 NO_2 暴露可能会影响子代的神经行为发育。例如,上海的一项队列研究显示,孕期 NO_2 暴露与子代 24~36 个月婴幼儿粗大运动评分、精细运动评分和社会行为评分降低显著相关。西班牙 Infanciay Medio Ambiente 出生队列研究结果显示,孕期 NO_2 暴露与子代 4~6 岁男童的认知和语言评分降低显著相关。

除神经发育毒性外,流行病学研究发现,孕期 NO_2 暴露还可影响子代体格发育。在武汉的一项多中心前瞻性队列研究中,孕期 NO_2 暴露可显著降低胎儿双顶径、腹围、体重、股骨长、肱骨长和头围大小。

三、多环芳烃

多环芳烃(polycyclic aromatic hydrocarbons,PAHs)是煤、石油、烟草等高分子有机化合物不完全燃烧时产生的具有挥发性的有害物质。PAHs 主要通过消化道、呼吸道、皮肤等途径进入人体后,在机体内不断累积并转变为多种有毒中间代谢物,对人体的健康产生损害作用。

(一) 人群多环芳烃暴露水平

太原的一项出生队列研究检测了调查对象孕期尿样中 8 种 PAHs 代谢物的水平(2-OHNap、1-OHNap、3-OHFlu、2-OHFlu、2-OHPhe、9-OHPhe、1-OHPhe 和 1-OHPyr),其中 2-OHPhe 几何平均浓度(0.09ng/ml)与波多黎各地区的研究(0.11ng/ml)相近,低于捷克地区的研究(0.16ng/ml),1-OHPyr 几何平均浓度(0.07ng/ml)低于纽约地区的研究(0.15ng/ml)。

(二) 孕期多环芳烃暴露对生命早期生长发育的影响

苯并[a]芘(benzo[a]pyrene,BaP)是典型的 PAHs 化合物,化学性质稳定,是 PAHs 的代表性成分。大量研究结果证实 BaP 具有明确的强致畸性、强致癌性。BaP 的致癌性主要是通过其代谢终产物二氢二醇环氧苯并(a)芘(BPDE)的致癌活性得以体现。孕期 BaP 暴露可穿过胎盘直接作用于胎儿。BaP 被细胞色素酶系 P450 氧化成 7,8-环氧苯并(a)芘,7,8-环氧苯并(a)芘经环氧化物水解酶作用生成 7,8-二羟基苯并(a)芘,再经 CYP1A1 酶进一步氧化成 7,8-二羟基 -9,10-环氧苯并(a)芘,即 BPDE。BPDE 可以与胎儿 DAN、RNA、蛋白质等生物高分子共价结合形成加合物,引起生物高分子结构和功能的改变,进而引发 DNA 损伤修复、细胞周期校正等信号转导通路的激活,以及相关靶基因的表达异常,从而诱导胎儿畸形或死亡等不良妊娠结局的发生。

国内外越来越多的研究报道了 PAHs 的神经发育毒性作用。PAHs 及其代谢产物具有高度的亲脂性,进入机体后能通过血脑屏障进入中枢,并广泛分布于海马、纹状体、脑干等组织。毒理学实验显示,孕期大鼠 PAHs 染毒后仔鼠可出现空间学习记忆能力、认知能力和行为功能受损。在流行病学研究中,太原出生队列研究结果显示,孕期 PAHs 暴露可显著降低 2 岁和 3 岁幼儿神经行为发育评分。波兰和美国地区的流行病学研究亦观察到孕期 PAHs 暴露对子代神经行为发育的负面影响。

四、香烟烟雾

环境香烟烟雾(environmental tobacco smoke,

ETS)暴露又称被动吸烟,指不吸烟者1周内有1天(每天大于15分钟)以上吸入吸烟者呼出的烟雾及卷烟头自燃所产生的烟雾,亦称为"非自愿吸烟"或"二手烟"。

(一)人群香烟烟雾暴露水平

国内相关研究中,孕妇ETS暴露率在38%~75%之间,家和工作环境等室内空间是二手烟吸入的高发场所。

(二)孕期香烟烟雾暴露对生命早期生长发育的影响

当孕妇暴露于环境香烟烟雾,烟草中的有害物质如颗粒物(焦油)、烟酸、CO、氰氢酸、酚类苯、蒽等多种成分可通过胎盘屏障进入胎儿血液循环,直接对胎儿发挥毒性作用。此外,尼古丁和CO等物质可使血管收缩导致血流减慢、血氧浓度降低,进而导致胎儿营养和氧气的缺乏,显著增加死胎、死产、早产、低出生体重、出生缺陷等多种不良出生结局的发生风险。流行病学研究结果显示,孕期有香烟烟雾暴露的新生儿发生出生缺陷的风险是无环境香烟烟雾暴露新生儿的1.25倍。

孕期香烟烟雾暴露可明显损害啮齿动物子代的认知能力,主要体现在空间记忆能力和学习能力下降。在脑发育早期,胆碱能系统参与轴突生长、细胞存活、增殖、分化、神经发生等许多关键过程,是发育信号的标志物。研究表明,产前香烟烟雾暴露可以影响子代中枢神经系统烟碱乙酰胆碱受体和神经递质的水平。贵州的一项研究结果显示,孕期香烟烟雾暴露与2岁幼儿认知和语言功能评分下降显著相关。类似的,在波兰和南非的出生队列研究中,均观察到孕期香烟烟雾暴露对6月龄、1岁、2岁幼儿神经行为发育(语言功能和运动功能评分)的负面影响。

空气污染是中国的主要环境污染因素之一。孕妇暴露于空气污染物中,污染物既可以通过胎盘直接影响胎儿,也可以通过影响母亲的生理变化对胎儿的健康产生间接影响。如何有效防控孕期空气污染的健康危害是我们的重点研究方向。

第五节 展　　望

尽管我们在了解环境污染暴露对子代生长发育影响上取得了长足的进步,但如何全面评价环境污染物暴露的健康风险尚处于起步阶段。未来研究需要进一步关注如下几个方面。

目前,全球多个国家都已经建立了长期的、系统的环境有害物质人群生物监测项目。例如,美国疾病预防控制中心从1999年开始开展了国家健康与营养调查,监测了人体内包括金属、农药、多氯联苯、多溴联苯醚、挥发性有机化合物、烟草烟雾、多环芳烃代谢产物、全氟烷基物质、邻苯二甲酸酯及代谢产物等约265种环境污染物的水平。然而,当今常用的化学物质约有30 000种,其中任何一种都可能在加工或使用过程中释放到环境中,而只有不到1%接受过毒性和健康风险方面的详细评估。更为重要的是,人体往往同时暴露多种污染物,先前的研究基本上仅考虑单一污染物或单一类别污染物与健康结局的关联,而未能充分考虑多种污染物混合暴露的特点,以及相应的混合暴露效应。同时接触多种化学物质可能会对健康产生叠加或协同作用,特别是对于相同的不良健康结果,一次对一种化学物质进行分析可能会低估其存在于其他化学物质情况下对健康的潜在影响。因此,未来研究需要关注孕期新型污染物暴露及多种环境污染物联合暴露对子代生长发育的影响。

人类的健康状态或疾病结局是由环境因素和遗传因素共同作用决定的。目前已经完成的慢性疾病全基因组关联研究(genome wide association study,GWAS)结果显示,大多数基因变异仅能解释10%的疾病遗传变异度。由于遗传变异性,人类对有毒化学物质的不利影响的敏感性可能会有所不同。例如,谷胱甘肽硫转移酶 M1(glutathione S-transferase M1,GSTM1)是催化 Ⅱ 期代谢反应的酶,在分解外源性致癌物中发挥重要作用,一项研究发现,较高的母体血液有机氯杀虫剂与 *GSTM1* 基因缺失女性的特发性早产风险增加有关,因为她们缺乏负责解毒的酶的活性。在风险评估中纳入基因与环境的相互作用可能有助于识别并保护弱势群体。

人类基因组计划的完成,以及组学大数据、生物检测技术、人工智能和大数据分析技术的迅速发展,为精准医学时代的来临提供了技术支撑。同时,也带来了日益增长的海量生物医学数据,包括大量的基因组学、转录组学、蛋白质组学和代谢组学等数据,以及大量的临床表现、病理学、生化指标、免疫指标等数据。如何将临床表型与组学大数据进行关联,如何精确寻找到孕期环境污染暴露健康效应的发生机制和治疗靶点,以及如何实现为孕期环境污染暴露健康损害的精准评估、治疗和预防服务是我们未来亟待解决的问题。同时,为了将科学研究转化为更好地促进孕妇和儿童健康的政策、措施和行动,需要社会各层面的合作,包括政府决策部门、科学研究人员、临床医生及社区工作者的共同努力,倡导以预防为主的策略行动,为人类的可持续发展做出积极贡献。

（王翠平,田英）

参 考 文 献

1. COUSINS IT, DEWITT JC, GLÜGE J, et al. The high persistence of PFAS is sufficient for their management as a chemical class. Environ Sci Process Impacts, 2020, 22 (12): 2307-2312.

2. GLÜGE J, SCHERINGER M, COUSINS IT, et al. An overview of the uses of per-and polyfluoroalkyl substances (PFAS). Environ Sci Process Impacts, 2020, 22 (12): 2345-2373.

3. OJO AF, PENG C, NG JC. Assessing the human health risks of per-and polyfluoroalkyl substances: A need for greater focus on their interactions as mixtures. J Hazard Mater, 2021, 407: 124863.

4. SUNDERLAND EM, HU XC, DASSUNCAO C, et al. A review of the pathways of human exposure to poly-and perfluoroalkyl substances (PFASs) and present understanding of health effects. J Expo Sci Environ Epidemiol, 2019, 29 (2): 131-147.

5. STEINDAL EH, GRUNG M. Management of PFAS with the aid of chemical product registries-an indispensable tool for future control of hazardous substances. Integr Environ Assess Manag, 2021, 17 (4): 835-851.

6. TIAN Y, ZHOU Y, MIAO M, et al. Determinants of plasma concentrations of perfluoroalkyl and polyfluoroalkyl substances in pregnant women from a birth cohort in Shanghai, China. Environ Int, 2018, 119: 165-173.

7. PIZZURRO DM, SEELEY M, KERPER LE, et al. Inter-species differences in perfluoroalkyl substances (PFAS) toxicokinetics and application to health-based criteria. Regul Toxicol Pharmacol, 2019, 106: 239-250.

8. FENTON SE, DUCATMAN A, BOOBIS A, et al. Per-and Polyfluoroalkyl substance toxicity and human health review: current state of knowledge and strategies for informing future research. Environ Toxicol Chem, 2021, 40 (3): 606-630.

9. GAO X, NI W, ZHU S, et al. Per-and polyfluoroalkyl substances exposure during pregnancy and adverse pregnancy and birth outcomes: A systematic review and meta-analysis. Environmental Research, 2021, 111632.

10. STEENLAND K, BARRY V, SAVITZ D. Serum perfluorooctanoic acid and birthweight: an updated meta-analysis with bias analysis. Epidemiology, 2018, 29 (6): 765-776.

11. CHEN L, TONG C, HUO X, et al. Prenatal exposure to perfluoroalkyl and polyfluoroalkyl substances and birth outcomes: A longitudinal cohort with repeated measurements. Chemosphere, 2023, 311 (Pt 1): 137062.

12. MENG Q, INOUE K, RITZ B, et al. Prenatal exposure to perfluoroalkyl substances and birth outcomes; an updated analysis from the danish national birth cohort. Int J Environ Res Public Health, 2018, 15 (9): 1832.

13. HUO X, ZHANG L, HUANG R, et al. Perfluoroalkyl

substances exposure in early pregnancy and preterm birth in singleton pregnancies: a prospective cohort study. Environ Health, 2020, 19 (1): 60.

14. LIU X, CHEN D, WANG B, et al. Does low maternal exposure to per-and polyfluoroalkyl substances elevate the risk of spontaneous preterm birth？ A nested case-control study in china. Environ Sci Technol, 2020, 54 (13): 8259-8268.

15. LUO F, CHEN Q, YU G, et al. Exposure to perfluoroalkyl substances and neurodevelopment in 2-year-old children: A prospective cohort study. Environ Int. 2022, 166: 107384.

16. NIU J, LIANG H, TIAN Y, et al. Prenatal plasma concentrations of perfluoroalkyl and polyfluoroalkyl substances and neuropsychological development in children at four years of age. Environ Health, 2019, 18 (1): 53.

17. LUO J, XIAO J, GAO Y, et al. Prenatal exposure to perfluoroalkyl substances and behavioral difficulties in childhood at 7 and 11 years, Environ Res. 2020, 191: 110111.

18. YU G, LUO F, NIAN M, et al. Exposure to perfluoro-alkyl substances during pregnancy and fetal bdnf level: a prospective cohort study. Front Endocrinol (Lausanne), 2021, 12: 653095.

19. O'SHAUGHNESSY KL, FISCHER F, ZENCLUSSEN AC. Perinatal exposure to endocrine disrupting chemicals and neurodevelopment: How articles of daily use influence the development of our children. Best Pract Res Clin Endocrinol Metab, 2021, 35 (5): 101568.

20. BARKER DJ. The origins of the developmental origins theory. J Intern Med, 2007, 261 (5): 412-417.

21. ZHANG Y, PAN C, REN Y, et al. Association of maternal exposure to perfluoroalkyl and polyfluroalkyl substances with infant growth from birth to 12 months: A prospective cohort study. Sci Total Environ, 2022, 806 (Pt 3): 151303.

22. ZHANG S, LEI X, ZHANG Y, et al. Prenatal exposure to per-and polyfluoroalkyl substances and childhood adiposity at 7 years of age. Chemosphere, 2022, 307 (4): 136077.

23. CHEN Q, ZHANG X, ZHAO Y, et al. Prenatal exposure to perfluorobutanesulfonic acid and childhood adiposity: A prospective birth cohort study in Shanghai, China. Chemosphere, 2019, 226: 17-23.

24. ZHANG T, SUN H, KANNAN K. Blood and urinary bisphenol A concentrations in children, adults, and pregnant women from china: partitioning between blood and urine and maternal and fetal cord blood. Environ Sci Technol, 2013, 47 (9): 4686-4694.

25. LIANG F, HUO X, WANG W, et al. Association of bisphenol A or bisphenol S exposure with oxidative stress and immune disturbance among unexplained recurrent spontaneous abortion women. Chemosphere, 2020, 257: 127035.

26. CANTONWINE DE, FERGUSON KK, MUKHERJEE B, et al. Urinary bisphenol a levels during pregnancy and risk of preterm birth. Environ Health Perspect, 2015, 123 (9): 895-901.

27. HUANG S, LI J, XU S, et al. Bisphenol A and bisphenol S exposures during pregnancy and gestational age-A longitudinal study in China. Chemosphere, 2019, 237: 124426.

28. HUO W, XIA W, WAN Y, et al. Maternal urinary bisphenol A levels and infant low birth weight: A nested case-control study of the Health Baby Cohort in China. Environ Int, 2015, 85: 96-103.

29. REBOLLEDO-SOLLEIRO D, CASTILLO FLORES LY, SOLLEIRO-VILLAVICENCIO H. Impact of BPA on behavior, neurodevelopment and neurodegeneration. Front Biosci (Landmark Ed), 2021, 26 (2): 363-400.

30. PERERA F, NOLTE ELR, WANG Y, et al. Bisphenol A exposure and symptoms of anxiety and depression among inner city children at 10-12 years of age. Environ Res, 2016, 151: 195-202.

31. BRAUN JM. Early-life exposure to EDCs: role in childhood obesity and neurodevelopment. Nat Rev Endocrinol, 2017, 13 (3): 161-173.

32. MENG Z, WANG D, LIU W, et al. Perinatal exposure to Bisphenol S (BPS) promotes obesity development by interfering with lipid and glucose metabolism in male mouse offspring. Environ Res, 2019, 173: 189-198.

33. OUYANG F, ZHANG GH, DU K, et al. Maternal prenatal urinary bisphenol A level and child cardio-metabolic risk factors: A prospective cohort study. Environ Pollut, 2020, 265 (Pt A): 115008.

34. CHEN L, WANG C, CUI C, et al. Prenatal exposure to polybrominated diphenyl ethers and birth outcomes. Environ Pollut, 2015, 206: 32-37.

35. CHAO HR, WANG SL, LEE WJ, et al. Levels of polybrominated diphenyl ethers (PBDEs) in breast milk from central Taiwan and their relation to infant birth outcome and maternal menstruation effects. Environ Int, 2007, 33 (2): 239-245.

36. DING G, YU J, CUI C, et al. Association between prenatal exposure to polybrominated diphenyl ethers and young children's neurodevelopment in China. Environ Res, 2015,

142: 104-111.

37. JI H, LIANG H, WANG Z, et al. Associations of prenatal exposures to low levels of Polybrominated Diphenyl Ether (PBDE) with thyroid hormones in cord plasma and neurobehavioral development in children at 2 and 4 years. Environ Int, 2019, 131: 105010.

38. BYUN HM, BENACHOUR N, ZALKO D, et al. Epigenetic effects of low perinatal doses of flame retardant BDE-47 on mitochondrial and nuclear genes in rat offspring. Toxicology, 2015, 328: 152-159.

39. 潘承谕, 卢婍, 姚谦, 等. 孕晚期母血多溴二苯醚水平与8岁儿童生长发育的关联性研究. 环境与职业医学, 2020, 37 (11): 8.

40. HAN X, LI J, WANG Y, et al. Association between phthalate exposure and blood pressure during pregnancy. Ecotoxicol Environ Saf, 2020, 189: 109944.

41. MAEKAWA R, ITO R, IWASAKI Y, et al. Evidence of exposure to chemicals and heavy metals during pregnancy in Japanese women. Reprod Med Biol, 2017, 16 (4): 337-348.

42. JUREWICZ J, HANKE W. Exposure to phthalates: reproductive outcome and children health. A review of epidemiological studies. Int J Occup Med Environ Health. 2011, 24 (2): 115-141.

43. AIMUZI R, HUANG S, LUO K, et al. Levels and health risks of urinary phthalate metabolites and the association between phthalate exposure and unexplained recurrent spontaneous abortion: a large case-control study from China. Environ Res, 2022, 212 (Pt C): 113393.

44. SAFARPOUR S, GHASEMI-KASMAN M, SAFARPOUR S, et al. Effects of di-2-ethylhexyl phthalate on central nervous system functions: a narrative review. Curr Neuropharmacol, 2022, 20 (4): 766-776.

45. KIM Y, HA EH, KIM EJ, et al. Prenatal exposure to phthalates and infant development at 6 months: prospective Mothers and Children's Environmental Health (MOCEH) study. Environ Health Perspect, 2011, 119 (10): 1495-1500.

46. KAMAI EM, VILLANGER GD, NETHERY RC, et al. Gestational Phthalate Exposure and Preschool Attention Deficit Hyperactivity Disorder in Norway. Environ Epidemiol, 2021, 5 (4): 161.

47. SUN D, ZHOU L, WANG S, et al. Effect of Di-(2-ethylhexyl) phthalate on the hypothalamus-pituitary-thyroid axis in adolescent rat. Endocr J, 2022, 69 (2): 217-224.

48. FERGUSON KK, BOMMARITO PA, AROGBOKUN O, et al. Sathyanarayana, prenatal phthalate exposure and child weight and adiposity from in utero to 6 years of age. Environ Health Perspect, 2022, 130 (4): 47006.

49. KIM JH, PARK H, LEE J, et al. Association of diethylhexyl phthalate with obesity-related markers and body mass change from birth to 3 months of age. J Epidemiol Community Health, 2016, 70 (5): 466-472.

50. LEE DW, LIM HM, LEE JY, et al. Prenatal exposure to phthalate and decreased body mass index of children: a systematic review and meta-analysis. Sci Rep, 2022, 12 (1): 8961.

51. GUO X, JIANG S, XU J, et al. Effects of single and combined exposure to lead and stress during pregnancy on offspring neurodevelopment. Dev Cogn Neurosci, 2022, 56: N101124.

52. XIE X, DING G, CUI C, et al. The effects of low-level prenatal lead exposure on birth outcomes. Environ Pollut, 2013, 175: 30-34.

53. GARZA A, VEGA R, SOTO E. Cellular mechanisms of lead neurotoxicity. Med Sci Monit, 2006, 12 (3): 57-65.

54. COUNCIL ON ENVIRONMENTAL HEALTH. Prevention of Childhood Lead Toxicity. Pediatrics, 2016, 38 (1): e20161493.

55. KIM B, SHAH S, PARK HS, et al. Adverse effects of prenatal mercury exposure on neurodevelopment during the first 3 years of life modified by early growth velocity and prenatal maternal folate level. Environ Res, 2020, 191: 109909.

56. DING G, CUI C, CHEN L, et al. Prenatal low-level mercury exposure and neonatal anthropometry in rural northern China. Chemosphere, 2013, 92 (9): 1085-1089.

57. BALDEWSINGH GK, WICKLIFFE JK, VAN EER ED, et al. Prenatal mercury exposure in pregnant women from suriname's interior and its effects on birth outcomes. Int J Environ Res Public Health, 2020, 17 (11): 4032.

58. EL-BADRY A, REZK M, EL-SAYED H. Mercury-induced oxidative stress may adversely affect pregnancy outcome among dental staff: a cohort study. Int J Occup Environ Med, 2018, 9 (3): 113-119.

59. BRENDER JD, SUAREZ L, FELKNER M, et al. Hendricks, Maternal exposure to arsenic, cadmium, lead, and mercury and neural tube defects in offspring. Environ Res, 2006, 101 (1): 132-139.

60. MONTGOMERY KS, MACKEY J, THUETT K, et al. Chronic, low-dose prenatal exposure to methylmercury impairs motor and mnemonic function in adult C57/B6 mice. Behav Brain Res, 2008, 191 (1): 55-61.

61. 卢婍, 余晋霞, 吕铖, 等. 孕妇和新生儿脐血中铅、镉、砷、汞、锰、硒含量及胎盘通透性研究. 中华预防医学杂志, 2020, 54 (3): 289-293.

62. WANG X, WU Y, SUN X, et al. Arsenic exposure and metabolism in relation to blood pressure changes in pregnant women. Ecotoxicol Environ Saf, 2021, 222: 112527.

63. JONES MR, TELLEZ-PLAZA M, SHARRETT AR, et al. Urine arsenic and hypertension in US adults: the 2003-2008 National Health and Nutrition Examination Survey. Epidemiology, 2011, 22 (2): 153-161.

64. LIU H, LU S, ZHANG B, et al. Maternal arsenic exposure and birth outcomes: A birth cohort study in Wuhan, China. Environ Pollut, 2018, 236: 817-823.

65. LV JW, SONG YP, ZHANG ZC, et al. Gestational arsenic exposure induces anxiety-like behaviors in adult offspring by reducing DNA hydroxymethylation in the developing brain. Ecotoxicol Environ Saf, 2021, 227: 112901.

66. WANG B, LIU J, LIU B, et al. Prenatal exposure to arsenic and neurobehavioral development of newborns in China. Environ Int, 2018, 121 (Pt 1): 421-427.

67. SIGNES-PASTOR AJ, ROMANO ME, JACKSON B, et al. Associations of maternal urinary arsenic concentrations during pregnancy with childhood cognitive abilities: The HOME study. Int J Hyg Environ Health, 2022, 245: 114009.

68. YUAN L, ZHANG Y, WANG W, et al. Critical windows for maternal fine particulate matter exposure and adverse birth outcomes: The Shanghai birth cohort study. Chemosphere, 2020, 240: 124904.

69. LIU Y, WANG L, WANG F, et al. Effect of fine particulate matter (PM2.5) on rat placenta pathology and perinatal outcomes. Med Sci Monit, 2016, 22: 3274-3280.

70. MAO G, NACHMAN RM, SUN Q, et al. Individual and Joint Effects of Early-Life Ambient Exposure and Maternal Prepregnancy Obesity on Childhood Overweight or Obesity. Environ Health Perspect, 2017, 125 (6): 067005.

71. ZHOU S, LIN L, BAO Z, et al. The association of prenatal exposure to particulate matter with infant growth: A birth cohort study in Beijing, China. Environ Pollut, 2021, 277: 116792.

72. ZHENG X, WANG X, WANG T, et al. Gestational Exposure to Particulate Matter 2.5 (PM2.5) Leads to Spatial Memory Dysfunction and Neurodevelopmental Impairment in Hippocampus of Mice Offspring. Front Neurosci, 2019, 12: 1000.

73. LEI X, ZHANG Y, WANG Z, et al. Effects of prenatal exposure to PM (2.5) and its composition on cognitive and motor functions in children at 12 months of age: The Shanghai Birth Cohort Study. Environment international, 2022, 170: 107597.

74. LERTXUNDI A, BACCINI M, LERTXUNDI N, et al. Exposure to fine particle matter, nitrogen dioxide and benzene during pregnancy and cognitive and psychomotor developments in children at 15 months of age. Environ Int, 2015, 80: 33-40.

75. MCGUINN LA, BELLINGER DC, COLICINO E, et al. Prenatal PM (2.5) exposure and behavioral development in children from Mexico City. Neurotoxicology, 2020, 81: 109-115.

76. JI X, MENG X, LIU C, et al. Nitrogen dioxide air pollution and preterm birth in Shanghai, China. Environ Res, 2019, 169: 79-85.

77. TAKEDA K, TSUKUE N, YOSHIDA S. Endocrine-disrupting activity of chemicals in diesel exhaust and diesel exhaust particles. Environ Sci, 2004, 11 (1): 33-45.

78. YU T, ZHOU L, XU J, et al. Effects of prenatal exposures to air sulfur dioxide/nitrogen dioxide on toddler neurodevelopment and effect modification by ambient temperature. Ecotoxicol Environ Saf, 2022, 230: 113118.

79. LERTXUNDI A, ANDIARENA A, MARTÍNEZ MD, et al. Prenatal exposure to PM2. 5 and NO2 and sex-dependent infant cognitive and motor development. Environ Res, 2019, 174: 114-121.

80. WANG W, ZHONG C, HUANG L, et al. Prenatal NO_2 exposure and ultrasound measures of foetal growth: a prospective cohort study in Wuhan, China. Occup Environ Med, 2017, 74 (3): 204-210.

81. CAO X, LI J, CHENG L, et al. The associations between prenatal exposure to polycyclic aromatic hydrocarbon metabolites, umbilical cord blood mitochondrial DNA copy number, and children's neurobehavioral development, Environmental Pollution, 2020, 265: 114594.

82. NIE J, LI J, CHENG L, et al. Prenatal polycyclic aromatic hydrocarbons metabolites, cord blood telomere length, and neonatal neurobehavioral development. Environ Res, 2019, 174: 105-113.

83. PERERA FP, RAUH V, WHYATT RM, et al. Effect of prenatal exposure to airborne polycyclic aromatic hydrocarbons on neurodevelopment in the first 3 years of life among inner-city children. Environ Health Perspect, 2006, 114 (8): 1287-1292.

84. EDWARDS SC, JEDRYCHOWSKI W, BUTSCHER M, et al. Prenatal exposure to airborne polycyclic aromatic hydrocarbons and children's intelligence at 5 years of age

in a prospective cohort study in Poland. Environ Health Perspect, 2010, 118 (9): 1326-1331.

85. ZHANG L, HSIA J, TU X, et al. Exposure to secondhand tobacco smoke and interventions among pregnant women in China: a systematic review. Prev Chronic Dis, 2015, 12: 35.

86. HE Y, LUO R, WANG T, et al. Prenatal exposure to environmental tobacco smoke and early development of children in rural guizhou province, China. Int J Environ Res Public Health, 2018, 15 (12): 2866.

87. POLANSKA K, KROL A, MERECZ-KOT D, et al. Environmental tobacco smoke exposure during pregnancy and child neurodevelopment. Int J Environ Res Public Health, 2017, 14 (7): 796.

88. ABRISHAMCAR S, CHEN J, FEIL D, et al. DNA methylation as a potential mediator of the association between prenatal tobacco and alcohol exposure and child neurodevelopment in a South African birth cohort. Transl Psychiatry, 2022, 12 (1): 418.

89. MUSTAFA MD, BANERJEE BD, AHMED RS, et al. Gene-environment interaction in preterm delivery with special reference to organochlorine pesticides. Mol Hum Reprod, 2013, 19 (1): 35-42.

第五章

孕期母体内环境对生命早期生长发育的影响

第一节　概　　述

生命早期 1 000 天——从早期胚胎形成到婴幼儿 2 岁间的时期，是幼儿生长发育的关键窗口期。根据著名的 DOHaD 理论：生命早期（包括早期胚胎、胎儿和婴幼儿时期）经历营养不良、环境不良等不利因素，将会增加其成年后患肥胖、糖尿病、心血管疾病等慢性疾病的风险。"全生命周期健康"已不再局限于成年后的防病治病，而是将关注点聚焦在孕期，即配子形成期 - 胚胎早期发育期 - 器官形成及胎儿生长期。整个孕期新生命在母体内孕育，母体的营养代谢、内分泌、神经和免疫途径在孕期发生生理性及病理性变化，这些改变相互作用、相互影响，当胚胎发育受到不利的外部环境因素和 / 或不良的母体内部因素的挑战时，如宫内高糖高脂环境、母体甲状腺疾病、妊娠期高血压等，子代的生长轨迹可能会受到干扰，导致生长发育受限、各器官系统发育不良，进而引起子代近期及远期各类疾病。将促进全生命周期健康的"机遇窗口期"前移到孕期（胎儿期）并进行适当的干预，可显著降低成年后慢性代谢性疾病的发病风险。

黄荷凤院士团队在分析总结了自己和其他团队的研究结果发现，成年代谢性疾病包括心血管病、糖尿病、肥胖、肿瘤等，不仅起源于胎儿时宫内不良环境，而是来自生命的更早期，来自配子即卵子和精子发育过程中母亲和父亲的体内不良环境，如心血管病、糖尿病、肥胖和非健康的生活习惯如抽烟等，并于 2013 年正式提出了配子、胚胎和胎儿源性成人疾病的假说。并经过大量的研究发现，从卵子和精子发生发育到胚胎及胎儿，在子宫中发育的生命早期对出生后成人心血管疾病发生起着非常重要的作用。高血糖、高血压或高血脂都可以改变卵子或精子的发育而使子代成年后慢性疾病发病危险性显著升高。

孕期母体高糖 - 胰岛素抵抗环境对子代并发肥胖、代谢综合征、心血管疾病、妊娠期糖尿病，以及其他全生命周期不良结局都有一定的影响。宫内高糖环境可通过改变子代的表观遗传修饰（甲基化），进而导致子代患糖尿病的高风险。孕妇妊娠期间的高糖环境，影响了胰岛素的敏感性，进而导致不同程度的代谢功能障碍及妊娠体重增加。母体在肌肉、脂肪和肝脏中的胰岛素抵抗，以及饮食营养过剩共同导致葡萄糖、氨基酸 AA、游离脂肪酸 FFA 和一些炎症因子升高，并透过胎盘屏障进入胎儿体内,影响胎儿的β细胞分泌功能、干细胞分化、线粒体功能及食欲调节等诸多功能。过量的葡萄糖和氨基酸导致胎儿发生高胰岛素血症,过量的游离脂肪酸导致子代甘油三酯升高,脂肪肝的形成。孕妇产后的体内微生物群构成发生了改变,体重继续快速增加,过度喂养婴幼儿进一步促进了儿童肥胖等代谢性疾病的发展。当婴幼儿成为了母亲,这个循环就会延续下去。

甲状腺是人体最大的内分泌器官,可促进机体新陈代谢,维持正常生长发育需求。妊娠期间特殊的生理改变出现甲状腺激素波动,易发生妊娠期甲状腺功能减退、低甲状腺素血症、一过性甲状腺毒症等妊娠期特发的甲状腺疾病。近年来,已有大量研究发现妊娠期甲状腺激素水平与多种妊娠并发症的发生风险相关,且与胎儿的生长发育及神经系统发育关系密切。胎儿宫内的正常发育有赖于孕期母体甲状腺激素正常水平,尤其在初孕期(孕20周以内)胎儿的甲状腺尚未发育成熟,依赖母体的甲状腺提供必需的激素维持正常生长发育,一旦母体甲状腺功能异常,就容易使胎儿受累。

另外,妊娠期高血压作为产科一种常见的并发症,其发生发展有许多理论学说,最终影响胎盘血供及氧供,导致胎盘功能障碍,进一步引起胎儿营养供应不足致宫内生长受限,对子代的远期亦可增加代谢性疾病、心脑血管疾病风险。而多囊卵巢综合征作为年轻女性最常见的内分泌疾病,除了影响正常排卵外,还可能引起不孕等,这些女性在受孕后,妊娠早期胎盘处于高雄激素血症和胰岛素抵抗环境中,可影响胎盘和胎儿的发育,甚至在某些情况下会导致胎盘异常和妊娠并发症的发生。

第二节　孕期母体内环境对生命早期生长发育的影响

一、妊娠期高血糖对生命早期生长发育的影响

妊娠期高血糖是指妊娠期不同类型的糖代谢异常,包括孕前糖尿病合并妊娠(pregestational diabetes mellitus, PGDM)、糖尿病前期和妊娠期糖尿病(gestational diabetes mellitus, GDM)。妊娠期高血糖的危险因素包括年龄、种族、超重和肥胖(尤其是重度肥胖)、宫内环境(高或低出生体重)、胰岛素抵抗和/或糖尿病家族史。妊娠期高血糖不仅可增加子代罹患肥胖、2型糖尿病、心血管疾病、子代认知功能及非酒精性肝病的远期风险,导致肥胖和糖尿病的恶性代际循环,影响整个人口健康,还可引起巨大儿、剖宫产术分娩、早产、子痫前期等不良妊娠结局。胎盘在维持胎儿发育和生长中起着核心作用。母体或胎儿循环的变化可能会改变胎盘的结构和功能,对胎儿的生长和发育产生潜在的影响。鉴于妊娠期高血糖对子代及母体的不良影响,我们需要及时发现并且早期干预及治疗,包括生活方式干预(饮食和运动)及胰岛素治疗,但是由于胰岛素抵抗的持续存在,这些干预及治疗方式的有效性具有一定的局限性。因此,亟需发现安全、有效、易行的治疗方法。

(一)妊娠期高血糖对子代的近期影响

大量回顾性和前瞻性研究表明,妊娠期高血糖与母亲及子代不良结局相关。随着母体血糖水平升高,母体、胎儿和新生儿并发症的发生风险随之增加。近期并发症包括先兆子痫、羊水过多、剖宫产分娩、肩难产、产道撕裂、胎儿过度生长(也称为巨大儿)、新生儿低血糖、黄疸及围产期死亡。妊娠期高血糖孕妇通常合并其他不良结局的危险因素,包括母亲超重、高龄、体力活动减少或来自少数民族。因此,多年来针对妊娠期高血糖相关的不良结局是由于母体高血糖本身还是其他因素引起的问题,一直是大家讨论的热点。随后,大型多国标志性高血糖和不良妊娠结局(the Hyperglycaemia and Pregnancy Adverse Outcomes, HAPO)研究清楚地证明,母亲高血糖独立地以分级线性方式(无明显

截点)增加先兆子痫、早产、剖宫产、大于胎龄儿、肩难产、新生儿低血糖、高胆红素血症和入住新生儿特殊护理病房的风险。在使用 IADPSG 标准诊断的妊娠期高血糖妇女中,口服葡萄糖耐量试验空腹血糖值相对 1 小时、2 小时的血糖值来说,与不良结局的关系更加密切。两项大型随机对照试验清楚地表明,治疗妊娠期高血糖在减少或预防母体和胎儿短期并发症方面是有效的,特别是将 LGA 发生率降低到正常预期范围内,同时将先兆子痫发生率降低约 50%。

(二) 妊娠期高血糖对子代结局的远期影响

1. 子代糖尿病风险增加　妊娠期高血糖动物模型研究表明,妊娠期高血糖母亲的后代在其随后的妊娠期间罹患高血糖、糖尿病、肥胖症、心血管疾病和下丘脑结构变化的风险增加,当孕期母体血糖正常时可以预防以上风险。来自不同类型糖尿病女性子代的临床研究也证实了以上结论,该研究注意到患有糖尿病女性的子女患糖尿病和肥胖症的风险增加。一项来自丹麦的研究发现,患有妊娠期高血糖女性的后代(18~27 岁)中,21% 患有糖尿病前期或糖尿病,与背景人群相比,风险增加了8 倍。此外,超重和代谢综合征的风险更高(分别为 2 倍和 4 倍),而且胰岛素敏感性和分泌量也都相继减少。在一项对近 10 万名孕妇的研究中,患妊娠期高血糖的子女的空腹血糖水平、胰岛素抵抗、肥胖和心血管风险增加。高血糖和妊娠不良结局随访研究(the Hyperglycaemia and Pregnancy Adverse Outcomes Follow-up Study,HAPO-FUS)也表明,尽管母亲肥胖是后代肥胖的重要危险因素,然而在调整母亲 BMI 后,妊娠期高血糖仍然是一个重要的危险因素。

2. 对子代认知功能的影响　尽管关于妊娠期高血糖对后代认知功能的影响已有不同的结果报道,但没有确凿的证据表明母亲妊娠期高血糖可作为独立因素导致认知功能受损。一些研究发现,早期诊断为妊娠期高血糖的后代患孤独症谱系障碍的风险增加,而需要药物治疗的妊娠期高血糖后代患注意缺陷多动障碍(ADHD)的风险增加。而动物研究的结论却恰恰相反,妊娠期高血糖治疗似乎不能改善后代的长期预后。然而,产后随访研究的

持续时间仍然相对较短(4~10 年),长期结果仍有待观察。总之,妊娠期高血糖是恶性代际循环的一部分,其子代更有可能在其妊娠期间经历妊娠期高血糖,目前没有任何有效的干预措施来中断或减轻这个循环。

3. 子代肝脏脂肪病变　在妊娠期间诱导严重高血糖的大鼠模型中,研究人员发现,在相同饮食条件下,正常体重糖尿病大鼠的后代比对照组大鼠有更多的肝脏脂肪变性。一项对 25 名新生儿的小型人体研究发现,孕前体重指数与新生儿肝脂肪储存的关系比母体高血糖更密切,来自 EPOCH 队列的一项最新研究支持了这一发现,并证明了母亲肥胖与儿童和青少年较高的肝脏脂肪含量相关,而不依赖于母亲高血糖。

(三) 妊娠期高血糖下胎盘功能的变化

胎盘位于母体和胎儿循环之间,其在维持胎儿发育和生长的胎儿营养中起着核心作用。母体或胎儿循环的变化可能会改变胎盘的结构和功能,对胎儿的生长和发育产生潜在的影响。

胎盘既直接暴露于母体,同时也为胎儿提供氧气、常量营养素及微量营养素。这些因素与胎儿基因型(包括表观基因型)的相互作用决定了胎儿的表型。胎盘分配母体燃料以满足自身需求,同时维持胎儿生长,从而调节母体代谢紊乱对胎儿的影响。这些代谢变化首先包括高血糖,高血糖既是诊断妊娠期高血糖的手段,又是主要的治疗靶点。

(四) 妊娠期高血糖与代谢紊乱

包括母体循环中脂肪酸和氨基酸浓度的异常。

1. 胎盘葡萄糖转运　胎盘具有丰富的转运分子,当母亲代谢正常时,这些转运分子可确保葡萄糖、脂质和氨基酸的充足供应。但是母体患有妊娠期高血糖时,它不能保护胎儿避免葡萄糖的过量供应。只有当母体和胎儿循环之间的葡萄糖浓度差 $\geq 25\text{mmol/L}$ 时,经胎盘葡萄糖转移才会饱和。因此,母体和胎儿循环之间的葡萄糖浓度梯度是母体葡萄糖到达胎儿量的最重要决定因素。该梯度不仅由母体血糖决定,还由胎儿的葡萄糖水平决定,而胎儿血糖受胎儿胰岛素水平的影响。胎儿高胰岛素血症促进葡萄糖摄取到外周组织,并使浓

度梯度变陡。在这些情况下,胎儿还会从母体循环中继续吸取("窃取")葡萄糖,即"胎儿葡萄糖窃取"现象,从而导致更多的母体葡萄糖到达胎儿循环。

2. 胎盘脂肪酸转运　胎盘转移系统对脂肪酸的转运效率远低于对葡萄糖的转运,只有约3%的母体脂肪酸到达胎儿循环。胎儿可以利用葡萄糖作为前体合成自己的非必需脂肪酸,因此,新生儿脂肪中只有20%的脂肪酸来自母体。二十二碳六烯酸对胎儿大脑和视网膜的发育至关重要。而妊娠期高血糖使胎盘中二十二碳六烯酸转运蛋白NLS1(由MFSD2A编码)表达水平降低约30%,使得胎盘对二十二碳六烯酸转运能力下降,从而影响胎儿智力及视力的发育。在妊娠末期,只有9%~10%的胎盘表面参与介导营养物质转运,这一比例在妊娠期高血糖母体中没有改变。胎盘表面吸收的营养物质绝大部分都进入了胎盘的代谢池,从而维持胎盘功能。总的来说,妊娠期高血糖结束分娩时,胎盘不会主动增加胎儿循环中营养物质的量,因此也不会直接导致妊娠期高血糖的胎儿过度脂肪堆积。

3. 胎盘对宫内血糖浓度的适应性改变　妊娠期高血糖孕妇的胎盘需要做一系列改变来保护胎盘自身和胎儿,其中就包括胎盘高血管化。妊娠期高血糖中的高胰岛素血症刺激胎儿进行有氧代谢,而胎盘则通过增加其毛细血管数量来响应胎儿需氧量的增加。妊娠期高血糖胎儿循环中的低氧、高胰岛素血症和血管生成因子水平的变化刺激胎盘血管生成,尽管这些调节信号来自胎儿,但仍有部分调节信号可能来自胎盘滋养层细胞和巨噬细胞。在妊娠期糖尿病中,这些细胞类型的数量和功能也可能发生改变,包括它们分泌的分子发生变化,这有助于调节胎盘血管形成。总的来说,多种信号导致GDM胎盘高血管化。

在妊娠期高血糖时,胎盘通过移除胎儿-胎盘循环中的胆固醇,来避免形成动脉粥样硬化前病变(这将减慢血流速度)。胎盘似乎已经进化出某种缓冲子宫内环境的能力,使其适应这种环境的改变。但当母体环境出现极端变动时,如未治疗的妊娠期高血糖或妊娠期高血糖合并肥胖,可能会超过胎盘

缓冲能力,从而导致胎儿出现病理改变。一些证据表明,胎盘的适应性反应在女性胎儿中更为明显。妊娠后期胎儿器官已经形成,胎盘作为胎儿组织主要受胎儿控制,与妊娠早期相比,胎盘在这一时期不容易受到母体环境的影响。例如,在妊娠的前10~12周,胎盘具有较差的抗氧化防御能力(如抗氧化酶过氧化氢酶水平较低),导致胎盘对氧化和代谢应激特别敏感,尤其是在患有高血糖、肥胖和/或妊娠期高血糖的妇女中。而妊娠后期发展为妊娠期高血糖的孕妇是否会影响胎盘及胎儿的生长发育轨迹需要进一步研究。

二、妊娠期甲状腺激素对子代的影响

甲状腺激素是人体最重要的内分泌激素之一,它调节着人体几乎所有组织和器官的新陈代谢。妊娠过程常伴有激素和代谢的生理改变,甲状腺功能异常是孕期常见的内分泌疾病之一,发病率超过15%,若未能得到及时有效地干预,会增加妊娠不良结局的发生风险,危及产妇及新生儿的近远期健康。甲状腺功能减退是常见的甲状腺疾病,常伴有乏力、畏寒、便秘,甚至记忆力减退等症状。对于育龄期女性来说,甲状腺功能减退会影响性激素的分泌,导致经量异常、经期延长,甚至闭经和不孕。若甲状腺功能减退发生在早孕期,由于胎儿的甲状腺尚未形成,其生长发育所需的甲状腺激素完全依赖于母体供给。若母体甲状腺功能异常,将对胎儿造成不良影响。研究表明,妊娠期即使是轻微的甲状腺激素水平异常也可能增加流产、早产、妊娠期高血压、先兆子痫、低出生体重和儿童智力发育受损的发生风险。鉴于妊娠期甲状腺激素水平异常对子代及母体的不良影响,我们需要及时发现并且早期实施干预及治疗。但由于严格干预有效性的报道比较局限,亟需安全、有效、易行的治疗方法,以及相关可靠的循证医学证据支持。

(一)宫内甲状腺激素

1. 甲状腺素的母胎传递　妊娠前半期的胎儿大脑发育依赖于母体的甲状腺激素(thyroid hormone,TH)。虽然甲状腺激素是脂溶性的,但甲状腺素在胎盘组织中的局部作用仍受到甲状腺素

受体、脱碘酶（deiodinase，DIO）、甲状腺转运蛋白（如单羧酸转运蛋白家族、L 型氨基酸转运蛋白、有机阴离子转运多肽等）等蛋白质分子差异化表达的影响。有研究对从人足月胎盘组织中分离的合胞滋养细胞表面的微绒毛质膜进行分析，发现大部分（67%）可饱和四碘甲状腺原氨酸（T_4）的吸收是由 L 型氨基酸转运蛋白和单羧酸转运蛋白 10 介导的，而大部分（87%）可饱和三碘甲状腺原氨酸（T_3）的吸收是由单羧酸转运蛋白 8 和单羧酸转运蛋白 10 介导的。在胎盘水平上，母体游离甲状腺素（free thyroxine，FT_4）是转运到胎儿中的主要甲状腺素。母体来源的 T_4 被 DIO2 转化为 T_3，或被 DIO3 转化为无活性的 rT_3。甲状腺素受体 α 主要表达在间质细胞，滋养层细胞表达较少；而甲状腺素受体 β 则主要在滋养层细胞和上皮细胞中表达。DIO3 是胎盘组织中最主要表达的脱碘酶类型，在调节胎儿循环中的 T_4 水平方面起着至关重要的作用。随着孕周的增加，多数甲状腺转运蛋白的表达逐渐增加，而 DIO2 和 DIO3 的表达则逐渐下降，说明 DIO 的局部调节作用在早孕期更为显著，而甲状腺激素则直接在晚孕期胎盘发育中发挥重要作用。

2. 甲状腺激素对胎盘功能的影响　甲状腺激素对胎盘发育有调控作用，最佳的母体甲状腺素浓度通过调节人类蜕膜细胞分泌关键细胞因子和血管生成生长因子促进胎盘正常发育，并防止胎儿免疫排斥，在妊娠早期维持炎症反应的平衡中发挥关键作用。Oki 等人通过体外实验报道了母体甲状腺功能紊乱对胎盘发育的影响，三碘甲状腺原氨酸（triiodothyronine，T_3）可增加早孕期绒毛外细胞滋养细胞（extravillouscytotrophoblasts，EVT）中基质金属蛋白酶和整合素的表达，进而增强 EVT 的侵袭能力。侵袭性滋养细胞参与胎盘固定、分泌激素、调节蜕膜血管形成、淋巴管生成，以及母体子宫螺旋动脉重铸的过程。子宫血管重塑过程的精确协调对妊娠的成功至关重要，因为它确保了营养物质向胎儿的正常输送，并防止胎儿暴露于活性氧的有害影响。母体低甲状腺激素水平会影响胎儿 - 胎盘的发育，损害胎盘的蜕膜化、血管化和发育，增加细胞凋亡，减少滋养层细胞的增殖和间质滋养细胞的侵袭，进而影响子宫螺旋动脉重铸重塑。高甲状腺激素水平减弱了单核细胞和巨噬细胞的促炎症活动，而低甲状腺激素水平则与吞噬作用增强、ROS 水平增加、促炎症分子（包括巨噬细胞炎症蛋白 -1a 和白介素 -1β 等）的高表达相关。此外，甲状腺激素也会影响自然杀伤细胞的活性和细胞介导的免疫反应。炎性细胞因子是胎盘免疫反应的重要组成部分，可能通过对细胞外基质重塑和子宫间质蜕膜血管区的影响，影响滋养层细胞对蜕膜的侵袭。Silva 等观察甲状腺功能减退的大鼠胎盘中糖原细胞群及滋养层巨细胞的变化，胎盘中的白介素 -10、Nos2、干扰素 γ、巨噬细胞迁移抑制因子、基质金属蛋白酶 -2 和基质金属蛋白 -9，以及胎盘瘦素的基因和 / 或蛋白质表达明显降低，提示甲状腺功能减退通过损害母体 - 胎儿界面的抗炎环境以影响母体免疫功能，并影响宫内滋养细胞的迁移。

3. 胎儿甲状腺的发育　胎儿正常的甲状腺功能有着复杂的发育过程，胎儿甲状腺在控制胎儿代谢率、心排血量和大脑发育中起着至关重要的作用。胎儿的甲状腺从孕 5~6 周开始发育，孕 13 周前无法合成内源性甲状腺激素，直到孕 18 周后，才能产生大量的甲状腺激素并开始承担其关键的内分泌功能。人类甲状腺发育遵循精确的基于时间的基因表达程序，其终末分化可分为胶体形成阶段（孕 7~11 周）和滤泡生长阶段（从孕 12 周开始）。截至目前，对人类胎儿甲状腺功能成熟在滤泡生长阶段启动的了解仍然有限，仅有人类甲状腺样本中特定基因的表达模式或妊娠早期胎儿甲状腺的转录组的相关报道。最近对青少年和成年斑马鱼甲状腺的单细胞 RNA 测序显示了发育期甲状腺的异质性，突出了单细胞分子特征在了解甲状腺成熟方面的潜力。即便如此，哺乳动物，特别是人类的胎儿甲状腺成熟的细胞组成动态仍不清楚，人类甲状腺发育的全基因组转录组研究，特别是单细胞分辨率，对于理解人类甲状腺发育、发现潜在的早期诊断标志物和探索甲状腺疾病的治疗方法是迫切需要的。

（二）妊娠期甲状腺功能异常的分类及诊断

依据美国临床生化研究院的标准，选择 95%

置信区间,建立妊娠期参考范围,即第 2.5 百分位数为下限,第 97.5 百分位数为上限。妊娠期临床甲状腺功能减退是由多种原因引起的甲状腺激素合成、分泌或生物效应不足所致的一组临床综合征,其诊断标准是 TSH>妊娠期参考范围上限,且 FT_4<妊娠期参考范围下限。妊娠期亚临床甲状腺功能减退(subclinical hypothyroidism,SCH)是指妊娠妇女血清 TSH 水平高于妊娠特异的参考范围上限,而 FT_4 水平在妊娠特异的参考值范围内。单纯低甲状腺素血症(isolated hypothyroxinemia,IMH)又称低 T_4 血症,是指妊娠妇女血清 TSH 水平正常,而 FT_4 水平低于妊娠特异性参考范围下限。妊娠一过性甲状腺毒症是指排除 Graves 病等甲亢后,孕早期 TSH <参考范围下限(或 0.1mU/L),FT_4 或 FT_3 正常或升高。妊娠期亚临床甲状腺功能亢进是指 TSH<参考范围下限(或妊娠早期<0.1mU/L),FT_4 或 FT_3 水平正常。

(三)影响宫内甲状腺激素水平的因素

妊娠期间母体对甲状腺激素的需求量增加,人绒毛膜促性腺激素(human chorionic gonadotropin,hCG)等激素水平的变化会影响甲状腺功能,而血清甲状腺球蛋白水平升高,甲状腺激素的分泌也会随之产生变化。我国学者通过分析 1 154 例妊娠 8 周内妇女碘营养状况与甲状腺功能的研究发现,妊娠早期孕妇的碘摄入超足量可以导致母体血清 FT_4 显著降低,孕早期碘超足量和碘过量,均可导致母体亚临床甲状腺功能减退和 IMH 的患病率增加。笔者团队前期的队列研究发现,孕早期的甲状腺疾病如果没有得到治疗,只有 8.4%~24.8% 将持续到晚孕期。这说明大多数在孕早期诊断的妊娠期甲状腺功能障碍是一种短暂的甲状腺功能障碍,最可能的原因是甲状腺无法满足早孕期增加的对甲状腺激素的需求。这种需求的增加是由胎儿对甲状腺激素的消耗、甲状腺激素结合球蛋白的增加,以及 DIO3 对甲状腺激素灭活引起的。此外,通过研究甲状腺形态、胎儿甲状腺内分泌功能,以及正常条件下和母体生活方式改变情况下胎儿发育过程中的相关蛋白和转录物表达,我们发现在关键的孕中期,母体烟雾暴露和超重/肥胖的母体状态都与胎儿甲状腺的形态及新生儿甲状腺功能的破坏有关,而且具有性别特异性。此外,妊娠早期铁缺乏、环境内分泌干扰物(如 $PM_{2.5}$、全氟和多氟烃类物质等)、药物、母亲自身甲状腺抗体阳性等也会引起妊娠期母体甲状腺功能异常。

(四)异常母体甲状腺激素水平的危害

1. 母体甲状腺激素水平与早产　促甲状腺激素、甲状腺素和三碘甲状腺原氨酸对胎儿的正常生长及发育至关重要。它们在子宫内的生物利用度取决于胎儿下丘脑-垂体-甲状腺轴的发育情况,以及影响生物活性激素组织水平的甲状腺激素转运体和脱碘酶的丰富程度。胎儿的 T_4 和 T_3 浓度也受胎龄、子宫内的营养和内分泌状况,以及胎盘对母体甲状腺激素渗透性的影响,在不同的物种中随胎盘形态而变化。甲状腺激素还能促进临近分娩的胎儿组织终末分化,并在介导糖皮质激素的产前成熟效应中发挥重要作用,以确保新生儿的生存能力。甲状腺激素通过对胎儿代谢的同化作用和对胎儿耗氧量的刺激直接发挥作用。它们还通过控制其他影响胎儿发育的激素和生长因子(如儿茶酚胺和 IGFs)的生物利用度及有效性而间接发挥作用。通过调节组织的增殖和分化,胎儿甲状腺激素确保激活出生时生存所必需的生理过程,如肺部气体交换、产热、肝脏产糖和心脏适应。肌肉的氧化磷酸化能力主要在出生后增加,胎儿甲状腺素的缺乏减少了氧化磷酸化,阻止了胎儿骨骼肌中线粒体密度和循环电子传递蛋白的产前上调。产前成熟和新生儿线粒体氧化能力上调之间的时间差异,可能会保护新生儿免受与出生有关的氧化应激,同时确保新生儿的能量供应,对新生儿的生存能力和成人的代谢健康有潜在影响。

2. 母体甲状腺激素水平对子代宫内体格发育的影响　出生体重是预测儿童肥胖及成年后代谢性疾病发生的关键因素,国内外研究均表明较低的 FT_4 浓度和 IMH 可能会导致较高的新生儿平均出生体重。研究表明,即使是甲状腺激素的轻度改变,也可以通过调节几个关键的脂质合成基因、刺激脂质运输和改变酶的活性来增强脂质水解,对脂质代谢产生重大影响。尽管母体高血糖和胰岛素抵抗,以及随之而来的新生儿高胰岛素血症被认为对新生儿过度生长有很大影响,但现有研究已经说明其他能量来源,如脂质和氨基酸,可能是非糖尿病患者新生儿过度生长的基本要素。除作为胎儿脂肪生成和胎儿生长的能量底物外,某些脂肪酸可以诱导胎盘胰岛素样生长因子-1(insulin growth factor-1,IGF-1)的分泌,这表明母体血浆脂质和胎儿高出生体重之间存在潜在的病理生理学联系。Knight 等人发现妊娠期 IMH 与不良的母体血脂水平有关。妊娠期甲状腺功能减退症小鼠的脂质失调可能比孕前甲状腺功能减退症的母鼠更为严重。孕早期较低的血清 FT_4 浓度或较高的 FT_3/FT_4 比率与妊娠期糖尿病的风险增加有关,其中约有 69% 的关联是由特定的脂质[即 PC(O-36∶1)、PE(P-38∶6)和 DG(18∶0/18∶1)]介导的。因此,母体甲状腺素水平可能通过调节母体脂质代谢增加母体妊娠期糖尿病及子代巨大儿与大于胎龄儿的发生风险。

3. 母体甲状腺激素水平对子代智力发育的影响　妊娠早期母体的甲状腺激素对胎儿脑发育,特别是主管语言、听觉和智力的大脑皮质的发育至关重要。研究表明,在胎儿脑发育的过程中,甲状腺激素可调节神经元轴突和树突的生长,参与突触、髓鞘形成及神经特异种群细胞的分化等。人脑的发育可分为 3 个阶段:第 1 阶段是妊娠前 12 周,大脑和脑干的神经发育,以及神经元的移行在此期间进行,此时胎儿的甲状腺尚未发育成熟,因此,该阶段大脑发育所需要的甲状腺素完全依赖于母体的供给。第 2 阶段是妊娠中晚期至胎儿出生,此时轴突延伸,突触形成旺盛,重要的神经元逐渐发育成熟。由于此时胎儿甲状腺逐渐发育成熟,因此该阶段的脑发育受到母体和胎儿甲状腺激素水平的双重影响,但以母体为主。第 3 阶段是生后 2~3 年,神经胶质细胞及髓鞘的形成,小脑细胞的增殖分化直至脑发育成熟均在此阶段内完成。此时的脑发育完全依赖于婴儿自身产生的甲状腺激素。单细胞测序结果显示 SLCO1C1(有机阴离子转运多肽-1)和 DIO2 在外侧放射状胶质细胞(大脑皮质的通用干细胞)中共同表达,表明 T_4 转运体 OATP1C1 和 DIO2 在局部 T_3 合

成中的密切合作,强调了大脑生成的 T_3 在神经发育中可能起到的重要作用。最新研究也表明,母体孕早期游离甲状腺激素水平与后代 IQ 值和后代大脑发育呈倒 U 形关系。目前尚无游离甲状腺激素浓度正常时,TSH 升高与后代神经认知发育受损有关的临床报道,因此,相对于 TSH,FT_4 的迅速恢复对于获得良好结局更为重要。

(五)妊娠期甲状腺功能异常的干预及治疗

治疗妊娠期新确诊的甲状腺功能减退建议采用左甲状腺素(levothyroxine,LT_4),剂量按照每天 2.0~2.4μg/kg 计算,根据 TSH 值给予治疗剂量,2 周后根据甲状腺功能调整剂量,以期尽快达标。妊娠期全程将 TSH 控制在参考范围下限(或 0.1~2.5mU/L)。亚临床甲状腺功能减退治疗用药、妊娠前和妊娠期控制目标、监测频率均与甲状腺功能减退一致。根据血清 TSH 水平和 TPO-Ab 是否阳性选择不同的治疗方案。对于左甲状腺激素治疗妊娠期单纯性低甲状腺素血症尚不明确,美国甲状腺学会《2017 年妊娠及产后甲状腺疾病诊治指南》认为没有足够的临床干预研究证据支持对 IMH 妇女进行 LT_4 治疗,而 2014 版欧洲甲状腺学会《妊娠期妇女和儿童亚临床甲状腺功能减退处理指南》则推荐在妊娠早期给予 LT_4 治疗,在妊娠中期和晚期不治疗。两项指南的推荐程度都仅是弱推荐,主要因缺乏更多可信的探究 IMH 是否能够从治疗中获益的干预循证医学证据。我国 2018 版《妊娠期和产后甲状腺疾病诊治指南》既不推荐也不反对在妊娠早期给予 LT_4 治疗。

妊娠 6~10 周是抗甲状腺药物(antithyroid drugs,ATDs)导致胎儿畸形的危险期,妊娠 10 周以前,如需治疗,优选丙硫氧嘧啶,甲巯咪唑是二线选择药物。妊娠早期每 1~2 周、妊娠中晚期每 2~4 周检测 1 次甲状腺功能,监测指标首选血清 FT_4 或总甲状腺素(total thyroxine,TT_4)。根据监测结果调整抗甲状腺药物的用量,推荐用量为 FT_4 控制在正常范围上限或轻度高于正常范围上限的最小剂量。如果妊娠早期血清 TRAb 阴性,孕产期不需要再次检测。如果妊娠早期血清 TRAb 升高,则需要分别在妊娠 18~22 周及妊娠晚期监测 TRAb 水平。妊娠中晚期 TRAb 高于参考范围上限 3 倍的妇女,需要

监测胎儿心率,超声检查胎儿的甲状腺体积、生长发育情况,同时在产后应密切监测新生儿甲状腺功能,以及早发现胎儿和新生儿甲状腺功能亢进或甲状腺功能减退。妊娠一过性甲状腺毒症一般不建议给予抗甲状腺药物治疗。

(六)临床病例:一例严重甲状腺功能减退的孕妇妊娠结局及新生儿随访结果

患者 33 岁,G_2P_1,2012 年曾足月顺产一健康女婴。患者在 2017—2018 年相继于外院确诊为垂体泌乳素瘤(头颅 MRI:垂体瘤 13mm × 20mm,PRL:62.2ng/ml)、干燥综合征(抗核抗体 1:320,抗 SSA 抗体 ++,抗 SSB 抗体 ±,抗 Ro-52 抗体 ++)和甲状腺功能减退(TSH>100μIU/ml,FT_3:2.58pmol/L,FT_4:5.52pmol/L),给予溴隐亭、硫酸羟氯喹片等药物治疗,针对甲状腺功能减退予以左甲状腺素口服治疗,起始剂量 25μg 每日一次,逐渐加量至 100μg 每日一次。其间定期随访甲状腺功能,TSH 呈下降趋势,FT_4 逐渐上升至正常范围。2019 年 12 月外院复查甲状腺功能(TSH:23.19μIU/ml,FT_3:34.05pmol/L,FT_4:9.18pmol/L)。此后患者自行停用左甲状腺素,其间也未随访甲状腺功能。2020 年 8 月患者因"停经 64 天伴畏寒、四肢冰冷、记忆力下降"于外院就诊,查血 TSH>490mIU/L,FT_3:2.09pmol/L,FT_4:0.62pmol/L,PRL:20.84ng/ml。B 超提示宫内早孕,胚芽 9.1mm,见胎心,根据 B 超推算孕周为 7 周,纠正预产期为 2021 年 3 月 29 日。患者转诊至笔者医院,给予左甲状腺素口服治疗,由原剂量调整为 100μg 每日一次,逐渐加量至 175μg 每日一次,每周有 2 日为 200μg,后以此剂量维持治疗。自孕 9^{+4} 周起,针对干燥综合征加用醋酸泼尼松片 15mg 每日一次及 α 骨化醇治疗,同时给予低分子量肝素 4 100IU 每日一次,阿司匹林 75mg 每日一次治疗,孕 34 周时停用阿司匹林,低分子量肝素用至产前。患者于孕 10 周时,FT_4 升至正常水平(FT_4:9.8pmol/L,TSH:96.28mIU/L,TPOAb:35.7mIU/L,TgAb:364.2mIU/L),于孕 18^{+1} 周 TSH 降至正常范围的 1/2(TSH:0.76mIU/L,FT_4:14.8pmol/L,TPOAb:24.5mIU/L,TgAb:150mIU/L)。孕期甲状腺功能控制良好,TSH 波动于 0.65~0.98mIU/L,FT_4 波动于 12.5~14.8pmol/L。2021 年 3 月 17 日患者孕 38^{+2} 周,因"不规则下腹痛伴见红 3 小时"急诊入院,入院诊断"孕 38^{+2} 周,G_2P_1,临产,妊娠合并甲状腺功能减退症,妊娠合并干燥综合征,胎膜早破"。最终患者娩出一女婴,产程顺利,新生儿体重 3 335g,身长 49cm,Apgar 评分 10-10 分,羊水色清,胎盘脐带均正常。生后母婴同室,母乳喂养,一般情况好,反应良好。

产后 2 周,根据其甲状腺功能检查结果将患者左甲状腺素剂量调整为 50μg 每日 1 次(TSH:1.24mIU/L,FT_3:3.0pmol/L,FT_4:12.7pmol/L)。随访新生儿一般情况良好,新生儿行为评分(NBNA)为 36 分(NBNA 满分为 40 分,≥ 35 分为正常)。

产后 6 个月,婴儿生长发育正常(体重 8.7kg,身高 71.3cm,头围 42cm),体温、睡眠、进食及排便无异常,各项体格检查也无明显异常。听力和视力筛查结果正常,用智力发育筛查测验(develop-ment screen test,DST)根据年龄对其神经认知发育进行评估,发育商(DQ)为 93 分(DQ ≥ 85 分为正常)。

虽然本例患者合并严重的甲状腺功能减退,但经过积极治疗,尽早将 FT_4 升至正常范围,将 TSH 控制在正常范围水平,对改善妊娠结局至关重要(图 5-1)。该病例提示我们,即使是孕早期患有严重的甲状腺功能减退症的孕妇,只要得到及时且积极的治疗,也能获得良好的母婴结局。这不仅为其他因患有临床甲状腺功能减退而担忧影响妊娠的妇女提供了极大的信心,也为临床医生提供了另一种决策的可能性,即临床甲状腺功能减退合并妊娠仍可在尊重患者意愿的基础上继续妊娠。但是,虽然目前新生儿甲状腺功能、神经智力测试等未发现异常,但生后 2~3 年是神经发育的另一关键期,仍需进一步随访。此外,对于复杂的产科疾病,应加强跨学科的共同管理。虽然患者孕前合并严重的甲状腺功能减退(TSH 最高可达 490mIU/L,FT_4 最低至 0.62pmol/L),但经过及时的 LT_4 干预,仍可获得正常的胎儿神经智力发育结果。这也印证了对于妊娠期临床甲状腺功能减退的孕妇,及早行 LT_4 补充治疗是获得良好围产结局的关键。

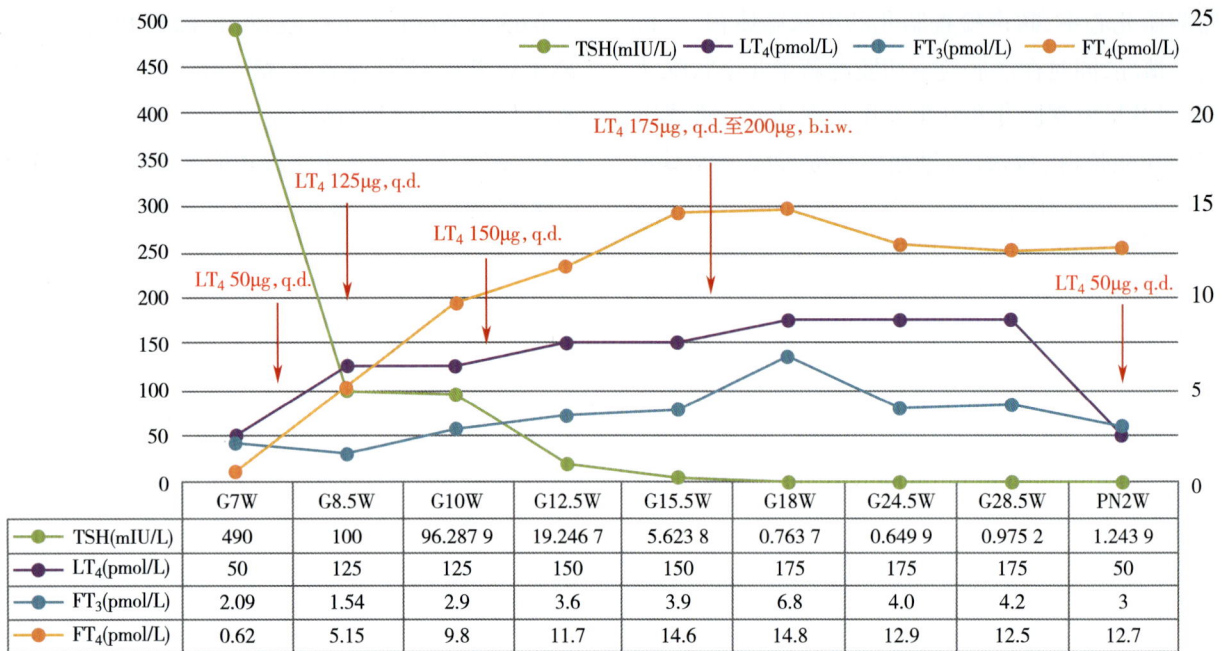

	G7W	G8.5W	G10W	G12.5W	G15.5W	G18W	G24.5W	G28.5W	PN2W
TSH(mIU/L)	490	100	96.287 9	19.246 7	5.623 8	0.763 7	0.649 9	0.975 2	1.243 9
LT₄(pmol/L)	50	125	125	150	150	175	175	175	50
FT₃(pmol/L)	2.09	1.54	2.9	3.6	3.9	6.8	4.0	4.2	3
FT₄(pmol/L)	0.62	5.15	9.8	11.7	14.6	14.8	12.9	12.5	12.7

■ **图 5-1　临床病例**

一例严重甲减孕妇的妊娠结局及新生儿随访结果。该患者初诊时为严重的甲减(TSH 最高可达 490mIU/L,FT₄ 最低至 0.62pmol/L),该图展示其妊娠 7 周后 TSH、FT₃、FT₄ 及左旋甲状腺素用量的变化趋势,说明适时左旋甲状腺素治疗对母体甲状腺功能的影响。TSH,促甲状腺激素;LT₄,左旋甲状腺素;FT₃,游离三碘甲状腺原氨酸;FT₄,游离甲状腺素;G,妊娠;W,周;PN,出生后。

三、妊娠期高血压对胎儿的近远期影响

(一) 妊娠期高血压对胎儿影响的病理生理机制

正常妊娠时,胎盘的细胞滋养层细胞分化为绒毛滋养细胞(villous trophoblast)和绒毛外滋养细胞(extravillous trophoblast,EVT)。EVT 浸润子宫内膜基质直至子宫肌层的内 1/3 处,并可进入子宫螺旋动脉管腔逐渐替代血管壁平滑肌细胞、内皮细胞。充分的子宫螺旋动脉重铸使血管管径扩大,动脉由高阻力低容量血管转变为低阻力高容量血管,胎盘血流量增加以满足胎儿生长发育的需要。但子痫前期绒毛外滋养细胞浸润能力受损,造成“胎盘浅着床”和子宫螺旋动脉重铸极其不足,仅达螺旋动脉的蜕膜层,其管径为正常者的 1/2,血管阻力增大,血流量减少。

胎盘形成需广泛的血管生成以建立一个合适的血管网,为胎儿提供氧气和营养。发育中的胎盘可产生各种促血管生成因子和抗血管生成因子,这些因子之间的平衡对胎盘的正常发育至关重要。子宫动脉重铸失败造成局部低灌注,还可引起多种因子的释放,如炎性细胞因子和抗血管生成因子,导致全身炎症反应、促血管生成因子和抗血管生成因子失衡,使胎盘功能下降,胎盘灌注减少。

相对于母体,胎儿是一个同种异体半移植物,正常妊娠时母胎界面上的母体免疫细胞对胎盘滋养细胞呈低反应性,从而使母体免疫系统对胎儿充分耐受。在 EVT 侵入螺旋动脉的过程中,会与蜕膜自然杀伤细胞、母体血液中的 NK 细胞(CD56⁺CD16⁺)和 T 细胞接触,EVT 表达 HLA-C 和 HLA-G,两者可作为 NK 细胞表达的杀伤细胞抑制性受体(KIR)的配体,EVT 若减少或缺乏 HLA-G 表达,将不可避免地被细胞毒性 NK 细胞杀伤,以免被 NK 细胞杀伤,引起滋养细胞侵入过浅及螺旋动脉管腔狭窄。

综上所述,妊娠期高血压、子痫前期是一种多机制的多通路致病的综合征,首先子宫螺旋动脉滋养细胞重铸障碍,导致胎盘缺血缺氧,释放多种胎盘因子,这些胎盘因子进入母体血液循环引起系统性炎症反应的激活和血管内皮损伤,使全身小血管痉挛和血管内皮损伤,母体各脏器及胎盘血流灌注减少,从而对胎儿生长发育产生不良影响,如胎儿生长受限、胎儿窘迫,若胎盘床血管破裂可致胎盘早剥。

(二) 妊娠期高血压、子痫前期在孕期对胎儿的影响

1. 胎儿宫内生长受限　正常的胎儿生长过程包含 3 个连续且有少许重叠的阶段。第一阶段是细胞增生阶段,包括了妊娠前 16 周;第二阶段是细胞增生和增大并存的阶段,涉及细胞数量和大小的增加,发生在妊娠第 16~32 周;第三阶段是细胞增大阶段,其特征为细胞体积迅速增大,发生在妊娠第 32 周至足月。根据这种胎儿生长模式,胎儿生长受限可分为匀称型和非匀称型。

各种因素导致妊娠期高血压、子痫前期患者的全身小血管痉挛和血管内皮损伤,使胎盘功能下降,子宫 - 胎盘灌注减少,造成胎儿缺血缺氧,为了适应这种不良的宫内环境,胎儿全身血流重新分配,优先供应重要脏器(如脑、心脏),减少非重要器官(如腹部脏器、肺、皮肤和肾脏等)的血供,从而导致胎儿宫内生长受限,多表现为非匀称型。研究表明,子痫前期患者的胎儿和胎盘较正常者小,各器官重量减轻,细胞较小,但心、脑等重要脏器的重量接近正常,细胞数并没有减少。与正常妊娠者的胎儿相比,子痫前期患者的胎儿出生体重平均低 5%,这种差异在早发型子痫前期中更为明显。一项基于中国人群的前瞻性研究发现,妊娠期高血压发生的越早,越有可能影响胎儿的宫内生长发育。这均提示妊娠期高血压的病程越长,对胎儿生长发育造成的不良影响越大。

2. 胎儿宫内窘迫、死胎　母体通过子宫 - 胎盘循环将 O_2 输送给胎儿,将胎儿产生的 CO_2 排入母体,妊娠期高血压、子痫前期患者胎盘功能受损可导致这一环节发生障碍,长期慢性缺血缺氧还可并发胎儿宫内生长受限。

胎儿宫内窘迫主要表现为低氧血症,严重者可发生代谢性酸中毒,分娩后可测定脐动脉的血气参数评估新生儿缺血缺氧的程度,且脐动脉血的采集只能在分娩后进行。超声检测脐动脉血流速度波形有助于在妊娠期判断胎盘血流灌注情况,舒张末期血流是最重要的脐血流监测指标,随着孕周增加而逐渐增大,RI 变小;正常妊娠在 16 周以后才有舒张期血流,病变脐动脉频谱表现为 S/D、PI 和 RI 增加,舒张期血流消失甚至反向。若 32 周后脐动脉 S/D>3 或 16 周后脐动脉舒张期血流缺失或反向提示胎盘功能受损,一旦出现脐动脉舒张期血流消失,则提示胎盘血管床坏死>75%,85% 的胎儿发生低氧血症,50% 的胎儿发生酸中毒。越来越多的研究表明,子宫动脉舒张早期切迹是一项重要的评判胎儿宫内窘迫的参数;有研究表明,妊娠期高血压患者在脐动脉血流指数尚保持正常时,子宫动脉就已出现异常的血流变化。

严重的胎儿宫内缺氧可对胎儿带来不可逆的损伤,甚至胎死宫内,研究显示妊娠期高血压在发展中国家与死胎有显著的相关性,胎盘功能不良和胎盘早剥是引起妊娠期高血压孕妇胎儿胎死宫内的主要原因。

3. 羊水过少　正常妊娠时,羊水的产生与吸收处于动态平衡中,20 周以前羊水主要依靠羊膜上皮细胞的分泌与吸收,20 周以后胎尿是羊水的主要来源,通过胎儿吞咽吸收。由于妊娠期高血压、子痫前期患者胎盘灌注量较低,胎儿体内血液重新分配以保证重要脏器的血流灌注,肾脏首当其冲,胎儿尿液产生减少,因此导致羊水过少。此外,羊水过少是胎儿宫内缺氧的重要信号,羊水量过少还可引起脐带受压,加重胎儿缺氧。有研究表明,与正常妊娠相比,羊水过少的新生儿轻度窒息风险增加 7 倍,围产儿死亡率增加 13 倍。

4. 胎盘早剥　子痫前期是胎盘早剥的独立危险因素。据报道,子痫前期较正常妊娠者发生胎盘早剥的风险增加 2~4 倍,早发型子痫前期胎盘早剥的发病率高达 4.1%~22.9%。这是因为子痫前期患者全身血管痉挛及硬化,子宫底蜕膜也可发生螺旋小动脉痉挛或硬化,引起远端毛细血管缺血坏死而破裂出血,血液流至底蜕膜层与胎盘之间,并形成血肿,导致胎盘从子宫壁剥离。

严重的胎盘早剥时,剥离处的胎盘绒毛及蜕膜释放大量组织凝血活酶,进而激活凝血系统而导致弥散性血管内凝血(disseminated intravascular coagulation,DIC),当 DIC 进一步发展时可激活纤维蛋白溶解系统,引起继发性纤溶亢进,最终导致严重的凝血功能障碍而危及生命。国内报道胎盘早剥患者中,DIC 的发生率为 1%~3.7%,约 1% 的胎盘早剥孕产妇死亡,为正常孕妇的 20 倍,围产儿平均死亡率可高达 12%。

5. 医源性早产 妊娠期高血压是造成早产的重要原因之一,主要是医源性早产,妊娠期高血压并非剖宫产的绝对指征,终止妊娠的时机也应综合孕周、病情和胎儿情况等多方面考量。根据《妊娠期高血压疾病诊治指南(2020)》:妊娠期高血压、病情未达重度的子痫前期孕妇可期待至37周;重度妊娠期高血压及重度子痫前期,妊娠不足26周的孕妇经治疗病情危重者建议终止妊娠,26~28周的孕妇根据母儿情况及医院诊治能力决定是否终止妊娠,28~34周经积极治疗病情仍然加重应终止妊娠,>34周存在严重母儿并发症和危及生命者应考虑终止妊娠。随着病情严重程度的增加,早期终止妊娠的可能性越大。虽然适时终止妊娠可避免某些不良结局的发生,但由于早产儿各器官系统发育不成熟,可出现多种并发症,如新生儿呼吸窘迫综合征、脑室内出血、坏死性小肠结肠炎等,其中新生儿呼吸窘迫综合征是导致早产儿死亡的最主要原因,早产儿也是围产儿死亡的首要原因。影响早产儿预后的因素有许多,其中孕周和出生体重尤为关键,孕周越小,出生体重越低,其预后越差。2013年美国的研究数据显示,出生体重 1 000~1 250g 的早产儿死亡率为 61.7‰,2 000~2 500g 的死亡率为 9.9‰;孕周不足 28 周的早产儿的死亡率为 374.7‰,而 28~31 周早产儿的死亡率为 35.7‰。

(三)妊娠期高血压、子痫前期对子代的远期影响

1. 对子代神经系统发育的影响 母亲妊娠期高血压是影响胎儿中枢神经发育的主要因素,随着高血压程度的加重,中枢神经出现异常的比例也随之增加,新生儿缺氧缺血脑损伤发病率明显升高,可直接影响新生儿的生存和远期预后。损伤类型包括新生儿缺氧缺血性脑病、颅内出血和脑室旁白质软化。研究结果显示,足月儿的脑损伤以缺血缺氧性脑病和颅内出血为主,早产儿脑损伤以脑室旁白质病变和脑室内出血为主。由于早产儿过早地脱离母体,脑血管调节机制及侧支血管尚未发育完全,脑室旁白质位于脑动脉供血终末区,若脑室旁缺血易出现脑室旁白质软化。

妊娠期高血压患者的子代容易发生各种类型的神经发育异常。我国研究表明,妊娠期高血压患者的后代罹患脑瘫、智力低下等严重神经系统后遗症的发生率是 1.5%,轻度神经发育异常的发生率为 15.2%。此外,经随访发现 3.68% 的患儿经过积极地干预和康复治疗,神经发育异常可恢复正常,这也说明早期干预对减少神经系统后遗症有积极的意义。

高血压严重程度的不同对围产儿的影响也不同,重度子痫前期子宫胎盘血流灌注量明显减少,胎盘不能维持正常功能,对围产儿的影响大。重度子痫前期发病时间的早晚对新生儿预后有极大影响。研究发现,早发型重度子痫前期新生儿重度脑损伤的发生率明显高于晚发型,其原因有两方面:一是早发型重度子痫前期早产发生率极高,研究显示母亲为早发型重度子痫前期的新生儿中早产儿占 86%,早产是造成新生儿脑损伤发生率高的主要原因;二是部分早发型重度子痫前期经过治疗病情得到控制,继续妊娠至足月或接近足月,但由于较长时间处于不良宫内环境中,严重影响胎儿的发育,同时也增加了宫内脑损伤的发生率。

2. 对子代成年后慢性疾病发生率的影响 David Barker 提出的"成人疾病的胎儿起源"假说揭示了胎儿宫内营养不良与某些成人疾病的发生存在关联。该学说认为,由于胎盘功能下降导致的不良宫内环境,可能会永久性地改变生物反馈系统的结构和功能,并且未来个体对疾病的易感性也将增加。在 Barker 假说的推动下,开展了大量研究,结果显示,即使子痫前期孕妇的胎儿出生体重超过 2 500g,他们在儿童和青少年时期也可发生高血压,以收缩压升高最为显著,其将来发生中风的风险增加。此外,也有相关研究报道了子痫前期孕妇的后代在诸如体格发育、感觉运动反射、体重指数、神经解剖学、认知功能及激素等方面的变化。

四、宫内高雄激素对多囊卵巢综合征子代的影响

多囊卵巢综合征(polycystic ovary syndrome, PCOS)是育龄妇女最常见的生殖内分泌疾病,其特征是高雄激素血症、排卵功能障碍和卵巢多囊性形态,导致其生育力受损。除影响生殖功能外,多种合并症如代谢紊乱、胰岛素抵抗、肥胖、糖尿病和心血管疾病也与 PCOS 相关。高雄激素血症是 PCOS 的关键特征之一,也被认为是加重 PCOS 生

殖症状和代谢综合征发展的原因,并且雄激素过多是最可遗传的表型特征。越来越多的证据表明,PCOS 女性孕期的宫内高雄环境是影响其胎儿、使子代出现 PCOS 特征的潜在原因。

(一) PCOS 宫内高雄激素来源

女性的雄激素有五种类型:硫酸脱氢表雄酮(dehydroepiandrosterone sulfate,DHEAS)、脱氢表雄酮(dehydroepiandrosterone,DHEA)、雄烯二酮(androstenedione,A4)、睾丸激素(testicular hormone,T)和二氢睾丸激素(dihydrotestosterone,DHT)。女性血清雄激素浓度为 DHEAS>DHEA>A4>T>DHT,雄激素生物活性为 DHEAS<DHEA<A4<T<DHT。DHEAS、DHEA 和 A4 是主要的雄激素前体,而 T 和 DHT 是有效的雄激素,可通过直接结合雄激素受体(androgen receptor,AR)诱导生物学作用。

PCOS 的重要特征为高雄激素血症,越来越多的证据表明 PCOS 女性孕期可能存在宫内高雄激素环境。PCOS 宫内高雄激素可能有以下 3 种来源:①母胎传递:多项研究发现 PCOS 女性外周血 A4、T 和 DHEAS 含量均显著增加,而 PCOS 子代的脐带血中 T、A4 水平升高,表明 PCOS 母亲孕期循环中的高雄激素很可能通过胎盘传递给胎儿,使胎儿处于宫内高雄激素环境中。② PCOS 胎盘结构与酶活性的改变:研究发现,在 PCOS 胎盘组织中两种类固醇合成酶的活性发生了变化,3β 羟基固醇脱氢酶 1 型(3β-HSD-1)活性增高,而 P450 芳香酶活性降低,导致 PCOS 女性在妊娠期间生成更多的雄激素,这可能是宫内高雄环境的潜在来源之一。③子代卵巢和肾上腺分泌雄激素:妊娠中期的胎儿卵巢自身有合成雄激素的能力,另外,胎儿肾上腺在宫内主要分泌 DHEA,可被胎盘转化为雄烯二酮、睾酮和雌二醇,这也可能是宫内高雄激素来源之一。

(二) 宫内高雄激素参与 PCOS 发生发展机制

大量临床队列和动物实验研究表明,PCOS 是一种复杂的疾病,由多种因素共同作用,包括遗传、表观遗传和母胎环境因素。虽然近期全基因组关联研究(Genome-Wide Association Studies,GWAS)确定了 PCOS 患者的几个易感基因座,但目前已知基因座所占的遗传力小于 10%,因此,需要研究其他增加对 PCOS 易感性的因素,包括宫内环境和表观遗传学。较多研究普遍认为宫内高雄激素暴露会作为环境因素引起胎儿基因的表观遗传修饰改变,主要是与调控卵巢类固醇激素生成、卵泡发育、促性腺激素释放和胰岛素抵抗等有关的基因。

动物实验中常利用产前雄激素化(prenatally androgenized,PNA)作为 PCOS 动物模型,在妊娠的不同时期通过睾酮或 DHT 注射使胎儿期处于宫内高雄环境,以观察高雄暴露对子代的影响。在动物模型中均发现过量的雄激素会通过不同机制最终导致胎盘形成受抑制和胎儿生长受限。有研究发现,产前高雄激素暴露的雌性子代大鼠成年后出现卵巢组织一些基因甲基化改变,从而导致子代高雄激素血症和 PCOS 相关表型。近期还有研究发现在 PNA 小鼠的卵巢颗粒细胞中,自噬显著增加,在体外过量的雄激素(DHT)会导致颗粒细胞中 Map3k1(编码 MEKK1)和 Map1lc3a(编码 LC3 Ⅱ)的启动子区域被低甲基化,伴随着 Map3k1 和 Map1lc3a mRNA 表达的上调,并直接导致自噬增加。并且发现自噬的变化可能是由 MAPK/p53 通路激活驱动的,这表明表观遗传失衡可能导致 MAPK 信号通路的激活,引发一系列下游反应,这对卵泡发育不全、自噬过度和 PCOS 的代谢紊乱具有重要意义。

(三) PCOS 宫内高雄激素对不良妊娠结局和子代的影响

1. PCOS 宫内高雄激素对不良妊娠结局影响 PCOS 妇女被认为是发生不良妊娠并发症的高风险因素,例如先兆子痫、妊娠期糖尿病、宫内生长受限(intrauterine growth retardation,IUGR)和早产等。由于 PCOS 的早期胎盘处于高雄激素血症和胰岛素抵抗(insulin resistance,IR)环境中,即影响胎盘和胎儿的发育,甚至在某些情况下会导致胎盘异常和妊娠并发症发生。

(1)先兆子痫:正常情况下,胎盘类固醇生成酶将 DHEA 转化为 A4,A4 转化为 T。胎盘芳香化酶确保胎盘雄激素转化为非雄激素代谢物,包括雌酮和雌二醇。然而,在先兆子痫胎盘中胎盘芳香化酶 mRNA 和蛋白表达降低,减少了 DHEA 和 T 向雌激素代谢物的代谢,并使雌激素和雄激素之间的平衡偏向于雄激素。有研究发现,最终发展为先兆子痫的妇女中，孕中期母体雄激素水平已经升高，孕 17 周和 33 周血雄烯二酮、睾酮和游离睾酮升高，而雄激素前体 DHEA-S 仅在孕 17 周时发现升高，根据这些发现，Shao 等人显示睾酮通过 miR-22-mediated 机制降低人滋养层细胞中的芳香化酶 mRNA 表达。因此，与 PCOS 相关的高雄激素血症可能被认为是先兆子痫的早期风险标志物，并可能参与其发病机制。

（2）GDM：GDM 孕妇在妊娠前 3 个月显示出低水平的性激素结合球蛋白（sex hormone binding globulin，SHBG），且妊娠早期 SHBG 水平与 GDM 的后续发展呈显著负相关。此外，与对照组相比，GDM 妊娠胎盘中雄激素受体（androgen receptor，AR）的表达显著增加，芳香化酶的蛋白表达降低。由于 PCOS 妇女显示出胎盘类固醇生成的改变，且呈现 IR，以及包括高雄激素水平和 SHBG 低水平改变的激素特征，PCOS 妇女被认为是 GDM 的危险因素。

（3）IUGR：近期研究发现，母体雄激素水平与后代体重指数和体重有着性别依赖性关系。母体雄激素过多仅与女孩出生时较低的体重指数相关，因此表明母体雄激素可能对胎儿性别的宫内生长编程具有不同的影响。在产前雄激素血症的绵羊模型中，已经证明产前雄激素过量导致男女新生儿的体重和身高均降低，可能是 IGFBPs 的增加会降低 IGF 的可用性，从而导致胎儿宫内发育迟缓。除通过 IGFs 对胎儿生长的影响外，胎盘功能障碍是胎儿生长受限的主要因素。在母体雄激素血症的大鼠模型中，已经显示出母体高雄激素水平诱导胎儿生长受限与胎盘氨基酸转运活性降低相关。鉴于 PCOS 妇女表现出胎盘改变，以及 IGFs 和胰岛素途径的改变，因此评估 IUGR 的风险及对这些患者后代的其他可能影响非常重要。

（4）早产：高雄激素血症的 PCOS 妇女早产的风险很高。这些女性中存在的雄激素过量被认为是一个危险因素，但不是唯一危险因素。雄激素参与妊娠建立、维持和分娩期间的生理过程。DHEA-S、DHT 及 AR 信号转导作用于子宫颈重塑，包括宫颈成熟，为分娩做准备。此外，研究还发现，AR 不但作用于子宫肌生长和增殖，对妊娠进展

至关重要，还作用于与分娩有关的子宫肌收缩。子宫肌层中 AR 表达的下调与人类早产有关。尽管暴露于小浓度的雄激素不影响子宫肌层收缩力，但在动物模型中，高浓度的雄激素暴露导致子宫肌松弛。有研究显示，孕前抗雄激素预处理可以降低早产的发生风险，提示高雄激素可能是早产的危险因素。因此，在雄激素过量的 PCOS 女性中，雄激素相关途径可能会改变，从而导致不良妊娠结局并增加早产的风险。

2. PCOS 宫内高雄激素对子代的影响 人们普遍认为，PCOS 具有聚集性，并且最近的证据表明，PCOS 的病因更可能具有强大的环境成分，而不是遗传基础。研究表明 PCOS 宫内高雄激素暴露，子代会出现类似 PCOS 表型的表现，具体表现在生殖系统、代谢系统、心血管系统、神经系统等方面。

（1）宫内高雄激素对子代生殖系统的影响

1）生殖系统畸形：有报道产前雄激素暴露可能导致雌性大鼠的肛门生殖器距离增加，乳头发育和生殖道形态异常。啮齿动物的研究表明，母体雄激素过多会阻断类固醇反馈机制，损害卵泡募集并导致雌性后代的生殖系统畸形。女性在宫内发育期间产前暴露于高雄激素会影响类固醇靶组织，并导致青春期和成年期的生殖改变，发情周期不规则或缺失，卵泡发育异常，以及降低子宫对激素的低反应性，从而影响生育能力。

2）卵泡发育障碍：宫内高雄环境可能对子代卵巢中卵泡的发育产生影响，造成始基卵泡募集增多，卵巢储备能力下降。有研究发现产前雄激素化 PCOS 大鼠模型成年时在卵巢卵泡膜细胞中，显示卵泡抑素基因的表达降低，类固醇生成途径［细胞色素 P450-17（CYP17）、GATA 结合蛋白（GATA6）和类固醇生成急性调节蛋白（StAR）］的基因表达升高。并发现成年前雄激素化 PCOS 大鼠模型的卵巢颗粒细胞中卵泡刺激素受体（follicle stimulating hormone receptor，FSHR）和激活素受体基因的表达降低，可能是胎儿宫内暴露雄激素后影响成年卵巢卵泡生成和排卵功能障碍的机制之一。研究表明，母体雄激素过多，尤其是在妊娠后期，会导致卵泡发育受损和雌性后代性激素合成紊乱。

这些损伤部分可能是由卵巢颗粒细胞中 FOXL2 和 CYP19A1 表达降低引起的。近期有研究发现，产前暴露于高雄激素的成年后大鼠会有子宫组织细胞周期紊乱，细胞死亡和存活途径失调，导致子宫增生状态，以及无排卵和交配失败等严重病理风险。

（2）宫内高雄激素对子代代谢系统的影响

1）子代肥胖风险：Finnbogadóttir 等一项前瞻性队列研究发现，PCOS 母亲与非 PCOS 母亲的子代在出生时体重等指标并没有差异，但 PCOS 母亲子代在 3 岁龄时的 BMI 显著高于非 PCOS 母亲的子代。但另一项大型前瞻性队列研究中，发现 PCOS 女性的子代在 3 岁时的体重、身高、BMI 与正常女性的子代相比均无显著性差异。而近期一项多变量线性回归分析结果提示，PCOS 患者孕前 BMI 与子代 6~8 岁时的 BMI 呈显著正相关关系；在一个大鼠模型中也发现胎儿期暴露于大量雄激素的子代大鼠成年后体重明显增加。

2）子代内分泌特点：母体 PCOS 状态不仅通过改变宫内环境使子代在胎儿期就表现为内分泌异常，也持续损害子代出生后各生长发育期的内分泌健康。过量宫内雄激素暴露会导致雌性大鼠子代出现内脏脂肪细胞体积增加，胰岛素抵抗、空腹血糖增高及糖耐量降低，直接对子代胰腺器官产生负性影响，使子代胰腺 β 细胞增多，导致远期糖脂代谢改变。最近在鼠模型中的研究发现，从 F1~F3 的雌性小鼠后代发展出类似于 PCOS 女性中发现的那些代谢表型，雄激素谱系中代谢功能障碍的跨代传递通过脂肪量增加，更大的脂肪细胞和脂肪生成紊乱来证明。DHEA 诱导的模型，其中雌性大鼠每天从青春期前（第 27 天）开始接触这种雄激素直至性成熟后的青春期阶段（第 46 天），通过使用此模型发现 DHEA 组大鼠的动情周期和卵巢形态受损，同时糖耐量降低和脂质代谢异常。

（3）宫内高雄激素对子代心血管系统的影响：PCOS 妇女的高循环雄激素可能会增加后代患心血管疾病的风险。产前暴露于雄激素会导致高血压的发展，并破坏成年期的心脏结构和功能。有研究发现 PCOS 子代在幼儿期（2.5~4 岁）即表现出一系列心血管异常，包括舒张压明显降低，主动脉压升高及左心室内径增加，至儿童期（6~8 岁）则出现颈动脉内膜增厚。动物实验研究发现，妊娠早期母体宫内高雄激素暴露会抑制胰岛素样生长因子 1（IGF-1），并在雌性和雄性后代中引起 IUGR，并且抑制子代心肌细胞的增殖和成熟。尽管过多的母体高雄激素暴露会导致女性后代的多囊卵巢综合征和心血管疾病，但也可能导致 IUGR 并发症和男性后代的心血管疾病。Hou 等则发现产前高雄激素暴露可能通过增加心肌细胞中蛋白激酶 C 家族成员之一 Pkcδ 的表达，进而引起成年雌性大鼠的心脏肥大。近期的小鼠实验中发现，在小鼠宫内暴露于 DHT，无论是否存在母体肥胖，都会增加成年雌性小鼠后代心脏肥大的风险，并且心脏肥厚的重塑伴随与肥大、纤维化、钙和氧化还原信号相关的基因表达受损，以及雄激素相关基因的失调。此外，PNA 组出生第一天新生儿心脏显示出与心脏肥厚重塑有关的转录因子和钙调基因 Slc8a2 的上调。总的来说，在患有 PCOS 的女性中，母体宫内雄激素过量可能会增加子代发生心功能障碍的风险。

（4）宫内高雄激素对子代神经系统的影响：在瑞典国家登记注册的几项研究中，产前雄激素暴露已被提议对 PCOS 妇女子代的神经精神疾病的发展具有潜在的因果关系。研究发现 PCOS 妇女女儿的注意力缺陷/多动症（ADHD）和孤独谱系障碍（autism spectrum disorder，ASD）的风险增加，而儿子的患病风险较小。但也有研究发现，患有 PCOS 的女性所生的男孩更有可能发展与 ADHD 相关的行为。最近的研究发现，产前暴露雄激素可能会导致胎儿神经系统永久性重编程，患有 PCOS 的妇女所生的孩子儿童期焦虑的风险更高，并且可能增加精神和轻度神经发育障碍的风险。

妊娠早期至中期的雄激素暴露会重新编程青春期和成年女性的行为。有研究发现，暴露于雄激素的雌性猴子表现为男性典型的婴儿发声，减少母亲的亲密社交和对婴儿的兴趣，并减少参与女性典型的与男性间的性互动。啮齿动物模型宫内雄激素过量的最新报告表明，宫内暴露于高雄激素的雌性子代的焦虑状态，伴随着杏仁核基因表达的上调，可能是由于中枢去甲肾上腺素能系统和下丘脑-垂体-肾上腺轴的激活所致。近期一项研究表明,在 PCOS 的小鼠模型中,母体宫内雄激素过量会导致雌性后代(F1 和 F3)的焦虑样行为的跨代传递,而 F1、F2 和 F3 雄性子代则不会。并进一步证明,暴露于母体雄激素和母体肥胖的第一代未受影响的雄性后代在随后的雄性后代中(mF3)传播了类似焦虑的行为。F3 雌性后代和 mF3 雄性后代的这些行为变化伴随着杏仁核中的基因表达变化,这表明 PCOS 中母体雄激素升高并伴有母体肥胖可能是 PCOS 妇女子代焦虑症的跨代传播风险的基础,这种作用可以通过表观遗传重编程来介导。

(四) PCOS 的预防和干预

PCOS 不仅影响子代的围产期结局,还持续影响子代从胎儿期到出生后生长发育各阶段的健康状态。因此,积极开展 PCOS 患者生活方式管理(包括持续有效的饮食、运动及行为干预),对于 PCOS 的防控十分必要。PCOS 女性应在孕前即开始改善高雄激素特征,避免宫内高雄环境,对早期预防子代 PCOS 或相关表型的发生具有重要意义。其次还应对 PCOS 的子代进行早期监测,必要时给予有效干预。

(周彧来,任佳玢,丁榕,俞田田,范建霞)

参 考 文 献

1. AMERICAN DIABETES ASSOCIATION. 2 classification and diagnosis of diabetes: standards of medical care in diabetes-2021. Diabetes Care, 2021, 44 (1): 15-33.

2. SOLOMON CG, WILLETT WC, CAREY VJ, et al. A prospective study of pregravid determinants of gestational diabetes mellitus. JAMA, 1997, 278 (13): 1078-1083.

3. HEDDERSON M, EHRLICH S, SRIDHAR S, et al. Racial/ethnic disparities in the prevalence of gestational diabetes mellitus by BMI. Diabetes Care, 2012, 35 (7): 1492-1498.

4. ZHANG C, NING Y. Effect of dietary and lifestyle factors on the risk of gestational diabetes: review of epidemiologic evidence. Am J Clin Nutr, 2011, 94 (6): 1975-1979.

5. PETTITT DJ, JOVANOVIC L. Low birth weight as a risk factor for gestational diabetes, diabetes, and impaired glucose tolerance during pregnancy. Diabetes Care, 2007,(2): 147-149.

6. LEVY A, WIZNITZER A, HOLCBERG G, et al. Family history of diabetes mellitus as an independent risk factor for macrosomia and cesarean delivery. J Matern Fetal Neonatal Med, 2010, 23 (2): 148-152.

7. DABELEA D, HANSON RL, LINDSAY RS, et al. Intrauterine exposure to diabetes conveys risks for type 2 diabetes and obesity: a study of discordant sibships. Diabetes, 2000, 49 (12): 2208-2211.

8. SILVERMAN BL, RIZZO T, GREEN OC, et al. Long-term prospective evaluation of offspring of diabetic mothers. Diabetes, 1991, 40 (Suppl 2): 121-125.

9. TAN PC, LING LP, OMAR SZ. The 50-g glucose challenge test and pregnancy outcome in a multiethnic Asian population at high risk for gestational diabetes. Int J Gynaecol Obstet, 2009, 105 (1): 50-55.

10. ROSENN MF. Pregnancy outcomes in women with gestational diabetes compared with the general obstetric population. Obstet Gynecol, 1998, 91 (4): 638-639.

11. PERSSON B, HANSON U. Neonatal morbidities in gestational diabetes mellitus. Diabetes Care, 1998, 21 (2): 79-84.

12. PETTITT DJ, KNOWLER WC, BAIRD HR, et al. Gestational diabetes: infant and maternal complications of pregnancy in relation to third-trimester glucose tolerance in the Pima Indians. Diabetes Care, 1980, 3 (3): 458-464.

13. MOSES RG, CALVERT D. Pregnancy outcomes in women without gestational diabetes mellitus related to the maternal glucose level. Is there a continuum of risk? Diabetes Care, 1995, 18 (12): 1527-1533.

14. SERMER M, NAYLOR CD, GARE DJ, et al. Impact of increasing carbohydrate intolerance on maternal-fetal outcomes in 3637 women without gestational diabetes. The Toronto Tri-Hospital Gestational Diabetes Project. Am J Obstet Gynecol. 1995, 173 (1): 146-156.

15. JARRETT RJ. Gestational diabetes: a non-entity? BMJ, 1993, 306 (6869): 37-38.

16. METZGER BE, COUSTAN DR, TRIMBLE ER. Hyperglycemia and Adverse Pregnancy Outcomes. Clin Chem, 2019, 65 (7): 937-938.

17. LANDON MB, SPONG CY, THOM E, et al. A multi-

center, randomized trial of treatment for mild gestational diabetes. N Engl J Med, 2009, 361 (14): 1339-1348.

18. CROWTHER CA, HILLER JE, MOSS JR, et al. Effect of treatment of gestational diabetes mellitus on pregnancy outcomes. N Engl J Med, 2005, 352 (24): 2477-2486.

19. AERTS L, VAN ASSCHE FA. Animal evidence for the transgenerational development of diabetes mellitus. Int J Biochem Cell Biol, 2006, 38 (5-6): 894-903.

20. HARDER T, AERTS L, FRANKE K, et al. Pancreatic islet transplantation in diabetic pregnant rats prevents acquired malformation of the ventromedial hypothalamic nucleus in their offspring. Neurosci Lett, 2001, 299 (1-2): 85-88.

21. DABELEA D, HANSON RL, LINDSAY RS, et al. Intrauterine exposure to diabetes conveys risks for type 2 diabetes and obesity: a study of discordant sibships. Diabetes, 2000, 49 (12): 2208-2211.

22. FRASER A, LAWLOR DA. Long-term health outcomes in offspring born to women with diabetes in pregnancy. Curr Diab Rep, 2014, 14 (5): 489.

23. SILVERMAN BL, RIZZO T, GREEN OC, et al. Long-term prospective evaluation of offspring of diabetic mothers. Diabetes, 1991, 40 (Suppl 2): 121-125.

24. CLAUSEN TD, MATHIESEN ER, HANSEN T, et al. High prevalence of type 2 diabetes and pre-diabetes in adult offspring of women with gestational diabetes mellitus or type 1 diabetes: the role of intrauterine hyper-glycemia. Diabetes Care, 2008, 31 (2): 340-346.

25. CLAUSEN TD, MATHIESEN ER, HANSEN T, et al. Overweight and the metabolic syndrome in adult offspring of women with diet-treated gestational diabetes mellitus or type 1 diabetes. J Clin Endocrinol Metab, 2009, 94 (7): 2464-2470.

26. KELSTRUP L, DAMM P, MATHIESEN ER, et al. Insulin resistance and impaired pancreatic β-cell function in adult offspring of women with diabetes in pregnancy. J Clin Endocrinol Metab, 2013, 98 (9): 3793-3801.

27. GRUNNET LG, HANSEN S, HJORT L, et al. Adiposity, Dysmetabolic Traits, and Earlier Onset of Female Puberty in Adolescent Offspring of Women With Gestational Diabetes Mellitus: A Clinical Study Within the Danish National Birth Cohort. Diabetes Care, 2017, 40 (12): 1746-1755.

28. LOWE WL JR, SCHOLTENS DM, LOWE LP, et al. Association of Gestational Diabetes With Maternal Disorders of Glucose Metabolism and Childhood Adiposity. JAMA, 2018, 320 (10): 1005-1016.

29. LOWE WL JR, SCHOLTENS DM, KUANG A, et al. Hyperglycemia and adverse pregnancy outcome follow-up study (hapo fus): maternal gestational diabetes mellitus and childhood glucose metabolism. Diabetes Care, 2019, 42 (3): 372-380.

30. LOWE WL JR, LOWE LP, KUANG A, et al. Maternal glucose levels during pregnancy and childhood adiposity in the Hyperglycemia and Adverse Pregnancy Outcome Follow-up Study. Diabetologia, 2019, 62 (4): 598-610.

31. CLAUSEN TD, MORTENSEN EL, SCHMIDT L, et al. Cognitive function in adult offspring of women with gestational diabetes--the role of glucose and other factors. PLoS One, 2013, 8: 67107.

32. FRASER A, LAWLOR DA. Long-term health outcomes in offspring born to women with diabetes in pregnancy. Curr Diab Rep, 2014, 14 (5): 489.

33. XIANG AH. Association of maternal diabetes with autism in offspring. JAMA, 2017, 317 (5): 537-538.

34. XIANG AH, WANG X, MARTINEZ MP, et al. Maternal gestational diabetes mellitus, type 1 diabetes, and type 2 diabetes during pregnancy and risk of ADHD in offspring. Diabetes Care, 2018, 41 (12): 2502-2508.

35. GILLMAN MW, OAKEY H, BAGHURST PA, et al. Effect of treatment of gestational diabetes mellitus on obesity in the next generation. Diabetes Care, 2010, 33 (5): 964-968.

36. LANDON MB, RICE MM, VARNER MW, et al. Mild gestational diabetes mellitus and long-term child health. Diabetes Care, 2015, 38 (3): 445-452.

37. LEWIS RM, DEMMELMAIR H, GAILLARD R, et al. The placental exposome: placental determinants of fetal adiposity and postnatal body composition. Ann Nutr Metab, 2013, 63 (3): 208-215.

38. DESOYE G, SHAFRIR E. Placental metabolism and its regulation in health and diabetes. Mol Aspects Med, 1994, 15 (6): 505-682.

39. HAUGUEL S, DESMAIZIERES V, CHALLIER JC. Glucose uptake, utilization, and transfer by the human placenta as functions of maternal glucose concentration. Pediatr Res, 1986, 20 (3): 269-273.

40. DESOYE G, NOLAN CJ. The fetal glucose steal: an underappreciated phenomenon in diabetic pregnancy. Diabetologia, 2016, 59 (6): 1089-1094.

41. LEWIS RM, WADSACK C, DESOYE G. Placental fatty acid transfer. Curr Opin Clin Nutr Metab Care, 2018, 21 (2): 78-82.

42. HAGGARTY P, PAGE K, ABRAMOVICH DR, et al. Long-chain polyunsaturated fatty acid transport across the

perfused human placenta. Placenta, 1997, 18 (8): 635-642.

43. PAGÁN A, PRIETO-SÁNCHEZ MT, BLANCO-CARNERO JE, et al. Materno-fetal transfer of docosahexaenoic acid is impaired by gestational diabetes mellitus. Am J Physiol Endocrinol Metab, 2013, 305 (7): 826-833.

44. SEN DK, KAUFMANN P, SCHWEIKHART G. Classification of human placental villi. Ⅱ. Morphometry. Cell Tissue Res, 1979, 200 (3): 425-434.

45. GAUSTER M, DESOYE G, TÖTSCH M, et al. The placenta and gestational diabetes mellitus. Curr Diab Rep, 2012, 12 (1): 16-23.

46. CVITIC S, DESOYE G, HIDEN U. Glucose, insulin, and oxygen interplay in placental hypervascularisation in diabetes mellitus. Biomed Res Int, 2014, 2014: 145846.

47. LASSANCE L, MIEDL H, ABSENGER M, et al. Hyperinsulinemia stimulates angiogenesis of human feto-placental endothelial cells: a possible role of insulin in placental hypervascularization in diabetes mellitus. J Clin Endocrinol Metab, 2013, 98 (9): 1438-1447.

48. LOEGL J, HIDEN U, NUSSBAUMER E, et al. Hofbauer cells of M2a, M2b and M2c polarization may regulate feto-placental angiogenesis. Reproduction, 2016, 152 (5): 447-455.

49. LOEGL J, NUSSBAUMER E, HIDEN U, et al. Pigment epithelium-derived factor (PEDF): a novel trophoblast-derived factor limiting feto-placental angiogenesis in late pregnancy. Angiogenesis, 2016, 19 (3): 373-388.

50. DESOYE G. The human placenta in diabetes and obesity: friend or foe? the 2017 norbert freinkel award lecture. Diabetes Care, 2018, 41 (7): 1362-1369.

51. GAUSTER M, HIDEN U, VAN POPPEL M, et al. Dysregulation of placental endothelial lipase in obese women with gestational diabetes mellitus. Diabetes, 2011, 60 (10): 2457-2464.

52. DESOYE G, HAUGUEL-DE MOUZON S. The human placenta in gestational diabetes mellitus. The insulin and cytokine network. Diabetes Care, 2007, 30 (2): 120-126.

53. WATSON AL, SKEPPER JN, JAUNIAUX E, et al. Changes in concentration, localization and activity of catalase within the human placenta during early gestation. Placenta, 1998, 19 (1): 27-34.

54. HOCH D, GAUSTER M, HAUGUEL-DE MOUZON S, et al. Diabesity-associated oxidative and inflammatory stress signalling in the early human placenta. Mol Aspects Med, 2019, 66: 21-30.

55. LAPPAS M, HIDEN U, DESOYE G, et al. The role of oxidative stress in the pathophysiology of gestational diabetes mellitus. Antioxid Redox Signal, 2011, 15 (12): 3061-3100.

56. BAZYAR H, GHOLINEZHAD H, MORADI L, et al. The effects of melatonin supplementation in adjunct with non-surgical periodontal therapy on periodontal status, serum melatonin and inflammatory markers in type 2 diabetes mellitus patients with chronic periodontitis: a double-blind, placebo-controlled trial. Inflammopharmacology, 2019, 271: 67-76.

57. TOLOZA FJK, DERAKHSHAN A, MANNISTO T, et al. Association between maternal thyroid function and risk of gestational hypertension and pre-eclampsia: a systematic review and individual-participant data meta-analysis. Lancet Diabetes Endocrinol, 2022, 104: 243-252.

58. DERAKHSHAN A, PEETERS RP, TAYLOR PN, et al. Association of maternal thyroid function with birthweight: a systematic review and individual-participant data meta-analysis. Lancet Diabetes Endocrinol, 2020, 86: 501-510.

59. CONSORTIUM ON T, PREGNANCY-STUDY GROUP ON PRETERM B, KOREVAAR TIM, et al. Association of Thyroid Function Test Abnormalities and Thyroid Autoimmunity With Preterm Birth: A Systematic Review and Meta-analysis. JAMA, 2019, 3227: 632-641.

60. CHEN Z, VAN DER SMAN ASE, GROENEWEG S, et al. Thyroid hormone transporters in a human placental cell model. Thyroid, 2022, 329: 1129-1137.

61. MORTIMER RH, GALLIGAN JP, CANNELL GR, et al. Maternal to fetal thyroxine transmission in the human term placenta is limited by inner ring deiodination. J Clin Endocrinol Metab, 1996, 816: 2247-2249.

62. LOUBIERE LS, VASILOPOULOU E, BULMER JN, et al. Expression of thyroid hormone transporters in the human placenta and changes associated with intrauterine growth restriction. Placenta, 2010, 314: 295-304.

63. OKI N, MATSUO H, NAKAGO S, et al. Effects of 3, 5, 3'-triiodothyronine on the invasive potential and the expression of integrins and matrix metalloproteinases in cultured early placental extravillous trophoblasts. J Clin Endocrinol Metab, 2004, 8910: 5213-5221.

64. CHAKRABORTY D, RUMI MA, KONNO T, et al. Natural killer cells direct hemochorial placentation by regulating hypoxia-inducible factor dependent trophoblast lineage decisions. Proc Natl Acad Sci U S A, 2011, 10839: 16295-16300.

65. BURTON GJ. Oxygen, the Janus gas; its effects on human placental development and function. J Anat, 2009, 2151:

27-35.

66. BARJAKTAROVIC M, KOREVAAR TI, CHAKER L, et al. The association of maternal thyroid function with placental hemodynamics. Hum Reprod, 2017, 323: 653-661.

67. CARVALHO DP, DIAS AF, SFERRUZZI-PERRI AN, et al. Gaps in the knowledge of thyroid hormones and placental biologydagger. Biol Reprod, 2022, 1066: 1033-1048.

68. DE VITO P, INCERPI S, PEDERSEN JZ, et al. Thyroid hormones as modulators of immune activities at the cellular level. Thyroid, 2011, 218: 879-890.

69. AIN R, CANHAM LN, SOARES MJ. Gestation stage-dependent intrauterine trophoblast cell invasion in the rat and mouse: novel endocrine phenotype and regulation. Dev Biol, 2003, 2601: 176-190.

70. SILVA JF, OCARINO NM, SERAKIDES R. Maternal thyroid dysfunction affects placental profile of inflammatory mediators and the intrauterine trophoblast migration kinetics. Reproduction, 2014, 1476: 803-816.

71. OBREGON MJ, CALVO RM, ESCOBAR DEL REY F, et al. Ontogenesis of thyroid function and interactions with maternal function. Endocr Dev, 2007.

72. LOH JA, WARTOFSKY L, JONKLAAS J, et al. The magnitude of increased levothyroxine requirements in hypothyroid pregnant women depends upon the etiology of the hypothyroidism. Thyroid, 2009, 193: 269-275.

73. FERNANDEZ LP, LOPEZ-MARQUEZ A, SANTISTEBAN P. Thyroid transcription factors in development, differentiation and disease. Nat Rev Endocrinol, 2015, 111: 29-42.

74. TRUEBA SS, AUGE J, MATTEI G, et al. PAX8, TITF1, and FOXE1 gene expression patterns during human development: new insights into human thyroid development and thyroid dysgenesis-associated malformations. J Clin Endocrinol Metab, 2005, 901: 455-462.

75. DOM G, DMITRIEV P, LAMBOT MA, et al. Transcriptomic signature of human embryonic thyroid reveals transition from differentiation to functional maturation. Front Cell Dev Biol, 2021, 9: 9669354.

76. GILLOTAY P, SHANKAR M, HAERLINGEN B, et al. Single-cell transcriptome analysis reveals thyrocyte diversity in the zebrafish thyroid gland. EMBO Rep, 2020, 2112: 50612.

77. ZHAO L, TENG D, SHI X, et al. The effect of increased iodine intake on serum thyrotropin: a cross-sectional, chinese nationwide study. Thyroid, 2020, 3012: 1810-1819.

78. FAN J, ZHANG Y, ZHANG C, et al. Persistency of Thyroid Dysfunction from Early to Late Pregnancy. Thyroid, 2019, 2910: 1475-1484.

79. KOREVAAR TIM, MEDICI M, VISSER TJ, et al. Thyroid disease in pregnancy: new insights in diagnosis and clinical management. Nat Rev Endocrinol, 2017, 1310: 610-622.

80. FILIS P, HOMBACH-KLONISCH S, AYOTTE P, et al. Maternal smoking and high BMI disrupt thyroid gland development. BMC Med, 2018, 161: 194.

81. LUO J, WANG X, YUAN L, et al. Iron deficiency, a risk factor of thyroid disorders in reproductive-age and pregnant women: a systematic review and meta-analysis. Front Endocrinol (Lausanne), 2021, 12: 629831.

82. ZHANG X, HUELS A, MAKUCH R, et al. Association of exposure to ambient particulate matter with maternal thyroid function in early pregnancy. Environ Res, 2022, 214 (Pt 2): 113942.

83. DERAKHSHAN A, KORTENKAMP A, SHU H, et al. Association of per- and polyfluoroalkyl substances with thyroid homeostasis during pregnancy in the SELMA study. Environ Int, 2022, 167107420.

84. SUN J, TENG D, LI C, et al. Association between iodine intake and thyroid autoantibodies: a cross-sectional study of 7073 early pregnant women in an iodine-adequate region. J Endocrinol Invest, 2020, 431: 43-51.

85. FORHEAD AJ, FOWDEN AL. Thyroid hormones in fetal growth and prepartum maturation. J Endocrinol, 2014, 2213: 87-103.

86. DAVIES KL, CAMM EJ, ATKINSON EV, et al. Development and thyroid hormone dependence of skeletal muscle mitochondrial function towards birth. J Physiol, 2020, 59812: 2453-2468.

87. ZHANG C, YANG X, ZHANG Y, et al. Association between maternal thyroid hormones and birth weight at early and late pregnancy. J Clin Endocrinol Metab, 2019, 10412: 5853-5863.

88. SAMSUDDIN S, ARUMUGAM PA, MD AMIN MS, et al. Maternal lipids are associated with newborn adiposity, independent of GDM status, obesity and insulin resistance: a prospective observational cohort study. BJOG, 2020, 1274: 490-499.

89. CHEN KY, LIN SY, LEE CN, et al. Maternal Plasma Lipids During Pregnancy, Insulin-like Growth Factor-1, and Excess Fetal Growth. J Clin Endocrinol Metab, 2021, 1069: 3461-3472.

90. KNIGHT BA, SHIELDS BM, HATTERSLEY AT, et al. Maternal hypothyroxinaemia in pregnancy is associated

with obesity and adverse maternal metabolic parameters. Eur J Endocrinol, 2016, 1741: 51-57.

91. ZHOU J, DONG X, LIU Y, et al. Gestational hypothyroidism elicits more pronounced lipid dysregulation in mice than pre-pregnant hypothyroidism. Endocr J, 2020, 676: 593-605.

92. WANG Y, SUN F, WU P, et al. A prospective study of early-pregnancy thyroid markers, lipid species, and risk of gestational diabetes mellitus. J Clin Endocrinol Metab, 2022, 1072: 804-814.

93. ZOELLER RT, ROVET J. Timing of thyroid hormone action in the developing brain: clinical observations and experimental findings. J Neuroendocrinol, 2004, 1610: 809-818.

94. JANSEN TA, KOREVAAR TIM, MULDER TA, et al. Maternal thyroid function during pregnancy and child brain morphology: a time window-specific analysis of a prospective cohort. Lancet Diabetes Endocrinol, 2019, 78: 629-637.

95. RICHARD S, FLAMANT F. Regulation of T3 availability in the developing brain: the mouse genetics contribution. Front Endocrinol (Lausanne), 2018, 9: 265.

96. SCHIERA G, DI LIEGRO CM, DI LIEGRO I. Involvement of Thyroid Hormones in Brain Development and Cancer. Cancers (Basel), 2021, 13 (11): 2693.

97. WILLIAMS GR. Neurodevelopmental and neurophysiological actions of thyroid hormone. J Neuroendocrinol, 2008, 206: 784-794.

98. DIEZ D, MORTE B, BERNAL J. Single-cell transcriptome profiling of thyroid hormone effectors in the human fetal neocortex: expression of slco1c1, dio2, and thrb in specific cell types. Thyroid, 2021, 3110: 1577-1588.

99. KOREVAAR TI, MUETZEL R, MEDICI M, et al. Association of maternal thyroid function during early pregnancy with offspring IQ and brain morphology in childhood: a population-based prospective cohort study. Lancet Diabetes Endocrinol, 2016, 41: 35-43.

100. 单忠艳, 王临虹. 孕产期甲状腺疾病防治管理指南. 中国妇幼卫生杂志, 2022, 1304: 1-15.

101. ALEXANDER EK, PEARCE EN, BRENT GA, et al. 2017 Guidelines of the american thyroid association for the diagnosis and management of thyroid disease during pregnancy and the postpartum. Thyroid, 2017, 273: 315-389.

102. LAZARUS J, BROWN RS, DAUMERIE C, et al. 2014 European thyroid association guidelines for the management of subclinical hypothyroidism in pregnancy and in children. Eur Thyroid J, 2014, 32: 76-94.

103. 《妊娠和产后甲状腺疾病诊治指南》(第 2 版) 编撰委员会, 中华医学会内分泌学分会. 中华医学会围产医学分会妊娠和产后甲状腺疾病诊治指南 (第 2 版). 中华内分泌代谢杂志, 2019, 08: 636-665.

104. LABARRERE CA, DICARLO HL, BAMMERLIN E, et al. Failure of physiologic transformation of spiral arteries, endothelial and trophoblast cell activation, and acute atherosis in the basal plate of the placenta. Am J Obstet Gynecol, 2017, 216 (3): 287. e1-287. e16.

105. DROGE LA, PERSCHEL FH, STUTZ N, et al. Prediction of Preeclampsia-Related Adverse Outcomes With the sFlt-1 (Soluble fms-Like Tyrosine Kinase 1)/PlGF (Placental Growth Factor)-Ratio in the Clinical Routine: A Real-World Study. Hypertension, 2021, 77 (2): 461-471.

106. BURTON GJ, JAUNIAUX E. Pathophysiology of placental-derived fetal growth restriction. Am J Obstet Gynecol, 2018, 218 (2S): 745-761.

107. BROSENS I, BROSENS JJ, MUTER J, et al. Preeclampsia: the role of persistent endothelial cells in uteroplacental arteries. Am J Obstet Gynecol, 2019, 221 (3): 219-226.

108. MATEUS J, NEWMAN RB, ZHANG C, et al. Fetal growth patterns in pregnancy-associated hypertensive disorders: NICHD Fetal Growth Studies. Am J Obstet Gynecol, 2019, 221 (6): 635. e1-635. e16.

109. LIU Y, LI N, AN H, et al. Impact of gestational hypertension and preeclampsia on low birthweight and small-for-gestational-age infants in China: A large prospective cohort study. J Clin Hypertens (Greenwich), 2021, 23 (4): 835-842.

110. PILLIOD RA, PAGE JM, BURWICK RM, et al. The risk of fetal death in nonanomalous pregnancies affected by polyhydramnios. Am J Obstet Gynecol 2015, 213 (3): 410. e1-6.

111. 徐从剑, 华克勤. 实用妇产科学. 4 版. 北京: 人民卫生出版社, 2018.

112. 中华医学会妇产科学分会妊娠期高血压疾病学组. 妊娠期高血压疾病诊治指南. 中华妇产科杂志, 2020.

113. TAGLIAFERRO T, JAIN D, VANBUSKIRK S, et al. Maternal preeclampsia and respiratory outcomes in extremely premature infants. Pediatr Res, 2019, 85 (5): 693-696.

114. OKSLAG A, VAN WEISSENBRUCH M, MOL BW, et al. Preeclampsia; short and long-term consequences for mother and neonate. Early Hum Dev, 2016, 102: 47-50.

115. GORDIN D, FORSBLOM C, GROOP PH, et al. Risk factors of hypertensive pregnancies in women with diabetes and the influence on their future life. Ann Med, 2014, 46 (7): 498-502.

116. BARKER DJ, THORNBURG KL. The obstetric origins of health for a lifetime. Clin Obstet Gynecol, 2013, 56 (3): 511-519.

117. DAVIS EF, LAZDAM M, LEWANDOWSKI AJ, et al. Cardiovascular risk factors in children and young adults born to preeclamptic pregnancies: a systematic review. Pediatrics, 2012, 129 (6): 1552-1561.

118. TURBEVILLE HR, SASSER JM. Preeclampsia beyond pregnancy: long-term consequences for mother and child. Am J Physiol Renal Physiol, 2020, 318 (6): 1315-1326.

119. M T RÄTSEP AP, A F HICKMAN, B MASER, et al. Brain Structural and Vascular Anatomy Is Altered in Offspring of Pre-Eclamptic Pregnancies: A Pilot Study. AJNR Am J Neuroradiol, 2016,(37): 5.

120. RATSEP MT, HICKMAN AF, MASER B, et al. Impact of preeclampsia on cognitive function in the offspring. Behav Brain Res, 2016, 302: 175-181.

121. LEGRO RS, DRISCOLL D, STRAUSS 3RD JF, et al. Evidence for a genetic basis for hyperandrogenemia in polycystic ovary syndrome. Proc Natl Acad Sci USA, 1998, 95 (25): 14956-14960.

122. ESCOBAR-MORREALE HF. Polycystic ovary syndrome: definition, aetiology, diagnosis and treatment. Nat Rev Endocrinol, 2018, 14 (5): 270-284.

123. FRANKS S. Animal models and the developmental origins of polycystic ovary syndrome: increasing evidence for the role of androgens in programming reproductive and metabolic dysfunction. Endocrinology, 2012, 153 (6): 2536-538.

124. ABBOTT DH, KRAYNAK M, DUMESIC DA, et al. In utero androgen excess: a developmental commonality preceding polycystic ovary syndrome? Front Horm Res, 2019, 53: 1-17.

125. YE WT, XIE TT, SONG YL, et al. The role of androgen and its related signals in PCOS. J Cell Mol Med, 2021, 25 (4): 1825-1837.

126. FILIPPOU P, HOMBURG R. Is foetal hyperexposure to androgens a cause of PCOS? Hum Reprod Update, 2017, 23 (4): 421-432.

127. SIR-PETERMANN T, MALIQUEO M, ANGEL B, et al. Maternal serum androgens in pregnant women with polycystic ovarian syndrome: possible implications in prenatal androgenization. Hum Reprod, 2002, 17 (10): 2573-2579.

128. CAANEN MR, KUIJPER EA, HOMPES PG, et al. Mass spectrometry methods measured androgen and estrogen concentrations during pregnancy and in newborns of mothers with polycystic ovary syndrome. Eur J Endocrinol, 2016, 174 (1): 25-32.

129. DAAN NM, KOSTER MP, STEEGERS-THEUNISSEN RP, et al. Endocrine and cardiometabolic cord blood characteristics of offspring born to mothers with and without polycystic ovary syndrome. Fertil Steril, 2017, 107 (1): 261-268.

130. BARRY JA, KAY AR, NAVARATNARAJAH R, et al. Umbilical vein testosterone in female infants born to mothers with polycystic ovary syndrome is elevated to male levels. J Obstet Gynaecol, 2010, 30 (5): 444-446.

131. MALIQUEO M, LARA HE, SÁNCHEZ F, et al. Placental steroidogenesis in pregnant women with polycystic ovary syndrome. Eur J Obstet Gynecol Reprod Biol, 2013, 166 (2): 151-155.

132. KALLEN CB. Steroid hormone synthesis in pregnancy. Obstet Gynecol Clin North Am, 2004, 31 (4): 795-816.

133. JONES MR, GOODARZI MO. Genetic determinants of polycystic ovary syndrome: progress and future directions. Fertil Steril, 2016, 106 (1): 25-32.

134. CALDWELL ASL, MIDDLETON LJ, JIMENEZ M, et al. Characterization of reproductive, metabolic, and endocrine features of polycystic ovary syndrome in female hyperandrogenic mouse models. Endocrinology, 2014, 155 (8): 3146-3159.

135. ABRUZZESE GA, CRISOSTO N, KEMPINAS WDG, et al. Developmental programming of the female neuroendocrine system by steroids. J Neuroendocrinol, 2018, 30 (10): 12632.

136. STENER-VICTORIN E, MANTI M, FORNES R, et al. Origins and impact of psychological traits in polycystic ovary syndrome. Med Sci (Basel), 2019, 7 (8): 86.

137. WANG FF, XIE NN, ZHOU J, et al. Molecular mechanisms underlying altered neurobehavioural development of female offspring of mothers with polycystic ovary syndrome: FOS-mediated regulation of neurotrophins in placenta. EBioMedicine, 2020, 60: 102993.

138. ZHANG DJ, CONG J, SHEN HH, et al. Genome-wide identification of aberrantly methylated promoters in ovarian tissue of prenatally androgenized rats. Fertil Steril, 2014, 102 (5): 1458-1467.

139. JAHROMI MS, HILL JW, TEHRANI FR, et al. Hypomethylation of specific CpG sites in the promoter region

of steroidogeneic genes (GATA6 and StAR) in prenatally androgenized rats. Life Sci, 2018, 207: 105-109.

140. QIN YL, LI T, ZHAO H, et al. Integrated transcriptomic and epigenetic study of PCOS: impact of map3k1 and map1lc3a promoter methylation on autophagy. Front Genet, 2021, 12: 620241.

141. MANN A, SAGILI H, SUBBAIAH M. Pregnancy outcome in women with polycystic ovary syndrome. J Obstet Gynaecol India, 2020, 70 (5): 360-365.

142. ABRUZZESE GA, SILVA AF, VELAZQUEZ ME, et al. Hyperandrogenism and Polycystic ovary syndrome: Effects in pregnancy and offspring development. WIREs Mech Dis, 2022, 14 (5): 1558.

143. KUMAR S, GORDON SK, ABBOTT DH, et al. Androgens in maternal vascular and placental function: implications for preeclampsia pathogenesis. Reproduction, 2018, 156 (5): 155-167.

144. PEREZ-SEPULVEDA A, MONTEIRO LJ, DOBIER-ZEWSKA A, et al. Placental aromatase is deficient in placental ischemia and preeclampsia. PLoS One. 2015, 10 (10): e0139682.

145. CARLSEN SM, ROMUNDSTAD P, JACOBSEN G. Early second-trimester maternal hyperandrogenemia and subsequent preeclampsia: a prospective study. Acta Obstet Gynecol Scand, 2005, 84 (2): 117-121.

146. SHAO X, LIU Y, LIU M, et al. Testosterone represses estrogen signaling by upregulating miR-22: a mechanism for imbalanced steroid hormone production in preeclampsia. Hypertension, 2017, 69 (4): 721-730.

147. THADHANI R, WOLF M, HSU-BLATMAN K, et al. First-trimester sex hormone binding globulin and subsequent gestational diabetes mellitus. Am J Obstet Gynecol, 2003, 189 (1): 171-176.

148. BASIL B, OGHAGBON EK, MBA IN, et al. First trimester sex hormone-binding globulin predicts gestational diabetes mellitus in a population of Nigerian women. J Obstet Gynaecol, 2022.

149. UZELAC PS, LI X, LIN J, et al. Dysregulation of leptin and testosterone production and their receptor expression in the human placenta with gestational diabetes mellitus. Placenta, 2010, 31 (7): 581-588.

150. SUN M, MALIQUEO M, BENRICK A, et al. Maternal androgen excess reduces placental and fetal weights, increases placental steroidogenesis, and leads to long-term health effects in their female offspring. Am J Physiol Endocrinol Metab, 2012, 303 (11): 1373-1385.

151. HUANG G, ARONER SA, BAY CP, et al. Sex-dependent associations of maternal androgen levels with offspring BMI and weight trajectory from birth to early childhood. J Endocrinol Invest, 2021, 44 (4): 851-863.

152. MANIKKAM M, STECKLER TL, WELCH KB, et al. Fetal programming: prenatal testosterone treatment leads to follicular persistence/luteal defects; partial restoration of ovarian function by cyclic progesterone treatment. Endocrinology, 2006, 147 (4): 1997-2007.

153. URTON GJ, JAUNIAUX E. Pathophysiology of placental-derived fetal growth restriction. Am J Obstet Gynecol, 2018, 218 (2S): 745-761.

154. ZUR RL, KINGDOM JC, PARKS WT, et al. The Placental Basis of Fetal Growth Restriction. Obstet Gynecol Clin North Am, 2020, 47 (1): 81-98.

155. SATHISHKUMAR K, ELKINS R, CHINNATHAMBI V, et al. Prenatal testosterone-induced fetal growth restriction is associated with down-regulation of rat placental amino acid transport. Reprod Biol Endocrinol, 2011, 9: 110.

156. MAKIEVA S, SAUNDERS PTK, NORMAN JE. Androgens in pregnancy: roles in parturition. Hum Reprod Update, 2014, 20 (4): 542-559.

157. LI YL, RUAN XY, WANG HS, et al. Comparing the risk of adverse pregnancy outcomes of Chinese patients with polycystic ovary syndrome with and without antiandrogenic pretreatment. Fertil Steril, 2018, 109 (4): 720-727.

158. HOUTEN EL, KRAMER P, MCLUSKEY A, et al. Reproductive and metabolic phenotype of a mouse model of PCOS. Endocrinology, 2012, 153 (6): 2861-2869.

159. PARIS VR, EDWARDS MC, AFLATOUNIAN A, et al. Pathogenesis of reproductive and metabolic PCOS traits in a mouse model. J Endocr Soc, 2021, 5 (6): bvab060.

160. HOTCHKISS AK, LAMBRIGHT CS, OSTBY JS, et al. Prenatal testosterone exposure permanently masculinizes anogenital distance, nipple development, and reproductive tract morphology in female Sprague-Dawley rats. Toxicol Sci, 2007, 96 (2): 335-345.

161. HAKIM C, PADMANABHAN V, VYAS AK. Gestational hyperandrogenism in developmental programming. Endocrinology, 2017, 158 (2): 199-212.

162. TEHRANI FR, NOROOZZADEH M, ZAHEDIASL S, et al. The time of prenatal androgen exposure affects development of polycystic ovary syndrome-like phenotype in adulthood in female rats. Int J Endocrinol Metab, 2014, 12 (2): 16502.

163. FRANKS S, STARK J, HARDY K. Follicle dynamics and anovulation in polycystic ovary syndrome. Hum

Reprod Update, 2008, 14 (4): 367-378.

164. CARDOSO RC, PADMANABHAN V. Prenatal steroids and metabolic dysfunction: lessons from sheep. Annu Rev Anim Biosci, 2019, 7: 337-360.

165. PADMANABHAN V, MANIKKAM M, RECABARREN S, et al. Prenatal testosterone excess programs reproductive and metabolic dysfunction in the female. Mol Cell Endocrinol, 2006, 246 (1-2): 165-174.

166. PADMANABHAN V, VEIGA-LOPEZ A. Reproduction symposium: developmental programming of reproductive and metabolic health. J Anim Sci, 2014, 92 (8): 3199-3210.

167. JAHROMI MS, TEHRANI FR, NOROOZZADEH M, et al. Elevated expression of steroidogenesis pathway genes; CYP17, GATA6 and StAR in prenatally androgenized rats. Gene, 2016, 593 (1): 167-171.

168. JAHROMIMS, TEHRANI FR, HILL JW, et al. Alteration in follistatin gene expression detected in prenatally androgenized rats. Gynecol Endocrinol, 2017, 33 (6): 433-437.

169. NOROOZZADEH M, JAHROMI S, GHOLAMI H, et al. Ovarian expression of follicle stimulating hormone and activin receptors genes in a prenatally-androgenized rat model of polycystic ovary syndrome in adulthood. Mol Biol Rep, 2022, 49 (8): 7765-7771.

170. ZHOU Y, ZHANG AH, GONG M, et al. Maternal testosterone excess contributes to reproductive system dysfunction of female offspring mice. Endocrinology, 2020, 161 (5): bqz011.

171. FERREIRA SR, GOYENECHE AA, HEBER MF, et al. Prenatally androgenized female rats develop uterine hyperplasia when adult. Mol Cell Endocrinol, 2020, 499: 110610.

172. FINNBOGADÓTTIR SK, GLINTBORG D, JENSEN TK, et al. Insulin resistance in pregnant women with and without polycystic ovary syndrome, and measures of body composition in offspring at birth and three years of age. Acta Obstet Gynecol Scand, 2017, 96 (11): 1307-1314.

173. BELL GA, SUNDARAM R, MUMFORD SL, et al. Maternal polycystic ovarian syndrome and offspring growth: the Upstate KIDS Study. J Epidemiol Community Health, 2018, 72 (9): 852-855.

174. GUNNING MN, RIJN BB, BEKKER MN, et al. Associations of preconception Body Mass Index in women with PCOS and BMI and blood pressure of their offspring. Gynecol Endocrinol, 2019, 35 (8): 673-678.

175. SHERMAN SB, SARSOUR N, SALEHI M, et al. Prenatal androgen exposure causes hypertension and gut microbiota dysbiosis. Gut Microbes, 2018, 9 (5): 400-421.

176. YAN XN, DAI XN, WANG J, et al. Prenatal androgen excess programs metabolic derangements in pubertal female rats. J Endocrinol, 2013, 217 (1): 119-129.

177. NICOL LE, O'BRIEN TD, DUMESIC DA, et al. Abnormal infant islet morphology precedes insulin resistance in PCOS-like monkeys. PLoS One, 2014, 9 (9): 106527.

178. RISAL S, PEI Y, LU HJ, et al. Prenatal androgen exposure and transgenerational susceptibility to polycystic ovary syndrome. Nat Med, 2019, 25 (12): 1894-1904.

179. Zhang HL, Yi M, Li D, et al. Transgenerational Inheritance of Reproductive and Metabolic Phenotypes in PCOS Rats. Front Endocrinol (Lausanne), 2020, 11: 144.

180. VYAS AK, HOANG V, PADMANABHAN V, et al. Prenatal programming: adverse cardiac programming by gestational testosterone excess. Sci Rep, 2016, 6: 28335.

181. BLESSON CS, CHINNATHAMBI V, HANKINS CD, et al. Prenatal testosterone exposure induces hypertension in adult females via androgen receptor-dependent protein kinase Cδ-mediated mechanism. Hypertension, 2015, 65 (3): 683-690.

182. SATHISHKUMAR K, ELKINS R, YALLAMPALLI U, et al. Fetal programming of adult hypertension in female rat offspring exposed to androgens in utero. Early Hum Dev, 2011, 87 (6): 407-414.

183. WILDE MA, EISING JB, GUNNING MN, et al. Cardiovascular and metabolic health of 74 children from women previously diagnosed with polycystic ovary syndrome in comparison with a population-based reference cohort. Reprod Sci, 2018, 25 (10): 1492-1500.

184. JONKER SS, LOUEY S, ROSELLI CE. Cardiac myocyte proliferation and maturation near term is inhibited by early gestation maternal testosterone exposure. Am J Physiol Heart Circ Physiol, 2018, 315 (5): 1393-1401.

185. HOU M, GU HC, WANG HH, et al. Prenatal exposure to testosterone induces cardiac hypertrophy in adult female rats through enhanced Pkcδ expression in cardiac myocytes. J Mol Cell Cardiol, 2019, 128: 1-10.

186. MANTI M, FORNES R, PIRONTI G, et al. Maternal androgen excess induces cardiac hypertrophy and left ventricular dysfunction in female mice offspring. Cardiovasc Res, 2020, 116 (3): 619-632.

187. CESTA CE, ÖBERG AS, IBRAHIMSON A, et al. Maternal polycystic ovary syndrome and risk of neuropsychiatric disorders in offspring: prenatal androgen exposure or genetic confounding? Psychol Med, 2020, 50 (4): 616-624.

188. KOSIDOU K, DALMAN C, WIDMAN L, et al. Maternal polycystic ovary syndrome and the risk of autism spectrum disorders in the offspring: a population-based nationwide study in Sweden. Mol Psychiatry, 2016, 21 (10): 1441-1448.

189. KOSIDOU K, DALMAN C, WIDMAN L, et al. Maternal polycystic ovary syndrome and risk for attention-deficit/hyperactivity disorder in the offspring. Biol Psychiatry, 2017, 82 (9): 651-659.

190. DALGAARD CM, ANDERSEN MS, JENSEN RC, et al. Maternal polycystic ovary syndrome and attention deficit hyperactivity disorder in offspring at 3 years of age: Odense Child Cohort. Acta Obstet Gynecol Scand, 2021, 100 (11): 2053-2065.

191. ROBINSON SL, GHASSABIAN A, SUNDARAM R, et al. The associations of maternal polycystic ovary syndrome and hirsutism with behavioral problems in offspring. Fertil Steril, 2020, 113 (2): 435-443.

192. CHEN XX, KONG LH, PILTONEN TT, et al. Association of polycystic ovary syndrome or anovulatory infertility with offspring psychiatric and mild neurodevelopmental disorders: a Finnish population-based cohort study. Hum Reprod, 2020, 35 (10): 2336-2347.

193. BERNI TR, MORGAN CL, BERNI ER, et al. Polycystic ovary syndrome is associated with adverse mental health and neurodevelopmental outcomes. J Clin Endocrinol Metab, 2018, 103 (6): 2116-2125.

194. MANTI M, FORNES R, QI XJ, et al. Maternal androgen excess and obesity induce sexually dimorphic anxiety-like behavior in the offspring. FASEB J, 2018, 32 (8): 4158-4171.

195. RISAL S, MANTI M, LU HJ, et al. Prenatal androgen exposure causes a sexually dimorphic transgenerational increase in offspring susceptibility to anxiety disorders. Transl Psychiatry, 2021, 11 (1): 45.

第六章

胎儿宫内生长及其追踪

第一节　大于胎龄儿与巨大儿

一、流行病学

大于胎龄儿（large for gestational age，LGA）的定义是出生体重（birth weight，BW）高于同胎龄儿体重的第 90 百分位数。但是，也有人建议将其定义为出生体重高于同胎龄儿体重的第 97 百分位数（比平均值高 2 个标准差），因为后者可以更准确地描述死亡风险和围生期并发症最高的婴儿。按照美国单胎活产婴儿的参考标准，胎龄 40 周的婴儿，出生体重的第 90 百分位数为 4 000g，第 97 百分位数为 4 400g。大于胎龄儿特别是足月或过期产儿，发生围生期并发症及远期代谢综合征的风险增高。

巨大儿是指胎儿无论胎龄为多少，当出生体重超过特定阈值诊断即可确立。以往的阈值为 4 000g，美国妇产科医师学会（American College of Obstetricians and Gynecologists，ACOG）建议使用 4 500g 作为诊断巨大儿的阈值，因为超过这一阈值后并发症发生率会明显上升。

发达国家巨大儿的发生率在过去的 20~30 年，从 5%~20% 增加至 15%~25%，主要归因于母亲的肥胖和糖尿病增加。尽管关于发展中国家巨大儿患病率变化的数据很少，但中国的一项研究指出，巨大儿患病率从 1994 年的 6.0% 增加至 2005 年的 7.8%。

虽然胎儿体重增加和宫内生长的机制尚未完全明确，但胎儿过度生长的原因可能是输送到胎儿的营养素增加，这与宫内环境因素、遗传因素及两者的交互作用有关。

（一）遗传因素

LGA 的发生具有种族差异性。

研究发现，与非洲裔婴儿相比，拉丁美洲裔婴儿出现巨大儿的风险更高（19% *vs.* 50%）。LGA 还具有家族特性，与出生时为适于胎龄儿的母亲相比，出生时为 LGA 的母亲娩出 LGA 的可能性更大。此外，巨大儿可能是某些遗传综合征的一个特征表型，即早期过度生长导致的 LGA，包括贝拉尔迪内利 - 赛普先天性脂肪营养障碍、Weaver 综合征、Sotos 综合征、过度生长综合征和贝 - 维综合征等。

（二）宫内环境因素

母亲为糖尿病、肥胖或孕期体重过度增加者，其娩出 LGA 的可能性更大。首先，糖尿病母亲的婴儿（infants of diabetic mothers，IDMs）中巨大儿较常见，特别是当母亲的糖尿病控制不良时。此时，向胎儿输送的营养素过多，胎儿会出现高胰岛素血症和高血糖，从而导致生长加速。糖尿病母亲的巨大儿中有时可存在不成比例的生长伴出生重量指数（ponderal index）增加，与非糖尿病母亲的巨大儿相比，前者的上肢皮褶更厚、体脂含量更高、胸头比例和肩头比例更大。这种不成比例的巨大儿极大增加了产伤的风险，特别是肩难产的风险。此外，分娩 LGA 的风险随母亲孕前体重的增加呈线性上升。其次，母亲孕期体重增加过多也可导致巨大儿。在孕前 BMI 正常的女性中，孕期体重增加 15.9kg 以上者分娩 LGA 的风险是体重增加 11.3~15.9kg 者的 2.5 倍。

（三）表观遗传因素

胎盘表观遗传学改变可能会加速胎儿的生长。

（四）其他因素

包括高龄产妇、经产妇、男性婴儿、过期妊娠、母亲的出生体重超过 4 000g 和 LGA 分娩史。

二、产前诊断

二维超声检查是诊断 LGA 和巨大儿的标准方法。Hadlock 公式包含了腹围（abdominal circumference，AC）、头围（head circumference，HC）和股骨长（femur length，FL）的测量值，能提供有用信息。

（一）超声检查

1. 估计胎儿体重　超声检查常涉及多个计量生物学参数的测量，将这些参数代入公式计算估计胎儿体重（estimated fetal weight，EFW）。最常组合应用的参数是双顶径（biparietal diameter，BPD）、股骨长、腹围和头围。最常用的公式是 Hadlock 公式和 Shepard 改良的 Warsof 公式。大部分超声设备的组件包包含这些公式：

（1）Hadlock 公式：

$Log_{10}BW = 1.359\,8 + 0.051(AC) + 0.184\,4(FL) - 0.003\,7(AC \times FL)$，或 $Log_{10}BW = 1.478\,7 + 0.001\,837(BPD)^2 + 0.045\,8(AC) + 0.158(FL) - 0.003\,343(AC \times FL)$。

（2）Shepard 公式：

$Log_{10}BW = -1.749\,2 + 0.166(BPD) + 0.046$（AC）$- [2.646(AC \times BPD)/100]$。

2. 腹围　评估巨大儿风险的最重要参数：单凭腹围为 35~38cm 就可以预测巨大儿。腹围是在经肝脏特定平面上测量的，因为肝脏大小的变化可反映胎儿生长发育的异常。采用二维测量或椭圆评估得到的腹围测量值同样准确。如果腹围＞第 90 百分位数或比胎龄超前 2~3 周，即使胎儿体重正常，也可能是巨大儿已经出现或即将出现的早期提示。超声评估发现腹围值偏大时，应在 3~4 周后再次评估胎儿，尤其是对于糖尿病孕妇。通常在 2 次连续超声检查提示腹围值偏大后即可预测巨大儿的发生。如果腹围值仍然＜第 90 百分位数，那么增加超声检查的频率并不能提高预测价值。从 21~22 孕周开始持续动态评估腹围的增长速率，也可以帮助预测巨大儿。

（二）非超声方法

1. 体格检查　可通过孕妇腹部（如 Leopold 触诊手法）简单触诊胎儿和 / 或测量宫底高度（从耻骨联合上方至子宫底最高点的距离）估计胎儿的体重。检查时孕妇取仰卧位且排空膀胱。尽管耻骨联合 - 宫底测量结合 Leopold 触诊手法价格低廉且简单易学，但相关的前瞻性研究显示，此方法预测巨大儿的阳性预测值仅为 28%~53%，敏感性只有 10%~43%。所以，对于普通产科人群而言，通过该临床方法在产前诊断巨大儿的能力有限，但在风险较高人群中仍具有诊断价值。

2. MRI 与二维超声检查　理论上，MRI 是评估巨大儿的更优技术，因为其评估脂肪组织的效果要优于超声。已有研究评估了用 MRI 估算 EFW，结果发现这种基于胎儿身体总体积测量的方法表现要优于二维超声。一项荟萃分析纳入对比 MRI 与二维超声用于预测出生体重＞第 90 百分位数或＞4 000g 的研究，研究发现 MRI 估算的胎儿体重敏感性比二维超声更高（93% *vs.* 56%），但 MRI 估算的胎儿体重敏感性未显著高于二维超声测量的 AC＞35cm（93% *vs.* 80%）。另一项前瞻性研究纳入 2 000 多例孕妇，比较了在 36 孕周时分别利用 MRI 和二维超声测量的胎儿体重，当假阳性率固定为 5% 时，对于出生体重 ≥ 第 95 百分位数的婴儿，MRI 的检出率为 80%（阴性和阳性预测值分别为 99% 及 42%），超声的检出率为 59.1%（阴性和阳性预测值分别为 98% 及 35.4%）。

3. 新型生物标志物检测 已有研究显示，在巨大儿的胎盘中，有几种 RNAs（MicroRNAs、miRNAs）的表达水平显著明显升高，miRNAs 可能和胎盘生长和发育有关，可影响胎儿体型和生长。其他有望帮助预测巨大儿的生物标志物包括母亲血糖相关标志物，如葡萄糖和 1,5- 脱水山梨醇，以及目前认为参与胎盘营养素转运的激素，如胰岛素样生长因子 -1 和脂联素。

三、并发症及潜在长期影响

（一）并发症

巨大儿和 LGA 不仅显著增加了孕产妇并发症的发生率，如产后出血和急诊剖宫产，其自身各种不良结局的风险也大大增加，常见的不良结局包括：

1. 产伤 巨大儿容易发生产伤和肩难产，包括锁骨骨折和臂丛神经损伤。对于 LGA，阴道分娩中产伤的发生率高于剖宫产。在一项大型病例系列研究中，LGA（出生体重为 4 500~5 000g）经阴道分娩发生产伤的可能性是剖宫产的 3 倍（9.3% *vs.* 2.6%）。

2. 呼吸窘迫 LGA 发生呼吸窘迫的概率比 AGA 高。这主要归因于 LGA 发生新生儿呼吸窘迫综合征（respiratory distress syndrome，RDS）的风险较高，尤其是 IDMs，因其早产发生率的增加。LGA 中剖宫产的发生率更高，这似乎增加了新生儿短暂性呼吸增快的风险。胎粪吸入是 LGA 常见的呼吸系统并发症，可能与围生期呼吸抑制的风险增加有关。

3. 低血糖 出生后由于胎盘葡萄糖供应中断，LGA 易发生低血糖。荷兰全国围生期登记处 1997—2002 年的数据显示，在所有 LGA 和非糖尿病母亲的 LGA 中，低血糖的发病率分别为 19% 和 15%，而上述人群中分别有 0.3% 和 0.2% 的患儿发生了低血糖所致癫痫发作。另一项大型病例系列研究对 887 例德国 LGA 新生儿（出生体重 > 第 90 百分位数），进行生后早期的血糖监测，发现 16% 的 LGA 在出生后的 24 小时内发生了低血糖（血糖水平 <40mg/dl）。

4. 红细胞增多症 与 AGA 相比，非糖尿病母亲和糖尿病母亲的 LGA 都更容易发生红细胞增多症。红细胞增多的发病机制可能是高胰岛素血症和高血糖引发的氧化需求增加引起胎儿相对缺氧，从而导致促红细胞生成素的生成增加，最终导致红细胞增多。

5. 围生期窒息 巨大儿发生围生期窒息的风险较高，特别是 IDMs。LGA 中围生期窒息风险增加的间接证据为，与 AGA 婴儿相比，LGA 更常出现 Apgar 评分较低。相关因素为胎儿高胰岛素血症和高血糖导致的宫内氧利用增加（尤其是对于 IDMs），以及肩难产相关的分娩并发症。

（二）潜在长期影响

从长远来看，巨大儿更有可能并发儿童期、青春期和成年后的肥胖，以及成年期的代谢综合征和心血管疾病。

四、新生儿管理

LGA 的新生儿管理内容包括筛查和治疗巨大儿相关的并发症，尽可能明确生长过度的病因，并提供常规新生儿护理。在分娩前，应根据母亲病史、分娩方式、胎龄、预期出生体重，以及是否存在临产并发症或先天性异常等，评估是否需要新生儿复苏。出生后立即进行新生儿常规护理，包括擦干皮肤、清除气道分泌物及保暖，根据心率、肌张力、呼吸用力程度和检查是否存在遗传综合征及重大先天异常来对婴儿的临床状态进行快速评估。根据这些初始评估结果确定是否需要进一步干预。如果婴儿不需要额外复苏，应在产房内将婴儿交给母亲进行母婴皮肤接触，并开始母乳喂养。分娩 LGA 后应尽快喂养以避免低血糖的发生。从产房转出后的进一步评估包括全面的检查，以确定有无任何潜在的先天性缺陷、产伤（锁骨骨折或臂丛神经损伤、围生期呼吸抑制等）或遗传综合征。应在出生后几个小时内进行红细胞增多症和低血糖的实验室筛查。如没有需要进一步干预的重要并发症，则提供常规的新生儿护理。

五、研究成果

笔者团队前期进行了一系列关于 LGA 的研

究。其中一项研究纳入足月单胎活产的 LGA 共3 316 例，根据 LGA 婴儿生后生长轨迹的下降程度，分为无下降组（7 岁时 BMI 仍高于第 85 百分位数）、中等下降组（7 岁时 BMI 位于第 60~85 百分位数），以及明显下降组（7 岁时 BMI 高于第 30~55 百分位数）。与 AGA 相比，无下降组 LGA 婴儿 7 岁时肥胖和高血压风险明显升高，而明显下降组 LGA 婴儿的生长受限和低智商（intelligence quotient，IQ）的风险明显升高；而中度下降组 LGA 婴儿 7 岁时肥胖、生长受限、低智商和高血压的风险均较低。该研究结果提示中度下降组 LGA 婴儿发生儿童期不良结局的风险较低。我们还发现具有高危轨迹的儿童（即 1~4 岁的 BMI 高于第 85 百分位数）与随后的超重 / 肥胖显著相关，并建立了一个基于出生时的 4 种代谢物（酪氨酸、甘氨酸、辛烯酰肉碱和硬脂酰肉碱），结合性别、出生体重和母亲孕前 BMI 建立的预测模型，能够在出生后早期识别将来可能出现超重 / 肥胖发生的高危儿童，这些数据表明，婴儿期是肥胖易感性的关键窗口，干预应在这一时期内开始。另一项研究发现，母亲孕早期和孕中期服用阿司匹林可使 7 岁时儿童的高收缩血压的风险降低 11% 及 7%，高舒张压的风险降低 29% 及 13%，提示孕期服用阿司匹林可能对儿童期血压有长期益处，尤其是舒张压。

第二节　胎儿生长受限与小于胎龄儿

一、流行病学

因遗传或环境因素导致胎儿未完全达到宫内生长潜能的胎儿被定义为胎儿生长受限（fetal growth restriction，FGR），又称宫内生长受限（intrauterine growth restriction，IUGR），相比于宫内生长正常的婴儿，前者出现严重并发症和死亡的风险增加。有几个术语已用于描述出生体重（birth weight，BW）低于同胎龄体重的婴儿，包括胎儿（宫内）生长受限和小于胎龄儿（small for gestational age，SGA）。虽然很多 SGA 婴儿存在 FGR，但也有许多 SGA 为健康小样儿，FGR 也可表现为适于胎龄儿（appropriate for gestational age，AGA）或 LGA，因此这两个术语并非同义词。

1. 胎儿生长受限　是指胎儿因遗传或环境因素而未达到预期的宫内生长潜能，定义为估计胎儿体重<第 10 百分位数。临床上，大多数 FGR 婴儿因其出生体重低于同胎龄儿体重第 10 百分位数的 SGA 而被发现。中度 FGR 定义为出生体重在第 3~10 百分位数，重度 FGR 定义为出生体重<第 3 百分位数。FGR 婴儿可分为：①匀称型 FGR：患儿身长、头围和身体成比例受累，各器官功能均有不同程度的减退，占 FGR 病例的 20%~30%。匀称型 FGR 通常始于妊娠早期，常因染色体异常或先天性感染等内在因素，以及早期发育时营养供给降低所致。②非匀称型 FGR：患儿的生长受限不成比例，头围正常，身长稍短，体重受到的影响最大，占 FGR 病例的 70%~80%。非匀称型 FGR 通常始于中期妊娠的后期或晚期妊娠，这时胎儿营养素减少使脂肪和糖原储备减少，但允许脑部继续生长。

2. 体重指数　出生体重参数并不是 FGR 的敏感性检测指标。体重指数（ponderal index，PI）是检测 FGR 的有用工具，尤其是在非匀称型 FGR 婴儿中。PI 是指体重与身长的比值，表示为：$PI = [体重(g) \times 100] \div [身长(cm)]^3$。正常生长情况下，胎龄在 30~37 周时 PI 指数逐渐增高，继而保持恒定。骨骼肌和脂肪组织是体重的主要构成部分，这两者的生长降低会引起 PI 变小。PI<第 10 百分位数提示胎儿营养不良；PI<第 3 百分位数则表示严重消瘦。FGR 的检测中也会使用其他身体比例比值，如体重与头围、身长或腹围的比值，或者股骨长与腹围的比值。

3. 小于胎龄儿　SGA 通常定义为出生体重低于胎龄别体重的第 10 百分位数。但是该定义不能区分体质上正常的小体型 SGA 婴儿与生长受限且小体型的婴儿。体质性小体型婴儿是指因体质性因素引起的仅出生体重小于第 10 百分位数的正常婴儿。体质性因素包括母亲种族、体重、身高和产次。这些小体型婴儿发生并发症和围生期死亡的风险并未增加。SGA 的另一种定义是出生体重和 / 或身长较相应胎龄婴儿的平均值低 2 个标准差以上。

FGR 的发生率在不同人群中各不相同，胎龄越小发病率越高。在发达国家约有 10% 的足月儿为 SGA，但在资源有限国家该比例高达 20%。2012 年，儿童健康流行病学参比组（Child Health Epidemiology Reference Group，CHERG）的一项研究报道了在低收入和中等收入国家 SGA 占活产儿的19.3%，该研究是基于 14 个出生队列和 21 世纪国际胎儿与新生儿生长研究合作组织（International Fetal and Newborn Growth Consortium for the 21st Century，INTERGROWTH-21st）的出生体重标准。SGA 在早产儿中的发病率文献报道的差异较大。美国国立儿童健康与人类发展研究所（National Institute of Child Health and Human Development，NICHHD）新生儿研究网络数据库显示，4 438 例出生体重为 500~1 500g 的婴儿中，SGA 的发生率为 22%。而一项规模更大的研究纳入了 20 000 例胎龄为 25~30 周的极低体重儿（very low birth weight，VLBW，出生体重<1 500g），结果发现 SGA 的发生率只有 9%。

FGR 胎儿的营养供给受损，胎儿为增加存活概率，会有如下反应：减少总体型的大小、加速肺的成熟、增加红细胞的生成，以及保留脑部的生长。胎儿将血流从不太重要的器官重新分配至心、脑部、胎盘和肾上腺。总体脂、骨矿含量和瘦体重均减少，导致严重 FGR 婴儿呈现消瘦面容。由于其肌肉质量减少，因此氮和蛋白质的含量较低。此外，胎儿血浆胰岛素及葡萄糖浓度较低，致肝脏及骨骼肌的糖原含量减少。

FGR 可由母体、胎盘及胎儿因素导致，但是至少 40% 的 FGR 婴儿未发现存在基础病因。在发现基础病因的婴儿中，约有 1/3 的 FGR 由遗传性疾病导致，2/3 与宫内环境相关。

二、产前诊断

（一）筛查试验

1. 选择性测定耻骨联合 - 宫底距离　采用卷尺测量耻骨联合上缘至子宫底顶部的距离，该技术广泛用于产前筛查 FGR，还可用于检测导致胎儿大小 / 孕龄不一致的其他疾病。如发现此测量距离与相应孕龄的预期值不一致，需初次怀疑 FGR。已采用多种方法定义这种不一致：最常用的标准是宫高（厘米）至少比相应孕龄（周）预期数值减少 3。另一种定义方法是孕龄别宫高低于第 3 或第 10 百分位数：INTERGROWTH-21 世纪国际计划发布的耻骨联合 - 宫底距离测定标准，是基于 8 个营养良好的城市健康女性人群，确定了宫高的第 3、第 10、第 50、第 90 和第 97 百分位数。临床上，通过测量宫高来筛查 FGR 仍存在争议。可能影响敏感性的因素包括母亲 BMI、种族、产次和膀胱容积。

2. 超声普查　常规实施超声普查是筛查 FGR 的另一种方法。筛查的次数和时机尚未达成共识。通常，若在妊娠 18~22 周胎儿解剖学检查之后安排 2 次筛查，则大约安排在妊娠 32 周和 36 周。若只筛查 1 次，则安排在妊娠 32~36 周，接近 36 周的预测效能较高。

（二）诊断

超声 EFW<胎龄别第 10 百分位数或腹围<相应胎龄的第 10 百分位数是诊断 FGR 的最佳检测结果。

（三）生物学测量指标

1. 腹围　胎儿生长受损时，由于因糖原耗竭导致肝脏体积减小和腹部脂肪组织耗竭，胎儿腹围小于预期。腹围减小是提示 FGR 的最具敏感性的单一生物学测量指标。腹围较小也与 FGR 并发症有关：腹围小于胎龄别第 5 百分位数时，更容易出现酸血症和缺氧的生化标志物。

2. 生物学测量指标比值　股骨长度 / 腹围比值和头围 / 腹围比值已用于识别 FGR，这些比值对预测非匀称型 FGR 的敏感性最佳。子宫胎盘功能不全相关的 FGR 常为非匀称型，而其他病因相关的 FGR 常为匀称型，因此胎儿生物学测量指标比值预测前者的效果优于后者。

3. 头围 / 腹围比值　头围 / 腹围比值在整个妊娠期呈线性减小；如果比值大于同胎龄别平均值 2 个标准差以上，则认为异常。一项前瞻性研究采用头围 / 腹围比值检测子宫胎盘功能不全所致的非匀称型 FGR，结果显示 79% 的胎儿该比值正常，其在出生时均无 FGR；其余 21% 的胎儿该比值异常且均正确诊断为 FGR。在各种病因所致 FGR 的群体中，头围/腹围比值异常的阴性预测值、阳性预测值、特异性、敏感性分别为 72%、67%、90% 和 36%。头围/腹围比值升高的胎儿并非都是非匀称型 FGR。由头颅任何部分增大或颅内压增高引起的大头畸形也可造成头围/腹围比值升高，故应予以排除。

4. 股骨长度/腹围比值　可使用与体重和长度均相关的胎儿生物学测量参数股骨长度/腹围比值来预测 FGR，该指标在妊娠后半期生长正常的胎儿中与胎龄无关。据报道，股骨长度/腹围比值>23.5% 对识别非匀称型 FGR 的特异性为 74%~90%，敏感性为 56%~64%，但不能检出匀称型 FGR。在 FGR 患儿中，股骨长度/腹围比值第 90 百分位数的阴性预测值、阳性预测值、特异性和敏感性分别为 96%、14%、91% 及 30%。

5. 羊水量　当胎儿出现羊水过少且 EFW<第 3 百分位数时高度预示结局不良。有一定比例（15%~80%）FGR 胎儿的羊水量并不偏少。虽然羊水过少预测 FGR 通常不敏感，但如没有过期妊娠、先天性泌尿生殖系统异常或胎膜破裂，FGR 可能是羊水过少最常见的病因。

（四）蛋白质生物标记物

寻找敏感、特异且无创的生物标记物预测 FGR 是研究的方向之一。大量研究对母体外周血进行生化分析后认为，β-人绒毛膜促性腺激素（β-hCG）、妊娠相关血浆蛋白-A（pregnancy-associated plasma protein-A，PAPP-A）、胎盘生长因子（placental growth factor，PGF）及可溶性 fms 样酪氨酸激酶-1（sFlt-1）是目前可用于预测妊娠早期胎盘功能障碍的重要血清生化标志物。

1. β-人绒毛膜促性腺激素（β-hCG）　是由胎盘的滋养层细胞分泌的一种糖蛋白，在胚胎着床后随时间增加在妊娠早期迅速增高。研究已证明孕早期母体游离 β-hCG 水平低于第 5 百分位数与 SGA 发病率相关，检测 SGA 的敏感性为 6%~34%，特异性为 90%~96%。然而另一些研究并没有观察到低 β-hCG 与 SGA 的关联。因此，临

床使用妊娠早期低水平的 β-hCG 来预测妊娠 FGR 的风险增加存在争议。

2. 妊娠相关血浆蛋白-A（PAPP-A）　是一种胎盘衍生蛋白，可与胰岛素样生长因子结合，与胎盘功能及胎儿生长相关。一项前瞻性队列研究（n=1 792）联合子宫动脉搏动指数和 PAPP-A 进行 FGR 的早期诊断，该模型的曲线下面积、敏感性、特异性分别为 0.788（95% CI：0.735~0.842）、0.816 及 0.758。

3. 胎盘胰岛素样生长因子　由胎盘分泌，因其与血管内皮生长因子（vascular endothelial growth factor，VEGF）相似而被归类为促血管生成因子，通过血管内皮细胞的受体介导信号转导促进血管健康。孕前 3 个月胎盘胰岛素样生长因子在分娩 SGA 婴儿孕妇血液中明显降低。然而，利用胎盘胰岛素样生长因子构建单变量预测模型，与 PAPP-A 类似，表现不佳，仅有 27% 的敏感性，90% 的特异性。一项大型前瞻性研究（n=3 348）显示，无先兆子痫的 SGA 婴儿在孕 22~26 周时，低胎盘胰岛素样生长因子（<280pg/ml）发生率较非 FGR 婴儿增加 60%。如果合并了妊娠中期子宫动脉多普勒异常，风险将增加到 2.7 倍。在超声诊断 FGR 胎儿的研究中，妊娠早期胎盘胰岛素样生长因子小于第 5 百分位数可以诊断出严重的胎盘病理，敏感性为 98%，特异性为 75%。最新的研究表明所有标记物的组合，包括母体因素、平均动脉压（mean arterial pressure，MAP）及脐动脉搏动指数（UtA-PI），PIGF 和 PAPP-A 能预测 48.6% 的 SGA 新生儿在妊娠 37 周前分娩（AUC 0.795），以及 59.1% 的 SGA 新生儿在妊娠 32 周前分娩（AUC 0.825 7），无论是否发生 PE。基于孕 11~14 周产妇特征、MAP、UtA-PI、PAPP-a 和 PIGF 的联合预测模型筛查 FGR 的敏感性为 67.2%，特异性为 82.7%。总之，胎盘胰岛素样生长因子与 FGR 婴儿和子宫胎盘功能障碍密切相关，如果与其他诊断生物标记物或模型结合，在 FGR 筛查方面很有潜力。

4. 可溶性 fms 样酪氨酸激酶与胎盘胰岛素样生长因子之比（sFlt-1/PIGF）：作为诊断和预测子痫前期 FGR 的标记物已被广泛接受和应用。sFlt-1/PIGF 比值>33 被证明是 FGR 的预测阈值，敏感

性和特异性分别 0.63（95% *CI*：0.54~0.71）及 0.84（95% *CI*：0.83~0.85），AUC 为 0.834 5。当多普勒评估不可行时，sFlt-1/PIGF 可以帮助对早发性 FGR 的严重程度进行分级和临床管理。

三、并发症及潜在长期影响

（一）并发症

FGR 婴儿有很高的围生期并发症风险。

1. 早产　FGR 婴儿有早产风险。和 AGA 相比，FGR 早产儿的早产相关并发症和死亡风险更高，如早产儿视网膜病变、支气管肺发育不良、呼吸窘迫综合征和坏死性小肠结肠炎。

2. 围生期窒息　重度 FGR 婴儿可能存在分娩时困难，因为子宫收缩时会引起额外的缺氧应激。胎盘病变引起的 FGR 胎儿尤为如此。胎盘功能受损会导致代谢性酸中毒和缺氧，并增加多器官功能障碍的风险，如急性肾脏和胃肠道损伤、胎粪吸入、持续肺动脉高压、缺血性心力衰竭、新生儿缺氧缺血性脑病。

3. 体温调节受损　相比 AGA，FGR 婴儿有出现低体温的风险。出现低体温的原因包括：因营养物储备太少和由子宫内应激所致儿茶酚胺（棕色脂肪生热的必需物质）消耗等因素造成的产热减少，以及因皮下脂肪减少导致热量丢失增加。FGR 婴儿应处于温度合适的环境，如暖箱，以防止低体温的发生。

4. 低血糖　FGR 婴儿中常见低血糖，因此必须监测葡萄糖水平。生长受限可导致蛋白质、糖原和脂肪的储备降低；生长受限严重程度越高，低血糖风险越高。由于子宫内胰岛素浓度低可导致糖原储存减少和糖原合成减少，因此婴儿在子宫内就开始出现低血糖倾向。出生后，胰岛素反调节激素的反应协调不良及外周对这些激素不敏感可促成低血糖。低血糖通常是在出生后的 10 小时内发生。

5. 红细胞增多症和高黏滞血症　FGR 更常发生红细胞增多症和高黏滞血症，且风险随生长受限严重程度的增加而增加。其原因可能是胎儿缺氧所致的促红细胞生成素的分泌增加有关。

6. 免疫功能受损　FGR 婴儿的细胞免疫功能可能会受到影响。一项横断面研究显示，患儿出生时的外周 B 淋巴细胞和 T 淋巴细胞即有减少；T 淋巴细胞数量在儿童后期基本恢复正常，但其增殖能力仍然较低。FGR 婴儿生后直至儿童期，皮肤对植物血凝素产生迟发型超敏反应的能力也降低。

7. 低钙血症　早产或出生窒息的 FGR 婴儿有早期发生低钙血症的风险，随生长受限严重程度的增加而增加，主要发生在出生后的最初 2~3 天。

（二）潜在长期影响

1. 体格发育　SGA 婴儿生后可呈现多种生长模式，取决于生长受限的病因和严重程度。轻至中度 SGA 婴儿可能在出生后的最初 6~12 个月出现生长加速，完成追赶生长。一项研究结果显示，3 650 例出生身长低于 2 个标准差以上的足月儿，有 87% 在 1 岁时可达到正常身高。但是美国一项全国调查数据的报告提示，SGA 婴儿的体重出生后最初 6 个月似乎能追赶上 AGA 婴儿，但在身高方面，47 个月时 SGA 婴儿仍与 AGA 婴儿存在约 0.75 个标准差的差距。另一项针对母亲在妊娠期有严重早发性高血压疾病的 FGR 婴儿随访至 12 岁的前瞻性研究，发现这些儿童的体重与身高和相同年龄对照组儿童相当。相反，与 AGA 婴儿相比，严重受累的 SGA 婴儿在整个儿童期及青春期通常身高更矮、体重更轻。出生体重低于第 3 百分位数的青少年在 17 岁时平均身高低于 AGA 对照者（女生：159cm *vs.* 163cm；男生：169cm *vs.* 175cm），至青春期时身高低于第 10 百分位数的可能性也更高（女孩与男孩的 *OR* 分别为 3.32 和 4.13）。

2. 神经发育　SGA 婴儿更可能出现神经发育损害（neurodevelopmental impairment，NDI），包括运动和认知障碍。SGA 在青少年和成年早期的智力及认知检测评分更低、更可能出现学习困难，且发生脑瘫的风险更大。

3. 成人慢性疾病　FGR 可能是成人慢性疾病的一个促成因素，包括慢性肾脏病（chronic kidney disease，CKD）、高血压、高脂血症和冠状动脉性心脏病（Barker 假说）。

（1）冠状动脉疾病：有过 FGR 的成人可能更容易发生缺血性心脏病和相关疾病。FGR 与成人冠状动脉和血管疾病之间的关系是基于以下假说（成人疾病的胎儿起源理论,或 Barker 假说),即胎儿营养低下会引起易导致成人期的血管病变,这些成人疾病包括脑卒中、高血压、高胆固醇血症和糖尿病(Barker 假说)。一项队列研究纳入 1925—1949年在 4 个主要的瑞典分娩单位出生的 6 425 例早产儿或 SGA 为受试者,SGA 与成人缺血性心脏病之间的关系在该研究中得到很好的论证和阐述。1987—2002 年随访后的研究发现,和出生胎龄 > 35周的年龄 / 性别匹配 AGA 对照相比,SGA 患儿更有可能发生成年期的缺血性心脏病(校正 HR 1.64,95% CI 1.23~2.18),而且这种关联与胎龄无关。其他研究证实,FGR 婴儿与宫内生长正常的婴儿相比,前者超声显示主动脉壁增厚(早期动脉粥样硬化的标志)及主动脉僵硬度增加。此外,一项针对 1~13 岁儿童的尸检研究证实,出生体重与主动脉病变的范围及严重程度呈负相关。虽然这些发现提示胎儿因素可增加日后的心血管疾病风险,但仍需要长期纵向研究来深入了解这些变化的临床意义,以及其是否会促进动脉粥样硬化。然而,该假说(成人疾病的胎儿起源理论)未被普遍接受。一项较小型病例队列研究显示,足月出生且出生体重低于第 10 百分位数(定义为 FGR)的 50 岁成人其健康质量结局与出生体重大于第 10 百分位数的对照组相比差异无统计学意义。

(2)慢性肾脏病(CKD):SGA 有发生 CKD 的风险,包括终末期肾病(end-stage renal disease,ESRD)。挪威的一项大型人群研究对 1967—2004 年出生的志愿者进行分析,发现在校正产前子痫、母亲年龄、多胎分娩和先天畸形等混杂变量后,与 AGA 相比,SGA 患者更容易发生 ESRD(RR 1.5,95% CI:1.2~1.9)。另一项系统评价也证实了低出生体重与 CKD 的关系。

四、新生儿管理

1. 初始处理 对 FGR 新生儿的初始处理是支持性的,着重于预防或处理相关并发症。无明确病因的婴儿可待情况稳定后进一步评估。如果已知胎儿存在严重生长受限,应在围产中心与经验丰富的儿科医护人员一同计划安排分娩。对于严重受累病例,儿科分娩团队应准备好处理下列并发

症:围生期窒息和新生儿脑病、胎粪吸入、低血糖、肺动脉高压、缺氧。由于 FGR 婴儿的体温调节受损,因此分娩后应立即将婴儿擦干并置于辐射加温器中,避免热量丢失。应立刻复苏,包括按需清理气道的胎粪。许多婴儿都需收入新生儿重症监护病房(neonatal intensive care unit,NICU)。普通新生儿育婴室中的 FGR 足月婴儿处理方法包括:①体格检查:查体应发现可能改变新生儿正常进程的任何异常情况,或发现应予以处理的医学问题如心肺疾病、黄疸、产伤或畸形。包括精确测量头围、体重和身长,准确评估胎龄。②体温调节:维持适当温度需要使用暖箱或辐射加温器。③血糖监测:出生后 1~2 小时开始监测是否出现低血糖。应在喂养前采集血样。在血糖浓度较低[低于 40mg/dl(2.2mmol/L)]的婴儿中,应持续监测直至建立较稳定的喂养且血糖已恢复正常。④血钙监测:早产或有出生窒息的 SGA 婴儿存在低钙血症的风险。应在出生后 12 小时开始监测离子钙浓度,并应提供足够的钙摄入量。⑤监测红细胞增多症:若婴儿存在可能是由红细胞增多症引起的症状或体征,如呕吐、喂养困难、呼吸过速和发绀,则应检测血红蛋白或血细胞比容。⑥营养:应及早开始肠道喂养,喂养量应适合婴儿的体重。尚不明确 FGR 婴儿的最优热量摄入值。处理目标为提供足够的营养,使其达到与同胎龄正常胎儿或同矫正胎龄婴儿类似的出生后生长情况。优选母乳喂养,因其可满足大多数营养需求,且有超越配方奶的短期和长期优势。无法经肠道喂养的婴儿需要在更严密的监护下接受肠外营养。

2. 进一步评估 一旦情况稳定,即应对基础病因仍不明确的患儿行进一步评估,以确定 FGR的病因。如有可能,对患儿的处理应以治疗基础病因和监测远期并发症(如生长异常和神经发育结局不良)为导向。对母亲病史和妊娠史进行详细评估可能会发现生长障碍的原因。对胎盘行病理学检查寻找梗死或感染的证据可能有帮助。应行全面的体格检查,发现可能提示潜在染色体异常或综合征的外观畸形特征。在某些情况下,遗传咨询及染色体检查可能有帮助。应考虑产前药物或毒物暴露(如酒精)。可基于评估和诊断性检查做出诊断。

即使临床征象不明显,先天性感染仍有可能引起FGR(如巨细胞病毒感染),可通过血清学检查或尿液检测来评估先天性感染。

五、研究成果

一项研究纳入 2013 年 9 月—2016 年 12 月在上海交通大学医学院附属新华医院分娩的母体及单胎新生儿,根据子代不同出生体重所在百分位数分为 4 组:轻度 SGA 组($P_5{\sim}P_{10}$)、中度 SGA 组($P_3{\sim}P_5$)、重度 SGA($<P_3$)、正常对照组($P_{10}{\sim}P_{90}$)。结果发现不同程度 SGA 的高危因素并不相同。母体低体重指数(body mass index,BMI)、妊娠期高血压是中度 SGA 的高危因素,接受辅助生殖是重度 SGA 的高危因素。另一项研究发现,足月 SGA 婴儿的最佳生长轨迹可能是在头几个月快速追赶生长到第 30 百分位数,之后适度追赶生长,到 7 岁时达到第 50 百分位数左右。

(王依闻,张拥军)

参 考 文 献

1. XU H, SIMONET F, LUO ZC. Optimal birth weight percentile cut-offs in defining small-or large-for-gestational-age. Acta Paediatr, 2010, 99: 550.

2. BOULET SL, ALEXANDER GR, SALIHU HM, et al. Macrosomic births in the united states: determinants, outcomes, and proposed grades of risk. Am J Obstet Gynecol, 2003, 188: 1372.

3. ALEXANDER GR, HIMES JH, KAUFMAN RB, et al. A United States national reference for fetal growth. Obstet Gynecol, 1996, 87: 163.

4. HENRIKSEN T. The macrosomic fetus: a challenge in current obstetrics. Acta Obstet Gynecol Scand, 2008, 87 (2): 134-145.

5. LU Y, ZHANG J, LU X, et al. Secular trends of macrosomia in southeast China, 1994-2005. BMC Public Health, 2011, 11: 818.

6. HOMKO CJ, SIVAN E, NYIRJESY P, et al. The interrelationship between ethnicity and gestational diabetes in fetal macrosomia. Diabetes Care, 1995, 18: 1442.

7. KIM SY, SHARMA AJ, SAPPENFIELD W, et al. Association of maternal body mass index, excessive weight gain, and gestational diabetes mellitus with large-for-gestational-age births. Obstet Gynecol, 2014, 123: 737.

8. DEVADER SR, NEELEY HL, MYLES TD, et al. Evaluation of gestational weight gain guidelines for women with normal prepregnancy body mass index. Obstet Gynecol, 2007, 110: 745.

9. MÄNNIK J, VAAS P, RULL K, et al. Differential expression profile of growth hormone/chorionic somatomammotropin genes in placenta of small-and large-for-gestational-age newborns. J Clin Endocrinol Metab, 2010, 95: 2433.

10. FREEMARK M. Placental hormones and the control of fetal growth. J Clin Endocrinol Metab, 2010, 95: 2054.

11. FILIBERTO AC, MACCANI MA, KOESTLER D, et al. Birthweight is associated with DNA promoter methylation of the glucocorticoid receptor in human placenta. Epigenetics, 2011, 6: 566.

12. HAWORTH KE, FARRELL WE, EMES RD, et al. Methylation of the FGFR2 gene is associated with high birth weight centile in humans. Epigenomics, 2014, 6: 477.

13. HADLOCK FP, HARRIST RB, SHARMAN RS, et al. Estimation of fetal weight with the use of head, body, and femur measurements--a prospective study. Am J Obstet Gynecol, 1985, 151: 333.

14. HADLOCK FP, HARRIST RB, FEARNEYHOUGH TC, et al. Use of femur length/abdominal circumference ratio in detecting the macrosomic fetus. Radiology, 1985, 154: 503.

15. SHEPARD MJ, RICHARDS VA, BERKOWITZ RL, et al. An evaluation of two equations for predicting fetal weight by ultrasound. Am J Obstet Gynecol, 1982, 142: 147.

16. WARSOF SL, GOHARI P, BERKOWITZ RL, et al. The estimation of fetal weight by computer-assisted analysis. Am J Obstet Gynecol, 1977, 128: 881.

17. ROSATI P, ARDUINI M, GIRI C, et al. Ultrasonographic weight estimation in large for gestational age fetuses: a comparison of 17 sonographic formulas and four models algorithms. J Matern Fetal Neonatal Med, 2010, 23: 675.

18. DE REU PA, SMITS LJ, OOSTERBAAN HP, et al. Value

of a single early third trimester fetal biometry for the prediction of birth weight deviations in a low risk population. J Perinat Med, 2008, 36: 324.

19. COOMARASAMY A, CONNOCK M, THORNTON J, et al. Accuracy of ultrasound biometry in the prediction of macrosomia: a systematic quantitative review. BJOG, 2005, 112: 1461.

20. DETER RL, HARRIST RB. Assessment of normal fetal growth. In: Ultrasound in Obstetrics and Gynecology, 1st ed, Chervenak FA, Isaacson GC, Campbell S (Eds), Little, Brown and Company, Boston, 1993.

21. SCHAEFER-GRAF UM, WENDT L, SACKS DA, et al. How many sonograms are needed to reliably predict the absence of fetal overgrowth in gestational diabetes mellitus pregnancies？ Diabetes Care, 2011, 34: 39.

22. YAN J, YANG H, MENG W, et al. Abdominal circumference profiles of macrosomic infants born to mothers with or without hyperglycemia in China. J Matern Fetal Neonatal Med, 2020, 33: 149.

23. O'REILLY-GREEN C, DIVON M. Sonographic and clinical methods in the diagnosis of macrosomia. Clin Obstet Gynecol, 2000, 43: 309.

24. DUNCAN KR. Fetal and placental volumetric and functional analysis using echo-planar imaging. Top Magn Reson Imaging, 2001, 12: 52.

25. MALIN GL, BUGG GJ, TAKWOINGI Y, et al. Antenatal magnetic resonance imaging versus ultrasound for predicting neonatal macrosomia: a systematic review and meta-analysis. BJOG, 2016, 123: 77.

26. KADJI C, CANNIE MM, KANG X, et al. Fetal magnetic resonance imaging at 36 weeks predicts neonatal macrosomia: the PREMACRO study. Am J Obstet Gynecol, 2022, 226: 238. e1.

27. LI J, CHEN L, QIUQIN TANG, et al. The role, mechanism and potentially novel biomarker of microRNA-17-92 cluster in macrosomia. Sci Rep, 2015, 5: 17212.

28. NAHAVANDI S, SEAH JM, SHUB A, et al. Biomarkers for Macrosomia Prediction in Pregnancies Affected by Diabetes. Front Endocrinol (Lausanne), 2018, 9: 407.

29. TENENBAUM-GAVISH K, SHARABI-NOV A, BINYAMIN D, et al. First trimester biomarkers for prediction of gestational diabetes mellitus. Placenta, 2020, 101: 80.

30. HARAM K, PIRHONEN J, BERGSJO P. Suspected big baby: a difficultclinical problem in obstetrics. Acta Obstet Gynecol Scand, 2002, 81 (3): 185-194.

31. SPELLACY WN, MILLER S, WINEGAR A, et al.

Macrosomia-maternal characteristics and infant complications. Obstet Gynecol, 1985, 66: 158.

32. JU H, CHADHA Y, DONOVAN T, et al. Fetal macrosomia and pregnancy outcomes. Aust N Z J Obstet Gynaecol, 2009, 49: 504.

33. GILLEAN JR, COONROD DV, RUSS R, et al. Big infants in the neonatal intensive care unit. Am J Obstet Gynecol, 2005, 192: 1948.

34. GROENENDAAL F, ELFERINK-STINKENS PM, NETHERLANDS PERINATAL REGISTRY. Hypoglycaemia and seizures in large-for-gestational-age (LGA) full-term neonates. Acta Paediatr, 2006, 95: 874.

35. SCHAEFER-GRAF UM, ROSSI R, BÜHRER C, et al. Rate and risk factors of hypoglycemia in large-for-gestational-age newborn infants of nondiabetic mothers. Am J Obstet Gynecol, 2002, 187: 913.

36. DOLLBERG S, MAROM R, MIMOUNI FB, et al. Normoblasts in large for gestational age infants. Arch Dis Child Fetal Neonatal Ed, 2000, 83: 148.

37. LACKMAN F, CAPEWELL V, RICHARDSON B, et al. The risks of spontaneous preterm delivery and perinatal mortality in relation to size at birth according to fetal versus neonatal growth standards. Am J Obstet Gynecol, 2001, 184: 946.

38. BONEY CM, VERMA A, TUCKER R, et al. Metabolic syndrome in childhood: associationwith birth weight, maternal obesity, and gestational diabetes mellitus. Pediatrics, 2005, 115 (3): 290-296.

39. HERMANN GM, DALLAS LM, HASKELL SE, et al. Neonatal macrosomia is anindependent risk factor for adult metabolic syndrome. Neonatology, 2010, 98 (3): 238-244.

40. ORNOY A. Prenatal origin of obesity and their complications: gestational diabetes, maternaloverweight and the paradoxical effects of fetal growth restriction and macrosomia. Reprod Toxicol, 2011, 32 (2): 205-212.

41. LEI X, ZHAO D, HUANG L, et al. Childhood health outcomes in term, large-for-gestational-age babies with different postnatal growth patterns. Am J Epidemiol, 2018, 187 (3): 507-514.

42. Chen Y, Cai C, Tan J, et al. High-risk growth trajectory related to childhood overweight/obesity and its predictive model at birth. The Journal of Clinical Endocrinology & Metabolism, 2022, 107 (10): 4015-4026.

43. CHEN Y, ZHAO D, WANG B, et al. Association of intrauterine exposure to aspirin and blood pressure at seven yearsof age: a secondary analysis. BJOG, 2019, 126:

1292.

44. ANDERSON MS, HAY WW. Intrauterine growth restriction and the small-for-gestational-age infant. In: Neonatology Pathophysiology and Management of the Newborn, 5th ed, AVERY GB, FLETCHER MA, MACDONALD MG (Eds), Lippincott Williams and Wilkins, Philadelphia, 1999.

45. CHARD T, COSTELOE K, LEAF A. Evidence of growth retardation in neonates of apparently normal weight. Eur J Obstet Gynecol Reprod Biol, 1992, 45: 59.

46. MILLER HC, HASSANEIN K. Diagnosis of impaired fetal growth in newborn infants. Pediatrics, 1971, 48: 511.

47. BATTAGLIA FC, LUBCHENCO LO. A practical classification of newborn infants by weight and gestational age. J Pediatr, 1967, 71: 159.

48. CLAYTON PE, CIANFARANI S, CZERNICHOW P, et al. Management of the child born small for gestational age through to adulthood: a consensus statement of the International Societies of Pediatric Endocrinology and the Growth Hormone Research Society. J Clin Endocrinol Metab, 2007, 92: 804.

49. LEE PA, CHERNAUSEK SD, HOKKEN-KOELEGA AC, et al. International Small for Gestational Age Advisory Board consensus development conference statement: management of short children born small for gestational age, April 24-October 1, 2001. Pediatrics, 2003, 111: 1253.

50. LEE AC, KOZUKI N, COUSENS S, et al. Estimates of burden and consequences of infants born small for gestational age in low and middle income countries with INTERGROWTH-21st standard: analysis of CHERG datasets. BMJ, 2017, 358: 3677.

51. DE ONIS M, BLÖSSNER M, VILLAR J. Levels and patterns of intrauterine growth retardation in developing countries. Eur J Clin Nutr, 1998, 52 (1): S5.

52. LEMONS JA, BAUER CR, OH W, et al. Very low birth weight outcomes of the National Institute of Child health and human development neonatal research network, January 1995 through December 1996. NICHD Neonatal Research Network. Pediatrics, 2001, 107: E1.

53. BERNSTEIN IM, HORBAR JD, BADGER GJ, et al. Morbidity and mortality among very-low-birth-weight neonates with intrauterine growth restriction. The Vermont Oxford Network. Am J Obstet Gynecol, 2000, 182: 198.

54. TUDEHOPE D, VENTO M, BHUTTA Z, et al. Nutritional requirements and feeding recommendations for small for gestational age infants. J Pediatr, 2013, 162: 81.

55. LAPILLONNE A, BRAILLON P, CLARIS O, et al. Body composition in appropriate and in small for gestational age infants. Acta Paediatr, 1997, 86: 196.

56. WOLLMANN HA. Intrauterine growth restriction: definition and etiology. Horm Res, 1998, 49 (2): 1.

57. BELIZÁN JM, VILLAR J, NARDIN JC, et al. Diagnosis of intrauterine growth retardation by a simple clinical method: measurement of uterine height. Am J Obstet Gynecol, 1978, 131: 643.

58. PAPAGEORGHIOU AT, OHUMA EO, GRAVETT MG, et al. International standards for symphysis-fundal height based on serial measurements from the Fetal Growth Longitudinal Study of the INTERGROWTH-21st Project: prospective cohort study in eight countries. BMJ, 2016, 355: i5662.

59. GOETZINGER KR, TUULI MG, ODIBO AO, et al. Screening for fetal growth disorders by clinical exam in the era of obesity. J Perinatol, 2013, 33: 352.

60. SPARKS TN, CHENG YW, MCLAUGHLIN B, et al. Fundal height: a useful screening tool for fetal growth？J Matern Fetal Neonatal Med, 2011, 24: 708.

61. MONGELLI M, GARDOSI J. Symphysis-fundus height and pregnancy characteristics in ultrasound-dated pregnancies. Obstet Gynecol, 1999, 94: 591.

62. ENGSTROM JL, OSTRENGA KG, PLASS RV, et al. The effect of maternal bladder volume on fundal height measurements. Br J Obstet Gynaecol, 1989, 96: 987.

63. BRICKER L, MEDLEY N, PRATT JJ. Routine ultrasound in late pregnancy (after 24 weeks' gestation). Cochrane Database Syst Rev, 2015, 2015 (6): CD001451.

64. CIOBANU A, KHAN N, SYNGELAKI A, et al. Routine ultrasound at 32 vs 36 weeks' gestation: prediction of small-for-gestational-age neonates. Ultrasound Obstet Gynecol, 2019, 53: 761.

65. SNIJDERS RJ, NICOLAIDES KH. Fetal biometry at 14-40 weeks' gestation. Ultrasound Obstet Gynecol, 1994, 4: 34.

66. BROWN HL, MILLER JM JR, GABERT HA, et al. Ultrasonic recognition of the small-for-gestational-age fetus. Obstet Gynecol, 1987, 69: 631.

67. CHANG TC, ROBSON SC, BOYS RJ, et al. Prediction of the small for gestational age infant: which ultrasonic measurement is best？Obstet Gynecol, 1992, 80: 1030.

68. OWEN P, KHAN KS, HOWIE P. Single and serial estimates of amniotic fluid volume and umbilical artery resistance in the prediction of intrauterine growth restriction. Ultrasound Obstet Gynecol, 1999, 13: 415.

69. WARSOF SL, COOPER DJ, LITTLE D, et al. Routine ultrasound screening for antenatal detection of intrauterine growth retardation. Obstet Gynecol, 1986, 67: 33.

70. CHAMBERS SE, HOSKINS PR, HADDAD NG, et al. A comparison of fetal abdominal circumference measurements and Doppler ultrasound in the prediction of small-for-dates babies and fetal compromise. Br J Obstet Gynaecol, 1989, 96: 803.

71. HECHER K, SNIJDERS R, CAMPBELL S, et al. Fetal venous, intracardiac, and arterial blood flow measurements in intrauterine growth retardation: relationship with fetal blood gases. Am J Obstet Gynecol, 1995, 173: 10.

72. CRANE JP, KOPTA MM. Prediction of intrauterine growth retardation via ultrasonically measured head/abdominal circumference ratios. Obstet Gynecol, 1979, 54: 597.

73. DIVON MY, GUIDETTI DA, BRAVERMAN JJ, et al. Intrauterine growth retardation--a prospective study of the diagnostic value of real-time sonography combined with umbilical artery flow velocimetry. Obstet Gynecol, 1988, 72: 611.

74. HADLOCK FP, DETER RL, HARRIST RB, et al. A date-independent predictor of intrauterine growth retardation: femur length/abdominal circumference ratio. AJR Am J Roentgenol, 1983, 141: 979.

75. BENSON CB, DOUBILET PM, SALTZMAN DH, et al. FL/AC ratio: poor predictor of intrauterine growth retardation. Invest Radiol, 1985, 20: 727.

76. SHALEV E, ROMANO S, WEINER E, et al. Predictive value of the femur length to abdominal circumference ratio in the diagnosis of intrauterine growth retardation. Isr J Med Sci, 1991, 27: 131.

77. WEINER CP, ROBINSON D. Sonographic diagnosis of intrauterine growth retardation using the postnatal ponderal index and the crown-heel length as standards of diagnosis. Am J Perinatol, 1989, 6: 380.

78. VINTZILEOS AM, LODEIRO JG, FEINSTEIN SJ, et al. Value of fetal ponderal index in predicting growth retardation. Obstet Gynecol, 1986, 67: 584.

79. UNTERSCHEIDER J, DALY S, GEARY MP, et al. Optimizing the definition of intrauterine growth restriction: the multicenter prospective PORTO Study. Am J Obstet Gynecol, 2013, 208: 290. e1.

80. PATTERSON RM, PRIHODA TJ, POULIOT MR. Sonographic amniotic fluid measurement and fetal growth retardation: a reappraisal. Am J Obstet Gynecol, 1987, 157: 1406.

81. DIVON MY, CHAMBERLAIN PF, SIPOS L, et al. Identification of the small for gestational age fetus with the use of gestational age-independent indices of fetal growth. Am J Obstet Gynecol, 1986, 155: 1197.

82. TONG S, JOY KAITU'U-LINO T, WALKER SP, et al. Blood-based biomarkers in the maternal circulation associated with fetal growth restriction. Prenat Diagn, 2019, 39 (11): 947-957.

83. ZHONG Y, ZHU F, DING Y. Serum screening in first trimester to predict pre-eclampsia, small for gestational age and preterm delivery: systematic review and meta-analysis. BMC Pregnancy Childbirth, 2015, 15: 191.

84. RAMOS-OROSCO EJ, ZEGARRA-LIZANA PA, BENITES-ZAPATA VA, et al. Comment on first trimester maternal serum analytes and second trimester uterine artery doppler in the prediction of preeclampsia and fetal growth restriction. Taiwan J Obstet Gynecol, 2018, 57 (1): 175-176.

85. HE B, HU C, ZHOU Y. First-trimester screening for fetal growth restriction using Doppler color flow analysis of the uterine artery and serum PAPP-A levels in unselected pregnancies. J Matern Fetal Neonatal Med, 2021, 34 (23): 3857-3861.

86. POWE CE, LEVINE RJ, KARUMANCHI SA. Preeclampsia, a disease of the maternal endothelium: the role of antiangiogenic factors and implications for later cardiovascular disease. Circulation, 2011, 123 (24): 2856-2869.

87. LESMES C, GALLO DM, GONZALEZ R, et al. Prediction of small-for-gestational-age neonates: screening by maternal serum biochemical markers at 19-24 weeks. Ultrasound Obstet Gynecol, 2015, 46 (3): 341-349.

88. CONDE-AGUDELO A, PAPAGEORGHIOU AT, KENNEDY SH, et al. Novel biomarkers for predicting intrauterine growth restriction: a systematic review and meta-analysis. BJOG, 2013, 120 (6): 681-694.

89. ESPINOZA J, ROMERO R, NIEN JK, et al. Identification of patients at risk for early onset and/or severe preeclampsia with the use of uterine artery Doppler velocimetry and placental growth factor. Am J Obstet Gynecol, 2007, 196: 326. e321-326. e313.

90. SHINAR S, TIGERT M, AGRAWAL S, et al. Placental growth factor as a diagnostic tool for placental mediated fetal growth restriction. Pregnancy Hypertens, 2021, 25: 123-128.

91. BOUCOIRAN I, THISSIER-LEVY S, WU Y, et al. Risks for preeclampsia and small for gestational age: predictive

values of placental growth factor, soluble fms-like tyrosine kinase-1, and inhibin A in singleton and multiple-gestation pregnancies. Am J Perinatol, 2013, 30: 607-612.

92. BENTON SJ, MCCOWAN LM, HEAZELL AE, et al. Placental growth factor as a marker of fetal growthrestriction caused by placental dysfunction. Placenta, 2016, 42: 1-8.

93. BAKALIS S, GALLO DM, MENDEZ O, et al. Prediction of small-for-gestational-age neonates: screening by maternal biochemical markers at 30-34 weeks. Ultrasound Obstet Gynecol, 2015, 46 (2): 208-215.

94. FADIGAS C, PEEVA G, MENDEZ O, et al. Prediction of small-for-gestational-age neonates: screening by placental growth factor and soluble fms-like tyrosine kinase-1 at 35-37 weeks. Ultrasound Obstet Gynecol, 2015, 46 (2): 191-197.

95. CHEN W, WEI Q, LIANG Q, et al. Diagnostic capacity of sFlt-1/PlGF ratio in fetal growth restriction: A systematic review and meta-analysis. Placenta, 2022, 127: 37-42.

96. LIU J, WANG XF, WANG Y, et al. The incidence rate, high-risk factors, and short-and long-term adverse outcomes of fetal growth restriction: a report from Mainland China. Medicine (Baltimore), 2014, 93: 210.

97. ZEITLIN J, EL AYOUBI M, JARREAU PH, et al. Impact of fetal growth restriction on mortality and morbidity in a very preterm birth cohort. J Pediatr, 2010, 157: 733.

98. PEACOCK JL, LO JW, D'COSTA W, et al. Respiratory morbidity at follow-up of small-for-gestational-age infants born very prematurely. Pediatr Res, 2013, 73: 457.

99. DE JESUS LC, PAPPAS A, SHANKARAN S, et al. Outcomes of small for gestational age infants born at <27 weeks' gestation. J Pediatr, 2013, 163: 55.

100. BOGHOSSIAN NS, GERACI M, EDWARDS EM, et al. Morbidity and Mortality in Small for Gestational Age Infants at 22 to 29 Weeks' Gestation. Pediatrics, 2018, 141 (2): e20172533.

101. DOCTOR BA, O'RIORDAN MA, KIRCHNER HL, et al. Perinatal correlates and neonatal outcomes of small for gestational age infants born at term gestation. Am J Obstet Gynecol, 2001, 185: 652.

102. KRAMER MS, OLIVIER M, MCLEAN FH, et al. Impact of intrauterine growth retardation and body proportionality on fetal and neonatal outcome. Pediatrics, 1990, 86: 707.

103. HOLTROP PC. The frequency of hypoglycemia in full-term large and small for gestational age newborns. Am J Perinatol, 1993, 10: 150.

104. HAWDON JM, WEDDELL A, AYNSLEY-GREEN A, et al. Hormonal and metabolic response to hypoglycaemia in small for gestational age infants. Arch Dis Child, 1993, 68: 269.

105. SNIJDERS RJ, ABBAS A, MELBY O, et al. Fetal plasma erythropoietin concentration in severe growth retardation. Am J Obstet Gynecol, 1993, 168: 615.

106. FERGUSON AC. Prolonged impairment of cellular immunity in children with intrauterine growth retardation. J Pediatr, 1978, 93: 52.

107. SPINILLO A, CAPUZZO E, EGBE TO, et al. Pregnancies complicated by idiopathic intrauterine growth retardation. Severity of growth failure, neonatal morbidity and two-year infant neurodevelopmental outcome. J Reprod Med, 1995, 40: 209.

108. FITZHARDINGE PM, STEVEN EM. The small-for-date infant. II. Neurological and intellectual sequelae. Pediatrics, 1972, 50: 50.

109. KARLBERG J, ALBERTSSON-WIKLAND K. Growth in full-term small-for-gestational-age infants: from birth to final height. Pediatr Res, 1995, 38: 733.

110. HEDIGER ML, OVERPECK MD, MAURER KR, et al. Growth of infants and young children born small or large for gestational age: findings from the Third National Health and Nutrition Examination Survey. Arch Pediatr Adolesc Med, 1998, 152: 1225.

111. BEUKERS F, ROTTEVEEL J, VAN WEISSENBRUCH MM, et al. Growth throughout childhood of children born growth restricted. Arch Dis Child, 2017, 102: 735.

112. PAZ I, SEIDMAN DS, DANON YL, et al. Are children born small for gestational age at increased risk of short stature？ Am J Dis Child, 1993, 147: 337.

113. GUELLEC I, LAPILLONNE A, RENOLLEAU S, et al. Neurologic outcomes at school age in very preterm infants born with severe or mild growth restriction. Pediatrics, 2011, 127: 883.

114. SACCHI C, MARINO C, NOSARTI C, et al. Association of Intrauterine Growth Restriction and Small for Gestational Age Status With Childhood Cognitive Outcomes: A Systematic Review and Meta-analysis. JAMA Pediatr, 2020, 174: 772.

115. LEVINE TA, GRUNAU RE, MCAULIFFE FM, et al. Early childhood neurodevelopment after intrauterine growth restriction: a systematic review. Pediatrics, 2015, 135: 126.

116. TAMAI K, YORIFUJI T, TAKEUCHI A, et al. Associations of Birth Weight for Gestational Age with Child

Health and Neurodevelopment among Term Infants: A Nationwide Japanese Population-Based Study. J Pediatr, 2020, 226: 135.

117. EVES R, MENDONÇA M, BARTMANN P, et al. Small for gestational age-cognitive performance from infancy to adulthood: an observational study. BJOG, 2020, 127: 1598.

118. PAZ I, GALE R, LAOR A, et al. The cognitive outcome of full-term small for gestational age infants at late adolescence. Obstet Gynecol, 1995, 85: 452.

119. O'KEEFFE MJ, O'CALLAGHAN M, WILLIAMS GM, et al. Learning, cognitive, and attentional problems in adolescents born small for gestational age. Pediatrics, 2003, 112: 301.

120. BERGVALL N, ILIADOU A, TUVEMO T, et al. Birth characteristics and risk of low intellectual performance in early adulthood: are the associations confounded by socioeconomic factors in adolescence or familial effects？ Pediatrics, 2006, 117: 714.

121. STOKNES M, ANDERSEN GL, DAHLSENG MO, et al. Cerebral palsy and neonatal death in term singletons born small for gestational age. Pediatrics, 2012, 130: 1629.

122. LØHAUGEN GC, ØSTGÅRD HF, ANDREASSEN S, et al. Small for gestational age and intrauterine growth restriction decreases cognitive function in young adults. J Pediatr, 2013, 163: 447.

123. BARKER DJ. Early growth and cardiovascular disease. Arch Dis Child, 1999, 80: 305.

124. BARKER DJ. Fetal origins of coronary heart disease. BMJ, 1995, 311: 171.

125. BARKER DJ, OSMOND C, SIMMONDS SJ, et al. The relation of small head circumference and thinness at birth to death from cardiovascular disease in adult life. BMJ, 1993, 306: 422.

126. KAIJSER M, BONAMY AK, AKRE O, et al. Perinatal risk factors for ischemic heart disease: disentangling the roles of birth weight and preterm birth. Circulation, 2008, 117: 405.

127. SKILTON MR, EVANS N, GRIFFITHS KA, et al. Aortic wall thickness in newborns with intrauterine growth restriction. Lancet, 2005, 365: 1484.

128. SKILTON MR. Intrauterine risk factors for precocious atherosclerosis. Pediatrics, 2008, 121: 570.

129. BRADLEY TJ, POTTS JE, LEE SK, et al. Early changes in the biophysical properties of the aorta in pre-adolescent children born small for gestational age. J Pediatr, 2010, 156: 388.

130. NAPOLI C, GLASS CK, WITZTUM JL, et al. Influence of maternal hypercholesterolaemia during pregnancy on progression of early atherosclerotic lesions in childhood: Fate of Early Lesions in Children (FELIC) study. Lancet, 1999, 354: 1234.

131. NORMAN M, BONAMY AK. Aortic wall thickening in utero. Lancet, 2005, 365: 1444.

132. SPENCE D, ALDERDICE FA, STEWART MC, et al. Does intrauterine growth restriction affect quality of life in adulthood？ Arch Dis Child, 2007, 92: 700.

133. HUXLEY R, NEIL A, COLLINS R. Unravelling the fetal origins hypothesis: is there really an inverse association between birthweight and subsequent blood pressure？ Lancet, 2002, 360: 659.

134. SIEWERT-DELLE A, LJUNGMAN S. The impact of birth weight and gestational age on blood pressure in adult life: a population-based study of 49-year-old men. Am J Hypertens, 1998, 11: 946.

135. KEIJZER-VEEN MG, FINKEN MJ, NAUTA J, et al. Is blood pressure increased 19 years after intrauterine growth restriction and preterm birth？ A prospective follow-up study in The Netherlands. Pediatrics, 2005, 116: 725.

136. CARMODY JB, CHARLTON JR. Short-term gestation, long-term risk: prematurity and chronic kidney disease. Pediatrics, 2013, 131: 1168.

137. VIKSE BE, IRGENS LM, LEIVESTAD T, et al. Low birth weight increases risk for end-stage renal disease. J Am Soc Nephrol, 2008, 19: 151.

138. WHITE SL, PERKOVIC V, CASS A, et al. Is low birth weight an antecedent of CKD in later life? A systematic review of observational studies. Am J Kidney Dis, 2009, 54: 248.

139. LEAF A, DORLING J, KEMPLEY S, et al. Early or delayed enteral feeding for preterm growth-restricted infants: a randomized trial. Pediatrics, 2012, 129: 1260.

140. LAPOINTE M, BARRINGTON KJ, SAVARIA M, et al. Preventing postnatal growth restriction in infants with birth-weight less than 1300 g. Acta Paediatr, 2016, 105: 54.

141. Hu XL, Chen Y, Xia HP, et alg. Analysis of maternal clinical risk factors for different degrees of small for gestational age infant. JShanghai Jiaotong Univ, 2020, 40 (4): 489-493.

142. LEI X, CHEN Y, YE J, et al. The optimal postnatal-growth trajectory for term small for gestationalage babies: a prospective cohort study. J Pediatr, 2015, 166: 54-58.

第七章

循 环 系 统

第一节 概 述

胚胎期心脏血管发育异常将导致先天性心脏及血管的畸形。心脏及血管的胚胎早期发育过程是非常复杂的。熟悉心脏及血管的胚胎发育过程对理解先天性心脏血管畸形的病理形态变化及临床诊断具有十分重要的意义。目前，宫内先天性心脏病常见的筛查与诊断的方法包括胎儿心脏超声、MRI 检查等，大多数先天性心脏病可在胎儿期诊断。

一、宫内心血管系统结构的正常发育

(一) 心脏的发育

心脏的胚胎发育经历了心管（heart tube）形成，心管环化（looping），心房、心室、房室管（atrioventricular canal）和圆锥动脉干（conotruncus）分隔（septation）等过程。人类胚胎发育的第 3 周初，中胚层自外胚层发育而来，而心脏主要由中胚层发育而来。位于原线（primitive streak）两侧的前心细胞（heart precursor cells）移行并在前脊索（prechordal）区形成生心板（cardiogenic plate）。体节（somite）区域的迅速发育导致胚胎外缘向腹侧弯曲并使左右心管相互靠拢、融合，在胚胎第 20 天形成直的原始

心管（primitive heart tube），第 21 天心管的环化开始进行。在第 22~26 天开始出现心管的搏动。

心脏内部的分隔（septation）在第 26~37 天进行。心房分隔从原始心房的背壁中部出现第 1 隔（septum primum）开始，随后经过第 1 孔（foramen primum）的形成与闭合、第 2 隔（septum secundum）的出现、第 2 孔（foramen secundum）的形成，直至出生后第 1 隔与第 2 隔相融合即闭合卵圆孔，方为心房分隔的完成。房室管心内膜垫（endocardial cushions）、右背侧圆锥嵴（conotruncal ridge）及心室壁共同参与形成房室瓣（atrioventricular valve）。圆锥动脉干经分隔、移行及吸收，参与流出道（outflow tract）、室上嵴（supraventricular crest）的形成。室间嵴发育隆起，与流入道（inflow tract）底部肌小梁（trabeculae）、圆锥动脉隔（conotruncal septum）共同形成室间隔，将原始心室分隔成左心室、右心室。原始心室完成分隔后，左心室、右心室继续扩大发育，除了心室腔的向外扩展，心室内壁肌肉的成熟也使心室腔扩大，同时心室内壁呈现高低不平的小梁化特点。

(二) 血管的发育

胚胎发育早期是鳃弓型（branchial type）动脉，

包括主动脉囊（aortic sac）、主动脉弓（aortic arch）及成对的背主动脉（paired dorsal aortas）。在原始心管形成后，主动脉囊开始与第1对主动脉相连。随着节间动脉（intersegmental artery）、腹侧主动脉（ventral aorta）、背侧主动脉（dorsal aorta）、主动脉弓的相继出现，主动脉囊开始分隔为主动脉与肺动脉部分。而6对主动脉弓经历出现、消失、中断及移位演变后，最终形成不对称的成熟动脉弓和动脉系统。

发育第30天，肺毛细血管开始出现并围绕咽及发育中的气管。左、右侧第6对主动脉弓近端衍生出左肺动脉近端和右肺动脉。第20~32周，支气管血管出现，与肺小动脉（pulmonary arteriole）形成交通吻合。肺芽表面的毛细血管丛，发育成肺静脉丛，最终发育为肺静脉。

在胚胎心脏发育早期，心肌直接从心腔血液中汲取营养。来源于静脉窦的内皮细胞（sinus venosus-derived vessels）发育成第一冠状动脉血管群（the first coronary vascular population），分布于心肌外壁（the outer myocardial wall）。心内膜来源的内皮细胞（endocardium-derived vessels）发育成第二冠状动脉血管群（the second coronary vascular population），主要分布于心脏内部（the core of the heart），包括室间隔（interventricular septum）和出生后心室壁内侧（inner myocardial wall of the postnatal heart），并最终与静脉窦来源的血管相连。静脉窦和心内膜源性血管合并产生冠状动脉血管的互补和重叠区域。

（三）胎儿循环的特点

胎儿循环通过胎盘完成气体交换，体-肺循环相互"开放"，彼此联系。胎儿循环包括两条主路：其一为自胎盘至躯体上部，血氧浓度较高的"左路"（via sinister）；其二为自上腔静脉至胎盘，血氧浓度较低的"右路"（via dexter）。胎儿时期，卵圆孔部位和动脉导管存在右向左的交通。生理状态下左、右心室压力接近，胎儿循环整体血氧水平低于出生后，且胎儿右室是主要的心脏泵血做功的部位，右室排出量占总体的60%~70%。

（四）宫内心血管系统的结构异常

宫内心血管结构发育异常，是胎儿先天性心脏病发生的病理基础，因此探究胚胎发育异常是先天性心脏病的重要课题。心内膜垫（endocardial cushions）发育异常可造成不同程度的房室间隔缺损（atrioventricular septal defects）、房室瓣膜畸形等，房室间隔缺损约占所有先天性心脏病的4%。大约40%的唐氏综合征患儿伴先天性心脏病，其中40%为房室间隔缺损。此外，圆锥动脉干发育异常也与多种先天性心脏畸形相关，圆锥动脉干异常可分为间隔发育不完整、分割不均匀或圆锥移位、螺旋不良和对接不良，最终导致法洛四联症（tetralogy of Fallot）、大动脉转位（transposition of great arteries）、室间隔缺损（ventricular septal defect）、右心室双出口（double outlet of right ventricle）、主肺动脉间隔缺损（aortopulmonary septal defect）等。但具体疾病胚胎发育机制尚不清楚。

先天性心脏病种类繁多，各病种病理解剖复杂，差异较大。为明确诊断命名，采用顺序分段诊断。分段诊断的内容包括心房位置、心室位置、房室连接、大动脉位置、心室大动脉连接及心脏位置、心尖朝向，以及胸腔及腹腔器官位置、合并心脏及非心脏的畸形等。分段诊断方法不仅对复杂性先天性心脏病的诊断是必要的，还应作为所有先天性心脏病诊断的基础。

二、宫内心血管传导系统发育及传导异常

（一）宫内心脏传导系统胚胎发育

心脏传导系统是由位于心肌内能够产生和传导冲动的特殊心肌细胞构成，包括窦房结、结间束、房室结、房室束、左右束支和浦肯野纤维等。上述心脏传导组织的胚胎发育自心脏原始心管期就已经开始。

在胚胎早期约3.5天到第3周即已形成原直心管。原直心管包括五部分：总干、球部、心室、心房和静脉窦。每两个相邻部分稍有缩窄形成环状，分别称窦房环、房室环、球室环和球干环。根据人胚心脏早期研究证实，心管尚处于纵直状态时，窦房结与心房、心房与心室、心室与心球、心球与总干的交界处的组织环具有自律性和传导特性；随着心管扭曲的过程，这些环在心脏的内弯部分彼此接近。

窦房结是来自窦房环区域的上腔静脉和静脉窦交界处增厚的组织。到胚胎第8周，在上腔静脉和心耳交界处的窦房环细胞聚集在一个正在发育的动脉周围；于胚胎发育的第10周，在上腔静脉与心耳交界处的前、侧方形成窦房结。在窦房结和房室结之间有特殊的传导通路，即有结间束存在。在胚胎第5~6周时，房室结开始形成；胚胎发育第10周左右，发育定形的房室结已能辨认，但此时尚有大量肌桥跨越正在发育的间隔纤维环。原始胚胎中，心室和心房相互连接，在发育过程中心内膜和心外膜的结缔组织在房室交界处楔入，并将心房和心室分隔开来，形成房室环，但仍有一束肌纤维的连续束留存下来。该条连续束起自右心房背部，越过纤维组织到达室间隔肌肉部分的顶部，形成原始的希氏束。在第6周的心脏中，可见束支沿着室间隔两侧下行，最终形成分支，进入小梁凹；18周时左束支已形成扇形结构，左束支主干位于室间隔左侧面，起始于由主动脉环形成的联合水平，分支前走行1~2cm；右束支沿着间隔带走行到中带时开始分支，在其走行中，右束支的起始段和分支前的末段均在心内膜下，位置表浅，而中段深藏于肌层之中，位置较深。

(二) 宫内心脏传导系统发育异常

心脏传导系统发育异常会导致宫内胎儿及出生后人群的心脏传导异常，是导致心律失常、猝死的重要原因之一。包括心脏传导系统发育障碍及心脏传导系统结构异常。

心脏传导系统发育障碍：对于已发育到成人阶段，其心脏传导系统组织结构发育程度尚未能达到正常成熟的结构者，称为心脏传导系统发育障碍。病理形态学表现可见七种：①传导系统的结、束细胞与间质比例分布异常：常呈现间质过多、细胞数量明显减少严重者稀少或局部间质多灶性增多；②房室结、房室束组织移位：可有全部或部分组织移位两种；③体积过小：若某一部分结构体积不及正常值范围1/2者可认为体积过小；④神经发育异常：包括分布于窦房结的神经或神经末梢突触小泡数量的减少；⑤房室束房室结化：表现为房室结不发育或缺如，而在房室束分叉部处出现一个模拟房室结的结构；⑥胎儿型房室结：是指成人时期

心脏仍保留着胎儿时期的房室结形态，即房室结位于中心纤维体内，部分组织伸展入中心纤维体，并呈大小不等的岛状分布，岛内部分结细胞的核固缩、胞浆空泡变性；⑦心脏传导组织某部分缺如。

心脏传导系统结构异常：正常人心脏的自发节律是由其原发起搏点-窦房结产生去极化波，并通过传导通道，即窦房结-结间束-房室结-房室束-左、右束支把冲动传导至心房、心室，以激动各部分心肌。若于正常的传导通路外，存在其他异常传导谓之传导附加束。现已知有5种：①房室旁道（又称房-室附加束、房室肌肉附加束、Kent束），此附加束由普通心肌组织构成，不经房室结、房室束，直接连接心房肌与心室肌；②房束旁道（心房-希氏束），是连接心房与房室束或其分支部分的附加束；③房室结间通道（James纤维），是连接窦房结和房室结下部或房室束的附加束；④结室旁道（结-室附加束、Mahaim纤维），此附加束从房室连接区的近端连到室间隔；⑤束室旁道（房室束-心室附加束、Mahaim纤维），常由普通心肌构成，连接房室束或束支至心室肌。

三、宫内心血管疾病的筛查和诊断

因先天性心脏病位居23种先天性出生缺陷之首，严重影响新生儿的生命及生活质量，故产前检查、早期诊断是重要工作。目前，临床上常用的先天性心脏病产前影像学检查包括胎儿心脏超声、MRI等，其中胎儿心脏超声是最常用、最便捷、无创且高效的方法。大多数复杂先天性心脏病在胎儿期可通过筛查的方法发现。此外，胎儿心脏超声还涉及胎儿血流动力学功能的监测，因此胎儿心脏超声不仅在先天性心脏病诊断及介入治疗中起到关键作用，还对胎儿心律失常、心功能不全的诊断及治疗效果的监测起到了至关重要的作用。研究证明，诊断用超声对组织的影响很小或无影响，但检查过程中传导的超声能量并不是完全无害的，例如超声波可引起被检查者体内的热效应、空化效应等，因此应严格掌握胎儿心脏超声的检查指征，控制检查时间。若母亲患有先天性心血管畸形、妊娠早期接触过心血管致畸因素或

有其他代谢性疾病等,应重视对胎儿先天性心脏病的筛查。若胎儿在产科超声检查异常、有心外畸形、染色体异常等危险因素,也是进行筛查的重要指征。

第二节　临床实践

一、心血管系统结构异常的宫内干预与序贯治疗

(一)主动脉瓣狭窄

主动脉瓣狭窄(aortic stenosis,AS)是一种先天性心血管结构异常,先天性主动脉狭窄是各种原因引起的主动脉瓣先天发育异常而导致的主动脉瓣狭窄和左心室流出道梗阻,并随着病情的发展,可并发左心室发育不良综合征(hypoplastic left heart syndrome,HLHS)。经皮宫内胎儿心脏穿刺主动脉瓣球囊扩张术(fetal aortic valvuloplasty,FPV)是目前胎儿期严重主动脉瓣狭窄的主要宫内介入治疗方式。虽然我国胎儿主动脉瓣狭窄的发病率较欧美低,但胎儿期呈进展性发展,严重狭窄会影响心脏的重塑,最终发展为左心发育不良,导致出生后新生儿死亡率高。

【案例】孕妇于 24^{+5} 周,在上海交通大学医学院附属新华医院宫内儿科疾病诊疗中心就诊,初诊时胎儿超声心动图可见心胸比 29%,心房水平呈右向左分流(atrial level right-to-left shunt),左心室短轴径线长 6.9mm,右/左心室短轴比为 1.33,主动脉瓣瓣环直径 3.8mm,峰值流速(peak velocity across aortic valve)2.54m/s,压差(pressure gradient,PG)25mmHg,未见主动脉瓣反流及二尖瓣反流(mitral regurgitation,MR),提示主动脉瓣狭窄,左心室缩小,左心收缩功能未明显受累,建议孕妇随访(图7-1)。

上海交通大学医学院附属新华医院结合国外病例报道严密监测胎儿宫内的生长发育及病情变化。随着病程进展,孕妇于孕 30 周随访时行胎儿超声心动图检查见:左心室短轴径线显著增宽,主动脉峰值流速增加为 4.8m/s,主动脉瓣压

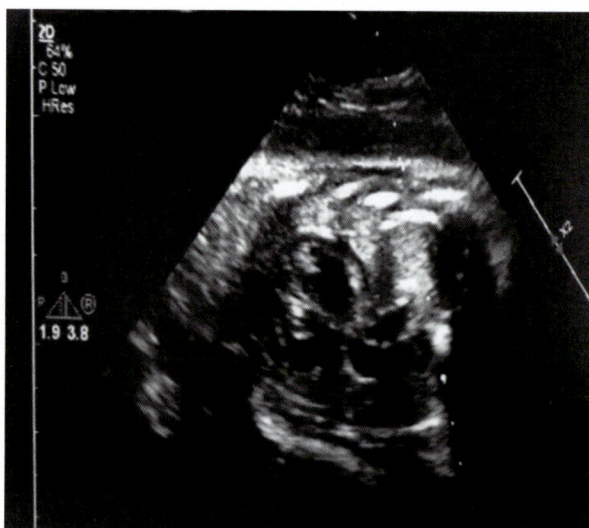

图7-1　孕 24^{+5} 周胎儿超声心动图
见左心室缩小。

差(pressure gradient,PG)由 25mmHg 逐渐上升至 90mmHg,左右心室逐渐比例失调,同时出现了心包积液(pericardial effusion)和二尖瓣反流(mitral regurgitation),提示胎儿主动脉瓣狭窄向重度方向发展(图7-2)。

因此,上海交通大学医学院附属新华医院组织多学科诊疗专家团队(儿心脏内科、儿心脏外科、产科、新生儿科、影像科等)进行准确、有效、完整的产前咨询,使得孕妇及家属能充分了解疾病及宫内干预可能带来的获益和风险,阐明进行胎儿宫内心脏干预(in utero intervention)的目的。在患者及家属充分知情同意的情况下,评估围手术期孕妇的身心风险,于孕 31 周进行经皮宫内胎儿心脏穿刺主动脉瓣球囊扩张术(fetal aortic valvuloplasty,FAV)。

手术过程中孕妇采取平卧位,术前超声评估胎儿方位,待胎儿脊柱位于后方,利用超声明确穿刺针平行于左心室流出道方向。在超声引导下穿刺脐血管,对胎儿进行麻醉,撤出穿刺针后超声确

定胎儿胎动明显减少,进而确定经皮胎儿心室穿刺点。此后,进一步在超声持续监测下引导带鞘穿刺针进入胎儿左心室,拔出针芯后见搏动性血流,立即置入预置导丝3.0~4.0mm冠脉扩张球囊,超声引导下将导丝送入升主动脉,调整球囊置于主动脉瓣处,在一定压力下进行2~4次球囊扩张,同时监测胎心率,扩张完成后可见主动脉瓣过瓣血流增加(图7-3)。

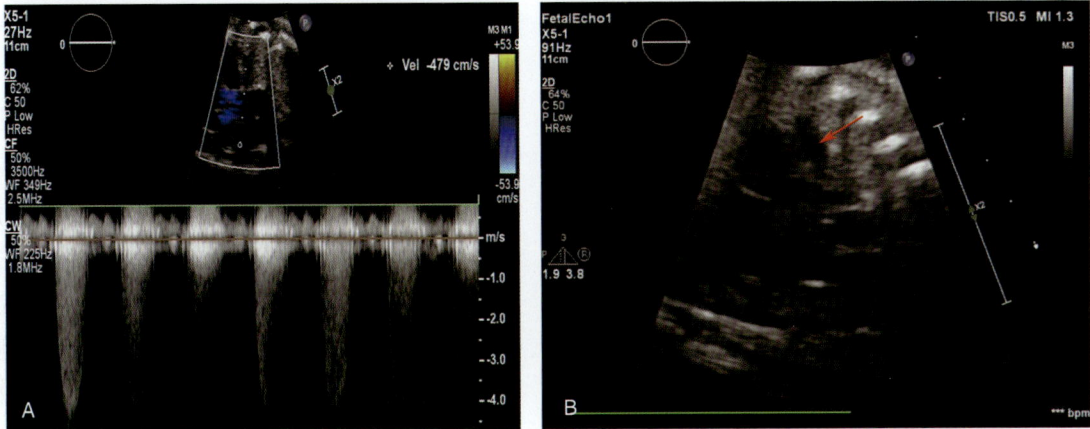

■ **图7-2　孕31周胎儿超声心动图**
A.可见主动脉流速增加至4.8m/s;B.箭头所指为心包腔可见胎儿心包积液。

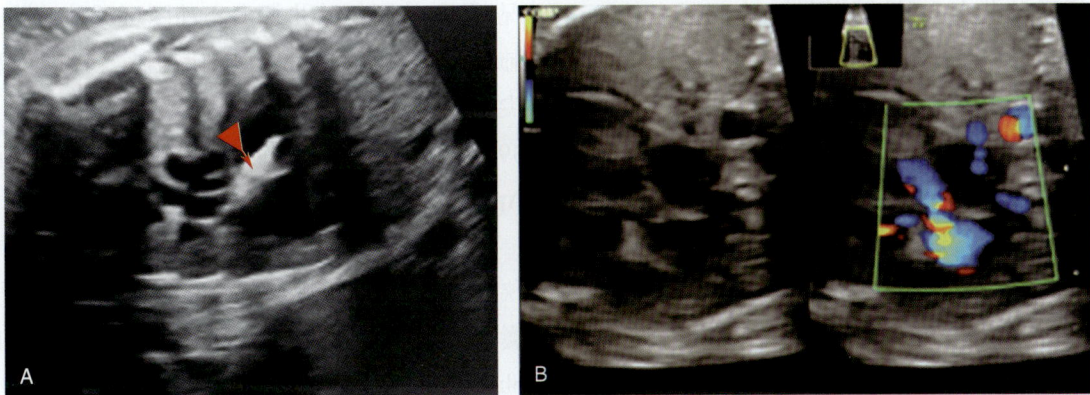

■ **图7-3　胎儿主动脉瓣球囊扩张术**
A.图中红色箭头所指即为扩张球囊;B.可见扩张后的过主动脉瓣血流。

术后胎儿超声心动图提示左心室短轴径线显著改善,主动脉瓣过瓣膜流速下降,峰值压差显著降低,二尖瓣反流消失,胎儿心功能明显改善。新生儿娩出后Apgar评分10-10-10,出生体重3 900g,复查超声心动图诊断为主动脉瓣狭窄、左室壁肥厚、左室壁收缩活动欠佳、动脉导管未闭、主动脉血流流速降低至3.4m/s,压力阶差(pressure gradient,PG)48mmHg(图7-4)。出生后循环稳定,住院1周出院,于出生后2个月行主动脉瓣狭窄纠治手术,手术顺利,双心室循环建立。随访至今,患儿发育良好,日常活动及运动不受影响。

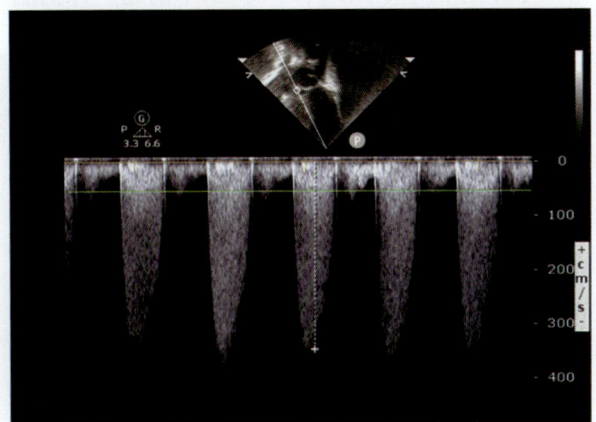

■ **图7-4　新生儿超声心动图**
主动脉流速降低至3.4m/s,压力阶差48mmHg。

(二) 肺动脉闭锁 / 室间隔完整

肺动脉闭锁 / 室间隔完整(pulmonary atresia with intact ventricular septum,PA/IVS)是一种罕见的发绀型先天性心血管系统结构异常,该疾病在新生儿中占(0.42~0.81):10 000,主要病理表现为肺动脉瓣完全闭锁,两个独立心室,室间隔完整及三尖瓣反流,伴有右心室不同程度的发育不良和冠脉发育异常可能。目前,对于肺动脉闭锁 / 室间隔完整的主要宫内介入治疗方法是胎儿肺动脉瓣成形术(fetal pulmonary valvuloplasty,FPV)。

【案例】孕妇于孕 23^{+5} 周诊断室间隔完整型肺动脉闭锁,孕 29 周行胎儿超声心动图,见心胸比 43%,心房水平右向左分流,右心室长轴径线为 11.7mm,右、左心室长轴比为 0.6,肺动脉呈膜性闭锁(membranous atresia),可见瓣叶结构,三尖瓣瓣环直径 11.3mm,二、三尖瓣环比为 0.93,重度三尖瓣反流(tricuspid regurgitation,TR),其余心脏结构正常,提示胎儿存在肺动脉闭锁 / 室间隔完整,三尖瓣反流,右心室发育不良(图 7-5)。

因考虑胎儿存在右心发育不良,上海交通大学医学院附属新华医院组织了包括儿心脏内科、儿心脏外科、产科、新生儿科、影像科等在内的多学科诊疗团队,对该孕妇进行全面系统化管理,制订了从宫内治疗到生后随访再干预的整体化序贯诊疗计划。充分告知手术方式及手术相关风险及获益,并获取孕妇及家属知情同意。在综合孕妇和胎儿等情况后,决定在孕 29^{+4} 周行宫内胎儿肺动脉瓣成形术(fetal pulmonary valvuloplasty,FPV)。

手术过程中孕妇采取平卧位,术前超声评估胎儿方位,由于右心室流出道与流入道不平行,穿刺针要通过狭窄扭曲的右心室流出道到达肺动脉瓣并不容易,故待胎儿脊柱位于 5~7 点钟方向时,利用超声确定穿刺针平行于右心室流出道方向。明确穿刺针方向后,在超声引导下穿刺脐血管,注入麻醉药品对胎儿进行麻醉,撤出穿刺针后超声确定胎儿胎动明显减少,而后确定心室穿刺点。进而在超声持续监测下引导带鞘穿刺针进入胎儿右心室,拔出针芯见搏动性血流后立即置入冠脉扩张球囊,超声引导下将导丝经右心室流出道送入肺动脉主干,调整球囊置于肺动脉瓣处,在一定压力下进行 2~4 次球囊扩张,同时监测胎心率,扩张完成后撤出穿刺针及扩张球囊系统,并在超声下监测肺动脉前向血流出现,标志着手术成功开通闭锁肺动脉(图 7-6)。

术后对孕妇及胎儿进行密切随访,观察胎儿生长发育、肺动脉血流及相关心脏结构功能发育情况,孕 35^{+3} 周行胎儿超声心动图可见肺动脉开放,肺动脉血流速度 1.11m/s,肺动脉瓣轻度反流,三尖瓣反流情况好转,反流速度 3.73m/s。胎儿于孕 39^{+3} 周足月剖宫产出生,出生体重 4 258g,新生儿 Apgar 评分 9-10-10。

患儿出生后因超声心动图仍发现存在肺动脉狭窄,先后于 2 日龄及 1 岁 1 月龄行经皮肺动脉球囊扩张术(percutaneous balloon pulmonary valvuloplasty,PBPV)。3 岁时随访超声心动图,可见肺动脉血流速度降低,肺动脉轻度反流,三尖瓣轻度反流,流速下降为 2.97m/s,情况明显好转(图 7-7)。患儿随访至今,生长发育正常,心功能良好。

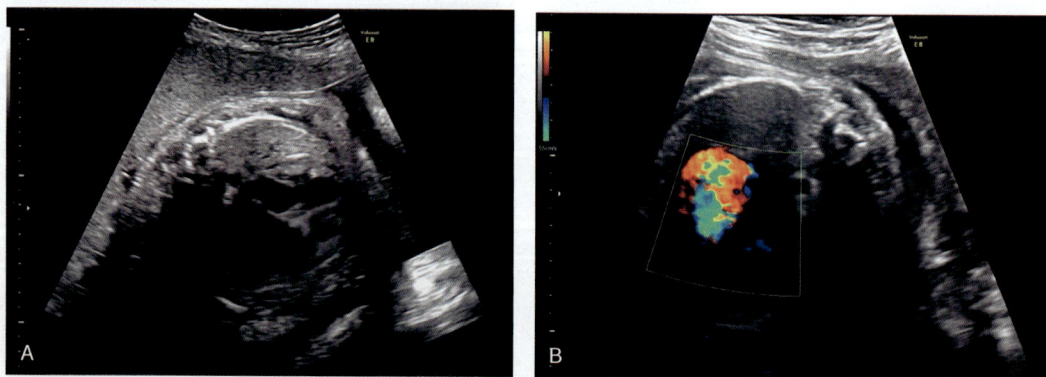

■ 图 7-5 胎儿超声心动图
A. 可见增大的右心房;B. 可见严重的三尖瓣反流。

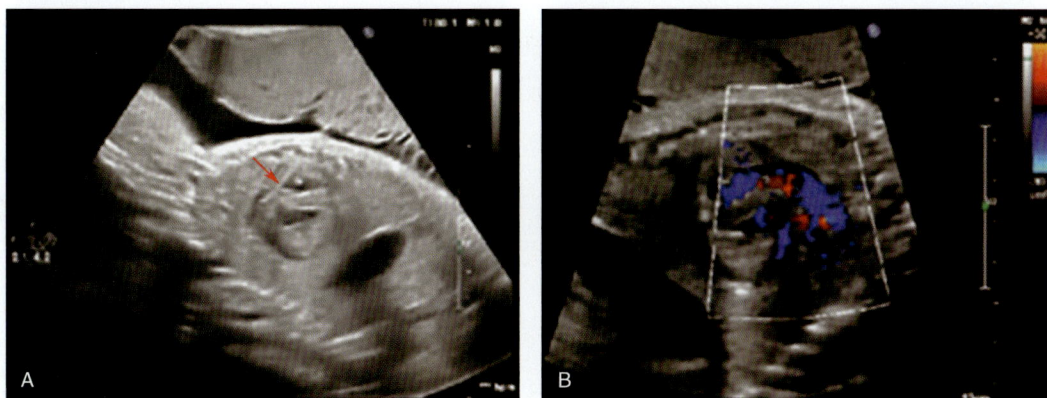

■ 图7-6 胎儿肺动脉瓣球囊扩张术
A. 红色箭头所指即为穿刺针；B. 可见扩张后的过肺动脉瓣血流。

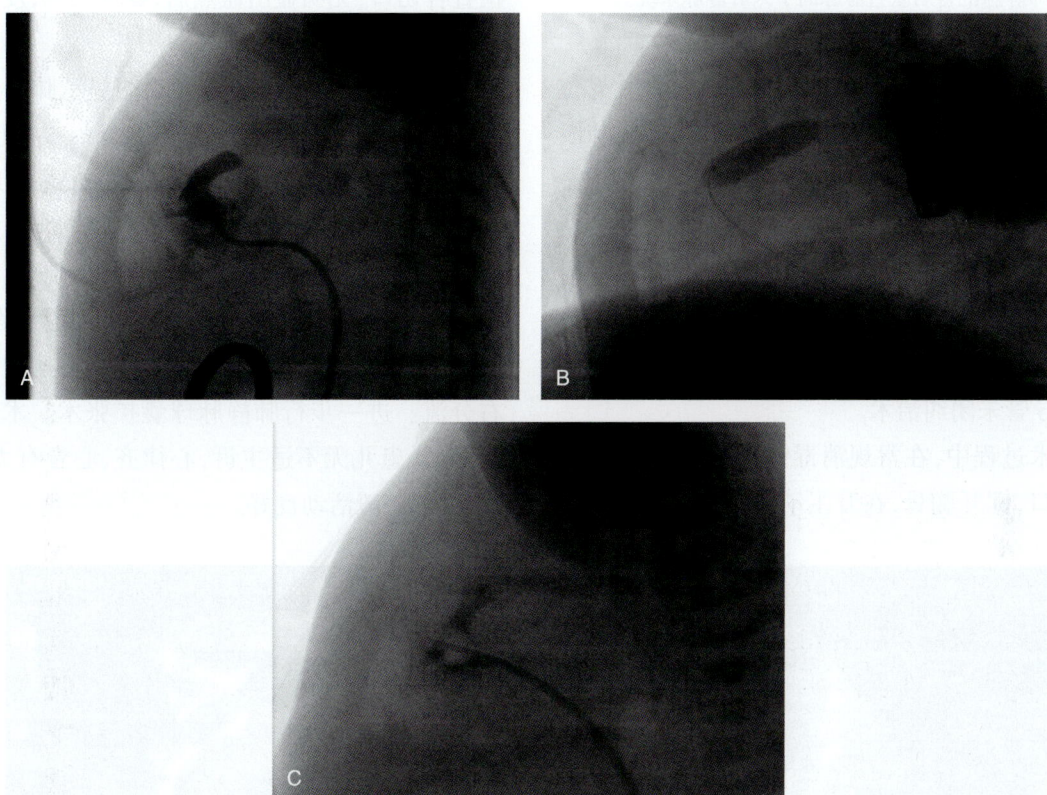

■ 图7-7 经皮肺动脉球囊扩张术
A. 可见术前造影肺动脉狭窄明显；B. 可见球囊对狭窄处扩张；C. 可见术后肺动脉前向血流显著增加。

（三）完全性肺静脉异位连接

完全性肺静脉异位连接（total anomalous pulmonary venous connection，TAPVC）是一种先天性肺静脉异常，由于肺静脉异位连接，肺静脉未正常汇入左心房，而是直接或间接通过体静脉汇入右心房，按照 Darling 等分型根据连接心脏的部位可以分为心上型、心下型、心内型和混合型。

【案例】孕妇于孕 23^{+4} 周，在上海交通大学医

学院附属新华医院宫内儿科诊治中心行胎儿超声心动图检查可见右房右室稍增大，四根肺静脉汇合成垂直静脉向下行，入肝静脉系统，卵圆孔水平右向左分流，动脉导管开放右向左分流（图7-8）。其余心脏结构未见明显异常，提示胎儿存在完全性肺静脉异位连接（total anomalous pulmonary venous connection，TAPVC）（心下型）。8周后随访胎儿超声心动图，超声表现一致，未见明显改善。

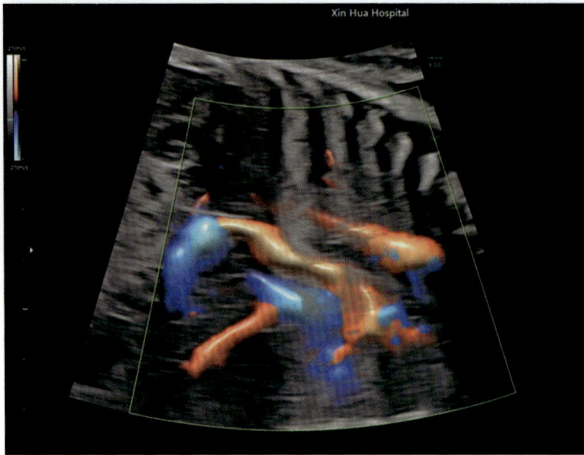

■ 图 7-8　孕 31⁺⁴ 周胎儿超声心动图
示肺静脉汇合后垂直静脉向下入肝静脉系统。

由于患儿属于心下型，作为完全性肺静脉异位连接中最严重的一型，梗阻发生率高，易造成肺淤血和肺水肿，出生后即可在短期内发展为严重的心力衰竭而造成患儿死亡，经过对胎儿生长发育的全面评估，通过产科、新生儿科、儿心脏中心的多学科会诊，建议孕母在上海交通大学医学院附属新华医院产科分娩，患儿于生后行完全性肺静脉异位连接及动脉导管未闭纠治术。

手术过程中，在常规消毒铺巾麻醉后，取胸骨正中切口，锯开胸骨，在升主动脉和右心耳分别插

管，建立体外循环。游离未闭的动脉导管并缝扎切断。转流降温，阻断升主动脉，根部注入心肌保护液，心脏停搏。深低温低流量下经右房室沟游离，见右侧两支肺静脉，左侧一支肺静脉汇合后经垂直静脉下行穿膈肌。自膈肌水平缝扎切断垂直静脉，将垂直静脉及汇总静脉前壁剖开，与左房后壁切口侧侧吻合。心内排气后，心脏自动复搏，复搏后心律为窦性心律。术后食管超声提示肺静脉吻合口 15m/s。予以停体外循环，见血压稳定后，分别拔除上、下腔静脉插管和升主动脉插管，静脉滴注鱼精蛋白中和肝素作用。患儿置入纵隔引流管，经仔细检查各切口，无明显出血点后，延期关胸，皮缘缝乳胶膜覆盖，带气管插管回 ICU。

患儿术后 3 个月超声心动图提示肺静脉与左心房吻合口内径 4.3mm，流速 2.23m/s，左侧肺静脉流速 0.64m/s，右侧肺静脉流速 0.8m/s；心房留孔 3.2mm，左向右分流；右房、右室稍增大，左室壁收缩活动可（LVEF 77%），房室瓣开放活动可，三尖瓣反流，反流速 2.3m/s，未见明显心包积液（图 7-9）。提示术后肺静脉吻合口流速稍增快，心房留孔左向右分流。进一步行肺静脉球囊扩张术。术后 1 个月随访，患儿无不适主诉，心律齐，心音有力，杂音不明显，一般活动良好。

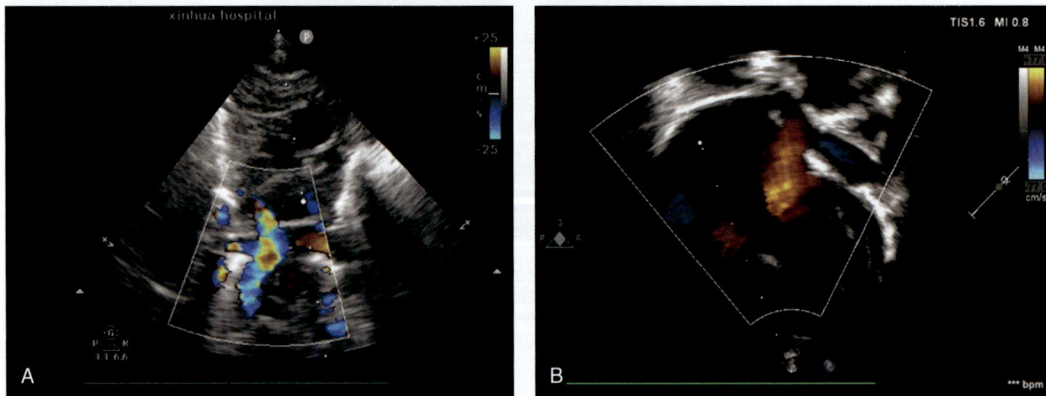

■ 图 7-9　患儿超声心动图
A. 胸骨上窝切面示肺静脉汇合口；B. 四腔心切面显示肺静脉与左心房吻合口。

先天性心血管系统结构畸形是目前出生缺陷中发生率最高的一类疾病，通过对此类结构畸形的早期筛查诊断和干预，可以有效提高胎儿的存活率，出生后生活质量及改善疾病的转归。而健全的心血管系统结构异常干预与一体化序贯诊

疗体系正是实现这一目的所必需的，其可在产检中筛查胎儿心脏畸形，及时转诊，得到准确而有效的产前诊断及评估，胎儿心脏宫内介入治疗能有效降低胎儿畸形的严重程度，减少严重缺陷儿出生。

二、心血管系统传导异常的宫内干预与序贯治疗

(一) 胎儿快速性心律失常宫内干预与序贯治疗病例 1

一例 28 岁母亲于孕 33 周诊断为"胎儿快速性室上性心律失常",心室率 218 次 /min,CVPS 评分 10 分;完善孕妇心脏超声、心电图等检查后明确无经胎盘转运地高辛产前干预禁忌,予以母体口服地高辛(0.25mg/ 次,每日两次),服用药物 5 天监测地高辛血药浓度稳定波动于为 1.0~2.0ng/ml,于 33^{+6} 周胎儿实现宫内转复为窦性心律,继续地高辛维持治疗;1 周后(孕 35 周)地高辛减量至 0.125mg/ 次,每日两次,减量当晚胎儿出现快速性心律失常复发,予以上调地高辛剂量(0.25mg/ 次,每日两次)治疗 1 天后再次转律成功,后继续维持口服地高辛(0.25mg/ 次,每日两次)至分娩前。患胎于 42 周经阴道娩出,出生体重 3 330g,新生儿心电图显示为窦性心律;随访 8.5 年,体格、神经发育均正常,心电图示窦性心律,超声心动图示心脏收缩、舒张功能均正常。

(二) 胎儿快速性心律失常宫内干预与序贯治疗病例 2

一例 28 岁母亲于孕 25^{+3} 周诊断为"胎儿快速性室上性心律失常",心室率 222 次 /min,CVPS 评分 9 分(瓣膜反流扣 1 分),无胎儿水肿;完善孕母心脏超声、心电图等检查后明确无经胎盘转运地高辛产前干预禁忌,予以母体口服地高辛(0.25mg/ 次,每日两次),服用药物 5 天监测地高辛血药浓度稳定波动于为 1.0~2.0ng/ml,治疗 7 天后患胎仍未转律,予以加用索他洛尔(80mg/ 次,每日两次,逐渐上调剂量至 160mg/ 次,每日两次)继续治疗数周仍未转律,期间监测胎动良好,多次复查胎儿心脏超声心动图均未提示胎儿水肿或心力衰竭等,经母胎医学专家团队评估及与家属充分沟通病情后一致认为该患胎胎龄小于 35 周,左心室功能正常,有继续产前干预指征,故继续予以地高辛联合索他洛尔治疗至足月,胎儿心肺发育较为完善,经母胎医学专家评估后决定产后继续治疗。患胎于 37^{+3} 周剖宫产娩出,出生体重 3 150g,新生儿心电图诊断

"新生儿心房扑动",先后予以地高辛联合普罗帕酮、普萘洛尔、胺碘酮抗心律失常治疗 20 余天均未成功,最终采用新生儿电复律实现转律。随访 3.3 年,体格、神经发育均正常,心电图示窦性心律,超声心动图示心脏收缩、舒张功能均正常。

(三) 胎儿快速性心律失常宫内干预与序贯治疗病例 3

一例 27 岁母亲于 32^{+5} 周诊断为"胎儿心房扑动",心房率 441 次 /min,心室率 250 次 /min,呈 2:1 下传,CVPS 评分 9 分(瓣膜反流扣 1 分),无胎儿水肿;完善孕母心脏超声、心电图等检查后明确无经胎盘转运地高辛产前干预禁忌,给予母体口服地高辛(0.25mg/ 次,每日两次),服用药物 5 天监测地高辛血药浓度稳定波动于为 1.0~2.0ng/ml,治疗 7 天后患胎仍未转复窦性心律,给予加用索他洛尔(80mg/ 次,每日两次)口服治疗 1 天后转复窦性心律,后继续维持地高辛联合索他洛尔治疗并逐渐减停。患胎于 39 周经阴道娩出,出生体重 3 530g,新生儿心电图显示为窦性心律;随访 2.8 年,体格、神经发育均正常,心电图示窦性心律,超声心动图示心脏收缩、舒张功能均正常。

(四) 胎儿快速性心律失常宫内干预与序贯治疗病例 4

一例 27 岁母亲于 31^{+6} 周诊断为"胎儿心房扑动",心房率 451 次 /min,心室率 242 次 /min,呈 2:1 下传,CVPS 评分 8 分(心包积液、瓣膜反流各扣 1 分),无胎儿水肿;完善孕母心脏超声、心电图等检查后明确无经胎盘转运地高辛产前干预禁忌,于 32^{+2} 周予以母体口服地高辛(0.25mg/ 次,每日两次),治疗 5 天后监测地高辛血药浓度稳定波动于为 1.0~2.0ng/ml,胎儿实现控制心室率(仍保持心房扑动,心室率<180 次 /min),后继续维持地高辛口服治疗,控制心室率 12 天后出现胎儿心房扑动复发,母亲行产科超声提示有羊水进行性增多,同时伴先兆早产,于 34^{+6} 周早产,出生体重 2 900g,出生心电图诊断阵发性房性心动过速,予以毛花苷 C 静推负荷序贯地高辛口服维持治疗后转律成功。随访 8.4 年,体格、神经发育均正常,心电图示窦性心律,超声心动图示心脏收缩、舒张功能均正常。

（五）胎儿免疫相关一度房室传导阻滞宫内干预与序贯治疗病例 1

患者，女，32 岁，孕前诊断"未分化结缔组织病"，平素长期口服"羟氯喹（200mg，每日两次）"治疗（孕期未停药），既往人工受孕 2 次均失败，现为第三次人工受孕。患者于孕 20 周在外院常规产检时发现双胎 A-V 间期延长（具体值不详），予以丙种球蛋白 400mg/（kg·d）治疗 2 次后未见好转。孕 24^{+2} 周至笔者医院就诊，查自身抗体提示抗 SSA 阳性，胎儿心脏彩超提示右室游离壁与三尖瓣交界处组织多普勒测值提示双胎 1 A-V 间期 148ms，双胎 2 A-V 间期 150ms，无心脏结构异常、心内膜增厚和胎儿水肿，孕 25 周再次行胎儿心脏超声监测提示双胎 1 A-V 间期 170ms，双胎 2 A-V 间期 160ms，考虑诊断为"免疫相关胎儿一度房室传导阻滞"，予以地塞米松口服 4.5mg/d，并每周行胎儿心脏超声监测 A-V 间期，结果提示双胎 A-V 间期均逐渐下降，但双胎股骨长和双顶径长均出现生长延迟，孕母地塞米松口服剂量逐渐减至 3.0mg/d。孕 29 周胎儿心脏彩超提示双胎 A-V 间期再次延长，并伴有心内膜增厚，地塞米松剂量再次上调至 3.75mg/d，孕 34 周双胎 A-V 间期稳定下降至正常范围，地塞米松口服剂量逐渐减至 1.125mg/d 维持未再反复；孕 35^{+4} 周因胎膜早破，经剖宫产娩出双胎。双胎出生体重分别为 2 220g、1 980g，身长均为 47cm。心电图检查提示：新生儿 1 P-R 间期 118ms，新生儿 2 P-R 间期 120ms；血清学检测提示 2 个新生儿抗 SSA 抗体均阳性，血常规、肝功能均正常，无皮疹表现，予以随访观察。4 月龄时，患儿血清 SSA 抗体转为阴性。随访 46 个月，患儿体格及智力均与同龄人相当；心脏超声及心电图均未见异常。

（六）胎儿免疫相关二度房室传导阻滞宫内干预与序贯治疗病例 1

一例患胎于孕 25 周诊断二度 Ⅱ 型房室传导阻滞，CVPS 评分 10 分，心房率为 131 次 /min，心室率为 86 次 /min，孕母孕期诊断干燥综合征，予以地塞米松每日 4.5mg，HCQ 200mg/ 次，每日两次，治疗 2 周后胎儿转复至窦性心律，地塞米松逐渐减量至减停，宫内未反复，患胎于孕 38 周出生，出生体重 3 730g，出生身长 48cm，心电图提示窦性心律，

目前患儿年龄 2 岁 10 月龄，各项生长发育指标正常，无神经系统发育异常。产前基因检测未发现异常。

（七）胎儿二度房室传导阻滞宫内干预与序贯治疗病例 2

一例胎儿于孕 21 周诊断二度 Ⅱ 型房室传导阻滞，CVPS 评分 10 分，心房率为 136 次 /min，心室率为 66 次 /min。孕母自身抗体提示抗 SSA 及抗 SSB 抗体阳性，予以地塞米松每日 4.5mg，HCQ 200mg/ 次，每日两次，治疗后胎儿宫内进展为三度房室传导阻滞，于孕 37 周出生，出生体重 2 450g，出生身长 46cm，生后心电图提示三度房室传导阻滞，Q-T 间期延长，生后反复出现尖端扭转室性心动过速及阿 - 斯反应，完善基因检测为长 Q-T 综合征（2 型），后安置心外膜永久起搏器，口服美托洛尔治疗后未再发作。

三、心血管健康的宫内起源及早期管理

"健康与疾病的发育起源"理论提出，生命早期的不良因素暴露，可能通过改变表观遗传特征等方式，引起成年后的患慢病风险升高。心血管疾病作为成人慢病防治的重要领域，吸引了国内外众多学者的关注。以最常见的心血管疾病——高血压为例，众多流行病学证据表明，生命早期的营养缺乏及发育障碍等不良暴露，会增加儿童及成人期高血压患病率，且高血压存在"轨迹现象"，即幼年期血压较高的儿童，成年以后罹患高血压的风险增高。对儿童进行早期心血管健康尤其是血压健康的管理，可能是降低成人期心血管疾病风险的有效手段。

【案例】为了探索发育源性疾病的起源并建立早期干预模式，自 2016 年起，上海交通大学医学院附属新华医院联合上海其他四家三甲医院，建立了集研究与干预于一体的"生命早期千天计划"。作为一个大型前瞻性发育源性疾病队列，该队列聚焦"从受精卵到生后两岁的最初 1 000 天"这一生命早期发育可塑性的关键时期，旨在发现生命早期的不良暴露对生长发育和成年期疾病发生发展的影响，为制定发育源性疾病的防控策略提供科学依据，是宫内儿科学在新华医院实践的重要科研及转化平台。

团队早期研究已经发现,在宫内经历了不良暴露的胎儿,在生命早期就已经发生了心血管系统结构和功能改变。其中,妊娠期体重过度增加、母亲妊娠期糖尿病,以及出生体重过大均与儿童早期的血压增高和心血管结构变化有关。妊娠期过度的体重增长和出生体重过大,都会引起子代左心室肥厚风险增加。而妊娠期糖尿病母亲的子代,尤其是男性,儿童期的血压水平较高。此外,生命早期不良生长模式、儿童超重与血压升高均可能引起心脏结构和功能的改变,且儿童体重指数与心脏结构改变的关系更为密切,而血压升高则更多影响心脏功能的改变。值得关注的是,这些心血管结构和功能的改变,早在儿童4岁时就已经被发现,这提示了对于学龄前儿童,尤其是在宫内经历过不良暴露的儿童,进行常规血压监测和心血管健康管理的必要性。美国心脏病学会提出,儿童血压常规应从3岁开始。本中心结合临床实际,自4岁起,对随访儿童进行常规血压监测和心脏彩超检查,对于血压升高的儿童,进行不同时点的血压复测和24小时动态血压检查,并对高血压儿童进行病因学筛查和生活方式干预,目前规律随访高血压儿童近百人,部分儿童血压已得到良好控制。

第三节　研究进展

一、心血管系统结构异常的研究进展

(一)胎儿因素

先天性心脏病的胎儿相关发病因素分为单纯遗传因素、单纯环境因素和遗传-环境互作三大因素。

其中,单纯遗传因素主要有染色体异常和单基因遗传缺陷。染色体异常可以分为染色体非整倍体异常和染色体拷贝数变异(copy number variations,CNV)。染色体异常所致心脏畸形占先天性心脏病患者总数的30%,最常见的染色体非整倍体异常如21-三体综合征、18-三体综合征和13-三体综合征分别有50%、100%、80%的可能伴有先天性心脏病。CNV相关的综合征包括22q11.2缺失/重复综合征、努南综合征和心手综合征等,通常伴有房间隔缺损、室间隔缺损、房室间隔缺损、法洛四联症等先天性心脏病。随着产前诊断检测技术的发展,染色体核型分析、染色体微阵列分析技术(chromosomal microarrays,CMA)可实现对与胎儿先天性心脏病相关的染色体非整倍体异常及染色体微缺失、微重复的检测。单基因遗传缺陷也是先天性心脏病的主要遗传致病因素之一,研究表明超过10%的先天性心脏病都是由新发突变(de novo mutations)所导致的。经各类研究证实,与先天性心脏病有关的基因有 NKX2.5、TBX5、GATA4 和 ZIC3 等。NKX2.5 基因突变可以导致房室间隔缺损、法洛四联症,GATA4 基因突变可以导致法洛四联症、右心室双出口等。Katherine S.Pollard 等人在《细胞》(Cell)上发表了关于转录因子 GATA4、TBX5 的蛋白互作组在导致先天性心脏病中的作用,证实了转录因子与其他辅助因子之间的相互作用可以被破坏,从而损害转录协同性并导致心脏畸形,揭示了转录因子有害突变导致先天性心脏病的潜在机制。近年来,上海交通大学医学院附属新华医院孙锟教授课题组在《细胞死亡与疾病》(Cell Death and Disease)、《分子遗传学与基因组学》(Molecular Genetics and Genomics)等杂志上发表了关于 SOX7 基因突变可能导致房室间隔缺损的研究,验证了 SOX7 基因对 Wnt 信号通路的调控作用及其与 GATA4 之间可能存在的互作,揭示了 SOX7 基因在心脏发育及先天性心脏病发生中的重要作用。

在过去十年中,全外显子测序(whole-exome sequencing,WES)的发展使得我们对先天性心脏病遗传病因的了解有了巨大的变化,但仍然有超过50%的先天性心脏病其遗传因素尚未明确。已有研究表明,先天性心脏病的发生可能并非由单一的有害突变导致,而是由多个基因共同作用所致。例如,在 Zic3$^{(+/-)}$; Nodal$^{(+/-)}$ 复合杂合子的小鼠模型,先天性心脏病的外显率有所升高。另有研究报道,先天性心脏病患者体内可能存在着遗传背景不同的细胞群体,即嵌合体效应(genetic mosaicism),这也是很多病例的发病机制无法用基因突变解释的原因。在先天性心脏病患者的心脏组织中,还存在着等位基因特异性表达(allele specific expression)的现象。此外,一些针对非编码 DNA 区域测序的数据库已经开始建立,这些都提示了未来先天性心脏病遗传病因研究的新领域。

根据生命早期编程与重编程理论,胎儿发育是遗传信息和环境因素相互作用的编程过程。越来越多的研究认为,基因与环境因素可以相互作用并通过表观遗传方式调控心肌的发育与分化,导致先天性心脏病的发生。例如,SCO2 基因启动子中 CpG 岛的高度甲基化可能与法洛四联症及室间隔缺损的发生相关,APOA5 和 PCSK9 基因位点上的 CpG 甲基化与主动脉瓣狭窄的发生相关,DOK7、NOS3 基因的异常甲基化与房室间隔缺损和主动脉缩窄的发病有关。先天性心脏病的发病机制复杂,通过表观遗传学调控角度探讨先天性心脏病的病因也是未来的一个新的研究方向。

(二) 孕母因素

尽管研究者在遗传方面作出了巨大的努力,但仍只能对少部分病例提供基因解释。这使得研究者不再聚焦于基因在先天性心脏病发病机制中的作用,而孕母健康与胎儿的生长发育有着密切的关系,因此越来越多的研究探索孕母因素对于子代心血管系统发育的影响。

糖尿病是一种葡萄糖代谢紊乱疾病,现估计全球有 4.25 亿人患有糖尿病,预计到 2045 年这一数字将上升到 6.29 亿。患有糖尿病(1 型和 2 型)母亲的后代患任何类型先天性心脏病的风险约增加 3 倍,而妊娠期糖尿病的先天性心脏病风险约增加 1.5 倍。后代先天性心脏病的患病率与增加或控制不佳的母体血糖水平相关,糖化血红蛋白的测量强烈表明高血糖是主要的致畸剂。尽管如此,对高血糖如何导致先天性心脏病仍无共识。对各种

动物模型的广泛研究产生了许多不同的假设,包括缺氧和 / 或氧化应激增加、多元醇或己糖胺途径的激活、细胞凋亡增加或内质网应激。孕期产妇肥胖(产前体重指数 > 30kg/m^2)与许多妊娠相关的不良后果相关,其中包括先天性心脏病的风险增加。肥胖常伴有 2 型糖尿病或糖耐量受损,使这两种疾病难以分开,因此普遍假设肥胖和糖尿病引起的先天性畸形可能具有共同的病因。但有研究表明,在调整葡萄糖耐量后,母亲体重增加与先天性心脏病风险增加有关。目前尚不清楚母亲体重单独增加如何影响胚胎心脏发育。我们在上海优生儿童队列的人群研究中发现,孕母妊娠期增重过多,尤其是妊娠中晚期的过度增重,是子代左心室偏心性与向心性肥大的危险因素。这一发现强调了孕母控制妊娠期体重的重要性。

除代谢性疾病以外,孕期感染及发热也将增加先天性心脏病的风险。孕妇在妊娠前 10 周感染风疹会导致高达 90% 的病例出现出生缺陷,其中约有一半存在心脏缺陷,包括肺动脉分支狭窄、动脉导管未闭和室间隔缺损。虽然母体病毒感染如何导致出生缺陷尚不清楚,但有证据表明体温升高是致畸物,而非病毒本身。一项流行病学研究发现,妊娠 3~8 周,母体暴露于 3~11 天或更多天的极端高温会使先天性心脏病风险增加 50%。对不同物种的研究证实,母体高热可导致一系列胚胎缺陷,包括心脏缺陷。在所有提出的机制中,热休克反应的激活及神经嵴细胞中的温度激活离子通道是目前最有可能的两种机制。

妊娠期间孕母接触的有毒物质可直接或间接地作用于胚胎本身,对正常胚胎发育过程产生干扰。沙利度胺是最臭名昭著的人类致畸剂,在其引发的胎儿畸形中也包括先天性心脏病。沙利度胺导致出生缺陷的确切机制在最近几年才被确定。沙利度胺与正常细胞蛋白 CRBN 结合并增强其作用,CRBN 是 CRL4^{CRBN}E3 泛素连接酶的一个亚基,它靶向许多蛋白质以通过泛素途径降解,其中包括转录因子 SALL4,这种蛋白质在胚胎中是肢体和心脏发育所必需的。妊娠期间的高剂量饮酒(即单次 ≥ 50g)会导致胎儿酒精综合征,心脏缺陷在胎儿酒精综合征中很常见,主要包括室间隔缺损、房

间隔缺损和圆锥干缺损。动物实验表明,饮酒的时间和数量决定了结果的性质及严重程度。酒精引起的心脏缺陷的机制尚不清楚,可能与竞争性抑制维A酸合成、直接对心脏神经嵴细胞产生有害影响或直接影响DNA甲基化、组蛋白修饰和/或非编码RNA调控而导致胚胎发生广泛的表观遗传变化等有关。

(三) 环境污染物

此外,孕早期有害环境的暴露也是导致子代心血管系统结构发育异常的机制之一。由工业排放、城市化及燃油发动机产生的主要空气污染物,包括一氧化碳、氮氧化物、二氧化硫和颗粒物。现有的人群研究所得的结论并不完全一致,这种异质性与各项研究所使用的先天性心脏缺陷的分类、暴露的评估、混杂因素的控制相关。总体而言,母体接触空气污染物是增加先天性心脏病发病率的危险因素,同时父亲暴露在后代先天性心脏病风险中也起着关键作用。空气污染物可能通过DNA甲基化修饰、组蛋白修饰等途径在先天性心脏病的发生上产生影响,但这些途径仍需要更明确的证据以证实。

母体重金属暴露(包括铅、镍、砷、镉和锰)与先天性心脏病的发病率有关。在室间隔缺损、圆锥干缺损和流出道狭窄的样本中观察到了镍水平的差异,这表明不同的暴露水平可能会给特定类型的先天性心脏病带来风险。砷和镉暴露之间存在强烈的协同相互作用,与先天性心脏病呈正相关,强调了研究环境暴露程度和相互作用的重要性。

接触内分泌干扰物质的专业人员的后代特别易患先天性心脏病。许多职业可接触到内分泌干扰物质,例如画家、农民、金属工人或木工。某些内分泌干扰化学品,如邻苯二甲酸盐、烷基酚类化合物、杀虫剂、溶剂和多氯有机化合物都与先天性心脏病有关。这些职业因素如何导致先天性心脏病发展的机制尚不完全清楚。许多内分泌干扰化学物质具有雌激素作用,可能导致精液质量受损、卵母细胞成熟受阻或胎儿表观基因组变化。尽管双酚类化合物尚未与人类先天性心脏病广泛相关,但动物研究表明,双酚类化合物也可能干扰心脏发生过程并导致先天性心脏病的跨代遗传。此外,我们在人群研究中发现孕母产前双酚A的暴露与子代心脏代谢危险因素相关,强调了双酚A等环境污染物的宫内暴露在生命后期心脏健康中的重要性。

二、心血管系统传导异常的研究进展

目前,关于胎儿心血管系统传导异常的研究主要方向之一是胎儿心脏传导系统的免疫损伤。孤立性CHB、CAVB主要与胎儿暴露于高效价抗SSA/Ro抗体有关,在易感胎儿体内可能引发房室结的炎症、坏死和纤维化,抗Ro抗体(SSA)结合凋亡的心脏细胞,并阻断其电生理传导,这一损伤过程早在妊娠16~18周就已出现。这种对胎儿心脏的免疫损伤可以持续整个孕期,甚至出生后的生命早期,造成不同程度的胎儿及儿童心脏传导系统疾病。

孕妇体内的抗Ro/SSA、La/SSB抗体可能都参与了CHB的发展,但抗SSA抗体中的Ro52抗体似乎起着主导作用。研究表明,抗Ro52抗体对体外和体内心脏传导及钙稳态有直接的致病作用,可能引起房室结的纤维化和最终钙化,导致CAVB。母体抗Ro52抗体与儿童AVB的相关性显著高于其他自身抗体的作用。有研究表明,虽然低滴度和分离的抗Ro/SSA 60kD抗体与阳性妊娠结局相关,但高滴度的抗Ro/SSA 60kD抗体与胎儿CHB的高概率密切相关。

此外,学者们也注意到:不是所有抗SSA/Ro抗体阳性妊娠都发生胎儿心脏传导阻滞,发生率只有1%~2%;一度房室传导阻滞在某些情况下从未进展,而在其他情况下却迅速进展到二度和三度。观察表明,不同孕妇抗SSA/Ro抗体阳性的不同胎儿间结局不同,提示胎儿易感基因的表达情况可能决定了病情的严重程度和进展程度,因此,关于基因多态性及相关影响因素的研究也正在逐步展开。

(陈笋,武育蓉,周开宇,华益民,
王川,王鉴,孙锟)

参 考 文 献

1. 杨思源, 陈树宝. 小儿心脏病学. 4 版. 北京: 人民卫生出版社, 2012.

2. 陈树宝. 先天性心脏病影像诊断学. 北京: 人民卫生出版社, 2004.

3. TIAN X, HU T, ZHANG H, et al. Vessel formation. De novo formation of a distinct coronary vascular population in neonatal heart. Science, 2014, 345 (6192): 90-94.

4. TANG J, ZHU H, TIAN X, et al. Extension of Endocardium-Derived Vessels Generate Coronary Arteries in Neonates. Circ Res, 2022, 130 (3): 352-365.

5. TIAN X, ZHOU B. Coronary vessel formation in development and regeneration: origins and mechanisms. J Mol Cell Cardiol, 2022, 167: 67-82.

6. 任卫东, 张玉奇, 舒先红. 心血管畸形胚胎学基础与超声诊断. 北京: 人民卫生出版社, 2015.

7. 李治安. 胎儿超声心动图实用指南: 正常和异常心脏. 天津: 天津科技翻译出版公司, 2011.

8. 张桂珍, 耿斌. 实用胎儿超声心动图学. 北京: 中国医药科技出版社, 2004.

9. 何怡华. 胎儿超声心动图学. 北京: 人民卫生出版社, 2013.

10. 姚欣雨, 李奉瑾, 乔梦茹, 等. 胎儿先天性心脏病遗传学病因的研究进展. 国际妇产科学杂志, 2022, 49 (1): 77-81.

11. GONZALEZ-TERAN B, PITTMAN M, FELIX F, et al. Transcription factor protein interactomes reveal genetic determinants in heart disease. Cell, 2022, 185 (5): 794-814. e30.

12. Hong N, Zhang E, Xie H, et al. The transcription factor Sox7 modulates endocardiac cushion formation contributed to atrioventricular septal defect through Wnt4/Bmp2 signaling. Cell Death Dis, 2021, 12 (4): 393.

13. LI B, LI Z, YANG J, et al. Predisposition to atrioventricular septal defects may be caused by SOX7 variants that impair interaction with GATA4. Mol Genet Genomics, 2022, 297 (3): 671-687.

14. ZAIDI S, BRUECKNER M. Genetics and genomics of congenital heart disease. Circ Res, 2017, 120 (6): 923-940.

15. 李淑婧, 孙晶, 孙锟. 先天性心脏病表观遗传学研究进展. 国际儿科学杂志, 2021, 48 (8): 520-524.

16. 田苗, 李晓红, 陈寄梅. DNA 甲基化异常与先天性心脏病的研究进展. 中国心血管病研究, 2020, 18 (2): 160-165.

17. HOANG TT, MARENGO LK, MITCHELL LE, et al. Original findings and updated meta-analysis for the association between maternal diabetes and risk for congenital heart disease phenotypes. Am J Epidemiol, 2017, 186 (1): 118-128.

18. Priest JR, Yang W, Reaven G, et al. Maternal midpregnancy glucose levels and risk of congenital heart disease in offspring. JAMA Pediatr, 2015, 169 (12): 1112-1116.

19. LI R, CHASE M, JUNG SK, et al. Hypoxic stress in diabetic pregnancy contributes to impaired embryo gene expression and defective development by inducing oxidative stress. Am J Physiol Endocrinol Metab, 2005, 289 (4): 591-599.

20. SUSSMAN I, MATSCHINSKY FM. Diabetes affects sorbitol and myo-inositol levels of neuroectodermal tissue during embryogenesis in rat. Diabetes, 1988, 37 (7): 974-981.

21. HORAL M, ZHANG Z, STANTON R, et al. Activation of the hexosamine pathway causes oxidative stress and abnormal embryo gene expression: involvement in diabetic teratogenesis. Birth Defects Res A Clin Mol Teratol, 2004, 70 (8): 519-527.

22. GÄRESKOG M, CEDERBERG J, ERIKSSON UJ, et al. Maternal diabetes in vivo and high glucose concentration in vitro increases apoptosis in rat embryos. Reprod Toxicol, 2007, 23 (1): 63-74.

23. Wang F, Reece EA, Yang P. Superoxide dismutase 1 overexpression in mice abolishes maternal diabetes-induced endoplasmic reticulum stress in diabetic embryopathy. Am J Obstet Gynecol, 2013, 209 (4): 345. e1-7.

24. STOTHARD KJ, TENNANT PW, BELL R, et al. Maternal overweight and obesity and the risk of congenital anomalies: a systematic review and meta-analysis. Jama, 2009, 301 (6): 636-650.

25. BRITE J, LAUGHON SK, TROENDLE J, et al. Maternal overweight and obesity and risk of congenital heart defects in offspring. Int J Obes (Lond), 2014, 38 (6): 878-882.

26. WANG J, DU B, WU Y, et al. Association of maternal gestational weight gain with left ventricle geometry and function in offspring at 4 years of age: a prospective birth cohort study. Front Pediatr, 2021, 9: 722385.

27. OSTER ME, RIEHLE-COLARUSSO T, CORREA A. An update on cardiovascular malformations in congenital rubella syndrome. Birth Defects Res A Clin Mol Teratol, 2010, 88 (1): 1-8.

28. Lin S, Lin Z, Ou Y, et al. Maternal ambient heat exposure during early pregnancy in summer and spring and congenital heart defects-A large US population-based, case-control study. Environ Int, 2018, 118: 211-221.

29. Edwards MJ. Review: Hyperthermia and fever during pregnancy. Birth Defects Res A Clin Mol Teratol, 2006, 76 (7): 507-516.

30. SHI H, O'REILLY VC, MOREAU JL, et al. Gestational stress induces the unfolded protein response, resulting in heart defects. Development, 2016, 143 (14): 2561-2572.

31. HUTSON MR, KEYTE AL, HERNÁNDEZ-MORALES M, et al. Temperature-activated ion channels in neural crest cells confer maternal fever-associated birth defects. Sci Signal, 2017, 10 (500): eaal4055.

32. Matyskiela ME, Couto S, Zheng X, et al. SALL4 mediates teratogenicity as a thalidomide-dependent cereblon substrate. Nat Chem Biol, 2018, 14 (10): 981-987.

33. UNGERER M, KNEZOVICH J, RAMSAY M. Ramsay, In utero alcohol exposure, epigenetic changes, and their consequences. Alcohol Res, 2013, 35 (1): 37-46.

34. SHABTAI Y, BENDELAC L, JUBRAN H, et al. Acetaldehyde inhibits retinoic acid biosynthesis to mediate alcohol teratogenicity. Sci Rep, 2018, 8 (1): 347.

35. KARUNAMUNI GH, MA P, GU S, et al. Connecting teratogen-induced congenital heart defects to neural crest cells and their effect on cardiac function. Birth Defects Res C Embryo Today, 2014, 102 (3): 227-250.

36. SERRA-JUHÉ C, CUSCÓ I, HOMS A, et al. DNA methylation abnormalities in congenital heart disease. Epigenetics, 2015, 10 (2): 167-177.

37. CAO D, BROMBERG PA, SAMET JM. Samet, COX-2 expression induced by diesel particles involves chromatin modification and degradation of HDAC1. Am J Respir Cell Mol Biol, 2007, 37 (2): 232-239.

38. ZHANG N, CHEN M, LI J, et al. Metal nickel exposure increase the risk of congenital heart defects occurrence in offspring: A case-control study in China. Medicine (Baltimore), 2019, 98 (18): 15352.

39. JIN X, TIAN X, LIU Z, et al. Maternal exposure to arsenic and cadmium and the risk of congenital heart defects in offspring. Reprod Toxicol, 2016, 59: 109-116.

40. NICOLL R. Environmental contaminants and congenital heart defects: a re-evaluation of the evidence. Int J Environ Res Public Health, 2018, 15 (10): 2096.

41. JENG HA. Exposure to endocrine disrupting chemicals and male reproductive health. Front Public Health, 2014, 2: 55.

42. GREGORASZCZUK EL, PTAK A. Endocrine-Disrupting Chemicals: Some Actions of POPs on Female Reproduction. Int J Endocrinol, 2013, 2013: 828532.

43. BOMMARITO PA, MARTIN E, FRY RC. Effects of prenatal exposure to endocrine disruptors and toxic metals on the fetal epigenome. Epigenomics, 2017, 9 (3): 333-350.

44. LOMBÓ M, FERNÁNDEZ-DÍEZ C, GONZÁLEZ-ROJO S, et al. Transgenerational inheritance of heart disorders caused by paternal bisphenol A exposure. Environ Pollut, 2015, 206: 667-678.

45. OUYANG F, ZHANG GH, DU K, et al. Maternal prenatal urinary bisphenol A level and child cardio-metabolic risk factors: A prospective cohort study. Environ Pollut, 2020, 265 (Pt A): 115008.

第八章

神 经 系 统

第一节 概 述

宫内胎儿时期是神经系统发育的关键时间窗，这个时期完成了神经结构发育和功能发育的主要事件，受到遗传因素的调控和宫内环境因素的影响，若出现异常，可能为神经结构异常疾病（如脑膨出、脑积水等）和神经功能异常疾病（如智力低下、孤独症谱系障碍等）。针对增加疾病发病风险的围孕期高危因素进行早期预防、实施宫内早期筛查和干预，能够最大程度地改善疾病预后。

一、宫内神经系统正常发育

（一）宫内神经结构发育

胚胎 3 周龄时外胚层在脊索中胚层诱导下分化为神经外胚层。神经外胚层细胞增殖、增厚形成一拉长鞋型的"神经板"。神经板扩展增长为"神经嵴"后闭合形成神经管，尾部形成脊髓；较宽阔的头部将形成大脑，中空的管则将形成成熟大脑的室管系统。管状结构的头端有三个分界明显的前脑泡、中脑泡和后脑泡：前脑泡形成大脑半球、基底神经节和丘脑；中脑泡形成中脑；后脑泡形成脑干的主要部分和小脑。大脑半球位于脑干顶部，小脑位于脑干后面。小脑出生时尚未成熟，是中枢神经

系统最后形成的部分。胎儿 3 月龄大脑解剖结构成型后脑细胞仍继续发育，经历神经管形成、前脑发育、神经元增殖、神经元移行、组织和髓鞘形成六个时期。

1. 神经管形成 胎儿 3~7 周龄是神经胚形成或神经管形成阶段。在基因控制下神经管按一定的顺序闭合，神经板融合失败胎儿可发生无脑畸形（anencephaly）或脊柱裂脊髓脊膜膨出（spina bifida with meningomyelocele）。此外，尚有其他因素致神经管缺陷，如母亲妊娠期叶酸缺乏增加胎儿发生神经管缺陷的风险。

2. 前脑发育 在脊索前中胚层叶诱导作用下，2~3 月龄的胎儿前脑发育、面部形成、大脑半球和脑室分裂。因此，前脑发育期发生严重脑发育异常多伴显著面部发育异常。如前脑无裂畸形或全前脑畸形是前脑发育障碍引起的一组复杂的颅面畸形。

3. 神经元增殖 胎儿 3~4 月龄神经细胞迅速分裂增殖，然后移行到发育中的大脑上层。神经元增殖期发生的缺陷为神经元异常。如神经元增殖发育的关键期受到抑制，胎儿可出现小头畸形。神

经元增殖期酒精、辐射和宫内感染均可导致神经元增殖受损出现相似的小头畸形外形特征。正常中枢神经系统发育依赖广泛的细胞迁移。

4. 神经元移行　胎儿 3~5 月龄神经元迅速移行至皮质和小脑。神经胶质细胞在神经元移行的路径中起重要作用。如某些胶质细胞功能受损导致神经系统出现移行缺锌，迁移的神经元停止不前，在受阻碍部位发生分化，出现异位的神经元，导致癫痫、精神发育迟滞、脑发育异常。

5. 神经组织过程　胎儿 5 月龄至儿童早期神经元仍在进行不断的组织过程，包括神经元轴突和树突的增粗延长、突触形成、神经元突触选择性修剪。唐氏综合征、脆性 X 染色体综合征等可有大脑组织过程缺陷。如唐氏综合征儿童树突棘数目和表面积较正常儿童明显减少是发育迟滞的重要原因之一。

6. 髓鞘化　神经纤维髓鞘化是一脂肪层即髓鞘包裹轴索的过程，与神经胶质细胞快速增殖关系密切。神经纤维髓鞘化产生隔绝作用使神经冲动快速传递，是传导功能成熟的一个显著标志。

(二) 宫内神经功能发育

宫内胎儿发育时期，中枢神经系统的各种结构依尾 - 头发育次序有一定的发育时间顺序，种系发生上较古老的结构比进化中出现较晚的结构发育早，即脊髓发育早于脑干(包括小脑)、皮质下结构早于皮质；大脑皮质初级运动区发育早于初级感觉区，人类大脑额叶联络皮质是最迟完成发育的区域。此外，感觉系统发育时序也有不同。前庭、躯体感觉、味觉与嗅觉在出生时已发挥功能，听觉和视觉系统在出生时发育还比较差。虽然运动皮质的发育早于感觉皮质，但运动行为发育迟于感觉行为，可能与小脑及运动神经通路还不够成熟及感觉 - 运动联络皮质发育较晚有关。

二、神经发育障碍性疾病宫内起源的致病因素

神经发育障碍性疾病(neurodevelopmental disorders, NDDs)是以异常脑发育导致的情绪及认知等脑功能障碍为特征的疾病谱系，常见的有注意缺陷 / 多动障碍、孤独症谱系障碍及智力障碍等，其功能异常症状通常在儿童或青少年期明显，并可终身存在。NDDs 的病因学机制尚不清楚，目前研究认为遗传因素与宫内不良暴露环境因素与发病密切相关。因此，聚焦生命早期暴露窗口，探寻增加疾病发病风险的不良因素，开展靶向防治措施，将成为降低神经发育障碍性疾病相关公共卫生成本的最佳策略。

(一) 遗传因素

儿童行为发育的物质基础是神经系统，尤其是中枢神经系统。与发育行为密切相关的神经元和胶质细胞的发育和分化，以及最终形成的生理生化性能和行为功能都受到宫内时期胚胎基因调控。近年来，分子遗传学和转基因生物技术为进一步研究的理想工具。研究发现，儿童攻击性行为可能与单胺氧化酶 A (MAOA) 功能缺陷有关。遗传连锁分析证实有冲动攻击性行为儿童的家系遗传性缺陷位于 X 染色体，连锁位点位于 Xp11-21，而 MAO 的结构基因也位于该区域中，导致 MAO 编码区出现 936C 突变为 T，谷氨酰胺密码子被终止密码子所置换，引起 MAO 结构改变，从而导致儿童生理功能异常。MAOA 结构基因敲除小鼠的动物模型，体内缺乏 MAOA 小鼠脑结构出现明显改变，断奶后的雄性小鼠表现为明显的攻击性。

(二) 宫内环境因素

并非所有脑发育缺陷均由遗传决定。神经突触对宫内环境的影响非常敏感，环境的改变可通过影响突触连接、修剪，甚至神经细胞生发、迁移等多个环节影响神经系统的发育。研究提示，营养、毒物、化合物等理化环境会影响健康成长及发育。如母亲孕期叶酸缺乏与神经管缺如有关，宫内不良环境(如孕期高血糖、母体免疫活化等)可导致子代注意缺陷多动障碍、智力低下、孤独症等发病风险增加。

三、宫内结构发育异常的常见疾病和致病因素

1. 脑膨出　脑膨出的发病机制仍不完全清楚。第一种相关的理论是基于 Vou-Recklinghausen 的临床观察而推定的，该理论指出在原始头脑神经胚层形成中存在缺损。然而，假如这种理论成立，在所有的脑膨出中都应该有重要的神经结构畸形和皮肤缺损，且所有缺损的部位都应该是突起的(图 8-1)。

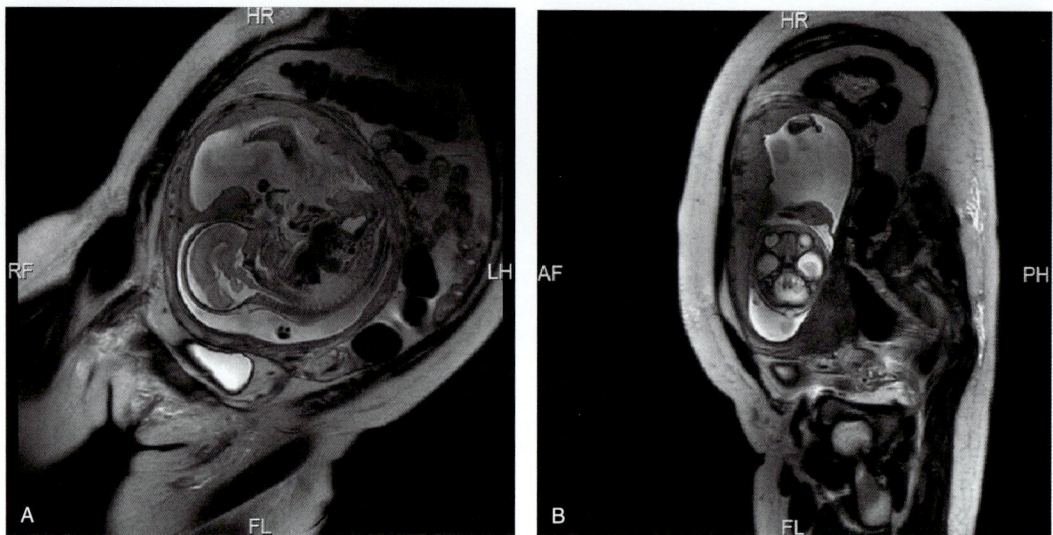

■ **图 8-1　宫内胎儿脑膜膨出 MRI 检查**
A. 胎儿矢状位，孕 23 周 6 天，后枕部皮下可见约 6mm 囊状灶；B. 胎儿冠状位。

动物模型和人类胚胎的研究支持另外一种理论，即神经层发育后，神经系统从外胚层分离障碍导致脑膨出。中胚层的形成通常是渐进、连续、分段的过程，从头侧到尾侧的方向，一般从头部开始，到尾部结束。有关骨骼、神经和口咽形态学的研究指出，在某些类型的脑膨出中，中胚层的功能障碍影响枕骨、颅脑、脑膜的形成，这可能是脑膨出的主要病变。与这些病变相比，神经组织的缺陷是次要的。

至于前颅窝的脑膨出，进化阻滞假说提出可能有前神经孔处神经管的闭合不全，类似于脊柱裂的病变。这种病变通常于妊娠 24 天左右发生在盲孔区域。这一理论是围绕前顶型脑膨出合并胼胝体发育不全的病例而建立的。然而，这并不是额骨或前颅底脑膨出的原因。主要有以下两个原因：第一，这些病变不合并其他的神经管缺损；第二，应用神经元特异性烟醇化酶对手术切除和新生儿尸检的组织进行免疫组化形态学分析，发现这些脑组织中没有神经管闭合不全的表现。尽管脑畸形的新生儿包含脑残基的神经基板暴露，但这些组织不能被神经元特异性烯醇化酶染色，而在前顶型脑膨出中疝出的脑组织虽有扭曲的细胞结构，但能被神经元特异性烯醇化酶染色。因此，无脑畸形不是脑膨出，而是脑部的脊髓裂。

另一种假说认为：脑和脑膜疝出是由于前颅底骨骼发育不全或颅咽管的持续存在。其病因可能是分娩过程中，原始神经管的过度延伸或者颅内压增高。遗憾的是，这个说法与胚胎学家和解剖学家研究并不一致，他们指出脑膜和神经的突出从开始阶段就已经出现，并且伴有骨骼发育障碍。

最被广泛接受的理论是由 Geoffrey St.Hillaire 在 1827 年提出的，他指出，神经裂发生在神经管关闭之前。随着裂隙的愈合，在神经外胚层和皮肤外胚层之间发生粘连，从而阻止中胚层形成颅骨。通过分子生物学研究，对脑膨出的发病机制有了新的观点。神经管的形成是通过基因及其编码的蛋白质控制的过程，这些蛋白可以是转录因子、膜受体或配体。部分基因迄今已被识别，例如 sonic hedgehog（SHH），它在脊索动物中表达，影响脊髓腹侧的细胞结构形成。目前已知骨形态发生蛋白影响脊髓背侧结构的形成，这些新发现无疑加强了我们对脑膨出发病机制的理解。

2. 丹迪-沃克综合征　丹迪-沃克综合征（Dandy-Walker syndrome，DWS）由以下三个特征组成：第四脑室囊性扩张、全部或部分小脑蚓部发育不良、幕上的脑积水，但脑积水不是 DWS 诊断的必要条件。1887 年，Sutton 等人首次描述了脑积水合并第四脑室囊性扩张的情况。1914 年，Dandy 报道了一例 13 月龄的女孩，患有严重脑积水和第四脑室囊性扩张。他是将这两种病症联系起来的第一人。Dandy 开始对 DWS 的起因进行分析。在研究了 9 例病例的病理后，他总结出 DWS 的病因是在宫内 Magendie 和 Luschka 孔（第四脑室正中孔和侧孔）发育障碍或者出生后炎症反应造成梗阻，或两种因素都有。1941 年，Sahs 报道了一例不伴脑积水的先天小脑异常，原因是 Luschka 孔通畅。1954 年，Brenda 提出了至今仍被接受的理论。他进行了 6 例尸体解剖研究，并提出第四脑室的先天异常和 DWS 的发病机制有关。他推测 DWS 的主要异常为后髓帆部位伴有脑膜膨出样囊袋的小脑裂隙。1959 年，其他研究者用先天性脑积水的小鼠研究证明小脑蚓部发育不良及第四脑室畸形

比 Luschka 和 Magendie 孔形成在更早的胚胎阶段发生。这提示畸形发育早于第四脑室孔的开放。伴发的面部和心血管异常更多地发生于孕 4 周时。由于 DWS 伴发非 CNS 异常和遗传性疾病，关于这种疾病的原因还有很多的未知领域。

3. 脑积水　脑积水（hydrocephalus）是指由各种原因引起的脑脊液分泌过多、循环受阻或吸收障碍而导致脑脊液在脑室系统和 / 或蛛网膜下腔过多积聚，常伴有脑室扩大、脑实质相应减少和颅内压增高。相反，由脑萎缩、局部脑组织缺失等原因引起的脑实质体积减小而导致脑脊液在颅内相应增多，不属于脑积水（图 8-2）。

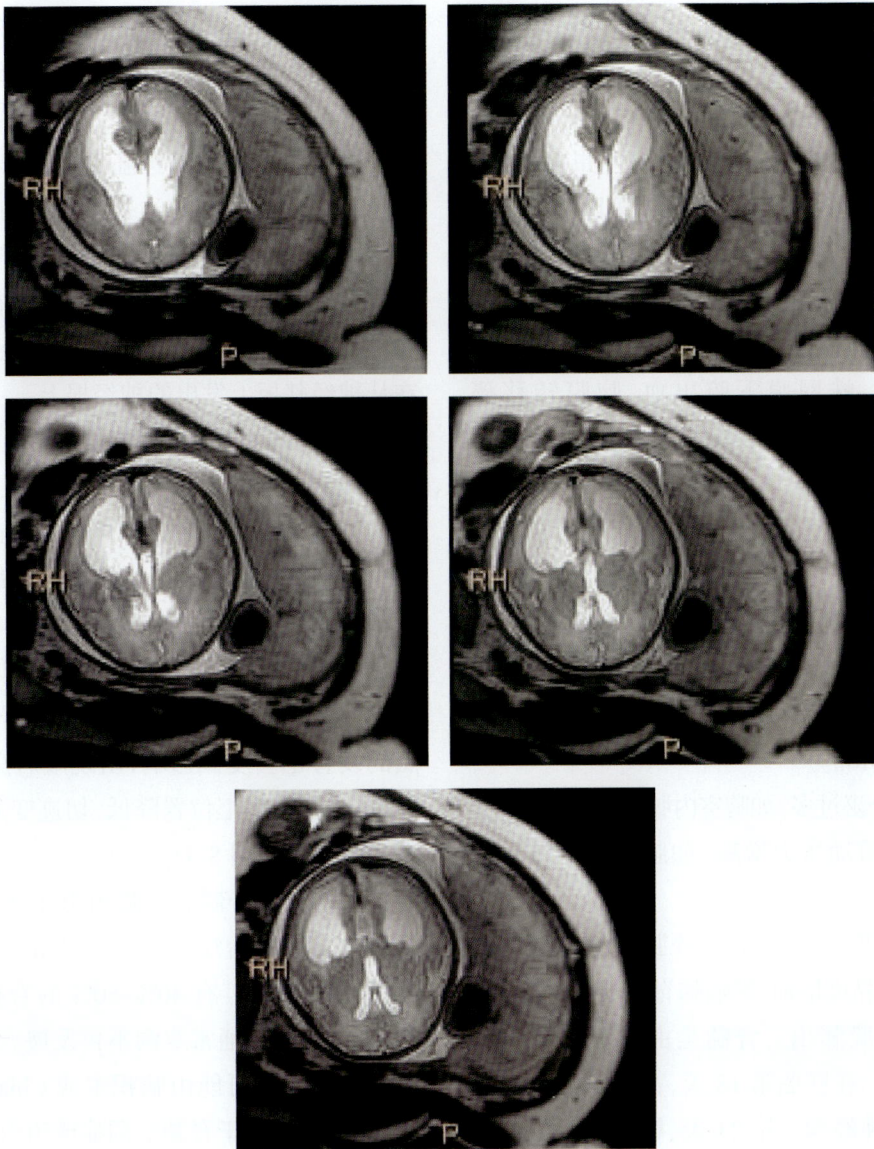

■ 图 8-2　胎儿宫内脑积水 MRI 检查
可见胎儿双侧脑室、第三脑室明显增宽，首先考虑脑积水。

导致脑积水产生的原因可以归纳为脑脊液分泌过多、循环受阻、吸收障碍或多种原因兼而有之。病变性质可为先天性发育异常、炎症、出血、肿瘤和外伤等，小儿脑积水以先天性发育异常多见，成人脑积水以肿瘤、蛛网膜下腔出血和外伤多见。

（1）脑脊液循环通路受阻于脑室系统或第四脑室出口

1）先天性发育异常：如中脑导水管狭窄或闭塞、小脑扁桃体下疝畸形（Arnold-Chiari malformation）、第四脑室正中孔和侧孔闭塞（DWS）等。

2）炎症：如脑室炎，因脑室内粘连、形成分隔，引起亚急性或慢性脑积水。

3）出血：如血管畸形破裂等引起的颅内出血，因血块迅速压迫或堵塞室间孔、中脑导水管或第四脑室出口，引起急性脑积水，也可因上述部位继发性粘连引起亚急性或慢性脑积水。

4）颅内占位性病变：如肿瘤、寄生虫病、囊肿等压迫或堵塞室间孔、中脑导水管或第四脑室出口引起脑积水。

（2）脑脊液循环通路受阻于蛛网膜下腔

1）先天性脑池发育不良。

2）脑膜炎、蛛网膜下腔出血、脑膜转移癌等引起蛛网膜下腔粘连、堵塞，导致脑脊液循环受阻。

（3）脑脊液循环通路受阻于蛛网膜颗粒或静脉回流

1）先天性蛛网膜颗粒缺失。

2）炎症或出血等引起蛛网膜颗粒闭塞。

3）上矢状窦静脉压力增高。

（4）脑脊液异常

1）脑脊液分泌过多：如脑室内脉络丛乳头状瘤。

2）脑脊液搏动压力增高：如脑室内脉络丛乳头状瘤。

3）脑脊液成分改变：如一些肿瘤引起脑脊液蛋白含量升高、黏度增加，影响脑脊液吸收。

4. 脊髓脊膜膨出　脊髓是由胚胎时期的外胚层发育而来。在胚胎第18天，神经原节形成并向尾端发展成神经沟。第21天，神经沟两侧的神经襞向背侧正中线包卷和融合，成为神经管。神经管形成后逐渐与形成皮肤的外胚组织分离，并

移向体壁深部。神经管的头端发展成脑泡，其余部分发育成为脊髓。在胚胎第11周，来自中胚层的骨性椎管完全愈合。在胚胎第3个月，脊髓伸展于整个椎管，其尾端止于椎管的末端，脊神经成直角从脊髓发出并水平走向相应椎间孔。之后由于椎管生长的速度比脊髓的快，脊髓的尾端逐渐向椎管的头端迁移，脊神经从其脊髓起点至进入椎间孔的角度也由直角渐变成锐角，即从水平走行改成向下倾斜走行，结果脊神经从 T_1 开始，越向尾端走行越倾斜，神经长度也相应变长。足月时，脊髓已发育为长 15~17cm，脊髓圆锥已上升至 L_3 椎体下缘水平。出生后脊髓圆锥继续向头端移动，到 3 岁时圆锥尾端位于 L_1 椎体下缘或 L_2 椎体上缘，以后维持此位置不变。硬脊膜上升较少，基本仍留在原来相应椎体水平，从 S_4~S_5（胚胎）上升到 S_3（成人）。

脊膜膨出是由神经胚形成的异常所致。位于神经基板中间的神经沟是中央管的残迹。脊髓神经根由神经基板的前面发出，腹根排列在内侧，而背根位于外侧。融合缺陷的硬脊膜在筋膜的外侧，功能性的神经组织可能存在于神经基板的尾部或在从神经基板上发出的神经根上。

大部分的脊髓脊膜膨出（85%）发生在胸腰部末端或更远端，10% 在胸部，其余在颈部。几乎所有的脊髓脊膜膨出患儿都伴有 Chiari II 型畸形，以及一系列影响中枢神经系统的异常病变。其中，脑干缺陷包括延髓扭结、顶盖变尖及内部神经核异常。幕上异常包括部分或整个胼胝体发育不全、多小脑回、巨大的丘脑间黏合及灰质异位。神经中胚层的发育也会受到影响，出现颅后窝狭小、斜坡变短、小脑幕和窦汇位置降低，切迹变宽，枕骨骨孔增大，顶骨内陷（图 8-3）。

大部分的脊髓脊膜膨出患儿（80%~90%）伴有脑积水并需要治疗。脑积水是由于阻塞性或交通性因素引起的。有 40%~80% 的脊柱裂患者发生脊髓空洞症，但通常空洞不再发展。脊柱裂患儿的神经系统变性可能由脑积水或 Chiari II 型畸形造成，也可能是由于脊髓空洞症或组织粘连。但神经系统变性最常见的原因是由于分流失败导致的脑积水。

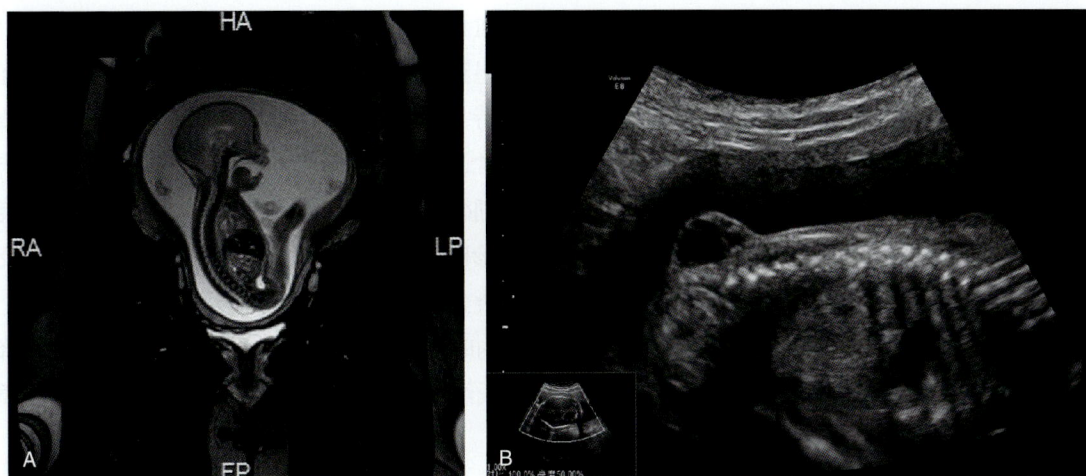

■ 图 8-3 胎儿宫内脊髓脊膜膨出影像学检查

A. 宫内 MRI,孕 24 周,单胎,臀围,羊水量及胎盘正常,胎儿骶尾部皮肤可见囊样信号结节影,大小 1.8cm × 1.0cm,病灶与椎管相通;B. 宫内超声,示骶尾部串珠样强回声终端,并在此处见一囊性包块突起,边界清楚,壁薄,内部为无回声。

终丝是由圆锥尾部细胞退化和软脊膜共同形成的结缔组织样细丝,附着于第 1 尾椎骨膜的背侧,对脊髓起固定作用。在胚胎发育过程中,由于终丝纤细能允许脊髓缓慢上升。若其受到各种原因的牵拉,即可阻碍脊髓上升,并牵拉脊髓,导致一系列的神经功能障碍。另外,在胚胎神经管闭合过程中发生异常,形成皮肤的外胚层组织与形成神经管的外胚层组织过早分离,在神经襞两旁的中胚层组织进入神经管内部,并演变为脂肪、纤维组织、平滑肌和横纹肌等。神经管闭合不全可产生脊柱裂或颅骨裂,单纯中胚层闭合不全则引起隐性脊柱裂或颅骨裂。

第二节 临 床 实 践

一、围产期补充叶酸防治神经管畸形

神经管畸形(neural tube defects,NTD)是大脑、脊柱或脊髓的先天出生缺陷,发生于妊娠第 1 个月内的胎儿。两种最常见的神经管缺陷是脊柱裂和无脑畸形。正常情况下,妊娠第 1 个月胎儿脊柱的两边连接在一起,覆盖和保护脊髓、脊柱神经及脑膜。这时,发育中的大脑和脊柱被称为神经管。当该结构没有完全关闭时,就会发生神经管畸形。全世界每年发生神经管缺陷的患儿超过 30 万例,部分神经管畸形的婴儿没有任何症状,但大多数人终身都伴有严重的残疾。尽管他们经历了医疗、手术治疗、康复和训练,但大多数人仍有并发症,如下肢瘫痪、身体感觉丧失、尿失禁、难治性皮肤溃烂和泌尿生殖系统不适。即使是轻微的脊柱裂,也常因疲劳、背痛、腰痛、生长迟缓而影响正常生活。患有脊柱裂和无脑畸形的婴儿通常为死胎或在出生后不久因缺陷所致的并发症而死亡。医务工作者和科学家尚不清楚神经管畸形的确切原因,但通常认为是遗传、营养和环境因素综合作用的结果。

叶酸是维生素 B_9 的天然形式,对胎儿的健康发育很重要。在妊娠前和妊娠早期,人体内的叶酸低水平,可能在发生先天性疾病中起到了一定的作用。叶酸对胎儿的大脑和脊髓的发育很重要。妊娠前和妊娠期间叶酸缺乏会增加生出患有脊柱裂及其他神经管畸形的婴儿的风险。

美国公共卫生局建议所有能够妊娠的育龄妇

女每天摄入 400μg 叶酸以预防神经管缺陷。1998年,叶酸被添加到所有标示为富含叶酸的谷物产品中,如早餐麦片。这个过程被称为叶酸强化。强化叶酸使美国的神经管缺陷发生率下降了 35%。在中低收入国家扩大叶酸强化的范围后,每年可预防 15 万~21 万例神经管缺陷。经过 3 年近 25 万例最大规模的循证医学研究证实,我国北方地区强化叶酸减少了 85% 的神经管缺陷。2020 年,我国首个《中国合理补充叶酸多学科专家共识》在北京发布,为规范和合理补充叶酸提供了循证的依据及参考。叶酸预防神经管缺陷的循证研究已发表在《新英格兰医学杂志》《中华医学杂志》《柳叶刀》等期刊上,并已推广到世界 50 多个国家。叶酸强化在世界范围内对众多儿童和家庭健康及幸福的积极影响,可以作为孕期神经发育障碍营养干预的典型例子。

二、唐氏综合征的宫内筛查和诊断

唐氏综合征是染色体病中最常见的一种类型,是引起智力障碍常见的原因之一。该病起源于生殖细胞在减数分裂过程中,由于某些因素的影响导致 21 号染色体不分离。在活婴中发生率为 1∶(600~800)。按核型分型可分为标准型、易位型和嵌合体型三类。标准型和易位型在表型上不易区分,嵌合体的临床表现视正常细胞所占比例而定,可以从接近正常到典型表现。出生时可有明显的特殊面容(眼距宽、眼裂小、外眦上斜等)及体格发育迟缓等。随着年龄增长,智力低下表现逐渐明显,通常为中度低下。约一半患儿伴有先天性心脏病、免疫功能低下、白血病等。

该病病因与遗传因素(如母亲叶酸代谢基因多态性)和宫内环境因素(如母亲高龄妊娠、妊娠期使用化学药物、反射性照射及病毒感染等)有关,现尚无有效的治疗方法。因此,产前筛查和产前诊断成为降低该病发病率的有效措施。为减少羊膜穿刺等有创产前诊断的盲目性,临床工作中常先进行胎儿超声软指标检测和母亲血清生化标志物(如甲胎蛋白、人绒毛膜促性腺激素、游离雌三醇等)的筛查。近年来,无创 DNA 检测技术广泛运用于临床筛查,该技术应用高通量测序技术,提取母体外周血血浆中胎儿游离 DNA 进行检测,分析胎儿是否患染色体异常。该技术较血清学筛查具有更高的特异性和敏感性。若产前筛查高度预警染色体异常,可进一步行产前诊断,通过绒毛穿刺、羊水穿刺、脐带穿刺来获取样本,并对胎儿遗传性疾病进行诊断。常用的技术包括染色体核型分析、荧光原位杂交、染色体微阵列分析及基因检测技术等。随着宫内时期筛查及诊断技术的飞速发展,有效地降低了唐氏综合征患儿的出生率,极大地提高了人口质量。

三、围产期胎儿脑出血的管理及序贯治疗

(一)病例介绍

1. 病史情况

主诉:孕 37⁺⁶ 周,发现胎儿脑部异常 8 天。

现病史:孕妇生育史 1-0-2-1,2005 年 8 月足月剖宫产一胎,平素月经欠规则 12 3~7/32,量中,无 痛 经,LMP:2015-9-10,EDC:2016-6-17,停经 1 月余查尿 β-hCG(+),孕 2 个月出现轻微早孕反应(恶心、呕吐),孕 4 个月余出现胎动,胎动好,定期在当地医院行产前检查,未见特殊异常,大排畸、胎儿染色体检查正常,当地医院 B 超(2016-5-26)示胎儿左侧侧脑室 19mm,脑中线部位见 40mm×28mm 增强回声,羊水偏少(AFI 75)。故至笔者医院就诊,产科 B 超(2016-5-31)示最大羊水池深度 58mm×62mm,脐动脉 S/D 1.8;胎儿 MRI(2016-6-1)示双侧脑室扩张伴积血,左侧额叶至基底节区异常信号,血管性病变伴出血可能(图 8-4)。现孕 37⁺⁶ 周,无腹痛、阴道流血流液等,门诊收治入院。

生育史:1-0-2-1,2005 年 8 月足月剖宫产一胎。

月经史:平素月经欠规则 12 3~7/32,量中,无痛经,LMP:2015-9-10。

专科情况:产前检查:腹围 109cm,宫高 31cm。胎方位 LOA,胎心率 145 次/min。

初步诊断:孕 37⁺⁶ 周,G₄P₁,胎儿脑室扩张伴出血,瘢痕子宫(前次剖宫产),高龄产妇。

2. 处理 孕 38⁺³ 周,行子宫下段横切口剖宫产术。术中见胎儿顶部,LOT,羊水量中,色清,吸净羊水,量约 800ml,托头易,新生儿娩出,脐带绕颈一圈,断脐后交台下处理,Apgar 评分 9 分(皮肤 −1 分)-10 分(图 8-5,图 8-6)。

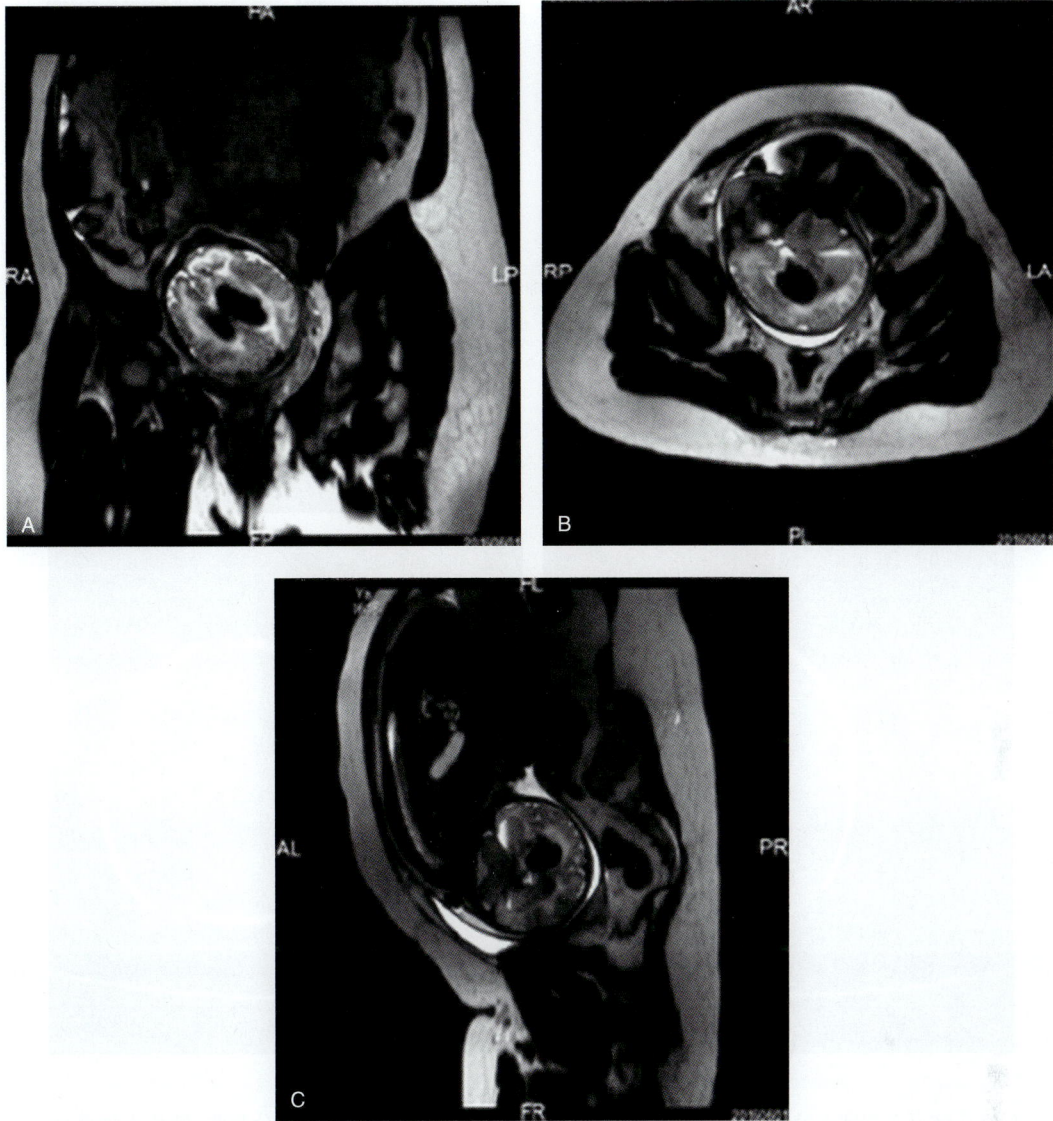

图 8-4 胎儿 MRI 检查

双侧脑室扩张伴积血；左侧额叶至基底节区异常信号，血管性病变伴出血可能（各序列扫描见单胎，头位；羊水量及胎盘正常；胎儿颅脑环完整，脑室扩大，脑室内见各序列低信号影，部分还可见液 - 液平，左侧额叶及基底节区见斑点状 T_2WI 低信号影）。

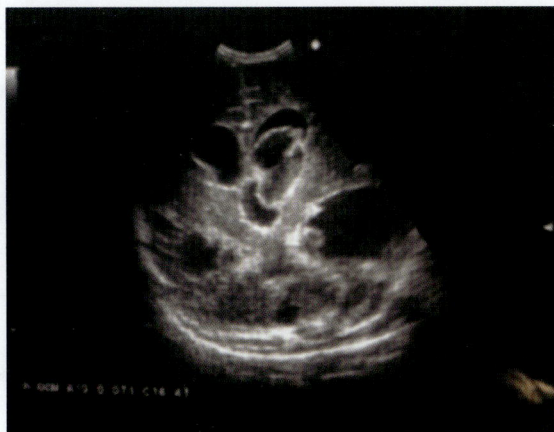

图 8-5 患儿生后即刻行头颅超声检查

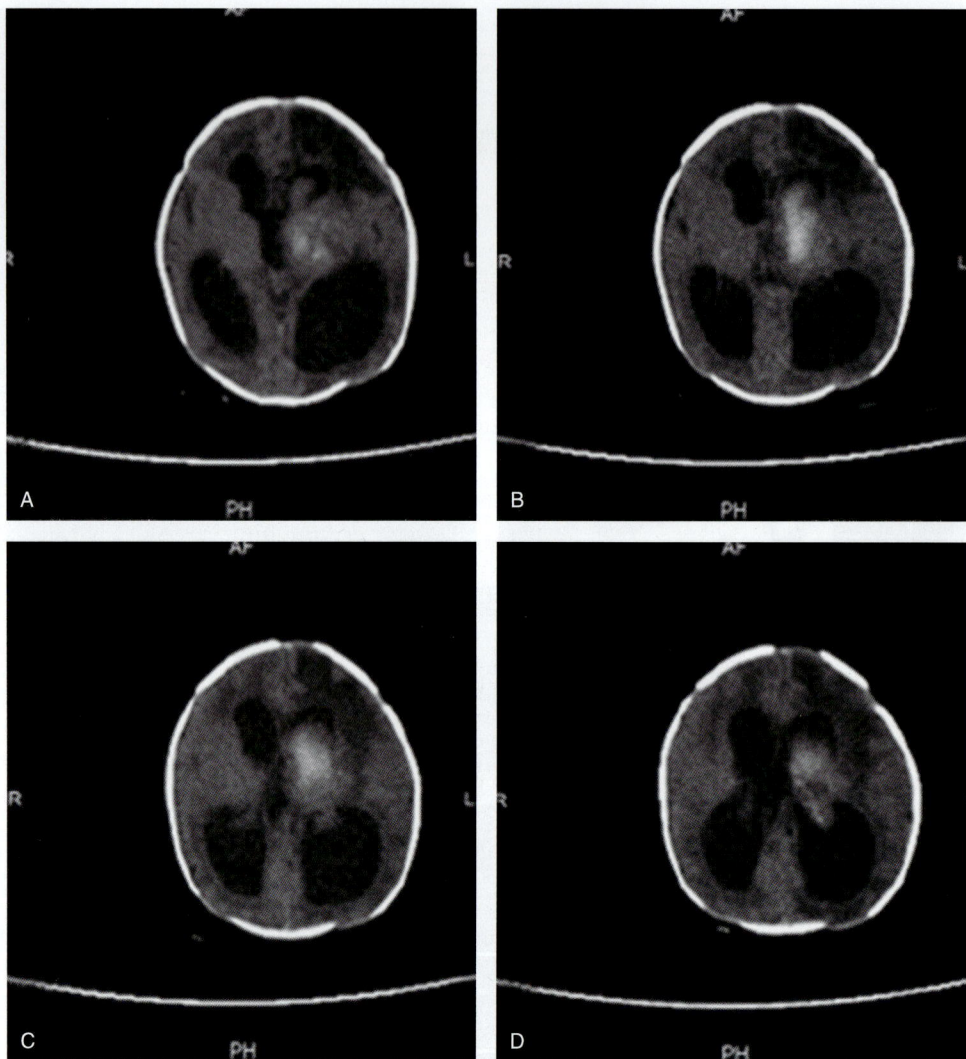

■ 图 8-6 头颅 CT 检查

左侧丘脑出血并破入脑室,脑积水,左侧额叶脑软化,对照胎儿 MRI 血肿部分吸收,脑积水加重(中线结构居中,脑室系统明显扩大,左侧侧脑室为甚,前囟及后囟扩大饱满,左侧丘脑见团块状稍高密度影,与左侧侧脑室相通,左侧额叶见大片低密度影)。

患儿即刻在全麻下行"脑室镜探查+脑室内冲洗+颅内血肿清除+左侧侧脑室 Ommaya 置入脑室外引流术"(图 8-7~ 图 8-9)。

术后 1 个月复查头颅 MRI 检查(图 8-9)。

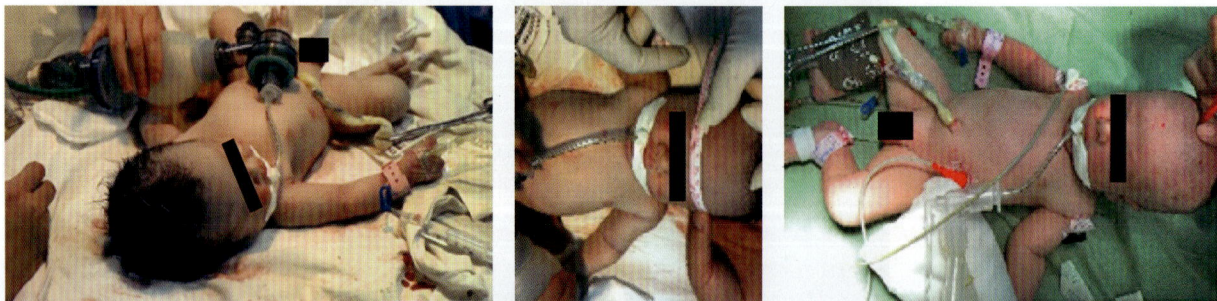

■ 图 8-7 患儿术前准备

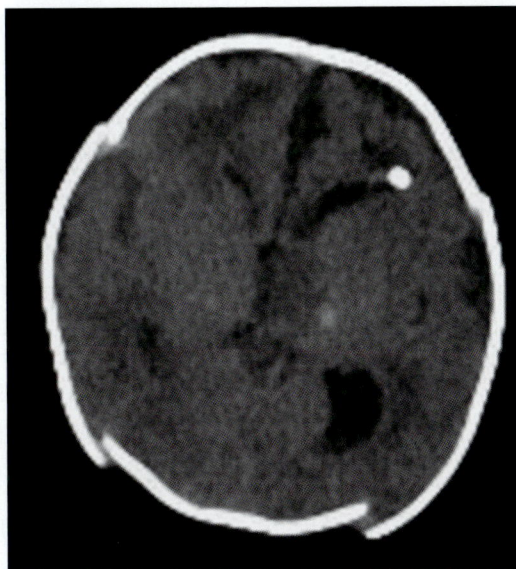

■ 图 8-8　术后头颅 CT 检查
脑室内血肿清除，脑积水较术前明显改善。

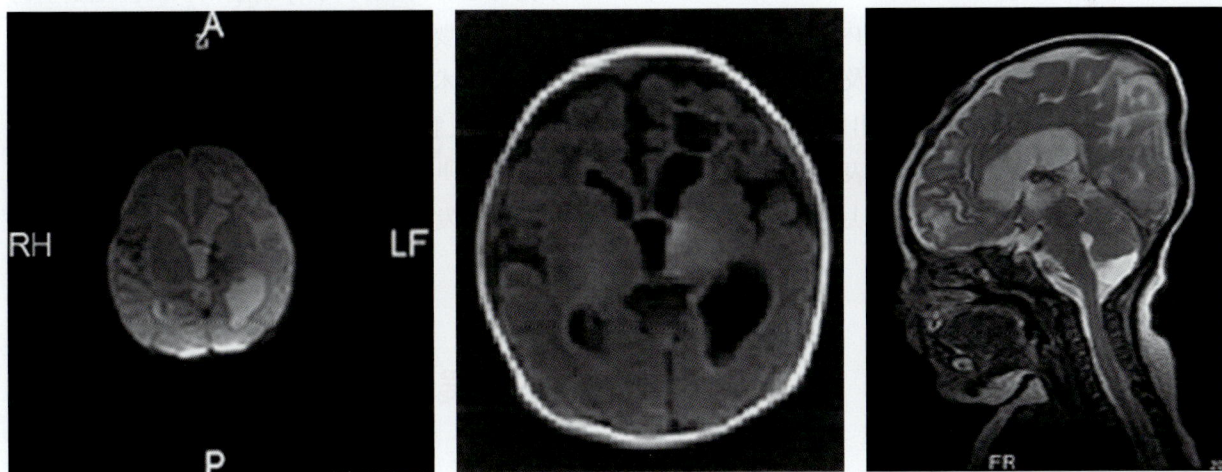

■ 图 8-9　头颅 MRI 检查
"颅内血肿"术后，左侧丘脑出血吸收中，两侧脑室后角积血较 2016-6-14 检查基本吸收；右侧额叶颞叶交界处少许出血性梗死吸收后改变；左侧额叶脑软化与左侧侧脑室相通（继发性脑穿通）两侧侧脑室周围白质丢失（"颅内血肿"术后，左侧额部颅板信号欠连续，头皮软组织局部稍肿胀；各序列扫描所见左侧基丘脑见大片状异常信号，在 T_1WI 呈混杂高信号，在 T_2 flair 呈高信号，在 DWI 呈高信号，并破溃入脑室，两侧脑室后角见少量高信号液平，两侧脑室体部周围脑白质见少许斑片状 T_2W 稍高信号。右侧额叶颞叶交界处见斑片状异常信号，T_2 flair 混杂低信号。左侧额叶见斑片状 T_2 flair 低信号，脑沟加深；颅内结构中线居中，两侧侧脑室、第三脑室扩张。左侧颞部蛛网膜下腔囊状扩张）。

（二）案例分析

颅内出血（intracranial hemorrhage，ICH）在胎儿期少见，其检出率为 (0.5~1)∶1 000。胎儿颅内出血可自发发生，也可以与母体或胎儿异常有关，孕妇凝血功能障碍、外伤、感染，胎儿染色体及基因异常等多种原因均可引起胎儿颅内出血。胎儿颅内出血包括脑室、脑实质、小脑及脑外间隙内发生的出血，其中生发层基质 - 脑室出血（germinal matrix-intraventricular hemorrhage，GM-IVH）是最常见的类型。室管膜下生发层基质起源于神经胶质细胞前体，神经胶质细胞前体主要为胶状组织且缺乏周围支持结构，是由末梢血管组成的毛细血管网，管壁薄弱，尾状核头部最易发生出血，出血后破坏神经胶质细胞前体，影响后续脑发育。胎儿生发层与室管膜下血管交通网在孕 20 周后形成,生发层基质对缺氧、感染等极为敏感。孕 22 周后,当胎儿出现缺氧、低碳酸血症、循环功能障碍和电解质紊乱等时,生发层基质容易发生血管破裂出血,出血后可穿破室管膜进入侧脑室或向周围白质扩散,形成脑室内出血或脑室周围出血。胎儿颅内出血可影响其神经系统发育,远期不良预后有脑性瘫痪、运动及认知障碍、癫痫、小头畸形等。出血的发生部位及严重程度也与脑积水的发生发展密切相关,可合并脑穿通畸形。

由于胎儿颅内出血常发生于中晚孕期,故中晚孕期超声筛查甚至是胎儿 MRI 至关重要,即使前次超声检查正常,也需警惕颅内出血的可能性。超声是胎儿颅内出血的首选诊断方法,大部分胎儿颅内出血是产前超声检查时偶然发现的,但超声结果容易受颅骨伪影、孕妇肥胖等因素影响,且由于出血时期不同,超声很难将其与颅内其他疾病进行鉴别诊断。胎儿颅内出血的部位及超声表现多种多样,随时间进展表现不同,新鲜出血表现为高回声,出血后 1~2 周部分液化吸收可表现为高回声与无回声混杂的混合回声,出血 1 个月后可完全液化呈

无回声。胎儿 MRI 检查可以识别超声难以发现的异常,包括能够准确地进行颅内出血的定位、分级和判断出血的时期,是超声检查的重要补充。一项多中心前瞻性队列研究发现,MRI 检查可提高胎儿颅内畸形的诊断准确性,超声检查怀疑颅脑异常的胎儿应行 MRI 检查,以帮助临床决策。虽然 MRI 对颅内肿瘤、蛛网膜下腔出血等诊断优于超声,但超声实时可重复,可于孕期多次监测,早期发现胎儿颅内出血,明确出血部位并准确分级,动态随访变化情况,指导临床及时处理,因此,超声和 MRI 检查准确诊断胎儿颅内出血对产前咨询都至关重要。

临床上,胎儿轻度颅内出血的治疗方案是保守治疗,对严重病例妊娠中期的治疗方案主要是及时终止妊娠。颅内出血胎儿的生后处理主要包括支持治疗和监测颅内压,早期进行神经系统评估,制订康复计划,严重脑积水伴脑室内积血甚至脑室铸型的患儿需要立即进行手术治疗,包括脑室 - 帽状腱膜下分流术、脑室镜下颅内血肿清除术或者脑室外引流术等,脑内血肿较大者也可开颅行颅内血肿清除术。这些手术处理可有效地降低颅内压并减少脑积水的发生率。

第三节 研究进展

一、产前风险因素

健康与疾病的发育起源理论认为,产前是一个特别脆弱的发展时期,在这个时期暴露于不利的环境,如营养不良、感染或压力,会对后代的健康轨迹产生长期或永久的影响——这个过程被称为"发展编程"。越来越多的研究表明,早期生活环境的不利影响也与后代神经发育的长期后果有关,包括对神经发育障碍风险增加的影响。发育中的大脑在妊娠期间可能易受影响,因为在这一时期会出现显著的发展轨迹。不利的宫内环境可以通过直接影响或间接通过母体信号影响胎儿的神经发育,也可能导致早产而产生相应的后果。

母体营养不足和营养过剩都可能对胎儿的神经发育产生影响。在荷兰饥饿之冬期间,对子宫内严重营养不良的人进行的研究表明,母体营养不良的有害影响是有特点的。1944 年初,荷兰西部地区严重食物短缺。在这段时间里,包括孕妇在内的人口在 5~6 个月,每天的热量摄入为 400~800cal。对 56~59 岁人群长期随访的研究显示,在妊娠早期暴露的人在选择性注意力任务上表现得更差,这与加速和年龄有关的认知衰退有关。母亲肥胖也与神经发育和执行功能受损有关,并与儿童的不良神经精神结果有关,包括多动症和孤独症谱系障碍。妊娠期糖尿病是在妊娠期间产生的疾病,与各种器官系统的一系列对胎儿的影响有关,包括神经

管缺陷的发病率增加。母体肥胖对后代的影响可能是由相关的炎症增加所介导的。妊娠期间较高的母体炎症水平与儿童期神经发育迟缓的风险增加有关,并介导产前环境不利因素对儿童神经发育迟缓的影响。这与精神分裂症通常引用的多重打击假说是一致的,但可能也与其他神经系统疾病有关。妊娠期间的母体免疫激活与后代在儿童期的多种精神障碍的风险增加有关,有研究者利用1978—2015年在丹麦出生的随访时间长达38年的人口为基础的全国性队列的丹麦国家登记册,研究分娩前母体自身免疫性疾病与后代的精神障碍风险之间的关系。数据分析从2020年3月1日至2021年9月30日。根据丹麦国家病人登记册,母亲在妊娠前或妊娠期间被诊断为自身免疫性疾病,主要结果是后代的精神障碍,由医院诊断定义。研究中包括2 254 234名单胎婴儿,其中2.26%的母亲在分娩前患有自身免疫性疾病。与未接触过自身免疫性疾病的参与者相比,自身免疫性疾病的参与者的总体精神障碍风险增加。在不同年龄组,1型糖尿病和类风湿关节炎的后代总体精神障碍风险增加。关于具体的精神障碍,在暴露于任何母体自身免疫性疾病后,观察到躯体障碍、精神分裂症、强迫症、情绪障碍和一系列神经发育障碍(如儿童孤独症和注意力缺陷/多动症)的风险均有增加。

研究表明,母亲在妊娠期间的病毒感染可能会增加后代患精神病的风险,而感染的时间尤其重要。例如,丹麦的一项大型研究发现,母亲在妊娠前3个月因流感住院与后代出现孤独症谱系障碍有明显的关联。母亲接触麻疹、风疹和小儿麻痹症均与后代患精神分裂症的风险增加有关。病毒性病原体向胎儿的垂直传播可能与严重的神经发育后果有关。寨卡病毒和巨细胞病毒在妊娠前3个月的感染与小头畸形有关。妊娠期间的细菌感染也与后代的神经发育不良有关。丹麦的研究显示,妊娠第2个月的细菌感染与后代的孤独症谱系障碍之间有适度的关联,在美国的一项大型研究中,妊娠期间经历过细菌感染的母亲的成年后代的精神障碍明显增加。

近年来,妊娠期间的精神压力对后代的影响已得到广泛关注。暴露于高水平产前母体压力或焦虑的后代患抑郁症、孤独症谱系障碍、精神分裂症和ADHD,以及各种情绪和行为问题的风险较高;压力的时间和胎儿的性别对这些结局起着重要作用。也有证据表明,母亲的产前抑郁症和社会经济地位可以与重度抑郁症的多基因评分相互作用,从而调节风险。此外,母亲在妊娠期良好的心理健康与后代2岁时的认知能力呈正相关。

有证据表明,妊娠期间的危机事件对神经发育结果有不良影响。数据显示,在1998年加拿大魁北克省冰风暴危机期间妊娠的母亲所生的后代,在5.5岁时认知和语言能力比同期妊娠的对照婴儿低。在美国的一项队列研究中,研究者调查了妊娠期间严重的长时间恶心和呕吐(延伸到第二个3个月后,称为SNVP)与精神及认知问题,以及大脑形态之间的关系,研究对象主要是来自青少年大脑认知发展(adolescent brain cognitive development,ABCD)研究的10 710名9~11岁的儿童,同时利用丹麦国家队列研究的2 092 897名参与者验证了情绪和精神方面的研究结果。研究发现,SNVP与儿童的情绪和精神问题,以及认知能力的降低有显著关系。SNVP与低皮质面积和体积有关,特别是在扣带皮质、楔前和上内侧前额皮质。这些较低的皮质面积和体积在SNVP与儿童的精神及认知问题之间起着重要的作用。在丹麦国家队列中,妊娠期的严重恶心和呕吐与儿童行为及情绪障碍的风险增加有显著关系。SNVP与儿童的精神和认知问题密切相关,并由大脑结构中介。李斐教授的团队进行了一项宫内高危的补救干预的随机临床试验,旨在评估545天(18个月)的健康足月婴儿的神经发育结果,这些婴儿在365天的婴儿配方中接受bMFGM和牛乳铁蛋白。在451名婴儿中(对照组228名;MFGM+LF 223名),291名完成了研究和1岁的Bayley-Ⅲ测试(对照组148名;MFGM+LF 143名)。MFGM + LF组的平均认知(+8.7)、语言(+12.3)和运动(+12.6)得分更高;在第545天未观察到差异。从第120~275天的全面发展评估和第365天的注意力都有明显改善。在第545天的神经发育结果中,几乎没有发现组间差异,然而,汉语语言沟通量表的评分提示干预组的婴幼儿得分在第 545 天有显著提高,即在 MFGM + LF 组更高。在第 545 天,MFGM+LF 组的呼吸道相关不良事件和腹泻的总体发生率显著降低。RCT 的临床研究结果支持早期的营养干预可以有效促进神经系统的发育。在这项研究中,我们发现乳脂球膜可以显著提高干预组 Bayley-Ⅲ 中认知、语言和运动评分。综上所述,如果将干预提前至孕期,胎儿在宫内即获得相应的营养干预,在神经系统发育和形成的敏感时期,将会有更加显著的促进神经系统发育改善出生结局的远期认知的效果。当然,这种假设还需要进一步大规模的试验研究验证。

二、早期干预

(一) 围孕期补充叶酸防治孤独症谱系障碍

妊娠期间母亲的维生素缺乏与后代的认知功能没有一致的联系。母体维生素 D 缺乏可能与后代孤独症谱系障碍(ASD)和智力障碍(intellectual disorder,ID)的风险有一定的关系。此外,母体维生素缺乏也与神经管缺陷的增加有关,如前所述其发生率可以通过补充叶酸(folic acid,FA)减少。因此,常规建议孕妇补充叶酸和多种维生素。流行病学研究显示,母亲在妊娠前和妊娠期间补充多种维生素或叶酸与后代发生孤独症谱系障碍的风险之间存在不一致的联系。最近一项高质量研究包括 2003 年以后出生的儿童,以确定母亲在分娩前 270 天内的维生素使用情况。在研究的 45 300 名儿童中(22 090 名女孩和 23 210 名男孩;随访结束时平均年龄为 10.0 岁),572 名(1.3%)诊断为孤独症谱系障碍。与妊娠前没有服用叶酸和 / 或多种维生素补充剂相比,母亲在妊娠前服用叶酸和 / 或多种维生素补充剂与后代发生孤独症谱系障碍的较低可能性有关,并有统计学意义(RR,0.39;95% CI: 0.30~0.50)。母亲在妊娠期间服用叶酸和 / 或多种维生素补充剂,与妊娠期间没有服用相比,后代发生孤独症谱系障碍的可能性较低,有统计学意义(RR,0.27;95% CI: 0.22~0.33。相应的 RR 被估计为孕前服用叶酸(RR,0.56;95% CI: 0.42~0.74)、孕期服用叶酸(RR,0.32;95% CI: 0.26~0.41)、孕前服用多种维生素补充剂(RR,0.36;95% CI: 0.24~

0.52),以及孕期服用多种维生素补充剂(RR,0.35;95% CI; 0.28~0.44)。这项对 45 300 名儿童的研究显示,与没有早期干预的母亲相比,在妊娠前和 / 或妊娠期间服用叶酸和 / 或多种维生素补充剂的母亲所生孩子的孤独症谱系障碍风险降低。敏感性分析检查了不同区间的风险,控制了不同的混杂因素,并检查了统计分析所依据的分析假设,总体上没有削弱观察到的风险降低。在男性和女性的后代中,使用多种维生素补充剂与孤独症谱系障碍风险的关联是相似的。然而,由于样本量小,对女性后代的分析效力较低。因此,妊娠前叶酸缺乏与不良儿童期结局和孤独症谱系障碍特征有关。研究中,在调整了母亲存在维生素缺乏的情况后,母亲服用叶酸和多种维生素补充剂后,后代孤独症谱系障碍风险的降低仍然存在。未来对潜在生物机制的研究可以帮助我们了解叶酸和补充多种维生素与孤独症谱系障碍可能原因中的潜在可调节机制。本研究的结果与挪威出生队列研究的结果一致,均显示母亲在妊娠前 4 周和妊娠后 8 周使用叶酸与后代孤独症谱系障碍的风险降低有关。这个时间是中枢神经系统发育的敏感期,包括神经管的闭合,并与基本大脑结构的发育有关。在这项研究中研究者还指出,母亲在妊娠前 2 年服用叶酸和多种维生素补充剂与后代孤独症谱系障碍的风险降低有关。母亲在妊娠前和妊娠期间服用叶酸及多种维生素对降低孤独症谱系障碍风险是相似的。由此可见,孕期补充叶酸和多种维生素可有效降低孤独症谱系障碍的发病率。

综上所述,孕期乃至提早至孕前的干预,是宫内儿科的窗口期,宫内儿科治疗不仅可以促进神经系统的发育,还可以有效地预防神经发育障碍疾病。

(二) 宫内胎儿手术

目前,胎儿神经系统疾病的宫内外科手术治疗,主要集中在胎儿脑 / 脊髓脊膜膨出和胎儿脑积水这两方面。

1. 脑 / 脊髓脊膜膨出 胎儿期手术修补各种畸形起源于 20 世纪 30 年代狗的动物模型,直至 1980 年 Harrison 等发现了适用于胎儿外科的标准动物模型,基于标准动物模型的研究,胎儿外科有了很大的进展,不仅可应用于先天性膈疝、骶尾部的畸胎瘤、肺部先天性囊腺瘤畸形等胎儿手术,对于脊柱裂的胎儿外科修补也有了技术可行性。脊髓脊膜膨出胎儿干预的理论基于"二次打击"假说,先是在原始胚胎神经管发育异常,造成在妊娠过程中脊髓暴露于羊水,神经组织的继发性损伤。经动物实验证实,脊髓脊膜膨出的胎儿由于脊髓组织直接暴露于宫内环境,受到羊水、直接创伤或流体压力的作用,或三个原因相互影响,导致宫内脊髓同时受到化学和机械性的损伤,从而影响胎儿神经功能。在早期产前超声检查脊髓脊膜膨出胎儿有正常的后肢运动,但出生后发现下肢功能障碍,说明脊髓在子宫内的继发损伤造成生后功能的失常,在死胎与流产的胎儿尸检中可见暴露的神经基板。其他神经管缺陷患儿,病损上有薄膜或皮肤覆盖,相比于脊髓脊膜膨出患儿有更好的神经发育,可见宫内环境对暴露神经的损伤。Walsh等提出了"后脑恢复"理论,与妊娠中期的胎儿颅骨相比,新生儿颅骨髓鞘化程度高十几倍。因此,妊娠中期修复能早期改善脑脊液循环动力学,且髓鞘化程度低,颅骨可塑性高,在之后胎儿的中枢神经系统发育上、结构功能恢复方面有良好的技术的可行性。

基于"二次打击"假说将胎儿外科技术应用于MMC患儿,是对其进行早期干预,于宫内手术将暴露的脊髓重新包覆入椎管内,减少脊髓暴露于宫内环境所引起的继发性神经组织损伤,从而达到改善神经功能、尽可能地恢复正常神经系统发育的目的。"二次打击"学说为MMC胎儿期外科干预改善预后提供了理论依据。

基于"二次打击"假说,手术干预应尽可能地提早,以减少脊髓组织长期暴露于宫内造成的损害,因此,产前诊断发现时机,决定了手术时间的选择。甲胎蛋白(alpha-fetoprotein,AFP)是最早用来筛查胎儿神经管缺陷的血清标志物。75%~80%的MMC胎儿在孕16周,通过母亲血清学检查发现,早孕期用AFP筛查敏感性低。有研究发现,开放性脊柱裂胎儿在孕8~13周都未出现AFP升高,一旦发现母亲血清AFP升高,应进一步行羊膜腔穿刺检查羊水AFP、胆碱酯酶确诊。超声检查在胎儿头颅和脊柱可以精确探及开放性脊柱裂。有报道,

超声检查可最早发现孕12周的胎儿脊柱裂,但大部分多在妊娠中期诊断。胎儿脑室扩大、柠檬头、香蕉小脑等均是开放性脊柱裂的征象,而胎儿脊柱纵向检查可描绘椎弓根间异常增宽或脊柱后侧凸,对每个椎段的连续横向检查可看到完整的包绕椎管的神经弓,这对排除开放性脊柱裂很有必要。综合母亲血清AFP的升高与超声结果,MMC主要在孕18~22周诊断,若要提早诊断,及时手术干预,未来可能需要更为敏感的检测手段。

胎儿期的MMC,即使不予以任何干预,多数胎儿也能顺利分娩,但其伴随神经功能障碍导致的致残率十分严重,30%的患儿在未成年前,即死于呼吸系统、泌尿系统和中枢神经系统的并发症。以往对MMC的治疗,倾向于在出生后手术修补脊柱缺陷,并进行积极、大量的康复治疗。近年来,通过大量临床试验及动物模型观察,胎儿外科干预可挽救部分患儿的神经功能,孕19~25周为理想的时间。1997年,美国开展了第1例产前MMC子宫切开修复术。一开始只是为了修复神经管避免脊髓内在的损害,但出乎意料的是,除减少脊髓损害外,还扭转了后脑疝的发生、脑室的扩大、脑积水的形成,使VP分流率减低了80%~90%。同样的实验结果相继被证实。

美国国家卫生研究院发起一项多中心、前瞻性随机临床试验。第一例宫内开放性手术修复胎儿MMC始于1997年,NIH从2003—2010年共募集了183例病例,随机分成2组分别进行宫内开放性手术和出生后手术修补,同时建立MOMS体系评估手术的安全性和有效性。本文着重于介绍MMC宫内开放性手术相关的手术程序及术后管理,以及其与传统出生后手术修复的比较,具体病例入选标准:①单例妊娠;②脊髓脊膜突出边界位于T_1和S_1之间;③磁共振检查证明有后脑疝形成;④胎龄在19.0~25.9周;⑤胎儿有正常的染色体核型;⑥美国公民;⑦产妇年龄至少18岁。

MOMS研究中,术中参与团队有神经外科、儿科、产科、心内科医生,以及药剂专家、麻醉师、护理人员等,术前、术中相互沟通,确保术中脐带安全无扭转、脱落,胎儿术中温暖、血供充足、无心动过缓和循环衰竭等。手术室温度维持26℃,术中放置

胎儿体温探测仪于宫内,而在妊娠23周后应给予母亲口服糖皮质激素促进胎肺成熟。

宫内修复手术麻醉方式采用肌内注射麻醉剂和肌肉松弛剂的混合物,经腹子宫切开,结合超声探查胎盘位置选择切口。开腹后将胎儿MMC病损部位暴露于子宫切口处,术中应用超声监测确保胎心的正常,宫内手术与生后脊髓脊膜膨出修复过程相似。先于病损周围囊壁薄无神经纤维粘连处切开,若粘连囊壁的神经纤维需谨慎剥离,进入包绕着神经基板的蜘蛛膜,将残留上皮组织从神经基板切除。研究表明,残留上皮组织可能会增加表皮样包涵囊肿形成,囊内除结缔组织纤维可切断外,所有的条索状物均需针麻仪探测是否为膨出神经组织,且予以保留,将剥离的神经组织送回椎管,生物膜覆盖其上,可能起到屏障与避免脊髓栓系的作用,但目前未经证实,硬脑膜覆盖严密缝合,在多数病例中硬脑膜层不足无法缝合覆盖,可用硬脑膜修补材料替代。手术以防止脑脊液泄漏、不损伤神经为原则,手术结束注意脐带安放、彻底止血。手术过程中将导管置于宫腔内持续注入温乳酸钠林格液,可维持胎儿体表温度、避免脐带受压、防止皮肤干燥,闭合子宫时在宫腔内注入温乳酸钠林格液,直至羊水池深度在正常值范围(术中超声决定),同时将萘夫西林、万古霉素注入宫内。使用子宫订书机闭合子宫,钉子为可吸收材质,传统订书机在动物实验证实可导致不孕,使胚胎无法着床。

MOMS自2003—2010年将183个病例随机分成2组,分别为MMC患儿行宫内修复术与产后手术临床试验比较,结果产前手术组新生儿出生后1年的死亡率明显降低,脑室-腹腔分流率亦较产后手术组低(40% vs. 82%);出生后30个月的贝利精神评估及独立行走能力评估结果产前手术组均明显优于产后手术组(42% vs. 21%);生后12个月产前手术组无后脑疝为36%,产后手术组无后脑疝仅为4%。其他研究表明,产前宫内手术组在改善颅后窝的大小、脑干功能方面有很大的进步,膀胱功能方面并无明改善。尽管产前手术组预后令人满意,但在手术并发症方面,产前手术与产后手术组相比,有较多的不利之处:①自发性胎膜破

裂发生率高,易发生羊水过少,早产发生率亦较产后手术组高。②产前手术组出生平均周数为34.1周,有13%的胎儿出生早于30周;生后手术组为37.3周,且无胎儿早于30周前出生。③产前手术组胎儿有1/5出现了呼吸窘迫综合征,可能与早产有关,因此适时促进胎肺成熟有其必要性。有1/4的产妇,生产时于子宫产前手术瘢痕处肌层非常薄弱、发生局部或完全裂开,但目前两种术式都未发生母亲致死的事件,研究结果还表明胎儿外科手术容易造成子宫裂开、子宫瘢痕形成等,均可能影响日后生育功能。

2. 脑积水 脑积水是各种原因导致的脑脊液循环障碍,产前超声检查最早可于孕18~20周发现胎儿脑积水的早期征象——侧脑室增宽,侧脑室宽度在中孕期及晚孕早期比较稳定,为6~8mm。一般认为,侧脑室宽度≥10mm时为侧脑室扩张。侧脑室宽度>15mm则为重度,此时常被称为"脑积水"。无任何其他病理性发现的单纯性脑积水,被称为孤立性脑积水。

脑积水宫内手术最常见的术式是胎儿脑室-羊膜腔分流术(ventriculo-amniotic shunt,VAS),此外,还有胎儿脑室造瘘术和脑室穿刺术,但因手术效果不理想而逐渐被淘汰。由此掀起了各国学者研究宫内脑积水手术治疗的浪潮。由于早期手术指征较宽泛、诊断技术较落后,一旦发现胎儿脑积水严重、有进行性发展倾向,医疗条件允许即实施宫内手术治疗。胎儿是否适合进行宫内手术,国内外有公认标准,即国际胎儿医学及手术学会提出的开展胎儿手术的必要条件:①准确的胎儿疾病诊断和分期,产前完成胎儿染色体核型检查及基因的分子诊断,除外伴发畸形,明确胎儿疾病的自然转归和预后,当前无有效的出生后治疗方法;②胎儿手术的有效性已获证实,即可以逆转胎儿疾病的不良影响;③手术应在拥有多学科团队的胎儿医学中心进行,经过伦理学讨论并充分告知孕妇及家属胎儿宫内治疗的利弊及对母胎带来的近远期风险。胎儿手术伦理的基本原则是有充分证据证明该手术操作对胎儿的益处,且手术对孕妇及胎儿的风险是可接受的。

(何华,赵阳,徐明玉,王佳甲,李斐,马杰)

参 考 文 献

1. VAN OOYEN A. Using theoretical models to analyse neural development. Nature reviews Neuroscience, 2011, 12 (6): 311-326.

2. SOUSA AMM, MEYER KA, SANTPERE G, et al. Evolution of the human nervous system function, structure, and development. Cell, 2017, 170 (2): 226-247.

3. GREENE ND, COPP AJ. Neural tube defects. Annu Rev Neurosci, 2014, 37: 221-242.

4. THAPAR A, COOPER M, RUTTER M. Neurodevelopmental disorders. The Lancet Psychiatry, 2017, 4 (4): 339-346.

5. ISMAIL FY, SHAPIRO BK. What are neurodevelopmental disorders？ Curr Opin Neurol, 2019, 32 (4): 611-616.

6. GEORGIEFF MK, TRAN PV, CARLSON ES. Atypical fetal development: Fetal alcohol syndrome, nutritional deprivation, teratogens, and risk for neurodevelopmental disorders and psychopathology. Dev Psychopathol, 2018, 30 (3): 1063-1086.

7. PARENTI I, RABANEDA LG, SCHOEN H, et al. Neurodevelopmental Disorders: From Genetics to Functional Pathways. Trends Neurosci, 2020, 43 (8): 608-621.

8. KOLLA NJ, BORTOLATO M. The role of monoamine oxidase A in the neurobiology of aggressive, antisocial, and violent behavior: A tale of mice and men. Prog Neurobiol, 2020, 194: 101875.

9. DOI M, USUI N, SHIMADA S. Prenatal Environment and Neurodevelopmental Disorders. Front Endocrinol (Lausanne), 2022, 13: 860110.

10. NOGUEIRA AE, YU Y, LIEW Z, et al. Associations of maternal diabetes during pregnancy with psychiatric disorders in offspring during the first 4 decades of life in a population-based danish birth cohort. JAMA Netw Open, 2021, 4 (10): 2128005.

11. HE H, YU Y, LIEW Z, et al. Association of maternal autoimmune diseases with risk of mental disorders in offspring in denmark. JAMA Netw Open, 2022, 5 (4): 227503.

12. DABKOWSKA S, KUCINSKA-CHAHWAN A, BENE-TURSKA A, et al. Prenatal diagnosis and clinical significance of cephalocele-A single institution experience and literature review. Prenat Diagn, 2020, 40 (5): 612-617.

13. RUANO R, DANIELS DJ, AHN ES, et al. In Utero restoration of hindbrain herniation in fetal myelomeningocele as part of prenatal regenerative therapy program at mayo

clinic. Mayo Clin Proc, 2020, 95 (4): 738-746.

14. Society for Maternal-Fetal M, Monteagudo A. Posterior Encephalocele. Am J Obstet Gynecol, 2020, 223 (6): 9-12.

15. MARTINELLI P, RUSSO R, AGANGI A, et al. Prenatal ultrasound diagnosis of frontonasal dysplasia. Prenat Diagn, 2002, 22 (5): 375-379.

16. LU XL, WANG L, CHANG SY, et al. Sonic Hedgehog Signaling Affected by Promoter Hypermethylation Induces Aberrant Gli2 Expression in Spina Bifida. Mol Neurobiol, 2016, 53 (8): 5413-5424.

17. ESTROFF JA, SCOTT MR, BENACERRAF BR. Dandy-Walker variant: prenatal sonographic features and clinical outcome. Radiology, 1992, 185 (3): 755-758.

18. SOCIETY FOR MATERNAL-FETAL M, MONTEAGUDO A. Dandy-Walker Malformation. Am J Obstet Gynecol, 2020, 223 (6): 38-41.

19. ETCHEGARAY A, JUAREZ-PENALVA S, PETRACCHI F, et al. Prenatal genetic considerations in congenital ventriculomegaly and hydrocephalus. Childs Nerv Syst, 2020, 36 (8): 1645-1660.

20. WALSH S, DONNAN J, MORRISSEY A, et al. A systematic review of the risks factors associated with the onset and natural progression of hydrocephalus. Neurotoxicology, 2017, 61: 33-45.

21. BABCOOK CJ, GOLDSTEIN RB, FILLY RA. Prenatally detected fetal myelomeningocele: is karyotype analysis warranted？ Radiology, 1995, 194 (2): 491-494.

22. BEN MILED S, LOEUILLET L, DUONG VAN HUYEN JP, et al. Severe and progressive neuronal loss in myelomeningocele begins before 16 weeks of pregnancy. Am J Obstet Gynecol, 2020, 223 (2): 256. e1-e9.

23. COPP AJ, ADZICK NS, CHITTY LS, et al. Spina bifida. Nat Rev Dis Primers, 2015, 1: 15007.

24. CRAGAN JD, ROBERTS HE, EDMONDS LD, et al. Surveillance for anencephaly and spina bifida and the impact of prenatal diagnosis--United States, 1985-1994. MMWR CDC Surveill Summ, 1995, 44 (4): 1-13.

25. GRIVELL RM, ANDERSEN C, DODD JM. Prenatal versus postnatal repair procedures for spina bifida for improving infant and maternal outcomes. Cochrane Database Syst Rev, 2014,(10): CD008825.

26. HEUER GG, MOLDENHAUER JS, SCOTT ADZICK N. Prenatal surgery for myelomeningocele: review of the

literature and future directions. Childs Nerv Syst, 2017, 33 (7): 1149-1155.

27. (CDC) CfDCaP. CDC Grand Rounds: additional opportunities to prevent neural tube defects with folic acid fortification. MMWR Morb Mortal Wkly Rep, 2010, 59 (31): 980-984.

28. CZEIZEL AE, DUDÁS I. Prevention of the first occurrence of neural-tube defects by periconceptional vitamin supplementation. N Engl J Med, 1992, 327 (26): 1832-1835.

29. Prevention of neural tube defects: results of the Medical Research Council Vitamin Study. MRC Vitamin Study Research Group. Lancet (London, England), 1991, 338 (8760): 131-137.

30. OAKLEY GP. The scientific basis for eliminating folic acid-preventable spina bifida: a modern miracle from epidemiology. Ann Epidemiol, 2009, 19 (4): 226-230.

31. WILLIAMS J, MAI CT, MULINARE J, et al. Updated estimates of neural tube defects prevented by mandatory folic Acid fortification-United States, 1995-2011. MMWR Morb Mortal Wkly Rep, 2015, 64 (1): 1-5.

32. BULL MJ. Down Syndrome. N Engl J Med, 2020, 382 (24): 2344-2352.

33. SCHULZ LC. The Dutch Hunger Winter and the developmental origins of health and disease. Proc Natl Acad Sci U S A, 2010, 107 (39): 16757-16758.

34. ROSEBOOM T, DE ROOIJ S, PAINTER R. The Dutch famine and its long-term consequences for adult health. Early Hum Dev, 2006, 82 (8): 485-491.

35. STEIN Z, SUSSER M, SAENGER G, et al. Nutrition and mental performance. Science, 1972, 178 (4062): 708-713.

36. DE ROOIJ SR, WOUTERS H, YONKER JE, et al. Prenatal undernutrition and cognitive function in late adulthood. Proc Natl Acad Sci U S A, 2010, 107 (39): 16881-16886.

37. MINA TH, LAHTI M, DRAKE AJ, et al. Prenatal exposure to maternal very severe obesity is associated with impaired neurodevelopment and executive functioning in children. Pediatric Research, 2017, 82 (1): 47-54.

38. RODRIGUEZ A, MIETTUNEN J, HENRIKSEN TB, et al. Maternal adiposity prior to pregnancy is associated with ADHD symptoms in offspring: evidence from three prospective pregnancy cohorts. Int J Obes (Lond), 2008, 32 (3): 550-557.

39. REYNOLDS LC, INDER TE, NEIL JJ, et al. Maternal obesity and increased risk for autism and developmental delay among very preterm infants. J Perinatol, 2014, 34 (9): 688-692.

40. LI M, FALLIN MD, RILEY A, et al. The Association of Maternal Obesity and Diabetes With Autism and Other Developmental Disabilities. Pediatrics, 2016, 137 (2): e20152206.

41. SCHAEFER-GRAF UM, BUCHANAN TA, XIANG A, et al. Patterns of congenital anomalies and relationship to initial maternal fasting glucose levels in pregnancies complicated by type 2 and gestational diabetes. Am J Obstet Gynecol, 2000, 182 (2): 313-320.

42. LOEKEN MR. Current perspectives on the causes of neural tube defects resulting from diabetic pregnancy. Am J Med Genet C Semin Med Genet, 2005, 135 (1): 77-87.

43. GIRCHENKO P, LAHTI-PULKKINEN M, HEINONEN K, et al. Persistently High Levels of Maternal Antenatal Inflammation Are Associated With and Mediate the Effect of Prenatal Environmental Adversities on Neurodevelopmental Delay in the Offspring. Biol Psychiatry, 2020, 87 (10): 898-907.

44. MAYNARD TM, SIKICH L, LIEBERMAN JA, et al. Neural development, cell-cell signaling, and the "two-hit" hypothesis of schizophrenia. Schizophr Bull, 2001, 27 (3): 457-476.

45. ATLADÓTTIR HO, THORSEN P, ØSTERGAARD L, et al. Maternal infection requiring hospitalization during pregnancy and autism spectrum disorders. J Autism Dev Disord, 2010, 40 (12): 1423-1430.

46. TORREY EF, RAWLINGS R, WALDMAN IN. Schizophrenic births and viral diseases in two states. Schizophr Res, 1988, 1 (1): 73-77.

47. BROWN AS, COHEN P, HARKAVY-FRIEDMAN J, et al. A. E. Bennett Research Award. Prenatal rubella, premorbid abnormalities, and adult schizophrenia. Biol Psychiatry, 2001, 49 (6): 473-486.

48. SUVISAARI J, HAUKKA J, TANSKANEN A, et al. Association between prenatal exposure to poliovirus infection and adult schizophrenia. Am J Psychiatry, 1999, 156 (7): 1100-1102.

49. LI DK, RAEBEL MA, CHEETHAM TC, et al. Genital herpes and its treatment in relation to preterm delivery. Am J Epidemiol, 2014, 180 (11): 1109-1117.

50. LEE YH, CHERKERZIAN S, SEIDMAN LJ, et al. Maternal Bacterial Infection During Pregnancy and Offspring Risk of Psychotic Disorders: Variation by Severity of Infection and Offspring Sex. Am J Psychiatry, 2020, 177 (1): 66-75.

51. KINNEY DK, MUNIR KM, CROWLEY DJ, et al.

Prenatal stress and risk for autism. Neurosci Biobehav Rev, 2008, 32 (8): 1519-1532.

52. FINEBERG AM, ELLMAN LM, SCHAEFER CA, et al. Fetal exposure to maternal stress and risk for schizophrenia spectrum disorders among offspring: Differential influences of fetal sex. Psychiatry Res, 2016, 236: 91-97.

53. GRIZENKO N, FORTIER M-E, ZADOROZNY C, et al. Maternal Stress during Pregnancy, ADHD Symptomatology in Children and Genotype: Gene-Environment Interaction. J Can Acad Child Adolesc Psychiatry, 2012, 21 (1): 9-15.

54. O'CONNOR TG, HERON J, GOLDING J, et al. Maternal antenatal anxiety and behavioural/emotional problems in children: a test of a programming hypothesis. J Child Psychol Psychiatry, 2003, 44 (7): 1025-1036.

55. QIU A, SHEN M, BUSS C, et al. Effects of antenatal maternal depressive symptoms and socio-economic status on neonatal brain development are modulated by genetic risk. Cereb Cortex, 2017, 27 (5): 3080-3092.

56. PHUA DY, KEE MKZL, KOH DXP, et al. Positive maternal mental health during pregnancy associated with specific forms of adaptive development in early childhood: Evidence from a longitudinal study. Dev Psychopathol, 2017, 29 (5): 1573-1587.

57. LAPLANTE DP, BRUNET A, SCHMITZ N, et al. Project Ice Storm: prenatal maternal stress affects cognitive and linguistic functioning in 5 1/2-year-old children. J Am Acad Child Adolesc Psychiatry, 2008, 47 (9): 1063-1072.

58. Li F, Wu SS, Berseth CL, et al. Improved neurodevelopmental outcomes associated with bovine milk fat globule membrane and lactoferrin in infant formula: a randomized, controlled trial. J Pediatr, 2019, 215: 24-31.

59. LEVINE SZ, KODESH A, VIKTORIN A, et al. Association of maternal use of folic acid and multivitamin supplements in the periods before and during pregnancy with the risk of autism spectrum disorder in offspring. JAMA Psychiatry, 2018, 75 (2): 176-184.

60. ADZICK NS, THOM EA, SPONG CY, et al. A randomized trial of prenatal versus postnatal repair of myelomeningocele. N Engl J Med, 2011, 364 (11): 993-1004.

61. SANZ CORTES M, CHMAIT RH, LAPA DA, et al. Experience of 300 cases of prenatal fetoscopic open spina bifida repair: report of the International Fetoscopic Neural Tube Defect Repair Consortium. Am J Obstet Gynecol, 2021, 225 (6): 678. e1-e11.

62. WATAGANARA T, SESHADRI S, LEUNG TY, et al. Establishing prenatal surgery for myelomeningocele in asia: the singapore consensus. Fetal Diagn Ther, 2017, 41 (3): 161-178.

第九章

消 化 系 统

第一节 胎儿上消化道梗阻

一、概述

上消化道梗阻是指各种原因导致屈氏韧带以上的消化道发生梗阻,包括食管、胃及十二指肠发生的一系列疾病。胎儿发育过程中,十二指肠因病理性原因发生结构畸形和功能异常引起梗阻时,胎儿吞入的羊水无法顺利进入十二指肠及远端肠管,使羊水在局部积聚引起肠管扩张。十二指肠梗阻发病率为活产儿的 1:(2 500~10 000),是新生儿先天性消化道畸形最常见的原因之一,约占新生儿肠梗阻发病率的一半。该疾病胎儿期影像学典型表现为"双泡征",即扩张的十二指肠与胃泡相连形成"双泡"表现。常见病因包括十二指肠闭锁/狭窄、环状胰腺及肠旋转不良等,这些结构畸形均需于出生后手术纠治。产前诊断有助于评估疾病严重程度,并可提供较为精准的产前咨询,计划后续治疗方案。

二、典型病例

1. 病例介绍 一位 27 岁孕妇,孕 31 周产前超声检查发现腹腔中央膀胱上方囊性结构,羊水增

多,十二指肠或空肠上段梗阻可能(图 9-1),羊水穿刺检查无异常,转诊至母胎医学中心。胎儿 MRI 检查见胃及十二指肠全程扩张(图 9-2),经产科、儿外科、新生儿科、医学影像科等多学科诊治后,拟诊为胎儿消化道畸形可能(十二指肠远端梗阻)。此后多次超声检查均提示十二指肠扩张伴羊水增多。孕 39^{+1} 周因胎膜早破行剖宫产娩出胎儿,出生体重 3 580g,Apgar 评分 8-9-9。

生后即转入 NICU 进一步检查。腹部 X 线片及上消化道造影均提示十二指肠梗阻,其余检查未见明显异常。于生后两天行剖腹探查术,术中见十二指肠扩张明显,远端肠管萎瘪,纵向打开十二指肠见扩张狭窄交界处隔膜样闭锁,予以切除隔膜横向缝合肠管。同时发现肠管顺时针扭转 180°,诊断为肠旋转不良,予以肠管复、Ladd 术纠正肠旋转不良,并留置空肠营养管。术后诊断为十二指肠隔膜样闭锁、肠旋转不良。术后第二天起经空肠营养管注入糖水,逐渐过渡至婴奶,并经口喂养。术后 3 周患儿顺利出院。随访 3 年,患儿进食状态好,无呕吐、排便规律,生长发育良好。

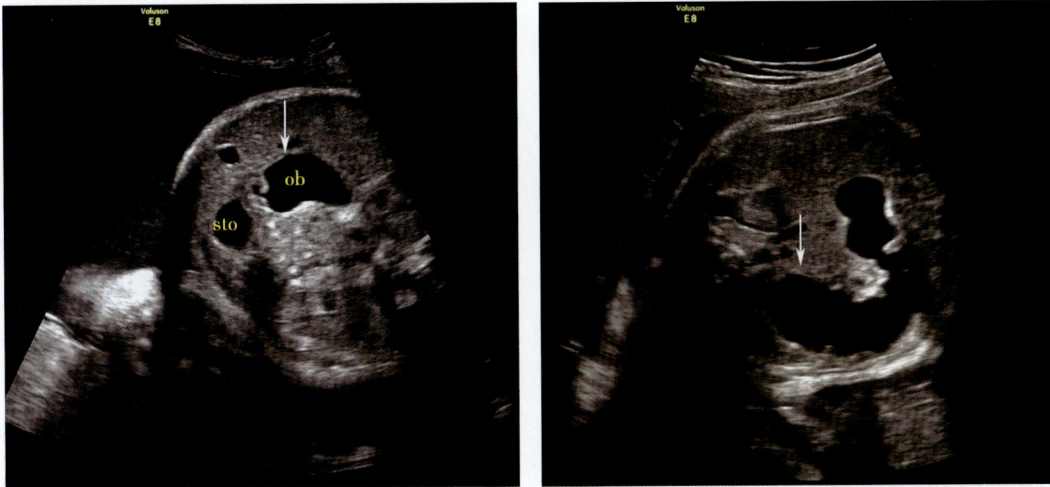

图 9-1 产前超声检查
十二指肠扩张（箭头所示）。

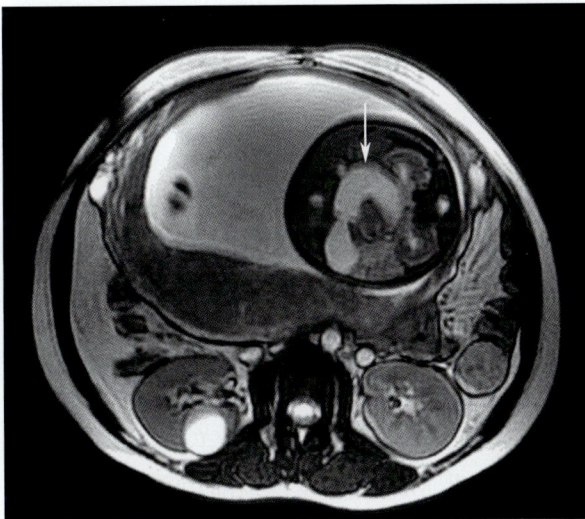

图 9-2 胎儿 MRI 检查
十二指肠扩张（箭头所示）。

2. 产前诊断 胎儿期十二指肠梗阻诊断完全依赖于超声或 MRI 检查等方法，产前检出率为 52%~59%。羊水增多和十二指肠扩张是十二指肠梗阻产前影像学异常的主要表现。研究报道，30%~40% 的病例发生羊水增多，其出现时间及严重程度与十二指肠梗阻严重程度直接相关，也与是否合并其他影响羊水吸收的先天性畸形有关。"双泡征"的发生发展与胎儿吞咽、胃部环形肌发育成熟及胃蠕动功能有关。孕 20 周前超声对胎儿十二指肠结构畸形诊断比较困难，一般在孕中晚期才会出现典型腹部"双泡征"征象。我们通过观察 41 例胎儿期表现为"双泡征"的病例，出生后诊断为

十二指肠梗阻的准确率为 97.6%（40/41），其中环状胰腺 21 例（52.5%，1 例合并肠旋转不良）、十二指肠闭锁 16 例（40%，2 例合并肠旋转不良）及空肠起始段闭锁 3 例（7.5%）。

本例患儿产前超声检查提示十二指肠扩张伴羊水增多，胎儿 MRI 检查证实胃及十二指肠全程扩张，提示梗阻部位位于十二指肠远端或空肠起始部。出生后经进一步检查和评估施行手术，术中发现患儿同时存在十二指肠隔膜样闭锁和肠旋转不良，这两种疾病均可在胎儿期发生十二指肠梗阻表现，但仅依赖产前检查明确十二指肠梗阻具体原因仍较为困难，需结合出生后其他检查结果综合判断。

3. 合并畸形 研究指出，38%~69% 的十二指肠梗阻合并其他畸形，其中先天性心脏畸形最为常见，占 31%~48%；约有 37% 的病例存在染色体或基因异常，以 21- 三体综合征最常见，发生率为 32%~46%，十二指肠闭锁在 21- 三体综合征病例中发生率为 3%~5%，其余还包括 ZIC3 突变、4q22.3 微缺失等。另外，也有报道十二指肠梗阻合并先天性食管闭锁、肛门直肠畸形、肾脏畸形、脊柱四肢畸形等发生，部分病例存在多个合并畸形，如 VACTERL 综合征等。十二指肠梗阻发生时，可存在多处肠管结构畸形，如十二指肠闭锁或环状胰腺与肠旋转不良可能同时发生。患儿产前及出生后应对上述合并畸形进行评估，尤其是染色体异常发生率极高，应加以重视。

4. 手术治疗 十二指肠梗阻一旦明确诊断，均需于生后限期手术治疗，手术方式可根据患儿具体情况个性化选择开腹或腹腔镜手术，同时应关注消化道合并畸形的存在和一并手术纠治。本病例存在十二指肠隔膜及肠旋转不良，术中一并纠治两处结构畸形便是好的例证。近年来，腹腔镜手术治疗十二指肠梗阻的报道也逐年增多。术中可放置经吻合口的肠内营养管，以便术后早期给予肠内营养支持，体现了加速术后康复（enhanced recovery after surgery，ERAS）的理念，促进胃肠道功能恢复，减少胆汁淤积等相关并发症发生。

5. 预后 十二指肠梗阻总体预后良好，治愈率为86.5%~97%，死亡原因与合并畸形、败血症、早产低体重等因素相关。有研究报道，产前早期诊断病例较出生后诊断病例死亡率高（34% *vs.* 0），

这一差异与两组间合并畸形不同有直接关系。也有研究指出，合并唐氏综合征或其他严重畸形（尤其是复杂先天性心脏病等）有更高的远期死亡风险。

三、研究进展

随着产前诊断技术不断提高，以及辅助仪器、检测手段的进步，产前评估趋于完善。不仅产前诊断率得到提高，更有学者探索产前通过超声及MRI检查等方法对十二指肠梗阻进行更为精准的疾病诊断和评估。由于十二指肠梗阻合并染色体异常发生率较高，其中大部分为21-三体综合征，在常规羊水、脐血检测的基础上，无创检测手段也被应用此类非整倍体染色体异常的检测中。开展多中心大样本高水平前瞻性研究，可为临床制订更为优化的产前、产后管理策略。

第二节 先天性食管闭锁

一、概述

先天性食管闭锁（esophageal atresia，EA）是一种表现为食管连续性中断、伴或不伴食管气管瘘的严重先天性消化道畸形，发病率为(1.97~2.43):10 000，占消化道畸形发病率前三位。疾病发生主要与胚胎期第4~6周原始食管管腔贯通发生障碍，以及食管和气管间分隔不全有关。具体病因尚不明确，可能与环境致畸、药物、炎症、血管发育不良、基因遗传等多因素相关。超过50%的先天性食管闭锁患儿合并多发畸形，包括先天性心脏病、泌尿系统畸形、染色体异常等，常用"VACTERL"来表示，这也增加了EA治疗的复杂性。早期诊断和对疾病精准评估，对生存率提高和降低术后并发症有着非常重要的意义。

二、典型病例

1. 病例介绍 一位30岁孕妇，孕23周产前检查时发现胎儿室间隔缺损，主动脉弓峡部稍小，

胎儿发育与孕周相符，提示存在胎儿心脏畸形。羊水穿刺检查无异常。孕27周产前检查时发现胎儿室间隔缺损，主动脉缩窄，伴羊水过多（羊水指数322），胎儿MRI检查发现颈部食管囊袋样扩张，胃泡显示不清，羊水过多，主动脉缩窄（图9-3）。经过产科、儿外科、医学影像科、新生儿科等多学科诊治，拟诊胎儿先天性食管闭锁合并先天性心脏病。此后定期产检，于孕39周因产科因素行剖宫产娩出胎儿，出生体重2 470g，Apgar评分9-10-10。

生后患儿转运至NICU，食管造影及胸腹部X线片检查见食管近端为盲端，胃肠道可见气体影，诊断为食管闭锁Ⅲ型。心脏超声检查及心脏增强CT检查（图9-4）提示主动脉缩窄(2.5mm)，动脉导管未闭(3.2mm)，房间隔缺损(5.6mm×5.3mm)，室间隔缺损(膜部，6.9mm×5.7mm)，肺动脉高压。再次经儿外科、心脏内科、心脏外科、麻醉科、儿重症医学科等专业多学科诊治后，决定先行手术纠正食管畸形，待情况平稳后再行心脏畸形纠治手术。生后6天，于全麻下行胸腔镜食管气管瘘结扎、食管

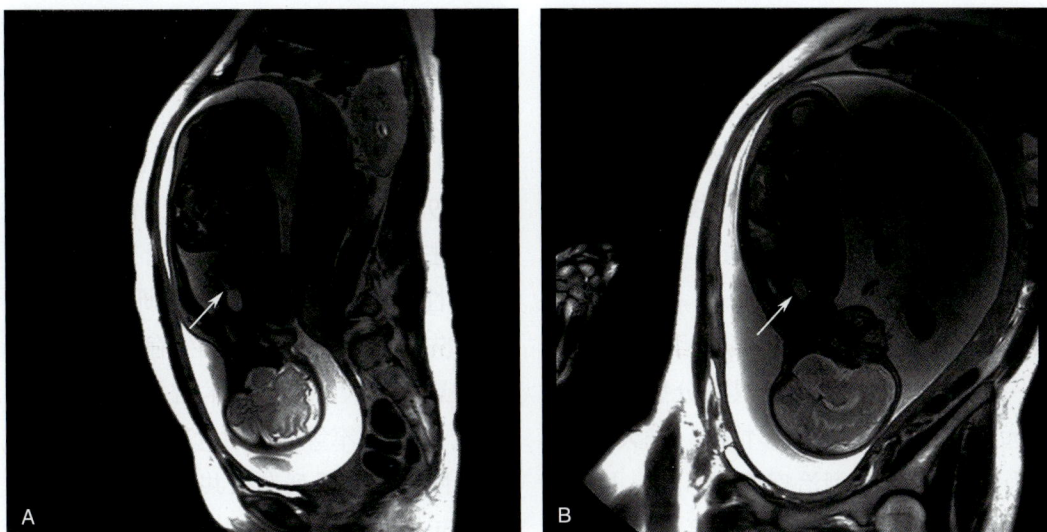

图 9-3 胎儿 MRI 检查
A. 胎儿主动脉弓峡部明显狭窄；B. 近端食管囊样扩张（箭头所示）。

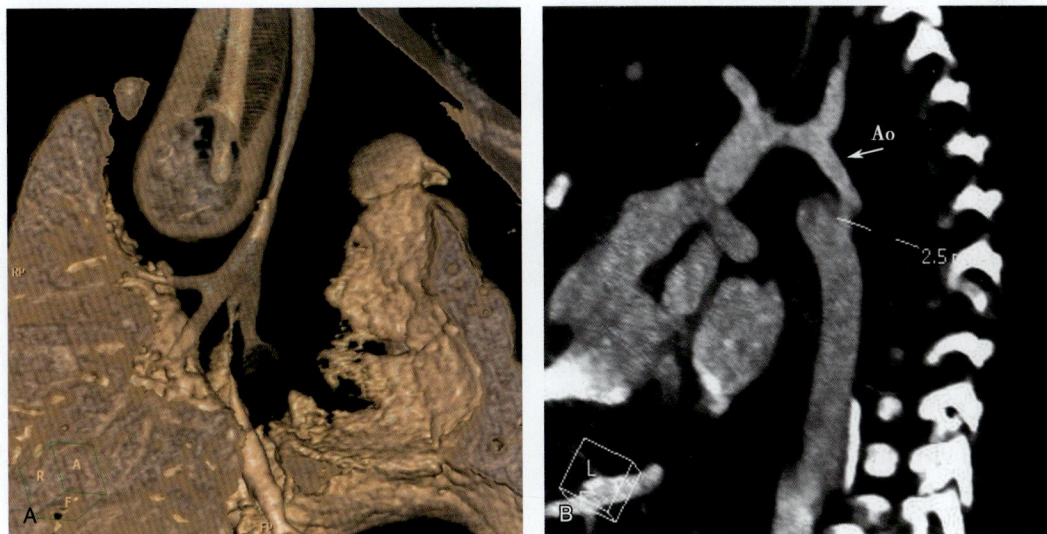

图 9-4 胸部增强 CT 重建图像
A. 近端食管显示盲端，内见胃管影，远端食管与气管相连；B. 主动脉弓狭窄。

端端吻合术，手术顺利。生后 1 个月行主动脉缩窄纠治术、房间隔室间隔缺损修补术、动脉导管结扎术。术后随访一年半，食管造影无明显狭窄，经口进食顺畅，饮食谱及营养状况与同年龄儿相同。复查心脏彩超显示心功能正常、结构畸形纠正良好。

2. 产前诊断 部分先天性食管闭锁患儿可在胎儿期被诊断。产前超声检查的一些征象如近端食管盲袋征、小胃泡或未见胃泡、羊水增多等提示发生食管闭锁可能。孕 20 周产前超声检查即可能检测到胎儿先天性食管闭锁的典型表现。即使如此，产前先天性食管闭锁的诊断依然十分困难，研究指出产前超声表现为胃泡小或未见胃泡，伴羊水增多，诊断阳性率也仅为 40%~56%。另一项研究发现超声诊断先天性食管闭锁敏感性仅为 31.7%，而特异性达 99%。对产前超声检查异常者可联合 MRI 检查，有助于提高诊断率。产前明确诊断有利于父母选择在具备治疗先天性食管闭锁条件的医疗中心进行分娩，避免患儿出生后转院和转运中的一系列问题。基于先天性食管闭锁可合并发生染色体及基因异常，一旦产前怀疑食管闭锁，羊水或脐血穿刺检查对于基因学评估有积极意义。

本病例在产前超声检查时发现羊水过多和胃泡未见征象,同时发现胎儿心脏畸形。超声提示异常后行胎儿MRI补充检查,完善的影像资料有助于影像科、产科及儿外科医生对病情进行全面评估,规划产前处置方案。后续超声连续动态检查,也有助观察胎儿情况,及时把握病情。本病羊水穿刺检查无异常。

3. 治疗　先天性食管闭锁需要手术治疗。术前需进一步评估包括:①确定具体分型以及判断食管近远端距离;②合并畸形情况。先天性食管闭锁分为五型,不同类型治疗策略不同。Ⅰ型、Ⅱ型先天性食管闭锁近、远端食管距离常较远,大多无法行一期食管吻合,需先行胃造瘘,待近、远端食管距离接近后再行根治手术。食管造影检查可清晰了解食管近端位置,以及是否存在食管气管瘘。Ⅰ型、Ⅱ型先天性食管闭锁由于近、远端食管为盲端,远端食管位置无法在产前或出生后检查时明确,仅能在术中探明。近年来,在术前或术中行支气管镜检查越来越受到重视,支气管镜检查可以了解食管气管瘘部位及数量,并能发现气管软化、气管狭窄等其他气管畸形,对规划手术方式有重要价值。另外,若存在其他合并畸形如严重先天性心脏病、消化道畸形等可能对患儿短期生存产生严重影响,必须综合考虑合并畸形的处理计划,必要时可在先天性食管闭锁手术同时对合并畸形进行处理。

本病例先天性食管闭锁患儿合并主动脉缩窄、房间隔缺损、室间隔缺损等严重心脏畸形,经评估心脏畸形可能对患儿生存产生影响,故在先天性食管闭锁纠治稳定后,选择限期对心脏畸形进行手术

治疗,患儿恢复良好。该患儿治疗过程规划合理,体现了对于此类复杂病例的早期诊断和多学科团队合作的优势。

4. 预后　先天性食管闭锁总体治愈率可达85%~98%。目前认为影响先天性食管闭锁患儿预后的主要因素是出生体重小于1 500g及合并严重先天性心脏畸形。近期更多研究指出,染色体异常对先天性食管闭锁患儿生存时间及远期生活质量的影响更大。严重的术后并发症如严重胃食管反流、食管狭窄等也可对远期生活质量产生不利影响。欧美的一系列专家共识均建议应按计划随访至成年期。本章案例按计划定期随访,未发现严重术后并发症,进食及营养状况均无明显异常。

三、研究进展

先天性食管闭锁综合诊治水平进步巨大,但疾病本身仍存在许多未知,如发病机制、潜在基因缺陷和信号通路等,这些研究有助于对疾病更深层次的认识。

相关临床研究着重于以下方面,包括产前诊断和评估、手术治疗、并发症处理及改善生活质量等。随着科学技术的进步,产生了更多新的检测和治疗手段。产前羊水生化研究,希望能进一步提高并完善先天性食管闭锁的产前诊断率和预后评估。先进超声技术的实施如动态食管通畅性评估(dynamic esophageal patency assessment,DEPA)及仪器设备的改良等对提高超声诊断率有一定帮助,但仍需开展大规模前瞻性研究来证实其有效性。在先天性食管闭锁综合管理中,多学科诊疗模式在产前、产后管理及远期随访中均能体现重要价值。

第三节　先天性小肠闭锁

一、概述

小肠闭锁是儿外科常见的先天性消化道结构畸形,也是新生儿肠梗阻的常见原因,发病率

约为1:5 000,男女无明显差异。小肠闭锁的发病原因存在多种学说。外科手术是小肠闭锁的唯一根治手段。近年来,随着对该疾病在胎儿期表现的认识水平提高,小肠闭锁的产前诊断率得

到进一步提高。同时新生儿监护水平和麻醉技术的发展使肠闭锁的治愈率达到了90%以上。但部分危重肠闭锁患儿术后相关并发症,如短肠、术后长期肠功能恢复不良等问题对其长期预后造成一定的影响。对于先天性消化道畸形,胎儿期早期诊断和出生后的早期处理可能有助于改善预后。

二、典型病例

1. 病例 一位30岁孕妇,于孕35周产前超声检查时发现胎儿肠管扩张,最宽处23.4mm(图9-5),同时伴有羊水过多。胎儿MRI检查提示胎儿胃泡充盈良好,十二指肠及空肠明显扩张,最宽处约1.9cm(图9-6),产前诊断为空肠闭锁可

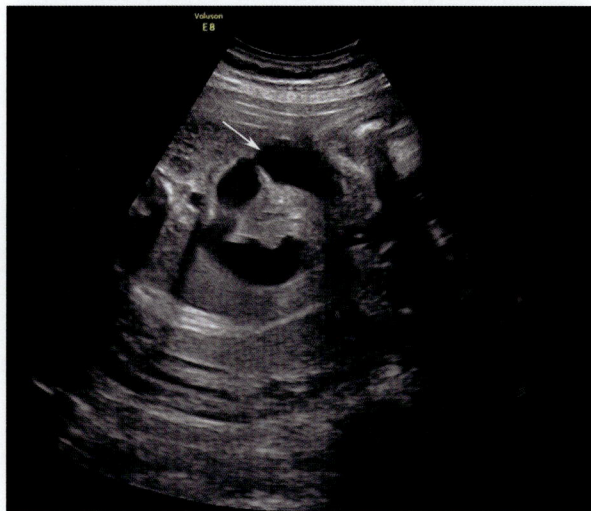

■ 图9-5 胎儿超声影像提示肠管扩张(箭头所示)

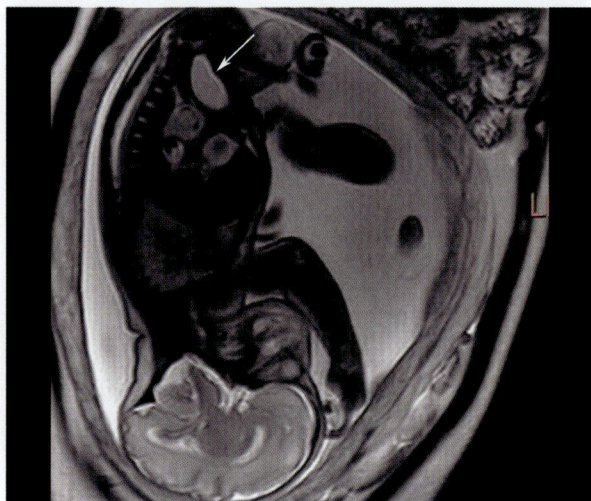

■ 图9-6 胎儿MRI影像提示肠管扩张(箭头所示)

能。经产科、儿外科、新生儿科、麻醉科及影像医学科等多学科诊疗后,患儿于孕38^{+4}周因产科因素选择性剖宫产娩出。同时转入PICU,予以禁食、胃肠减压等治疗,并完善各项术前检查,腹部直立位X线片显示消化道梗阻,于出生后第2天行剖腹探查术。术中见距离屈氏韧带50cm处空肠膜状闭锁,远端小肠及结肠未见明显闭锁表现,行病变肠管切除、肠吻合。患儿术后恢复平稳,术后3天经口喂养,术后第10天出院。患儿生长发育同正常同龄小儿。

2. 产前诊断 通过产前超声诊断肠闭锁的准确性在不同中心差异仍较大,目前尚无统一标准,例如羊水过多和肠扩张都可以作为诊断依据。虽然十二指肠闭锁通常在产前通过"双泡"征的存在来检测,但空肠和回肠闭锁的产前诊断仍然具有一定难度。许多因素均可制约诊断率,例如孕周、超声检查次数、超声医生的经验等,都可能是产前诊断小肠闭锁准确性的变量。

目前认为妊娠晚期的肠扩张和羊水过多与空肠和回肠闭锁有关。但两者的诊断特异性仍有待进一步研究,胃肠道的其他先天性异常中如胎粪性肠梗阻、结肠闭锁、先天性巨结肠和肛门闭锁等也可出现相关表现。这些影像学异常征象仍具有重要意义,可使胎儿在生后得到及时的评估和治疗,对疾病的管理有重大意义。因此,确定超声检测小肠闭锁的准确性和诊断标准对于小肠闭锁胎儿的围产期管理非常重要。

MRI检查可更为直观地显示肠管扩张的部位和严重程度,不同序列的扫描更能够区别小肠和结肠的不同表现。正常的小肠肠管充满羊水,在T_2序列表现为高信号。近远端小肠在MRI上可有不同表现。空肠通常表现为T_2序列高信号、T_1序列低信号。孕32周前,由于胎粪富含蛋白质,移动缓慢,远端小肠仍可表现T_1序列高信号。肠道闭锁胎儿由于胎粪滞留,近端扩张肠袢可能也表现为T_1序列高信号。

3. 产前干预 小肠闭锁为消化道结构异常,故手术是唯一的根治手段。通常肠闭锁胎儿在产前对胎儿的生存不构成严重的威胁,故无须行产前干预手段。产前基因和遗传学检查有助于排除危

重综合征。动态产前监测可及时了解疾病的变化过程,并判断疾病的进展情况,预估可能存在的风险,为产后及时制订合理的治疗方案提供依据,有很大的临床诊疗参考价值。

4. 产后评估及处理 产前发现胎儿肠管扩张怀疑小肠闭锁的患儿生后应密切观察患儿临床症状和腹部体征,观察是否有可见的消化道结构畸形如先天性肛门闭锁等,同时予以充分的胃肠减压,观察胎便排出情况,完善直立位 X 线片检查,必要时可根据病情需要选择性消化道造影等检查进一步明确诊断。术前需关注水电解质酸碱平衡并予以纠正。限期行手术治疗。

5. 治疗 小肠闭锁的治疗包括初期术前准备及手术矫治,手术是小肠闭锁治愈的唯一有效手段。经产前诊断和产后确诊的小肠闭锁患儿应予以禁食、胃肠减压、纠正酸碱平衡水电解质及补液支持等处理,并尽快行手术准备。肠闭锁患儿的手术方式取决于闭锁部位,一期行肠管闭锁段切除及肠吻合术是最理想的方式,部分患儿闭锁近端肠管可能出现较严重的扩张,则可能需考虑对扩张肠管进行相应的剪裁或其他成形方法来进行吻合。需要警惕的是,可能存在多发性肠闭锁,需在手术时对所有肠管充分探查。

6. 预后 肠闭锁的预后通常良好,其总体生存率接近 90%。但如有严重的早产、呼吸窘迫综合征、严重合伴畸形及短肠综合征等,则会严重制约患儿的预后。尽管肠闭锁相关并发症仍不少见,但外科技术的改进和新生儿围手术期处理的发展已大大地提高了肠闭锁患儿的治愈率及生存质量。

三、研究进展

小肠闭锁的形成机制存在多种学说。目前认为,小肠闭锁可能是获得性病变,为某种原因造成血管破坏引起胎儿肠管缺血性坏死所致。一般而言,血管破坏的位置在越近端,肠道病变范围可能越广泛。胎儿肠道是无菌的,小肠局部坏死后,坏死肠管组织将被吸收,留下远近两段盲端,可伴肠系膜缺损。有报道提示,通过结扎实验动物的肠系膜血管重现了这种类型的闭锁。引起胎儿血管破坏的原因包括节段性肠扭转或中肠扭转、肠套叠、内疝及节段性肠系膜血供中断等。一些病例是由肠道基础病变破坏胎儿肠道血供所致。此外,容易造成肠系膜血栓的病变也可能导致胎儿肠道血供不足。所以部分学者认为小肠闭锁危险因素包括囊性纤维化、腹裂、中肠扭转、药物遗传性易栓症等,这些病理因素均可引起潜在的血栓形成。但临床中发现许多小肠闭锁患儿并不存在这些危险因素,故遗传因素也可能参与到肠闭锁的发病机制中。

虽然肠闭锁大多数是散发的,但有报道提示苹果皮样闭锁的家族性病例,提示遗传因素参与小肠闭锁形成的可能。另外,研究人员已报道一种罕见的多发性肠闭锁家族综合征(Ⅳ型)。同时还发现,某些小肠闭锁的病例伴有联合免疫缺陷(SCID),患儿由 *TTC7A* 基因突变所致。在一些基因缺陷所导致的综合征中也表现为肠闭锁,如 Stromme 综合征,患者表现为空肠闭锁伴眼房异常和小头畸形。

部分小肠闭锁患儿在恢复肠管连续性后仍存在肠道动力障碍导致不良预后,这一现象提示小肠闭锁肠管本身也可存在病变。有报道称闭锁近端肠管平滑肌收缩纤维减少,但该现象与动力障碍无明显关联。也有报道显示闭锁近端和远端肠道 Cajal 细胞形态和密度明显变化。这一现象可能与肠管扩张有关,从而导致近端肠管分节运动障碍。此外,闭锁近端肠管中神经元细胞和纤维数量减少可能导致神经元发育延迟。也有研究表明,近端肠道中 CD117 阳性肠道 Cajal 细胞的缺陷表达可能有助于了解术后运动障碍。这些现象可能提示肠闭锁患儿行肠管切除时切除范围有待进一步研究。

第四节 先天性直肠肛门畸形

一、概述

直肠肛门畸形（anorectal malformation，ARM）是新生儿最常见的先天性消化道疾病，病理改变复杂种类繁多，男女表现各异，可表现为肛门闭锁或合并直肠、尿道、膀胱、会阴、阴道等多种形式的瘘。ARM 的发病率在新生儿为 1：（1 500~5 000）。男女发病率大致相等，以男性稍多。ARM 往往伴发其他系统的一个或多个畸形，占 28%~70%。临床上 ARM 畸形相关综合征中，以 VACTERL 综合征最为常见，主要特征包括脊椎缺陷、ARM、心脏畸形、食管闭锁合并或不合并气管食管瘘、肾脏缺陷及肢体畸形等。

目前认为 ARM 是遗传因素和环境因素共同作用的结果。大部分 ARM 被认为是散发疾病，鲜见家族性报道。

二、典型病例

（一）产前检查情况

母亲生育史 0-0-0-0。孕 16 周出现胎动至今，胎动好，定期产前检查，唐氏综合征产前筛选检查低风险，大畸形排查未见明显异常。孕 34 周及 36 周 2 次产前 B 超提示胎儿下腹部无回声区，增大膀胱可能。遂至笔者医院胎儿异常 MDT 门诊就诊，B 超提示胎儿膀胱增大，膀胱壁增厚，双肾轻度积水，直肠扩张 25mm。胎儿 MRI 见左肾盂肾盏、左输尿管上端积水扩张，膀胱明显增大伴直肠扩张。经多学科会诊，拟诊为先天性肛门直肠畸形可能，伴多发畸形（图 9-7）。

（二）产后情况

患儿孕 40 周因产科因素剖宫产娩出，体重 3 980g，羊水清，脐带无殊。Apgar 评分 9-10-10。出生后即转入新生儿重症监护室，全程尿液中可见胎粪混合物。

生后体格检查：腹稍膨隆，左侧阴囊空虚，正常肛门开口处未见肛门，肛窝无明显色素沉着。生后 24 小时倒立位 X 线片提示高位无肛（图 9-8），

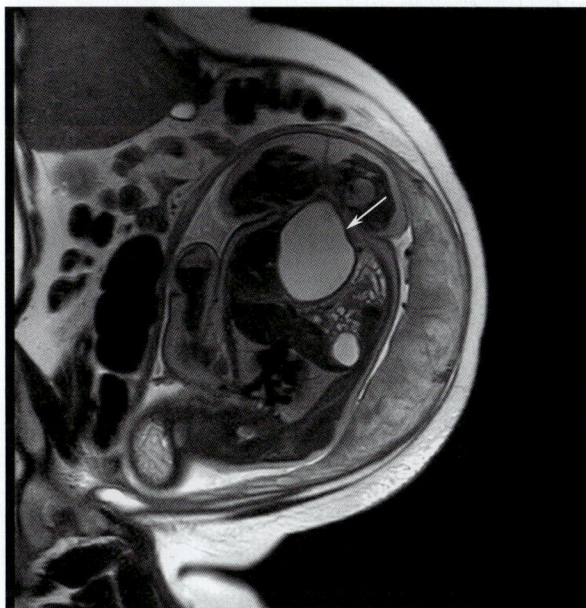

图 9-7 胎儿 MRI 检查提示膀胱明显增大伴直肠扩张（箭头所示）

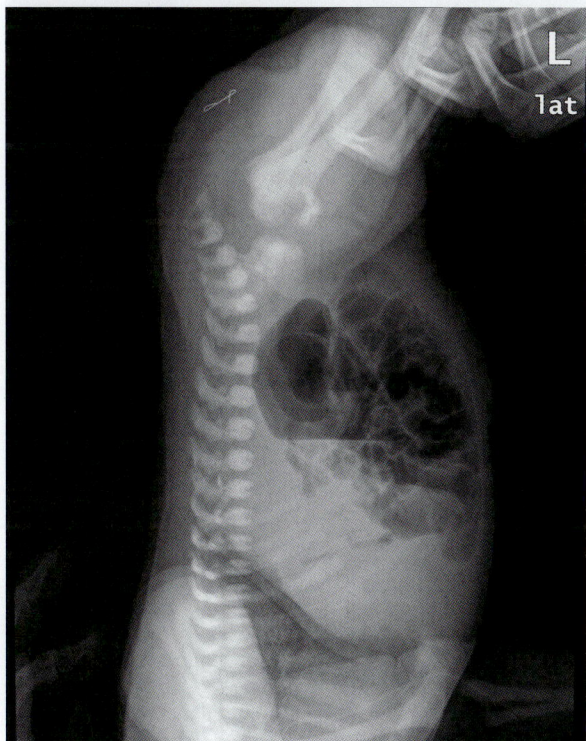

图 9-8 生后 24 小时倒立位 X 线检查
见直肠盲端位于耻骨中心与骶尾关节连线以上。

心脏彩超未见明显异常。腹部超声提示左肾盂分离 11mm,余未见异常。诊断为先天性肛门闭锁(直肠膀胱瘘可能),左肾积水。

(三) 外科治疗

出生后次日即行乙状结肠双腔造瘘术。生后 3 个月入院评估,结肠造影显示直肠膀胱瘘,行腹腔镜辅助肛门成形术(图 9-9)。出生后 10 个月行乙状结肠造瘘口关闭术。

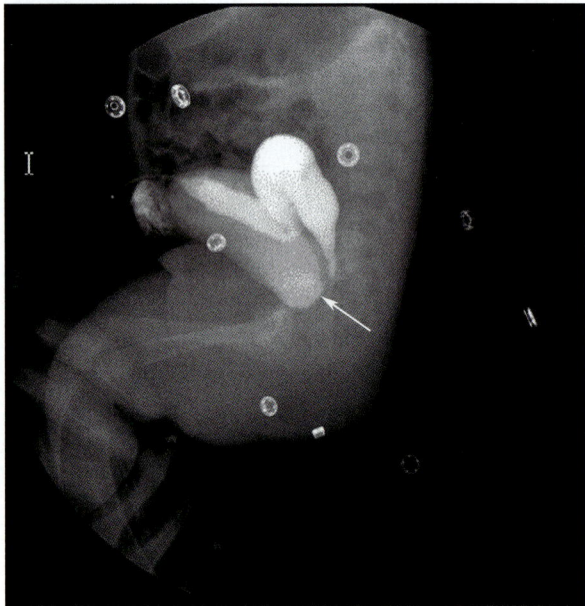

■ 图 9-9　直肠盲端造影见直肠 - 膀胱颈瘘(箭头所示)

三、产前诊断

(一) 超声表现

产前超声检查诊断直肠肛门畸形较为困难。不同直肠肛门畸形声像表现差异较大,如直肠肛门畸形合并泌尿系统瘘管形成,尿液可持续从膀胱或尿道经瘘管进入直肠,当进入直肠的液体量超过结肠的重吸收功能时,可出现液体在肠腔内积聚,从而出现明显的直肠及结肠扩张;又因胎粪与尿液混合,在肠腔内形成钙化灶或肠内结石,或胎粪进入膀胱在膀胱内形成钙化灶或结石。

同时需关注合并畸形的可能,因肛门直肠畸形多合并多脏器结构畸形,如 VACTERL 综合征等。产前超声检查时发现胎儿直肠扩张、阴道积液及其他相关畸形等,均提示胎儿可能存在肛门直肠畸形。需重点检查胎儿心脏、脊柱、气管、肾脏等。

(二) 磁共振表现

直肠肛门畸形患儿中部分胎儿 MRI 检查可显示充满胎粪的扩张直肠。如果直肠和泌尿道相通,直肠可见异常液体,T_1 呈异常低信号,T_2 呈高信号。胎儿 MRI 还可测量直肠陷凹和膀胱颈之间的距离,评估胎儿直肠子宫陷凹有助于鉴别高位肛门直肠畸形与泄殖腔畸形等。同样需密切注意合并畸形的可能。

四、产前干预及新生儿期评估

若产前检查怀疑胎儿患有直肠肛门畸形,应进行超声检查以排除相关畸形。因染色体异常的风险增加,所以应行羊水或脐血穿刺染色体检查及诊断性基因检测。如能及早产前诊断,应由多学科联合综合评估、开展父母咨询和准备并筛查伴随异常,部分合并重大畸形及染色体异常者可在指导下选择合适时机终止妊娠。

胎儿怀疑直肠肛门畸形一般不需要产前干预,除非合并羊水过多或合并多种畸形。该疾病并不改变分娩的适应证,一般可选择经阴道分娩,也无须改变分娩时机。因产后新生儿需要进行评估及治疗,分娩应选择在有新生儿外科及新生儿重症监护科的医疗机构进行。

新生儿期直肠肛门畸形诊断并不困难,但重要的是应在生后 24 小时内准确判定直肠盲端的位置及有无瘘管等,以便于新生儿期采取合理的治疗措施。男婴直肠肛门畸形的临床表现为肛门开口存在或肛门处无孔,会阴处直肠皮肤瘘管可提示低位直肠肛门畸形。如会阴部无肛门开口且无明显色素沉着则提示中间位或高位直肠肛门畸形的可能性较大。正常女婴查体如发现会阴可见单个孔洞,有尿液或粪便排出,则考虑泄殖腔畸形或较高位的直肠阴道瘘。如发现阴唇内见两个孔洞,大多数为中高位直肠肛门畸形伴直肠阴道瘘。如阴唇内见三个孔洞则为直肠前庭瘘。如在会阴后联合至正常肛门开口位置连线中存在孔洞,则为直肠会阴瘘。

生后 24 小时倒立位 X 线片可以了解直肠盲端位置,根据直肠末端气体位置明确直肠肛门畸形类型。磁共振检查对于新生儿拟进行一期手术治疗者非常重要,可评估直肠盲端到肛门的距离,评价盆底肌肉发育情况,了解直肠瘘口位置。同时,有助于了解腰骶尾椎是否存在畸形及是否存在库拉里诺综合征(Currarino syndrome)等异常表现。可通过B超、CT、心脏彩超或MRI等检查了解有无伴发畸形。

五、生后新生儿期处理、外科治疗及预后

产前检查及生后外观检查考虑直肠肛门畸形的患儿,生后即应予以禁食、胃肠减压等对症治疗。待综合检查评估直肠肛门畸形类型后,在男性直肠肛门畸形患儿中如为直肠会阴瘘或肛门膜状闭锁,应争取一期肛门成形手术治疗。其他类型的男性直肠肛门畸形患儿生后均应在48小时内完成结肠造瘘术。绝大多数女性直肠肛门畸形均可通过瘘管维持排便,如生后检查外观发现存在瘘管排便者,通常可予以瘘管扩张辅助排便,待生后3个月行根治手术。肛门膜状闭锁者处理方式同男患儿。如生后等待24~48小时未发现瘘管或瘘管过于细小无法通过扩张灌洗维持粪便排出者,可行结肠造瘘,3月龄时择期行肛门成形术。

大多数直肠肛门畸形患儿应遵循"结肠造瘘-肛门成形-造瘘关闭"的顺序进行外科治疗。90%

的ARM患儿采取部分后正中矢状入路肛门成形术进行治疗,直肠膀胱颈瘘和部分直肠尿道前列腺部瘘是腹腔镜辅助肛门直肠成形术的适应证。

不同类型的直肠肛门畸形预后不尽相同,低位者均预后良好,合并骶尾骨或脊髓异常者对排便功能有一定的影响。泄殖腔畸形术后的排便和排尿功能取决于共同通道长度。约25%的ARM患儿术后有不同程度的排便失禁,在长期肠道管理下均能接近正常的生活质量。

六、研究进展

直肠肛门畸形作为新生儿发病率最高的消化道畸形之一,如何提高产前检查诊断率,并尽可能地识别如泄殖腔畸形、VACTERL综合征等严重畸形以指导孕前干预,从而避免因出生后严重畸形所导致的远期生活质量严重下降是研究的热点。近年来,应用三维超声结合高频技术及三维胎儿磁共振技术,在一定程度上提高了直肠肛门畸形产前检查的筛出率,尤其是泄殖腔畸形这一严重结构畸形的产前诊断率。与此同时,随着产前诊断能力的提高,将逐步进入胎儿与新生儿无缝连接的序贯化治疗模式,以进一步改变直肠肛门畸形的治疗及预后效果。

第五节 先天性巨结肠

一、概述

先天性巨结肠(Hirschsprung disease,HSCR)又称无神经节细胞症,由于肠壁黏膜下层和肌层中缺乏神经节细胞,导致肠段呈痉挛性狭窄状态,近端结肠继发性扩张与肥厚,是新生儿肠梗阻最常见的原因之一。本病有家族性遗传倾向,为多种基因作用及环境因素的共同结果。目前,研究相关可能的致病基因有 RET、GDNF、NRTN、ECEI、EDN3、EDNRB、SOX10、ZFHX1B、PHOX2B 等。家族性HSCR患者中 RET 基因突变占50%,散发性病例占

15%~20%。

先天性巨结肠患儿合并其他畸形率为16%~32%,最常见的为泌尿系统畸形(3%~5%),包括肾积水和肾发育不全,其他合并畸形包括先天性心脏病(1%)和肛门直肠发育畸形(2.5%~3.4%)。3%~5%的先天性巨结肠患者同时伴有唐氏综合征。目前报道的先天性巨结肠患儿中有一部分遗传综合征,如 Waardenburg 综合征、Von Recklinghausen 综合征、Smith-Lemli-Opitz 综合征、多发性内分泌腺肿瘤2型、Bardet-Biedl 综合征等。

二、典型病例

（一）产前检查情况

孕妇生育史 1-0-1-1，孕 18 周出现胎动至今，定期做产前检查，羊水穿刺染色体核型分析未见异常。孕 35 周当地医院产检提示胎儿肠管扩张 20mm，至笔者医院胎儿畸形多学科治疗门诊就诊，孕 38 周超声检查提示结肠肠管扩张 21.8mm（图 9-10），磁共振检查提示中下腹部肠管扩张，结肠为主。2013 年因宫外孕切除一侧输卵管，2016 年曾剖宫产一男婴，因先天性巨结肠死亡。

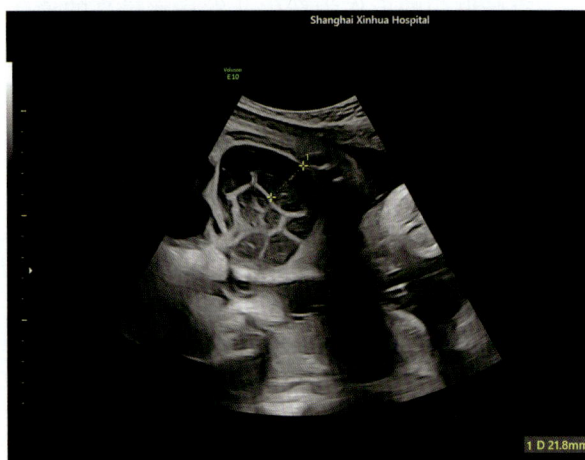

■ 图 9-10　孕 38 周胎儿超声检查提示肠管扩张

（二）产后情况

患儿胎龄 38 周剖宫产娩出，G_3P_2，出生体重 3 150g。新生儿 Apgar 评分 10-10-10。生后转入新生儿重症监护室观察，开塞露通便见少量墨绿色胎便排出。生后 1 日起患儿即出现进行性腹胀，予以胃肠减压、开塞露通便、清洁灌肠及抗感染治疗，腹胀无明显缓解。体格检查：腹部明显膨隆，静脉显露，胃肠型不明显，肠鸣音弱，1~2 次 /min。肛门外观检查无异常，直肠指诊无明显肛门狭窄，直肠壶腹内空虚，拔指后无明显爆破样排气排便。出生后 5 日行钡剂灌肠造影，见全结肠较细小（图 9-11，图 9-12），24 小时延迟 X 线片钡剂不排出，考虑全结肠型巨结肠可能。父母及患儿全外显子检查未发现明显异常。

（三）外科治疗

入院后完善相关检查，术后 5 天行腹腔镜探查 + 多点肠道活检 + 肠造瘘术，术中见升结肠、

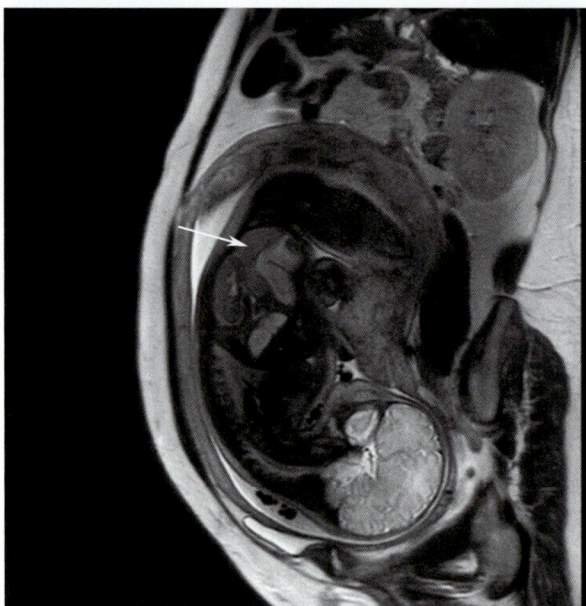

■ 图 9-11　胎儿 MRI 检查提示结肠扩张（箭头所示）

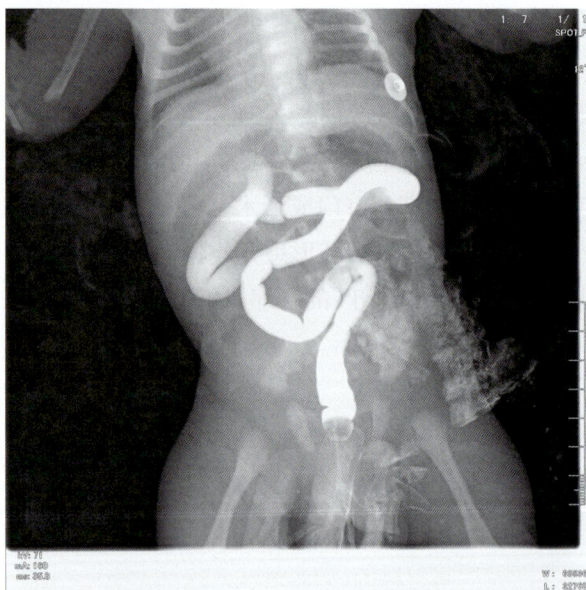

■ 图 9-12　生后结肠造影检查见全结肠细小痉挛

横结肠均纤细，取全消化道多点病理活检，距离空肠起始部 70cm 处肠壁见神经节细胞，其余空回肠及全结肠多点病理活检均未见神经节细胞，遂于该处行空肠双腔造瘘。术后诊断：全肠型肠无神经节细胞症。患儿于 13 月龄时行小肠部分切除术 + 升结肠 - 横结肠 - 降结肠切除术 + 空肠 - 降结肠侧侧吻合术（Martin 术）。术后予以肠内 + 肠外营养治疗及抗感染等对症治疗，患儿恢复情况良好。

三、产前诊断

(一)超声表现

先天性巨结肠极少在胎儿期诊断,其超声检查表现缺乏特异性,产前常无法得到确诊。其超声表现为多个扩张的肠袢、羊水过多、弥漫性胎儿肠管扩张、肠管回声增强及腹围增大等声像,部分病例肠管扩张呈进行性发展并不断向远端结肠延伸。有报道先天性巨结肠胎内结肠扩张的肠管呈"S"形、"C"形,蠕动少,肠管内透声差,充满斑状强回声、不均质低回声。

(二)胎儿磁共振表现

胎儿磁共振检查有助于鉴别诊断,在 T_2 加权冠状位可见胎儿的肠管扩张,以腹部外周为主,以及肠管间隙增宽等。有报道采取 MRI 快速序列技术有助于显示胎儿正常结肠及先天性结肠病变。但因肠管扩张的非特异性,产前明确诊断有一定的困难。

产前先天性巨结肠的表现大多无特异性,可与包括小肠和结肠闭锁或狭窄,以及泄殖腔畸形、肛门闭锁等鉴别。明确诊断通常为出生后的检查。

四、产前干预及新生儿期评估

妊娠期怀疑先天性巨结肠一般不需要特殊处理,无须改变分娩时机和分娩方式。建议孕期基因学检查,排除可能的合并畸形和遗传学问题,染色体核型分析排除如唐氏综合征等情况,多学科团队评估,与家长沟通和交流,解释病情的发生、发展过程,疏导患者的情绪和心理压力。

鉴于产前检查的提示作用,使出生后早期诊断和早期处理成为可能,很大程度上减少了因延迟诊断导致的严重并发症。在新生儿阶段约 80% 的先天性巨结肠可出现典型的临床症状,主要表现为生后 48 小时内仅有少量或没有胎粪排出,包括呕吐及腹部膨隆等,并在开塞露通便、扩肛及灌肠后有明显好转。体格检查见腹部高度膨大、腹壁变薄,腹壁静脉显露。新生儿期肛门检查及直肠指检对诊断有帮助。

先天性巨结肠患儿钡剂灌肠可见狭窄段、移行段及扩张段。但对于新生儿及长段型 HSCR 患儿,由于病变近端的结肠扩张尚不明显,与狭窄段对比差异不大,因此新生儿钡剂灌肠检查阴性者并不能作为排除先天性巨结肠诊断的依据。

直肠肛管抑制反射对先天性巨结肠诊断有重要价值,其诊断准确率可以达 90% 以上。但在正常新生儿,特别是早产儿中,由于肠神经系统发育不完善,可在生后 2 周内不出现直肠肛管抑制反射。所以如果首次检查阴性者,可考虑 14 天后再次检查以帮助诊断。

直肠全层组织学检查是诊断先天性巨结肠的金标准,病理切片中间肌间神经丛及黏膜下神经丛内缺乏神经节细胞,且伴有神经纤维增生。因此,对于临床高度怀疑先天性巨结肠的患儿必须进行病理检查以明确诊断。

五、生后肠道管理、外科治疗和预后

对于新生儿期出现症状者,需给予开塞露通便、扩肛、清洁灌肠,以及静脉营养及预防感染等支持治疗。应避免新生儿结肠灌洗容易发生的肠穿孔,注意调整水电解质和酸碱平衡,对于全身情况较差、清洁灌肠效果不佳或怀疑全结肠型巨结肠(total colonic aganglionosis,TCA)的患儿需要考虑结肠造瘘。外科治疗是治愈先天性巨结肠的唯一方法,目前一期治疗先天性巨结肠已成为主流术式。在良好的肠道管理情况下,生后 2~3 个月行一期根治术是合适的。

先天性巨结肠患儿术后绝大部分近远期预后良好。巨结肠相关小肠结肠炎是术后最常见及严重的并发症,需要引起重视并及时干预。最常见的远期并发症是便秘和污粪,以及排尿功能和性功能是否受影响,需长期随访。

六、研究进展

尽管先天性巨结肠治疗效果大多良好,但仍缺乏有效方法进行准确的产前诊断。近年来基于先天性巨结肠病例家系的研究,结合全基因组关联研究(Ggenome-Wide Association Studies,GWAS)及全外显子/全基因组测序技术,已经发现了一系列可能涉及 HSCR 的遗传位点及相关综合征的潜在致病基因。随着产前无创 DNA 筛查及测序技术的普及,有望在今后的精准化产前筛查中早期发现先天性巨结肠病例,以启动生后早期干预模式,降低新生儿期严重并发症(消化道穿孔、巨结肠小肠结肠炎)的死亡率。

第六节 先天性短肠综合征

一、概述

先天性短肠综合征（congenital short-bowel syndrome，CSBS）是一种罕见的遗传性消化道疾病。1969年Hamilton等首次发现2例伴有肠旋转不良的先天性短肠综合征患儿。部分患儿存在产前超声显示肠管扩张，但无特异性改变。先天性短肠综合征患儿生后小肠长度（平均约50cm）明显短于正常同龄婴儿的长度（190~280cm），临床上主要表现为慢性腹泻、腹胀、胆汁性呕吐和营养不良等，其发病率<1:1 000 000。近年来，由于肠康复治疗、肠外营养及多学科联合治疗团队的发展，先天性短肠综合征患儿的存活率从28.5%上升至75%。

先天性短肠综合征潜在病因及分子机制尚不明确，目前可能的病因学假设有以下几点：第一，胚胎第5~10周的中肠发育存在缺陷。Dorney等人最早提出，如果整个妊娠期间原始中肠不能完全容纳在脐带腔内，则会因小肠延伸和旋转过程受限，而导致长度的缩短。第二，宫内发育过程中由于血管阻塞，原始中肠缺血损伤，导致肠道长度缩短。第三，小肠神经元发育不良或平滑肌弥漫性异常分层，造成肠蠕动异常减少，影响肠道发育的正常延伸。第四，染色体异常，如4号染色体重排、成环，2号和11号染色体易位，但这些染色体异常的功能含义不明。第五，常染色体隐性遗传方式的柯萨奇和腺病毒受体样膜蛋白（coxsackie and adenovirus receptor-like membrane protein，CLMP）突变或缺失。第六，X连锁的细丝蛋白A（filamin A，FLNA）突变。

目前为止，尚缺乏治愈先天性短肠综合征的方法，主要通过肠外营养来维持生长发育，同时逐渐增加肠内营养量，促进小肠长度和功能的代偿，从而更好地吸收营养物质。随着肠衰竭多学科诊疗模式的建立及营养支持方案的优化，使得先天性短肠综合征患儿的生存质量得到极大提高。

二、典型病例

患儿，男，2月龄余，因"肠闭锁术后2个月余伴体重增长缓慢"至笔者医院就诊。患儿母孕28周产检时B超发现下腹肠管扩张；定期复查彩超，发现胎儿肠管进行性扩张。患儿胎龄34^{+3}周，剖宫产娩出，出生体重1 940g。出生后腹胀逐渐加重，故于生后第2天行"肠闭锁切除及肠吻合术"。术中见：距Treitz韧带40cm处小肠闭锁，近端肠管膨大，结肠纤细，注水通畅，予以小肠结肠端侧吻合。术后病理：肠壁肌间可见神经节细胞。患儿术后仍然存在反复腹胀，无法自主排便，喂养困难，故于生后1月余行"剖腹探查+肠粘连松解+小肠闭锁T形造瘘术"。术中见：距Teitz韧带约60cm处见原吻合口，吻合口远端肠管纤细，予以切除原吻合口后行T形造瘘。术后病理：肠壁肌间神经节细胞易见，发育尚可。术后患儿腹胀略有好转，但造瘘口出量较多。转入笔者医院（生后2月龄余）时，患儿经口深度水解配方奶（肠内营养）540ml/d（每次45ml，每2小时一次），造瘘口出量150~200g/d，肛门大便量20g/d。

查体：神清，反应可，皮下脂肪菲薄（图9-13），触之软，右下腹造瘘袋内可见黄色稀水样便，造瘘口肠管红润；未见胃肠型，肝脾无肿大；肠鸣音3次/min。心肺神经系统无特殊。

入院后进行营养评估：男，2月龄，体重2 260g（年龄别体重Z值=-6.39），身长48.5cm（年龄别身长Z值=-5.77）。

考虑患儿在胎儿期即发病，且生后症状反复，故行全外显子测序。由于患儿小肠长度短，吸收面积少，且每日肠道内容物排出量多，故将经口喂养改为经鼻胃管连续输注（每小时22.5ml），同时给予肠外营养支持治疗。调整肠内营养喂养方式后，患儿每日造瘘口出量未见明显减少，遂逐渐减少喂养量至8ml/h，仍未见好转。此时，全外显子测序结果回报：CLMP（c. 206G>A，p.R69H）突变。综合病史、前期评估及检查,目前诊断:先天性短肠综合征、肠闭锁术后、重度营养不良、早产儿。由于患儿造瘘口出量较多,且距上次手术达 3 月余,遂于患儿 4 月龄余时行"肠切除 + 回肠末端 - 升结肠 Bishop 造瘘术"以增加肠道有效长度和吸收面积。术后根据患儿腹部症状、体征及造瘘口出量,将肠内营养方案逐渐调整为每 3 小时输注 1 次,每次奶量 23ml(持续 2 小时);同时逐渐减少肠外营养量。患儿 8 月龄余(距上次手术 3 月余)时,每天配方奶量增加至每次 50ml(持续 1 小时),每 3 小时 1 次;造瘘口出量 5~10g/d,肛门大便量约 100g/d,遂行"结肠 Bishop 造瘘还纳 + 肠切除肠吻合术"。术后逐渐增加每日配方奶量达到手术前剂量,大便每天 2~3 次,总量 100~150g/d,黄色稀糊便;营养状况改善(10 月龄,体重 4 800g,年龄别体重 Z 值 =−5.37)。患儿一般情况稳定,根据目前治疗方案至当地医院继续肠康复治疗(图 9-13)。

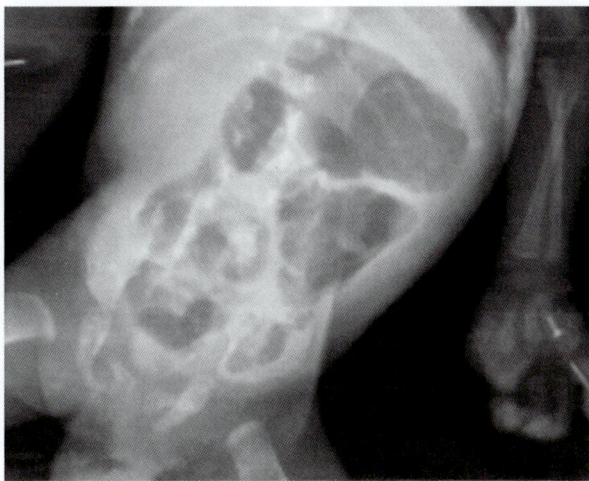

■ 图 9-13　腹部立位 X 线检查

三、研究进展

CLMP 编码一种跨膜蛋白,在小肠的各发育阶段均有表达。Van Der Werf 等人在来自 5 个独立家系的 7 个先天性短肠综合征患者中发现了 CLMP 基因的双等位基因丧失功能突变,确立了 CLMP 突变与常染色体隐性遗传先天性短肠综合征之间的因果关系。CLMP 作为一种黏附分子与紧密连接蛋白共定位,后者参与细胞增殖调控,CLMP 突变可能在小肠发育阶段通过影响小肠细胞增殖导致小肠缩短。然而,一项体外细胞实验结果表明,突变型 CLMP(V124D)错误定位至细胞浆,但未影响该细胞系的存活、增殖和迁移过程,也未改变细胞间紧密连接结构。目前仅有一项研究报道 CLMP 缺陷的小鼠模型,该模型在刚出生和出生后早期死亡率较高,然而并未观察到先天性短肠综合征患者典型的小肠缩短表型,而是发现肠旋转不良和严重的双侧肾积水。CLMP 在小肠的发育和延伸过程中如何发挥作用尚待进一步研究。

丝状蛋白 A 由 FLNA 基因编码,是一种可与肌动蛋白结合的细胞骨架蛋白,可通过交联肌动蛋白丝调节细胞形状,同时在细胞响应环境变化时的信号转导和细胞迁移过程中发挥重要作用。FLNA 突变与多种疾病相关,包括假性肠梗阻、脑室周围结节性异位、耳腭指综合征 1 型和 2 型、Melnick Needles 综合征及 X 连锁心脏瓣膜发育不良等。曾有报道,在意大利 CSBS 家系中,Van Der Werf 等人发现患者均为男性,符合 X 连锁隐性遗传模式;同时他们注意到该家系患者症状与 FLNA 突变所致的 X 连锁慢性假性肠梗阻患者临床表现非常相似,因此对该家系进行了 FLNA 候选基因测序,并发现了一个 2bp 的缺失突变(c.16~17delTC),且该突变与本家系中成员的受累情况共分离,首次确认 FLNA 为先天性短肠综合征的致病基因。有研究发现,先天性短肠综合征男性患者在 FLNA 基因 2 号外显子上出现 2 个碱基缺失突变(c.65-66delAC)。

相比 CLMP 突变的患者,FLNA 突变患者的小肠长度相对较长,为 55~235cm,因此诊断年龄也会推迟,为生后 1 天至 15 岁。2020 年 Negri 等学者对先天性短肠综合征患者进行系统综述,1969—2019 年共纳入 61 名患儿,平均小肠长度 58.24cm,98.4% 合并肠旋转不良,18 名患儿存在 CLMP 或 FLNA 基因突变。王莹等发现 CLMB 和 FLNA 基因在中国先天性短肠综合征人群中同样存在突变,该研究共纳入 9 例患儿,其中 5 例患儿存在 CLMP 基因突变,1 例存在 FLNA 基因突变。此外,6 例合并旋转不良,2 例合并肠闭锁,平均小肠总长度为 51.7cm。有报道先天性短肠综合征患儿中 3/4 因营养不良继发感染或肝衰竭死于 1 岁之内,且在随访中发现先天性短肠综合征患儿的身高和体重大多处于中等偏下水平。

因此,*CLMP* 基因和 *FLNA* 基因的突变已证实会导致先天性短肠综合征的发生,但仍需进一步基因及分子机制研究,旨在建立个体化的肠康复治疗。合理规范的营养支持能改善先天性短肠综合征患儿的预后。

第七节　巨膀胱 - 小结肠 - 肠蠕动不良综合征

一、概述

巨膀胱 - 小结肠 - 肠蠕动不良综合征(megacystis microcolon intestinal hypoperistalsis syndrome,MMIHS)是儿童一种罕见且严重的先天性疾病。1976 年 Berdon 等人首次报道了 5 例 MMIHS 患儿,主要表现为非梗阻性膀胱及肠扩张、小结肠和肠蠕动功能降低。一项研究统计了 1976—2011 年报道的 227 例 MMIHS 病例,生存率为 19.7%,最常见的死亡原因为败血症、多器官衰竭和营养不良。日本一项全国性调查统计了 2001—2010 年的 MMIHS 病例,5 年和 10 年的存活率分别为 63% 及 57%。

目前,关于 MMIHS 的发病机制提出了各种假说:第一,平滑肌细胞存在空泡退行性变,肠肌病。第二,神经节细胞发育异常。第三,Cajal 间质细胞的异常,缺乏 Cajal 间质细胞会导致肠蠕动不良和排尿功能障碍。第四,基因突变,如 *ACTG2*(γ- 平滑肌肌动蛋白)、*MYH11*(肌球蛋白重链 11)、*MYLK*(肌球蛋白轻链激酶)、*MYL9*(肌球蛋白调节轻链9)、*LMOD1*(leiomodin1)等基因突变,影响平滑肌细胞的正常收缩功能,导致肠蠕动减缓。

产前诊断有利于早期识别 MMIHS,及时正确干预和治疗,提高患者预后。产前超声检查发现胎儿巨膀胱,或在妊娠中期羊水量正常或增加的情况下,膀胱严重扩张,伴有或不伴有肾积水,尤其是女性胎儿,应考虑 MMIHS 的可能。但产前超声检查鲜少发现胃肠道异常,包括胃扩张(妊娠中期)和肠管扩张(妊娠晚期)。此外,研究发现 MMIHS 胎儿的尿钠、磷水平较低,钙水平较高,这与肌肉收缩缺陷有关。生后主要表现为腹胀、呕吐、自主排尿

排便困难、营养状况差等。腹部 X 线检查可以发现胃和肠管扩张,消化道造影检查可以发现胃动力差、胃肠旋转不良和细小结肠,膀胱超声检查可以发现膀胱扩张、肾盂积水等表现。

目前,MMIHS 尚无有效的治疗方案,对症治疗(胃肠减压、灌肠和间歇导尿等)及营养支持在 MMIHS 治疗中起关键作用,部分患儿可能需要行肠造瘘缓解症状。

二、典型病例

患儿,女,2 岁 8 个月,因"先天性巨结肠术后,反复腹胀 1 年余"就诊。患儿母孕 33 周产检时 B 超发现膀胱增大。患儿胎龄 39^{+1} 周,顺产娩出,出生体重 2 750g,胎便及小便正常排出。4 月龄开始添加辅食,进食后即出现腹胀,可自行缓解,大小便未见异常。7 月龄(添加辅食 3 个月)时患儿腹胀较前加重,并出现排便困难,需要开塞露辅助通便。1 岁 3 个月时因"反复腹胀伴排便困难"至当地医院就诊,考虑"先天性巨结肠?",行先天性巨结肠根治术,病理提示:肠壁肌间神经丛神经节细胞少。患儿术后仍然存在反复腹胀,无法自行排便。因此,进一步行上消化道造影检查提示肠梗阻,胃肠蠕动功能较差;同时完善全外显子测序。医生建议行小肠造瘘术以缓解腹胀症状,家长选择保守治疗,自动出院。出院后,家长给予患儿间歇灌肠(5~6 天一次)及开塞露(2~3 天一次)通便;偶有呕吐、反复腹胀,体重增长欠佳。患儿就诊笔者医院时,每天经口摄入整蛋白配方奶 500~600ml/d 及少量辅食。

入院查体:神志清,反应可,皮下脂肪菲薄,腹部膨隆,触之软,鼓音明显,未见胃肠型,肝脾未及

肿大,移动性浊音阴性,肠鸣音较弱,0~1 次 /min。心肺神经系统检查阴性。

全外显子测序结果回报：*ACTG2* do novo（c.769C>T,p257R>C）。入院时,完善相关检查：腹部立位 X 线片提示：两膈上抬,上腹部肠管扩张,见气 - 液平面（图 9-14）。泌尿系 B 超未见异常。

入院后营养评估：女,2 岁 8 个月,身高：83cm（年龄别身高 Z 值 =-2.73）,体重：10kg（年龄别体重 Z 值 =-2.22）。

入院诊断：MMIHS、中度营养不良。

入院后经口少量多次喂养配方奶（200~400ml/d）、肠外营养支持；多潘立酮促进胃肠动力；留置鼻胃管以胃肠减压（200~600ml/d,黄绿色）；间歇性导尿；经肛门生理盐水灌肠；维持内环境稳定。上消化道造影提示（图 9-15）：胃扩张,蠕动欠佳；故而留置鼻空肠营养管,经鼻 - 空肠途径管饲肠内营养。根据腹部症状、体征及大便情况,将配方奶逐渐加量至每次 130ml（维持 2 小时）,每 3 小时 1 次；同时缓慢减少肠外营养量,直至停用,出院随访。

出院后患儿空肠管 2 次滑出至胃腔内,主要表现为管饲配方奶后,经鼻胃管可以抽出未消化奶液；并至医院检查腹部 X 线片示：空肠营养管尖端位于胃腔内。考虑患儿需要长期肠内营养支持,同时为了提高患儿及家庭的生活质量,故将鼻胃管和鼻空肠管改为经皮内镜下胃造瘘 - 空肠置管（percutaneous endoscopic gastrostomy jejunostomy,PEG-J）：G 管胃肠减压,J 管输注肠内营养（图 9-16）。术中及术后未出现局部伤口感染、气腹、消化道穿孔、出血等并发症。G 管时有减压效果欠佳,予以间歇性留置鼻胃管辅助。通过上述诊疗,患儿腹胀症状逐渐减轻,营养状况改善（3 岁 4 月龄时,体重 12kg,年龄别体重 Z 值 =-1.59）,并可少量口服粥、肉末、鸡蛋等食物,饮食种类逐渐多样化。

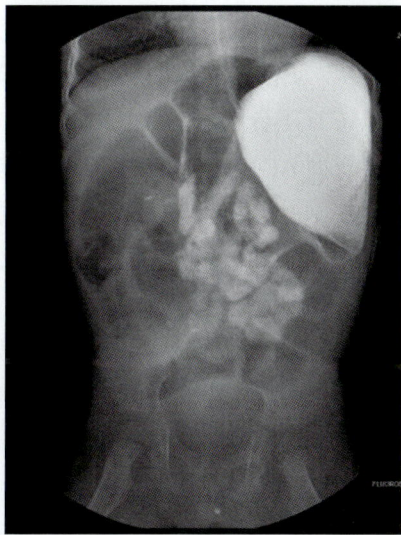

■ 图 9-15　上消化道造影

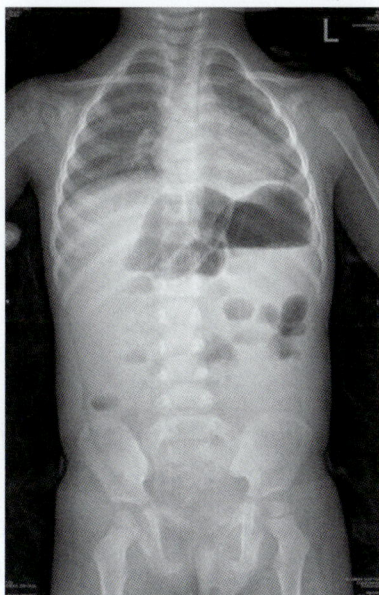

■ 图 9-14　腹部立位 X 线检查

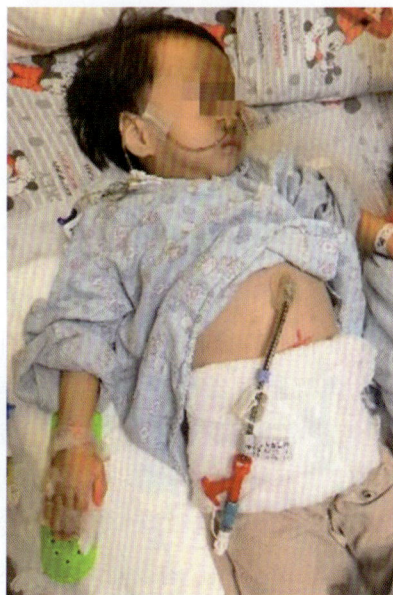

■ 图 9-16　经皮内镜下胃造瘘 - 空肠置管

三、研究进展

平滑肌肌动蛋白γ(smooth muscle actin gamma 2, ACTG2)是内脏平滑肌中最主要的actin亚型,通过形成F-actin参与SMC收缩。2012年,Lehtonen等人在一个家族性内脏肌病大家系中明确了 *ACTG2* 是内脏肌病的致病基因,约44%的CIPO/MMIHS患者携带 *ACTG2* 基因突变。绝大多数的 *ACTG2* 基因突变为杂合的新生(*de novo*)错义突变,呈常染色体显性遗传。少数情况下, *ACTG2* 基因的纯合丧失功能突变也可导致严重的内脏肌病,呈常染色体隐性遗传。已知的 *ACTG2* 基因突变已达30余种,绝大多数为错义突变。体外细胞试验结果表明,突变型ACTG2蛋白不能有效地整合入F-actin,且过表达突变型ACTG2蛋白的细胞收缩能力显著低于野生型细胞。需要注意的是,即使在同一家系中携带相同ACTG2突变的不同成员之间,疾病的严重程度和表现也可能存在明显的差异。

Billon等人最新报道了一个非近亲结婚家庭,第一胎、第二胎均发现巨膀胱,全外显子组测序发现两胎儿均携带PDCL3复合杂合突变,肺组织PDCL3 mRNA表达消失。PDCL3是蛋白分子伴侣CCT的结合蛋白,后者可促进actin折叠为天然的G-actin构象进而聚合为F-actin,且两者在结肠和膀胱平滑肌中均有较高表达,因此推测 *PDCL3* 突变可能导致MMIHS发生。

ACTG2 基因突变是MMIHS的主要致病基因,约占所有遗传因素的44.1%。Assia等学者发现53个家族中33名患者存在 *ACTG2* 基因突变。魏志良等研究报道对39名慢性假性肠梗阻患儿进行全外显子测序,有21名患儿发生 *ACTG2* 基因错义突变。此外, *MYH11*、*MYLK*、*LMOD1*、*MYL9* 基因也已经确定参与MMIHS的发病机制。然而,仍有约55%的MMIHS病例尚未发现致病基因。

由于MMIHS尚无有效的对因治疗手段,患儿预后较差。患儿出生后的第一年死亡率为90%,随着全肠外营养和肠移植的出现,生存率有所提高(约56%)。研究报道对MMIHS患儿进行小肠移植,3年存活率约为50%。2013年Huang等报道8岁男孩在肠移植术后4年能完全脱离肠外营养。

综上所述,遗传因素在MMIHS发病过程中发挥至关重要的作用。积极开展宫内超声诊断(筛查巨膀胱等表现)和宫内基因诊断(筛查MMIHS致病基因突变)以达到优生的目的,减轻家庭及社会压力。进一步识别新的MMIHS致病基因并开展致病机制研究,将为MMIHS的基因诊断及遗传咨询提供科学依据,进而为MMIHS防治策略提供潜在靶点。

第八节 胆总管囊肿

一、概述

胆总管囊肿的特征在于肝外和/或肝内胆管扩张。其发病机制主要有"胰胆管合流异常"和"先天性胆管狭窄"两种学说,但其分子发病机制仍然知之甚少。据报道,在欧美胆总管囊肿患病率为1:13 000,而东亚儿童胆总管囊肿的发病率却远高于此。随着产前检查的设备和技术的不断提升,大多数胆总管囊肿已能实现胎儿期产前诊断,促进早期适时外科干预,减少并发症的发生。

二、典型病例

(一)病例

一位28岁孕妇,孕23^{+2}周产前B超检查时发现胎儿腹腔内囊性回声(偏右侧),大小27.7mm×15.1mm,边界清,囊壁光滑。孕28^{+5}周复查超声示胎儿上腹部囊性结构38mm×18mm(图9-17),壁厚2.2mm,与门静脉伴行,考虑肝内胆管囊状扩张可能。进一步行胎儿 MRI 检查显示胎儿肝门区囊性灶 23mm×19mm×28mm，与胆总管关系密切，考虑 I 型胆总管囊肿（图9-18）。至笔者医院就诊，孕 34⁺⁶ 周复查 MRI 提示胎儿右腹部肝脏下方见囊状 T_2WI 高信号，大小约 3.2cm×3.0cm，似与胆总管相通，诊断为胎儿胆总管囊肿（I 型）可能。孕 38⁺⁶ 周复查超声示胎儿腹腔囊性占位 43mm×28mm。经产科、儿外科、新生儿科、麻醉科及影像医学科等多学科会诊后，患儿于 39⁺¹ 周因产科因素剖宫产娩出。同时转入 PICU，予以完善各项生化指标和影像学检查，诊断为胆总管囊肿。因患儿囊肿持续增大，存在胆道梗阻表现，有囊肿穿孔风险，故于生后 7 天行腹腔镜下胆总管囊肿切除、Roux-en-Y 胆肠吻合术。患儿术后恢复平稳，术后 3 天尝试经口喂养，第 8 天出院，生长发育与正常同龄儿相仿。

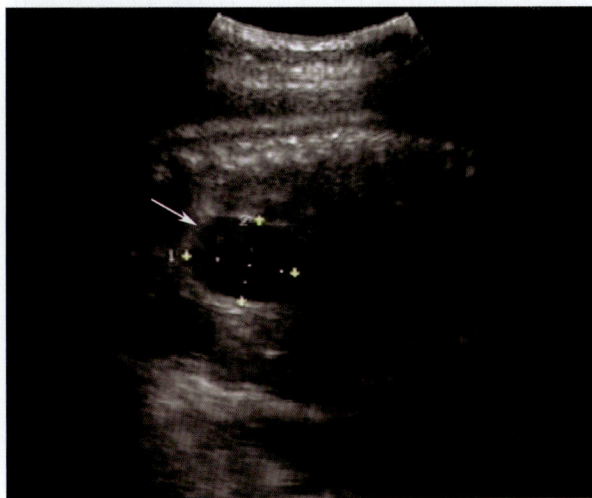

■ 图9-18　胎儿 MRI 检查
肝门下方囊性包块（箭头所示）。

胎儿 MRI 是另一种无创诊断胆总管囊肿的方法。通过 MRI 的 SSFSE 序列显示胆总管囊性扩张，可见正常胆囊结构、肝总管和肝内胆管。同时，囊肿的"流空"现象有助于区别囊肿和血管。

(三) 产前干预

胆总管囊肿切除、胆管空肠吻合手术是胆总管囊肿唯一的根治手段。因产前该病症不会对胎儿造成严重的危险，故无须施行产前干预手段。动态产前超声随访检查以了解囊肿的变化趋势可为产后制订合理的治疗方案提供依据。

(四) 产后评估及处理

胆总管囊肿的常见表现包括腹痛、腹部包块及黄疸，但这些症状一般较少同时发生在新生儿期。新生儿期如有胆道梗阻常表现为黄疸，严重者可出现陶土样便，如囊肿较大也可出现呕吐等症状，少数患儿可出现早期囊肿穿孔而需要急诊手术。

影像学检查是出生后进一步确诊的关键措施。新生儿期胆总管直径 1~2mm，故肝外胆道的异常扩张常为我们提供了诊断依据。如通过 MRCP、超声或 CT 等检查发现胰胆管合流异常则可进一步明确诊断。

胆总管囊肿的病理切片可见囊肿壁增厚，表现为致密结缔组织与平滑肌链交错排列，镜下可见不同程度炎症细胞浸润等表现。新生儿期炎症往往表现较轻，患儿年龄越大，炎症程度越严重。一些患儿可见囊壁肠上皮化生，囊壁溃疡多见。胆总管

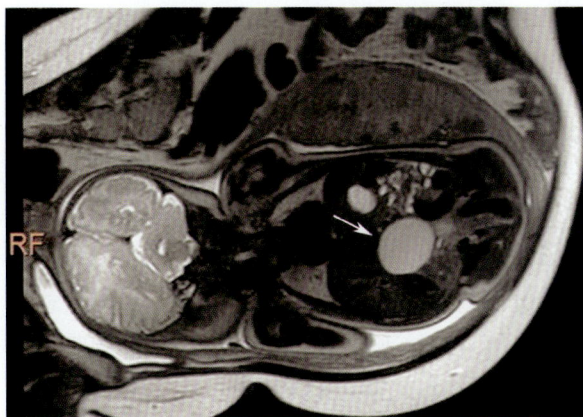

■ 图9-17　胎儿超声检查
肝门下方囊性包块（箭头所示）。

(二) 产前诊断

目前，超声检查是用于胆总管囊肿产前诊断的首选技术。根据文献报道，产前超声检查最早可于孕 15 周时发现胆总管囊肿，平均诊断时间为孕 27 周。胆总管囊肿的产前超声特征包括：①胆总管直径超过 3.1mm；②囊肿通常位于肝下界或肝门间区域，与胆囊充分分隔；③囊肿壁光滑略增厚，囊肿表现为无回声暗区，形状可不规则，囊肿内没有出血；④典型特征：囊肿与肝内胆管和胆囊存在交通；⑤囊肿可随孕期增长和增大。

囊肿存在癌变的风险。

(五) 治疗

手术是胆总管囊肿根治的唯一有效手段。应进行完整的囊肿切除、Roux-en-Y胆肠重建。部分可根据囊肿的位置和分类选择手术方式,如Ⅱ型胆总管囊肿可进行简单的囊肿切除术或憩室切除术,如合并胆管明显狭窄则需进行重建。Ⅲ型胆总管囊肿可以行内镜下括约肌切开术、单独括约肌成形术、囊肿切除括约肌成形术或胰十二指肠切除术等治疗。

(六) 预后

胆总管囊肿根治术后总体预后良好。围手术期并发症主要为胆漏、胰管损伤等。远期并发症包括吻合口狭窄、肝内胆管扩张、胆管结石等。但总体并发症发生率不高。对于术前胆管梗阻严重、肝功能受损严重的患儿,肝脏可能已经存在纤维化甚至肝硬化,预后可受到较大影响。多发肝内胆管扩张(Ⅴ型)也称为"Caroli"病,远期可能需肝移植。因此,早期诊断和适时处理至关重要。

三、研究进展

胆总管囊肿的发病机制胰胆管合流异常是目前主要的病因学说。胰胆管合流异常患者,Oddis括约肌无法调节胰胆管汇合部功能,导致双向反流,胰液与胆汁混合并激活胰液中的胰酶,可引起胆管损伤及胆管炎,导致胆管扩张。然而,在临床中仅50%~80%的胆总管囊肿患者可发现胰胆管合流异常,故其病因仍需进一步研究。有证据表明,遗传因素在胆总管囊肿的发病过程中起着重要作用。例如胆总管囊肿的发生具有家族遗传性,一些胆总管囊肿病例被发现与家族性腺瘤性息肉病(familial adeno-matous polyposis,FAP)有关,而

Caroli即Ⅴ型胆总管囊肿通常与常染色体隐性遗传多囊肾病(autosomal recessive polycystic kidney disease,ARPKD)或常染色体显性遗传多囊肾病(autosomal dominant polycystic kidney disease,ADPKD)的发病有关。也有报道称,胆总管囊肿的发病率存在性别和种族差异。胆总管囊肿如未处理在患者成年后有癌变倾向,在疾病进展过程中也存在着遗传因素的改变,在胆总管囊肿合并胆管癌的患者中已发现TP53和RBM10突变,同时还发现了KRAS扩增。诱导型一氧化氮合酶的表达在胆总管囊肿患者中也显著增加,可能导致胆道黏膜增生、炎症和胆管黏膜的恶性转化。

虽然近期的基因组学和转录组学研究对胆总管囊肿的发病机制提出了新的线索,但我们对该病的病因和恶性转化潜在机制的研究仍处于起步阶段。CRISPR/Cas9基因编辑技术及人iPS细胞及肝脏类器官培养技术的应用,可能会对胆总管囊肿基因组变异的功能评估和基因通路的失调控研究提供帮助。

由于遗传异质性及其潜在的复杂病理机制,胆总管囊肿的发病可表现为复杂的基因多态性,因此要进一步研究胆总管囊肿的发病机制,对庞大的基因组变异数据库和转录组结构的综合分析,以及其与临床表现和恶变潜能的关联研究是十分必要的。人工智能算法在分析来自不同报道的基因组、转录组学及临床信息的海量数据中,可识别胆总管囊肿不同亚型相关的遗传变异和异常转录组谱,对我们了解其潜在的发病及恶变的机制提供了极大的帮助。

(王莹,邬文杰,张天,张旻中,吴青青,刘克强,

陆丽娜,陈珊珊,王俊)

--- 参 考 文 献 ---

1. LAWRENCE MJ, FORD WD, FURNESS ME, et al. Congenital duodenal obstruction: early antenatal ultrasound diagnosis. Pediatr Surg Int, 2000, 16 (5-6): 342-345.

2. DALLA VECCHIA LK, GROSFELD JL, WEST KW, et al. Intestinal atresia and stenosis: a 25-year experience with 277 cases. Arch Surg, 1998, 133 (5): 490-496.

3. BEST KE, TENNANT PW, ADDOR MC, et al. Epidemiology of small intestinal atresia in Europe: a register-based study. Arch Dis Child Fetal Neonatal Ed, 2012, 97 (5): 353-358.

4. VIRGONE C, D'ANTONIO F, KHALIL A, et al. Accuracy of prenatal ultrasound in detecting jejunal and ileal atresia: systematic review and meta-analysis. Ultrasound Obstet Gynecol, 2015, 45 (5): 523-529.

5. MARINE MB, FORBES-AMRHEIN MM. Magnetic resonance imaging of the fetal gastrointestinal system. Pediatr Radiol, 2020, 50 (13): 1895-1906.

6. ORGUL G, SOYER T, YURDAKOK M, et al. Evaluation of pre-and postnatally diagnosed gastrointestinal tract obstructions. J Matern Fetal Neonatal Med, 2019, 32 (19): 3215-3220.

7. LAU PE, CRUZ S, CASSADY CI, et al. Prenatal diagnosis and outcome of fetal gastrointestinal obstruction. J Pediatr Surg, 2017, 52 (5): 722-725.

8. KILBRIDE H, CASTOR C, ANDREWS W. Congenital duodenal obstruction: timing of diagnosis during the newborn period. J Perinatol, 2010, 30 (3): 197-200.

9. HAEUSLER MC, BERGHOLD A, STOLL CH, et al. Prenatal ultrasonographic detection of gastrointestinal obstruction: results from 18 European congenital anomaly registries. Prenat Diagn, 2002, 22 (7): 616-623.

10. BETHELL GS, LONG AM, KNIGHT M, et al. Congenital duodenal obstruction in the UK: a population-based study. Arch Dis Child Fetal Neonatal Ed, 2020, 105 (2): 178-183.

11. MUSTAFAWI AR, HASSAN ME. Congenital duodenal obstruction in children: a decade's experience. Eur J Pediatr Surg, 2008, 18 (2): 93-97.

12. CHOUDHRY MS, RAHMAN N, BOYD P, et al. Duodenal atresia: associated anomalies, prenatal diagnosis and outcome. Pediatr Surg Int, 2009, 25 (8): 727-730.

13. KADOHIRA I, MIYAKOSHI K, SHIMOJIMA N, et al. Fetal stomach paracentesis in combined duodenal and esophageal atresia. J Med Ultrason (2001), 2014, 41 (3): 397-400.

14. ABOU CHAAR MK, MEYERS ML, TUCKER BD, et al. Twin pregnancy complicated by esophageal atresia, duodenal atresia, gastric perforation, and hypoplastic left heart structures in one twin: a case report and review of the literature. J Med Case Rep, 2017, 11 (1): 64.

15. LYTTLE BD, LIECHTY K, CORKUM K, et al. In-utero gastric perforation from combined duodenal and esophageal atresia without consistent polyhydramnios. J Surg Case Rep, 2021, 2021 (12): rjab551.

16. BISHOP JC, MCCORMICK B, JOHNSON CT, et al. The Double Bubble Sign: Duodenal Atresia and Associated Genetic Etiologies. Fetal Diagn Ther, 2020, 47 (2): 98-103.

17. ESCOBAR MA, LADD AP, GROSFELD JL, et al. Duodenal atresia and stenosis: long-term follow-up over 30 years. J Pediatr Surg, 2004, 39 (6): 867-871.

18. GROSFELD JL, RESCORLA FJ. Duodenal atresia and stenosis: reassessment of treatment and outcome based on antenatal diagnosis, pathologic variance, and long-term follow-up. World J Surg, 1993, 17 (3): 301-309.

19. YANG Y, HE P, LI DZ. Clinical outcome of pregnancies with the prenatal double bubble sign-a five-year experience from one single centre in mainland China. J Obstet Gynaecol, 2018, 38 (2): 206-209.

20. HUANG LY, ZHEN L, PAN M, et al. Application of noninvasive prenatal testing in pregnancies with fetal double bubble sign: Is it feasible? Prenat Diagn, 2018, 38 (6): 402-405.

21. BIYYAM DR, DIGHE M, SIEBERT JR. Antenatal diagnosis of intestinal malrotation on fetal MRI. Pediatr Radiol, 2009, 39 (8): 847-849.

22. YANG L, CHEN H, LV G, et al. Evaluation of ultrasonography in fetal intestinal malrotation with midgut volvulus. Ginekol Pol, 2022, 93 (4): 296-301.

23. BARTHOLMOT C, FAURE JM, GROSJEAN F, et al. Prenatal diagnosis of antenatal midgut volvulus: Specific ultrasound features. Prenat Diagn, 2019, 39 (1): 16-25.

24. LESIEUR E, LECOMPTE JF, GORINCOUR G, et al. Prenatal diagnosis of complete nonrotation of fetal bowel with ultrasound and magnetic resonance imaging. Diagn Interv Imaging, 2016, 97 (6): 687-689.

25. DANKOVCIK R, JIRASEK JE, KUCERA E, et al. Prenatal diagnosis of annular pancreas: reliability of the double bubble sign with periduodenal hyperechogenic band. Fetal Diagn Ther, 2008, 24 (4): 483-490.

26. YIN C, TONG L, MA M, et al. The application of prenatal ultrasound in the diagnosis of congenital duodenal obstruction. BMC Pregnancy Childbirth. 2020, 20 (1): 387.

27. VAN LENNEP M, SINGENDONK MMJ, DALL'OGLIO L, et al. Oesophageal atresia. Nat Rev Dis Primers, 2019, 18, 5 (1): 26.

28. DE SANTA BARBARA P, VAN DEN BRINK GR, ROBERTS DJ. Molecular etiology of gut malformations and diseases. Am J Med Genet, 2002, 115 (4): 221-230.

29. IOANNIDES AS, COPP AJ. Embryology of oesophageal atresia. Semin Pediatr Surg, 2009, 18 (1): 2-11.

30. NASSAR N, LEONCINI E, AMAR E, et al. Prevalence of esophageal atresia among 18 international birth defects surveillance programs. Birth Defects Res A Clin Mol Teratol, 2012, 94 (11): 893-899.

31. PEDERSEN RN, CALZOLARI E, HUSBY S, et al. Oesophageal atresia: prevalence, prenatal diagnosis and associated anomalies in 23 European regions. Arch Dis Child, 2012, 97 (3): 227-232.

32. LEE S. Basic knowledge of tracheoesophageal fistula and esophageal atresia. Adv Neonatal Care, 2018, 18 (1): 14-21.

33. HOUFFLIN-DEBARGE V, BIGOT J. Ultrasound and mri prenatal diagnosis of esophageal atresia: effect on management. J Pediatr Gastroenterol Nutr, 2011, 52 (1): 9-11.

34. GARABEDIAN C, VERPILLAT P, CZERKIEWICZ I, et al. Does a combination of ultrasound, MRI, and biochemical amniotic fluid analysis improve prenatal diagnosis of esophageal atresia? Prenat Diagn, 2014, 34 (9): 839-842.

35. BRANTBERG A, BLAAS HG, HAUGEN SE, et al. Esophageal obstruction—prenatal detection rate and outcome. Ultrasound Obstet Gyneco, 2007, 30 (2): 180-187.

36. LANGER JC, HUSSAIN H, KHAN A, et al. Prenatal diagnosis of esophageal atresia using sonography and magnetic resonance imaging. J Pediatr Surg, 2001, 36 (5): 804-807.

37. CENTINI G, ROSIGNOLI L, KENANIDIS A, et al. Prenatal diagnosis of esophageal atresia with the pouch sign. Ultrasound Obstet Gynecol, 2003, 21 (5): 494-497.

38. PARDY C, D'ANTONIO F, KHALIL A, et al. Prenatal detection of esophageal atresia: A systematic review and meta-analysis. Acta Obstet Gynecol Scand, 2019, 98 (6): 689-699.

39. GARABEDIAN C, SFEIR R, LANGLOIS C, et al. Does prenatal diagnosis modify neonatal treatment and early outcome of children with esophageal atresia? Am J Obstet Gynecol, 2015, 212 (3): 340. e1-7.

40. BRADSHAW CJ, THAKKAR H, KNUTZEN L, et al. Accuracy of prenatal detection of tracheoesophageal fistula and oesophageal atresia. J Pediatr Surg, 2016, 51 (8): 1268-1272.

41. SPITZ L. Oesophageal atresia. Orphanet J Rare Dis, 2007, 2: 24.

42. PAROLINI F, BULOTTA AL, BATTAGLIA S, et al. Preoperative management of children with esophageal atresia: current perspectives. Pediatric Health Med Ther, 2017, 8: 1-7.

43. LOPEZ PJ, KEYS C, PIERRO A, et al. Oesophageal atresia: improved outcome in high-risk groups? J Pediatr Surg, 2006, 41 (2): 331-334.

44. SPITZ L. Esophageal atresia: past, present, and future. J Pediatr Surg, 1996, 31 (1): 19-25.

45. Dingemann C, Eaton S, Aksnes G, et al. ERNICA Consensus Conference on the Management of Patients with Long-Gap Esophageal Atresia: Perioperative, Surgical, and Long-Term Management. Eur J Pediatr Surg, 2021, 31 (3): 214-225.

46. VAN DER ZEE DC, BAGOLAN P, FAURE C, et al. Position Paper of INoEA Working Group on Long-Gap Esophageal Atresia: For Better Care. Front Pediatr, 2017, 5: 63.

47. RAYYAN M, ROMMEL N, TACK J, et al. Esophageal Atresia: Future Directions for Research on the Digestive Tract. Eur J Pediatr Surg, 2017, 27 (4): 306-312.

48. CZERKIEWICZ I, DREUX S, BECKMEZIAN A, et al. Biochemical amniotic fluid pattern for prenatal diagnosis of esophageal atresia. Pediatr Res, 2011, 70 (2): 199-202.

49. KUNISAKI SM, BRUCH SW, HIRSCHL RB, et al. The diagnosis of fetal esophageal atresia and its implications on perinatal outcome. Pediatr Surg Int, 2014, 30 (10): 971-977.

50. TRACY S, BUCHMILLER TL, BEN-ISHAY O, et al. The Distended Fetal Hypopharynx: A Sensitive and Novel Sign for the Prenatal Diagnosis of Esophageal Atresia. J Pediatr Surg, 2018, 53 (6): 1137-1141.

51. HOYI N, MOGANE P, MADIMA N, et al. The phenotypical profile and outcomes of neonates with congenital tracheoesophageal fistula associated with congenital cardiac anomalies presenting for surgery. Children (Basel), 2022, 9 (6): 887.

52. BURJONRAPPA S, CRETE E, BOUCHARD S. Comparative outcomes in intestinal atresia: a clinical outcome and pathophysiology analysis. Pediatr Surg Int, 2011, 27 (4): 437-442.

53. BILODEAU A, PRASIL P, CLOUTIER R, et al. Hereditary multiple intestinal atresia: thirty years later. J Pediatr Surg, 2004, 39 (5): 726-730.

54. JIANG Y, PAN W, WU W, et al. Can early surgery improve the outcome of patients with meconium peritonitis? A single-center experience over 16 years. BMC Pediatr, 2019, 19 (1): 473.

55. ABOELLAIL MA, TANAKA H, MORI N, et al. HDlive silhouette mode in antenatal diagnosis of jejunal atresia. Ultrasound Obstet Gynecol, 2016, 48 (1): 131-132.

56. GORUPPI I, ARÉVALO S, GANDER R, et al. Role of intraluminal bowel echogenicity on prenatal ultrasounds to determine the anatomical level of intestinal atresia. J Matern Fetal Neonatal Med, 2017, 30 (1): 103-108.

57. CHIMENEA-TOSCANO Á, GARCÍA-DÍAZ L, ANTI-ÑOLO-GIL G. Antenatal diagnosis of jejunal atresia by 3D HDlive ultrasound: Case report and literature review. Rev Colomb Obstet Ginecol, 2021, 72 (2): 202-209.

58. CHEN D, TAM KH, XIAO Y, et al. New sonographic feature (C-sign) to improve the prenatal accuracy of jejunal atresia. J Obstet Gynaecol Res, 2021, 47 (12): 4196-4202.

59. CHEN D, TAM KH, ZHANG Y, et al. Prenatal diagnosis of midgut volvulus with jejunal atresia by ultrasonography. J Obstet Gynaecol Res, 2020, 46 (7): 1203-1206.

60. GOETZINGER KR, TUULI MG, LONGMAN RE, et al. Sonographic predictors of postnatal bowel atresia in fetal gastroschisis. Ultrasound Obstet Gynecol, 2014, 43 (4): 420-4425.

61. RUBIO EI, BLASK AR, BADILLO AT, et al. Prenatal magnetic resonance and ultrasonographic findings in small-bowel obstruction: imaging clues and postnatal outcomes. Pediatr Radiol, 2017, 47 (4): 411-421.

62. GALANI A, ZIKOPOULOS A, PAPANDREOU L, et al. Prenatal Diagnosis of Fetal Jejunal Atresia: A Case Report. Cureus, 2021, 13 (10): 18947.

63. CHOUDHRY MS, RAHMAN N, BOYD P, et al. Duodenal atresia: associated anomalies, prenatal diagnosis and outcome. Pediatr Surg Int, 2009, 25 (8): 727-730.

64. VINIT N, MITANCHEZ D, LEMALE J, et al. How can we improve perinatal care in isolated multiple intestinal atresia? A retrospective study with a 30-year literature review. Arch Pediatr, 2021, 28 (3): 226-233.

65. AGLADZE ND. The assessment of risk factors of the atresia of the gastro-intestinal tract. Georgian Med News, 2006, 137: 71-74.

66. DIGILIO MC, MAGLIOZZI M, DI PEDE A, et al. Familial aggregation of "apple peel" intestinal atresia and cardiac left-sided obstructive lesions: A possible causal relationship with NOTCH1 gene mutations. Am J Med Genet A, 2019, 179 (8): 1570-1574.

67. ALI YA, RAHMAN S, BHAT V, et al. Hereditary multiple intestinal atresia (HMIA) with severe combined immunodeficiency (SCID): a case report of two siblings and review of the literature on MIA, HMIA and HMIA with immunodeficiency over the last 50 years. BMJ Case Rep, 2011, 2011: bcr0520103031.

68. FILGES I, STROMME P. CUGC for Stromme syndrome and CENPF-related disorders. Eur J Hum Genet, 2020, 28 (1): 132-136.

69. RADHIKA KRISHNA OH, ALEEM MA, KAYLA G. Abnormalities of the intestinal pacemaker cells, enteric neurons, and smooth muscle in intestinal atresia. J Lab Physicians, 2019, 11 (3): 180-185.

70. GARG V, PURI A, SAKHUJA P. Novel insights into the histology of jejunoileal atresia and its therapeutic implications. J Pediatr Surg, 2020, 55 (12): 2630-2634.

71. HARRIS RD, NYBERG DA, MACK LA, et al. Anorectal atresia: prenatal sonographic diagnosis. AJR Am J Roentgenol, 1987, 149 (2): 395-400.

72. Belin B, Corteville JE, Langer JC. How accurate is prenatal sonography for the diagnosis of imperforate anus and Hirschsprung's disease? . Pediatric Surgery International, 1995, 10 (1): 30-32.

73. BISCHOFF A, LEVITT MA, LIM FY, et al. Prenatal diagnosis of cloacal malformations. Pediatr Surg Int, 2010, 26 (11): 1071-1075.

74. VIJAYARAGHAVAN SB, PREMA AS, SUGANYADEVI P. Sonographic depiction of the fetal anus and its utility in the diagnosis of anorectal malformations. J Ultrasound Med, 2011, 30 (1): 37-45.

75. BISCHOFF A, CALVO-GARCIA MA, BAREGAMIAN N, et al. Prenatal counseling for cloaca and cloacal exstrophy-challenges faced by pediatric surgeons. Pediatr Surg Int, 2012, 28 (8): 781-788.

76. PODBERESKY DJ, TOWBIN AJ, ELTOMEY MA, et al. Magnetic resonance imaging of anorectal malformations. Magn Reson Imaging Clin N Am, 2013, 21 (4): 791-812.

77. PERLMAN S, BILIK R, LEIBOVITCH L, et al. More than a gut feeling-sonographic prenatal diagnosis of imperforate anus in a high-risk population. Prenat Diagn, 2014, 34 (13): 1307-1311.

78. BLASK AN, FAGEN K. Prenatal Imaging of the Gastrointestinal Tract with Postnatal Imaging Correlation. Ultrasound Q, 2016, 32 (1): 15-24.

79. FUREY EA, BAILEY AA, TWICKLER DM. Fetal MR Imaging of Gastrointestinal Abnormalities. Radiographics, 2016, 36 (3): 904-917.

80. PEIRO JL, SCORLETTI F, SBRAGIA L. Prenatal diagnosis of cloacal malformation. Semin Pediatr Surg, 2016, 25 (2): 71-75.

81. KIM AG, BERMAN DR, KREUTZMAN J, et al. Prenatal Dilated Rectum: Do We Need to Worry? J Surg Res, 2019, 244: 291-295.

82. SU YM, LIN Y, CHEN SQ, et al. Prenatal Evaluation for Detection of Anorectal Atresia: Value of Ultrasound. J Ultrasound Med, 2019, 38 (6): 1501-1509.

83. 王哲, 何秋明, 王海玉, 等. 产前诊断泄殖腔畸形的围生期评估及治疗——附 2 例报道及文献回顾. 临床小儿外科杂志, 2020, 19 (10): 884-890.

84. DEWBERRY L, ALANIZ V, WILCOX DT, et al. From Prenatal Diagnosis Through Transition to Adult Care: What Everyone Should Know About Anorectal Malformations. Current Treatment Options in Pediatrics, 2020, 6 (2): 91-100.

85. ROHRER L, VIAL Y, GENGLER C, et al. Prenatal imaging of anorectal malformations-10-year experience at a tertiary center in Switzerland. Pediatr Radiol, 2020, 50 (1): 57-67.

86. ROHRER L, VIAL Y, HANQUINET S, et al. Imaging of anorectal malformations in utero. Eur J Radiol, 2020, 125: 108859.

87. BISCHOFF A, GUIMARAES CVA, MIRSKY DM, et al. Visualization of the fetal anus by prenatal ultrasound for the diagnosis of anorectal malformations: is it feasible? . Pediatr Surg Int, 2021, 37 (4): 425-430.

88. MORADI B, BANIHASHEMIAN M, RADMARD AR, et al. A Spectrum of Ultrasound and MR Imaging of Fetal Gastrointestinal Abnormalities: Part 2 Anorectal Malformation, Liver, and Abdominal Wall Anomalies. J Ultrasound Med, 2022, 41 (10): 2615-2627.

89. 张恒, 宁刚. 美国胎儿影像指南 (2014) 胎儿 MRI 检查部分解读. 中华妇幼临床医学杂志 (电子版), 2017, 13 (3): 276-280.

90. 周立霞, 卜静英, 耿左军, 等. 胎儿肠梗阻的 MRI 诊断. 磁共振成像, 2017, 8 (02): 125-130.

91. CUSCHIERI A, EUROCAT Working Group. Anorectal anomalies associated with or as part of other anomalies. Am J Med Genet, 2002, 110: 122.

92. VERMESH M, MAYDEN KL, CONFINO E, et al. Prenatal sonographic diagnosis of Hirschsprung's disease. J Ultrasound Med, 1986, 5 (1): 37-39.

93. ELIYAHU S, YANAI N, BLONDHEIM O, et al. Sonographic presentation of Hirschsprung's disease. A case of an entirely aganglionic colon and ileum. Prenat Diagn, 1994, 14 (12): 1170-1172.

94. BELIN B, CORTEVILLE JE, LANGER JC. How accurate is prenatal sonography for the diagnosis of imperfo-rate anus and Hirschsprung's disease？ Pediatric Surgery International, 1995, 10 (1): 30-32.

95. COWLES RA, BERDON WE, HOLT PD, et al. Neonatal intestinal obstruction simulating meconium ileus in infants with long-segment intestinal aganglionosis: radiographic findings that prompt the need for rectal biopsy. Pediatr Radiol, 2006, 36 (2): 133-137.

96. 涂长玉. 产前超声诊断先天性消化道梗阻. 中国医学影像技术, 2010, 26 (4): 734-736.

97. GUPTA A, ANEJA A, MEHTA S, et al. Antenatal diagnosis of hirschsprung disease. Journal of Fetal Medicine, 2014, 1 (2): 99-101.

98. JAKOBSON-SETTON A, WEISSMANN-BRENNER A, ACHIRON R, et al. Retrospective analysis of prenatal ultrasound of children with Hirschsprung disease. Prenat Diagn, 2015, 35 (7): 699-702.

99. BLASK AN, FAGEN K. Prenatal imaging of the gastro-intestinal tract with postnatal imaging correlation. Ultrasound Q, 2016, 32 (1): 15-24.

100. MEYERS ML, CROMBLEHOLME T. Prenatal MRI Diagnosis of hirschsprung's disease at 29 weeks'gestational age in a fetus with heterotaxy and polysplenia syndrome. Fetal Diagn Ther, 2016, 40 (3): 235-240.

101. TAKAHASHI H, MATSUBARA D, ONO S, et al. Novel ultrasound finding of a fetus with Hirschsprung's disease: A caliber change sign. Eur J Obstet Gynecol Reprod Biol, 2017, 215: 259-260.

102. KIM AG, BERMAN DR, KREUTZMAN J, et al. Prenatal Dilated Rectum: Do We Need to Worry? J Surg Res, 2019, 244: 291-295.

103. WANG XJ, CAMILLERI M. Hirschsprung disease: Insights on genes, penetrance, and prenatal diagnosis. Neurogastroenterol Motil, 2019, 31 (11): 13732.

104. SAGUINTAAH M, COUTURE A, VEYRAC C, et al. MRI of the fetal gastrointestinal tract. Pediatr Radiol, 2002, 32 (6): 395-404.

105. VEYRAC C, COUTURE A, SAGUINTAAH M, et al. MRI of fetal GI tract abnormalities. Abdom Imaging, 2004, 29 (4): 411-420.

106. 李辉, 张玲, 杨中华, 等. 胎儿肠管扩张的产前诊断和临床预后. 中华围产医学杂志, 2006, 9 (5): 294-296.

107. BRUGGER PC, PRAYER D. Fetal abdominal magnetic resonance imaging. Eur J Radiol, 2006, 57 (2): 278-293.

108. SHAWIS R, ANTAO B. Prenatal bowel dilatation and the subsequent postnatal management. Early Hum Dev, 2006, 82 (5): 297-303.

109. 陈静, 刘彩霞, 尹少尉. 磁共振成像在胎儿异常中的临床应用研究. 中国医科大学学报, 2008, 37 (5): 670-672, 678.

110. COUTURE A. Fetal Gastrointestinal Tract: US and MR. In: Gastrointestinal Tract Sonography in Fetuses and Children. Berlin, Heidelberg: Springer Berlin Heidelberg, 2008.

111. 孙子燕, 夏黎明, 王承缘, 等. 三维磁共振成像在检出胎儿结肠先天异常方面的应用. 磁共振成像, 2010, 1 (6): 442-447.

112. 孙子燕, 夏黎明, 韩瑞, 等. 胎儿结肠三维磁共振成像研究. 放射学实践, 2011, 26 (11): 1216-1220.

113. 郭艳杰, 郭邑, 关怀, 等. 胎儿肠管扩张的诊断与预后分析. 发育医学电子杂志, 2016, 4 (1): 30-33.

114. 杨瑞琦, 刘宗谕, 张嘉玲, 等. 胎儿肠管增宽的产前超声诊断、预后及染色体分析. 中华医学杂志, 2016, 96 (33): 2648-2651.

115. DEENEY S, SOMME S. Prenatal consultation for foetal anomalies requiring surgery. Women Birth, 2016, 29 (1): 1-7.

116. LAU PE, CRUZ S, CASSADY CI, et al. Prenatal diagnosis and outcome of fetal gastrointestinal obstruction. J Pediatr Surg, 2017, 52 (5): 722-725.

117. AMBARTSUMYAN L, SMITH C, KAPUR RP. Diagnosis of Hirschsprung Disease. Pediatr Dev Pathol, 2020, 23 (1): 8-22.

118. KYRKLUND K, SLOOTS CEJ, DE BLAAUW I, et al. ERNICA guidelines for the management of rectosigmoid Hirschsprung's disease. Orphanet J Rare Dis, 2020, 15 (1): 164.

119. SMITH C, AMBARTSUMYAN L, KAPUR RP. Surgery, Surgical Pathology, and Postoperative Management of Patients With Hirschsprung Disease. Pediatr Dev Pathol, 2020, 23 (1): 23-39.

120. VAN DEN HONDEL D, SLOOTS CE, BOLT JM, et al. Psychosexual well-being after childhood surgery for anorectal malformation or hirschsprung's disease. J Sex Med, 2015, 12 (7): 1616-1625.

121. HAGENS J, REINSHAGEN K, TOMUSCHAT C. Prevalence of Hirschsprung-associated enterocolitis in patients with Hirschsprung disease. Pediatr Surg Int, 2022, 38 (1): 3-24.

122. LANGER JC. Laparoscopic and transanal pull-through for Hirschsprung disease. Semin Pediatr Surg, 2012, 21 (4): 283-290.

123. NAGUIB MM, ROBINSON H, SHOFFEITT C, et al. Modified Rapid AChE Method (MRAM) for Hirschsprung Disease Diagnosis: A Journey from Meier-Ruge Until Now. Fetal PediatrPathol, 2016, 35 (6): 399-409.

124. 中华医学会小儿外科学分会肛肠学组、新生儿学组. 先天性巨结肠的诊断及治疗专家共识. 中华小儿外科杂志, 2017, 38 (11): 805-815.

125. TANG YF, CHEN JG, AN HJ, et al. High-resolution anorectal manometry in newborns: normative values and diagnostic utility in Hirschsprung disease. Neurogastroenterol Motil, 2014, 26 (11): 1565-1572.

126. HAMILTON J, REILLY B, MORECKI R. Short small intestine associated with malrotation: a newly described congenital cause of intestinal malabsorption. Gastroenterology, 1969, 56: 124-136.

127. STRUIJS M, DIAMOND I, DE SILVA N, et al. Establishing norms for intestinal length in children. Journal of pediatric surgery, 2009, 44: 933-938.

128. NEGRI E, COLETTA R, MORABITO A. Congenital short bowel syndrome: systematic review of a rare condition. Journal of pediatric surgery, 2020, 55: 1809-1814.

129. DORNEY S, BYRNE W, AMENT M. Case of congenital short small intestine: survival with use of long-term parenteral feeding. Pediatrics, 1986, 77: 386-389.

130. HASOSAH M, LEMBERG D, SKARSGARD E, et al. Congenital short bowel syndrome: a case report and review of the literature. Can J Gastroenterol, 2008, 22 (1): 71-74.

131. VAN DER WERF C, WABBERSEN T, HSIAO N, et al. CLMP is required for intestinal development, and loss-of-function mutations cause congenital short-bowel syndrome. Gastroenterology, 2012, 142: 453-462. e3.

132. VAN DER WERF C, SRIBUDIANI Y, VERHEIJ J, et al. Congenital short bowel syndrome as the presenting symptom in male patients with FLNA mutations. Genet Med, 2013, 15 (4): 310-313.

133. VAN DER WERF CS, HSIAO NH, CONROY S, et al. CLMP is essential for intestinal development, but does not play a key role in cellular processes involved in intestinal epithelial development. PLoS One, 2013, 8 (2): 54649.

134. LANGHORST H, JÜTTNER R, GRONEBERG D, et al. The IgCAM CLMP regulates expression of Connexin43 and Connexin45 in intestinal and ureteral smooth muscle contraction in mice. Dis Model Mech, 2018, 11 (2): dmm032128.

135. ROBERTSON S. Filamin A: phenotypic diversity. Current opinion in genetics & development, 2005, 15: 301-307.

136. GARGIULO A, AURICCHIO R, BARONE M, et al. Filamin A is mutated in X-linked chronic idiopathic intestinal pseudo-obstruction with central nervous system involvement. Am J Hum Genet, 2007, 80 (4): 751-758.

137. FOX J, LAMPERTI E, EKŞIOĞLU Y, et al. Mutations in filamin 1 prevent migration of cerebral cortical neurons in human periventricular heterotopia. Neuron, 1998, 21: 1315-1325.

138. ROBERTSON S, TWIGG S, SUTHERLAND-SMITH A, et al. Localized mutations in the gene encoding the cyto-skeletal protein filamin A cause diverse malformations in humans. Nature genetics, 2003, 33: 487-491.

139. KYNDT F, GUEFFET J, PROBST V, et al. Mutations in the gene encoding filamin A as a cause for familial cardiac valvular dystrophy. Circulation, 2007, 115: 40-49.

140. AURICCHIO A, BRANCOLINI V, CASARI G, et al. The locus for a novel syndromic form of neuronal intestinal pseudoobstruction maps to Xq28. Am J Hum Genet, 1996, 58 (4): 743-748.

141. WANG Y, CHEN S, YAN W, et al. Congenital short-bowel syndrome: clinical and genetic presentation in China. JPEN J Parenter Enteral Nutr, 2021, 45 (5): 1009-1015.

142. ORDONEZ P, SONDHEIMER J, FIDANZA S, et al. Long-term outcome of a patient with congenital short bowel syndrome. J Pediatr Gastroenterol Nutr, 2006, 42 (5): 576-580.

143. BERDON W, BAKER D, BLANC W, et al. Megacystis-microcolon-intestinal hypoperistalsis syndrome: a new cause of intestinal obstruction in the newborn. Report of radiologic findings in five newborn girls. AJR Am J Roentgenol, 1976, 126 (5): 957-964.

144. GOSEMANN J, PURI P. Megacystis microcolon intestinal hypoperistalsis syndrome: systematic review of outcome. Pediatric surgery international, 2011, 27: 1041-1046.

145. SOH H, FUKUZAWA M, KUBOTA A, et al. Megacystis microcolon intestinal hypoperistalsis syndrome: A report of a nationwide survey in Japan. J Pediatr Surg, 2015, 50: 2048-2050.

146. PURI P, LAKE BD, GORMAN F, et al. Megacystis-microcolon-intestinal hypoperistalsis syndrome: a visceral myopathy. J Pediatr Surg, 1983, 18: 64-69.

147. GRANATA C, PURI P. Megacystis-microcolon-intestinal hypoperistalsis syndrome. J Pediatr Gastroenterol Nutr, 1997, 25: 12-19.

148. PIASECZNA PIOTROWSKA A, ROLLE U, SOLARI V, et al. Interstitial cells of Cajal in the human normal urinary bladder and in the bladder of patients with mega-cystis-microcolon intestinal hypoperistalsis syndrome. BJU Int, 2004, 94: 143-146.

149. HALIM D, HOFSTRA RM, SIGNORILE L, et al. ACTG2 variants impair actin polymerization in sporadic megacystis microcolon intestinal hypoperistalsis syndrome. Hum Mol Genet, 2016, 25: 571-583.

150. GAUTHIER J, OULED AMAR BENCHEIKH B, HAMDAN FF, et al. A homozygous loss-of-function variant in MYH11 in a case with megacystis-microcolon-intestinal hypoperistalsis syndrome. Eur J Hum Genet, 2015, 23: 1266-1268.

151. HALIM D, BROSENS E, MULLER F, et al. Loss-of-function variants in mylk cause recessive megacystis microcolon intestinal hypoperistalsis syndrome. Am J Hum Genet, 2017, 101: 123-129.

152. MORENO CA, SOBREIRA N, PUGH E, et al. Homozygous deletion in MYL9 expands the molecular basis of megacystis-microcolon-intestinal hypoperistalsis syndrome. Eur J Hum Genet, 2018, 26: 669-675.

153. HALIM D, WILSON MP, OLIVER D, et al. Loss of LMOD1 impairs smooth muscle cytocontractility and causes megacystis microcolon intestinal hypoperistalsis syndrome in humans and mice. Proc Natl Acad Sci U S A, 2017, 114: 2739-2747.

154. ADAM MP, EVERMAN DB, MIRZAA GM, et al. Seattle (WA): University of Washington, Seattle Copyright © 1993-2022, University of Washington, Seattle. GeneReviews is a registered trademark of the University of Washington, Seattle. All rights reserved, 1993.

155. ROSENBLATT J, DREUX S, SPAGGIARI E, et al. Prenatal diagnosis of megacystis microcolon intestinal hypoperistalsis syndrome by biochemical analysis of fetal urine. Prenat Diagn, 2018.

156. LEHTONEN HJ, SIPPONEN T, TOJKANDER S, et al. Segregation of a missense variant in enteric smooth muscle actin γ-2 with autosomal dominant familial visceral myopathy. Gastroenterology, 2012, 143: 1482-1491.

157. MILUNSKY A, BALDWIN C, ZHANG X, et al. Diagnosis of chronic intestinal pseudo-obstruction and megacystis by sequencing the ACTG2 gene. J Pediatr Gastroenterol Nutr, 2017, 65: 384-387.

158. MONIES D, MADDIREVULA S, KURDI W, et al. Autozygosity reveals recessive mutations and novel mechanisms in dominant genes: implications in variant interpretation. Genet Med, 2017, 19: 1144-1150.

159. HASHMI SK, CERON RH, HEUCKEROTH RO. Visceral myopathy: clinical syndromes, genetics, pathophysiology, and fall of the cytoskeleton. Am J Physiol Gastrointest Liver Physiol, 2021, 320: 919-935.

160. THORSON W, DIAZ-HORTA O, FOSTER J, et al. De novo ACTG2 mutations cause congenital distended bladder, microcolon, and intestinal hypoperistalsis. Human genetics, 2014, 133: 737-742.

161. HALIM D, HOFSTRA RMW, SIGNORILE L, et al. ACTG2 variants impair actin polymerization in sporadic Megacystis Microcolon Intestinal Hypoperistalsis Syndrome. Human molecular genetics, 2016, 25: 571-583.

162. ASSIA BATZIR N, KISHOR BHAGWAT P, LARSON A, et al. Recurrent arginine substitutions in the ACTG2 gene are the primary driver of disease burden and severity in visceral myopathy. Human mutation, 2020, 41: 641-654.

163. BILLON C, MOLIN A, POIRSIER C, et al. Fetal megacystis-microcolon: Genetic mutational spectrum and identification of PDCL3 as a novel candidate gene. Clinical genetics, 2020, 98: 261-273.

164. LLORCA O, MARTÍN-BENITO J, GRANTHAM J, et al. The'sequential allosteric ring'mechanism in the eukaryotic chaperonin-assisted folding of actin and tubulin. EMBO J, 2001, 20: 4065-4075.

165. ASSIA BATZIR N, KISHOR BHAGWAT P, LARSON A, et al. Recurrent arginine substitutions in the ACTG2 gene are the primary driver of disease burden and severity in visceral myopathy. Human mutation, 2020, 41: 641-654.

166. WEI Z, LU L, ZHENG Y, et al. Variants in the enteric smooth muscle actin γ-2 cause pediatric intestinal pseudo-obstruction in chinese patients. Journal of pediatric gastroenterology and nutrition, 2021, 72: 36-42.

167. HASHMI S, CERON R, HEUCKEROTH R. Visceral myopathy: clinical syndromes, genetics, pathophysiology, and fall of the cytoskeleton. American journal of physiology. Gastrointestinal and liver physiology, 2021, 320: 919-935.

168. SOH H, FUKUZAWA M, KUBOTA A, et al. Megacystis microcolon intestinal hypoperistalsis syndrome: A report of a nationwide survey in Japan. Journal of pediatric surgery, 2015, 50: 2048-2050.

169. RAOFI V, BEATTY E, TESTA G, et al. Combined living-related segmental liver and bowel transplantation for megacystis-microcolon-intestinal hypoperistalsis syndrome. Journal of pediatric surgery, 2008, 43: 9-11.

170. HUANG C, TSENG S, WENG C, et al. Isolated intestinal transplantation for megacystis microcolon intestinal hypoperistalsis syndrome: case report. Pediatric transplantation, 2013, 17: 4-8.

171. CLIFTON MS, GOLDSTEIN RB, SLAVOTINEK A, et al. Prenatal diagnosis of familial type I choledochal cyst. Pediatrics, 2006, 117 (3): 596-600.

172. CHEN W, GENG J, TAN YL, et al. Different characteristics of infants diagnosed with congenital choledochal malformation prenatally or postnatally. Sci Rep, 2021, 11 (1): 20.

173. COCHRAN ED, LAZOW SP, KIM AG, et al. The in-utero diagnosis of choledochal cyst: can postnatal imaging predict benefit from early surgical intervention? J Matern Fetal Neonatal Med, 2022, 35 (6): 1070-1074.

174. TONGPRASERT F, TRAISRISILP K, TONGSONG T. Prenatal diagnosis of choledochal cyst: a case report. J Clin Ultrasound, 2012, 40 (1): 48-50.

175. LEE IH, KIM GJ. Fetal choledochal cyst diagnosed at 22 weeks of gestation by three-dimensional ultrasonography: a case report. J Korean Med Sci, 2008, 23 (5): 909-911.

176. CHEN L, HE F, ZENG K, et al. Differentiation of cystic biliary atresia and choledochal cysts using prenatal ultrasonography. Ultrasonography, 2022, 41 (1): 140-149.

177. SHIN HJ, YOON H, HAN SJ, et al. Key imaging features for differentiating cystic biliary atresia from choledochal cyst: prenatal ultrasonography and postnatal ultrasonography and MRI. Ultrasonography, 2021, 40 (2): 301-311.

178. LIU YP, SHIH SL. Prenatal diagnosis of choledochal cyst by magnetic resonance cholangiography. Pediatr Radiol, 2006, 36 (10): 1112.

179. MORALES-MAZA J, RODRIGUEZ-QUINTERO JH, CORTES-VAZQUEZ S, et al. Giant choledochal cyst presenting during third trimester of pregnancy. BMJ Case Rep, 2018, 2018: bcr2018224891.

180. NIJAGAL A, OZGEDIZ D, FELDSTEIN VA, et al. Colonic atresia and choledochal cyst: a rare combination. Pediatr Surg Int, 2009, 25 (1): 113-115.

181. NETHERLANDS STUDY GROUP FOR CHOLEDOCHUS CM, VAN DEN EIJNDEN MHA, DE KLEINE RH, et al. The timing of surgery of antenatally diagnosed choledochal malformations: A descriptive analysis of a 26-year nationwide cohort. J Pediatr Surg, 2017, 52 (7): 1156-160.

182. SCALISE PN, YANG A, NEUMEYER C, et al. Prenatal

diagnosis of rapidly enlarging choledochal cyst with gastric outlet obstruction. J Surg Case Rep, 2021, 2021 (12): rjab547.

183. VARUN N, ELAHI AA, GUPTA N, et al. Ruptured choledochal cyst during early pregnancy with successful fetomaternal outcome. BMJ Case Rep, 2011, 2018: bcr2018224357.

184. IWAI A, HAMADA Y, TAKADA K, et al. Choledochal cyst associated with duodenal atresia: case report and review of the literature. Pediatr Surg Int, 2009, 25 (11): 995-998.

185. HODGSON S, COONAR A, HANSON P, et al. Two cases of 5q deletions in patients with familial adenomatous polyposis: possible link with Caroli's disease.

Journal of medical genetics, 1993, 30 (5): 369-375.

186. TRAISRISILP K, TONGPRASERT F, WANNASAI K, et al. Giant choledochal cyst and infantile polycystic kidneys as prenatal sonographic features of Caroli syndrome. J Clin Ultrasound, 2020, 48 (1): 45-47.

187. SCHWAB M, SONG H, MATTIS A, et al. De novo somatic mutations and KRAS amplification are associated with cholangiocarcinoma in a patient with a history of choledochal cyst. Journal of pediatric surgery, 2020, 55 (12): 2657-2661.

188. ZHAN J, HU X, DAI C, et al. Expressions of p53 and inducible nitric oxide synthase in congenital choledochal cysts. Hepatobiliary & pancreatic diseases international: HBPD INT, 2004, 3 (1): 120-123.

第十章

呼 吸 系 统

第一节 上气道梗阻

一、概述

先天性上气道梗阻涵盖了起源于口腔、咽喉、颈部乃至主气道入口部位并伴有堵塞患儿气道潜在风险的各类先天性病损，比较常见的有口底血管瘤、颈部畸胎瘤、颈部淋巴管瘤及喉气管软化等。近三十年来，随着超声影像技术的不断发展，产前超声在诊断胎儿头、颈部肿瘤中的敏感性得以确立，而高场强 MRI 检查则进一步使得孕期鉴别胎儿颈部肿瘤性质及其与周围组织脏器的关系成为现实。

临床上，新生儿外科医师用先天性高气道阻塞综合征(congenital high airway obstruction syndrome,CHAOS)称呼这一系列上呼吸道梗阻性畸形，虽然这类畸形在发病基础上几乎没有关联，但它们有一个共同特点，即在产时造成新生儿气道梗阻以致窒息死亡。

二、典型病例

(一) 病例 1

一位 29 岁孕妇，孕 31 周产检发现胎儿颈部巨大肿块，囊实性，同时伴有羊水过多，孕 32 周转诊上级医院行羊水减量手术，同时行胎儿磁共振检查，明确存在颈部囊实性软组织肿瘤，首先考虑畸胎瘤，瘤体呈膨胀性生长，向内压向颈部主支气管，大小约 112mm×78mm(图 10-1)。经多学科会诊，患儿于孕 38^{+4} 周选择性剖宫产娩出，患儿在未断脐状态下成功置入气管导管，Apgar 评分 8-9-10，同时转入 NICU，完善各项术前辅助检查，并于出生后第 3 天行左颈部肿瘤切除术。术中见肿瘤位于左颈阔肌深面，大小约 140mm×100mm×90mm，实质性，包膜完整，左侧颈总动脉、颈内静脉被向外推移，肿瘤向内压迫主支气管，沿包膜完整切除瘤体。

患儿术后恢复平稳，机械通气，经鼻胃管哺乳，第 4 天拔出气管导管并自主呼吸，经口喂养，第 10 天出院，病理结果提示为"成熟畸胎瘤"，出院后门诊随访，甲胎蛋白(AFP)于出生后第 3 个月降至正常水平。目前已 2 岁，随访 B 超及 AFP 均无复发表现，生长发育同正常同龄儿童。

(二) 病例 2

一位 34 岁孕妇，于孕 36^{+3} 周产前检查 B 超发

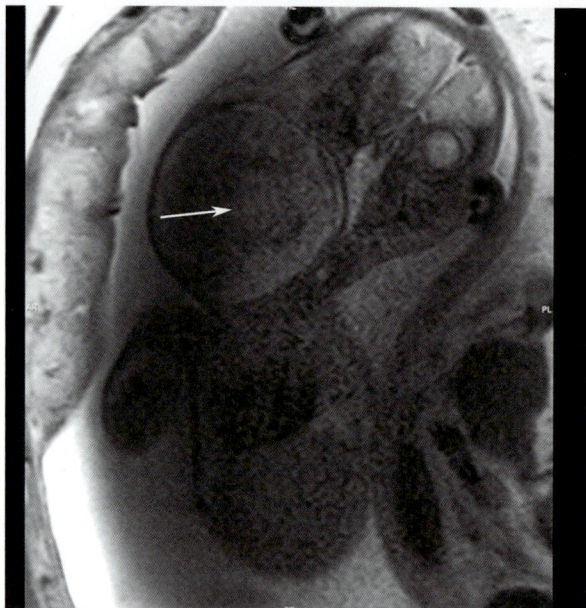

图 10-1 病例 1 胎儿 MRI 检查
提示左侧颈部巨大囊实性肿块(箭头所示)，
向内侧压迫主气道。

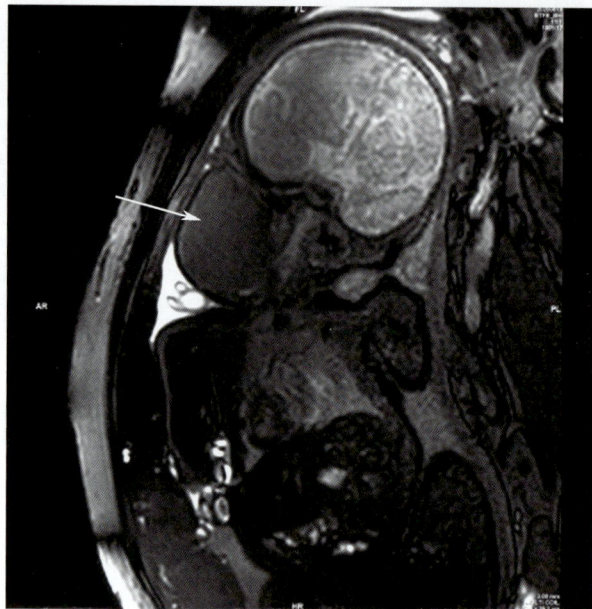

图 10-2 病例 2 胎儿 MRI 检查
提示左颈部外生性囊性肿块(箭头所示范围)，
气道居中未受压。

现胎儿左侧颈部无回声包块，提示胎儿颈部囊性淋巴管瘤，羊水量无异常；同时性胎儿 MRI 检查，明确肿块大小约 88mm×45mm×72mm，囊性，外生性生长，气管居中无受压(图 10-2)。经多学科诊断，于孕 38^{+2} 周经选择性剖宫产终止妊娠，成功分娩一 3 450g 男婴，常规断脐，Apgar 评分 10-10-10，患儿左侧颈部可见一 90mm×100mm 囊性包块，张力不高，表面皮肤完整，即转入 NICU 监护并完善术前准备，其间经口喂养，未吸氧。

患儿于出生后第 7 天行左颈部淋巴管瘤切除术，术中见瘤体位于皮下，侵犯颈前肌并包绕颈内静脉，分割囊性表现，予以完整切除。术后患儿经口喂养，未吸氧，第 8 天出院，病理诊断淋巴管瘤。患儿门诊常规随访，目前 2 周岁，B 超检查未见复发，生长发育同正常同龄儿童。

(三) 产前诊断

胎儿口腔、咽喉及颈部结构相对固定，产前超声诊断对结构畸形的诊断敏感度高，病例 1、2 胎儿均在孕晚期例行胎儿超声检查中发现颈部肿瘤，并初步辨识瘤体性质、大小及其与周围组织器官的相对关系。而胎儿磁共振检查，作为胎儿超声检查发现头、颈部异常结构患儿的有益补充，能更直观地提供临床医师，尤其是产科及儿外科医师

进行诊断的影像学信息。病例 2 磁共振影像上的瘤体水信号明显，基本排除实质性肿块可能，结合其外生性生长特点，淋巴管瘤诊断首先考虑；而病例 1 磁共振影像中，瘤体信号呈现实质性改变，液体信号斑驳，其膨胀性生长特点明显，包膜完整，故可第一时间诊断畸胎瘤，这与术后病理诊断完全一致。

(四) 胎儿风险评估

风险评估是例行胎儿产前诊断的重要环节，目的是判断胎儿继续妊娠、分娩及出生后各时间节点可能存在的生存或致残风险。针对胎儿上气道梗阻性疾病的胎儿风险评估，其重点在于评估瘤体本身对孕期继续发育的影响、分娩过程中瘤体破溃的可能，以及分娩后是否存在气道完全或不全梗阻的可能性。

病例 1 患儿由于瘤体呈膨胀性生长，且明显压迫气道，导致主支气管偏向健侧，同时，羊水量的增多进一步预示了瘤体的压迫已经造成胎儿羊水经气管及食管进行的正常循环，因而需在产时维持胎盘循环以争取时间完成对分娩患儿的气管插管；而反观病例 2 患儿，其超声及 MRI 影像提示患儿颈部瘤体呈外生性生长，而气道居中，且羊水量并无异常，虽瘤体大小与

病例1无明显异常,但产时并不需要实施气道准备。

(五)治疗

明确的产前胎儿诊断及风险评估,为患儿从胎儿到新生儿及至儿童期的合理序贯治疗提供了可靠的信息。诊断及评估还包括其他系统脏器结构畸形的筛查及染色体基因学检查,这对于产前检查发现胎儿上气道存在梗阻性病变的胎儿尤其重要,用以完善诊断并做好胎儿及孕妇的整体风险评估。

上述两个病例均未发现其他脏器系统畸形,但病例1在孕32周即已因瘤体阻挡气道及食管导致羊水异常增加,从而实施了羊水减量治疗;同时,多学科会诊的结论明确支持胎儿存在产时气道梗阻的风险,进而制订了择期实施剖宫产,并在维持胎盘血供前提下实施胎儿气管插管的分娩计划。病例2由于瘤体外生性生长并未对气道构成梗阻风险,羊水量维持正常水平,也无须在产时预备气管插管,而上述治疗计划,同样需要多学科会诊以明确。

鉴于以上病例首次发现病变的时间已届于孕晚期,羊水穿刺或脐血穿刺完善基因检测已失去时间窗口,故未予实施。

(六)预后

新生儿上气道梗阻性病变的预后不仅取决于病变本身的性质,同时因产时易造成气道梗阻,进一步使这类新生儿缺陷的预后转向负面。然而,产前诊断技术的不断发展,使得上气道梗阻性病变的明确诊断提前至胎儿期,通过风险评估,经由多学科会诊,制订科学合理的序贯治疗措施,能有效地规避孕期胎儿水肿、发育迟缓风险,并极大地降低产时因病变阻塞气道带来的围产儿死亡率,进而将这类出生缺陷的预后回归其病变本身的性质。

病例1因孕晚期存在羊水过多,经穿刺减量有效规避了胎儿发育迟缓的风险,产时维持胎盘循环直至气管插管开放气道,成功避免了产时窒息的发生。鉴于切除瘤体病理为成熟畸胎瘤,且随访2年,AFP处于正常水平,B超检查未见复发,其预后良好,并继续随访中。

三、研究进展

虽然先天性上气道梗阻性病变的新生儿罕见,但其分娩往往会给产科医师带来一定困难,这也是用CHAOS的字面含义恰好定义这类疾病的最好诠释。在未确保安全的气道措施前提下,这类患儿的分娩不可避免地会造成缺氧、脑损伤,甚至死亡。作为一组临床综合征,CHAOS包含内源性梗阻和外源性因素,内源性梗阻包含咽喉闭锁、咽喉瓣膜、气管闭锁和咽喉囊肿,而外源性因素源自口腔至头、颈、胸腔入口部位的肿瘤压迫或封堵了气道通路,较为常见的包括血管瘤、畸胎瘤、淋巴管瘤等,偶可见神经母细胞瘤。

但随着产前诊断技术的进步,尤其是胎儿超声、磁共振及基因检测等检查的广泛应用,对孕期胎儿生长发育的宫内监测已初步成熟并形成体系,先天性上气道梗阻性病变的产前诊断正是基于上述检测措施,在产科、影像医学科、儿外科等多学科联合会商的基础上,实现了从诊断到评估及至治疗的突破,在预测到胎儿可能存在上气道梗阻的基础上,通过保留母胎循环,有效规避了产时因气道受阻而带来的新生儿缺氧风险,改变了先天性缺陷患儿的生存及预后。

胎儿上气道梗阻的发现主要依靠孕期超声影像,可分为直接依据和间接依据。血管瘤、淋巴管瘤及畸胎瘤等占位性病变能清晰地在超声检查中被发现,并根据其声波信号特征而直接获得初步诊断;间接依据主要依靠上气道被阻塞后产生的继发病变推测,由于气道受阻,胎肺生成的羊水成分排出受到限制,可逐步出现气管支气管树扩张、肺叶体积增大及膈肌展平等超声影像表现,对于咽喉闭锁、瓣膜及气管闭锁等难以获得胎儿超声直接征象的胎儿上气道梗阻性病变,间接依据显得尤为重要。对于超声检查高度怀疑上气道梗阻的病患,胎儿磁共振检查是当前普遍被采用的进一步确诊措施,其成像更为清晰、直观,弥补了超声影像的不足,更容易被临床医师所接受。

CHAOS患儿的整体评估已形成共识,包括是否存在其他组织器官的伴发结构畸形、生长发育迟缓及基因染色体缺陷等,通常采用超声、磁共振及羊水或脐血穿刺全基因组分析来排查。气道通路上的占位性病变,尤其是血管瘤、畸胎瘤等血供丰富的瘤体容易造成胎儿水肿,更需要严密监测胎儿发育。当前,建立由产科、儿外科、新生儿科及影像、麻醉科等会商机制下的多学科诊疗模式已逐步成为共识,是保障其从孕期到产时及至远期生存质量的关键。

正是基于产前诊断、多学科诊疗等措施的发展和完善,胎儿上气道梗阻性病变的诊疗从可能带来的 CHAOS,逐步走向有序;产时对 CHAOS 患儿的处置,当前的共识是通过子宫外产时处理(exutero intrapartum treatment,EXIT)模式,在维持母胎循环前提下,确保胎儿气道的通畅后,再实施断脐操作,完成分娩全过程。从而实现更合理的序贯治疗规划,并最终给 CHAOS 患儿带来更理想的生存质量。

第二节　先天性膈疝

一、概述

先天性膈疝(congenital diaphragmatic hernia,CDH)是由于胚胎期膈肌发育缺陷导致腹腔内脏器疝入胸腔,引起纵隔移位和肺发育不良等病理改变的一种先天性畸形,其发生率为 1:(2 000~5 000)。先天性膈疝病因和发病机制尚未明确,可能与遗传、环境和营养等多种因素有关。尽管近年来先天性膈疝的诊疗水平取得了长足进步,但重症患儿死亡率仍高达 50% 以上,主要致死原因为肺发育不良和肺动脉高压等。部分存活的先天性膈疝患儿长期存在慢性肺部疾病、生长发育迟缓和胸部畸形等多种并发症,影响预后和生活质量。早期准确评估胎儿病情并制订诊疗方案,防治术后并发症是先天性膈疝诊疗中的重大挑战。多学科协作参与诊疗的 CDH 患儿产前 - 产时 - 产后 - 随访程序化多学科诊疗可能是应对这一挑战的有效模式。

二、先天性膈疝的宫内诊治与序贯治疗

(一)双胎妊娠合并一胎先天性膈疝的宫内诊治

患儿,男,其母为 G_1P_2,孕 36^{+3} 周早产,出生体重 1 750g,为双胎之小子。母孕 18 周超声检查:双胎妊娠、一胎胃泡位于左侧胸腔。孕 26 周笔者医院超声检查:双胎之一胎儿左侧胸腔内见胃泡、肠管及部分肝脏样回声,心轴右移,肺头比(Lung-to-head ratio,LHR)为 0.65(图 10-3)。心脏超声检查:

肺动脉闭锁、室间隔缺损、主动脉右室发出、三尖瓣中度反流(图 10-4)。MRI 检查提示:双胎之一胎儿左侧胸腔内见胃、肠管及部分肝脏(图 10-5)。

患儿出生时未断脐即予以气管插管、球囊加压给氧、胸外按压和胃管留置等治疗,心脏彩超提示:肺动脉闭锁、室间隔缺损、房间隔缺损、主动脉骑跨、动脉导管未闭、右房右室大。与家属沟通病情后,家属要求放弃治疗。

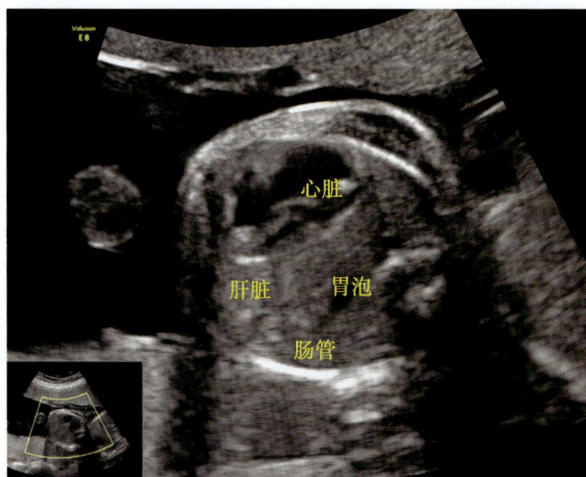

■ 图 10-3　双胎之一 CDH 胎儿超声检查
提示左侧胸腔内见胃泡、肠管及部分肝脏样回声。

(二)合并遗传学异常先天性膈疝的宫内诊治

母孕 23^{+5} 周在外院超声检查提示:胎儿膈疝可能,室间隔缺损可能,中低风险。转至笔者医院进一步产前检查和评估,超声检查提示:胎儿左侧

膈疝（左侧胸腔内见胃泡及部分肠管样回声，心脏右移，LHR：1.11）；心脏超声检查提示：室间隔缺损。儿外科组织产科、小儿内分泌科、遗传科及影像医学科等科室组成多学科团队对该患儿病情进行评估，建议完善脐血穿刺＋基因芯片检查后再行评估。孕妇基因芯片检查结果提示 Kleefstra 综合征 1 型（染色体 9q34.3 缺失，染色体 17p13.3p13.2 重复）。遗传学家根据基因检测结果判断该综合征后果严重，建议慎重考虑胎儿去留问题，孕妇及家属通过伦理委员会批准，行优生引产。

（三）先天性膈疝的宫内诊治和序贯治疗

患儿，男，其母为 G_4P_1，孕 38^{+6} 周剖宫产，出生体重 3 800g。母孕 22 周外院超声检查：胎儿左侧膈疝（LHR：0.82，O/E LHR：35%），孕 25 周至外院行超声检查：左侧膈疝（LHR：0.7，O/E LHR：27%），建议家属行宫内干预治疗，即胎儿镜气管封堵术（fetal endoscopic tracheal occlusion，FETO）治疗。家属至笔者医院进行产前咨询，超声检查提示胎儿左侧膈疝（左侧胸腔内见部分肠管样回声及胃泡，肝脏位于腹腔内，LHR 1.28，O/E LHR：

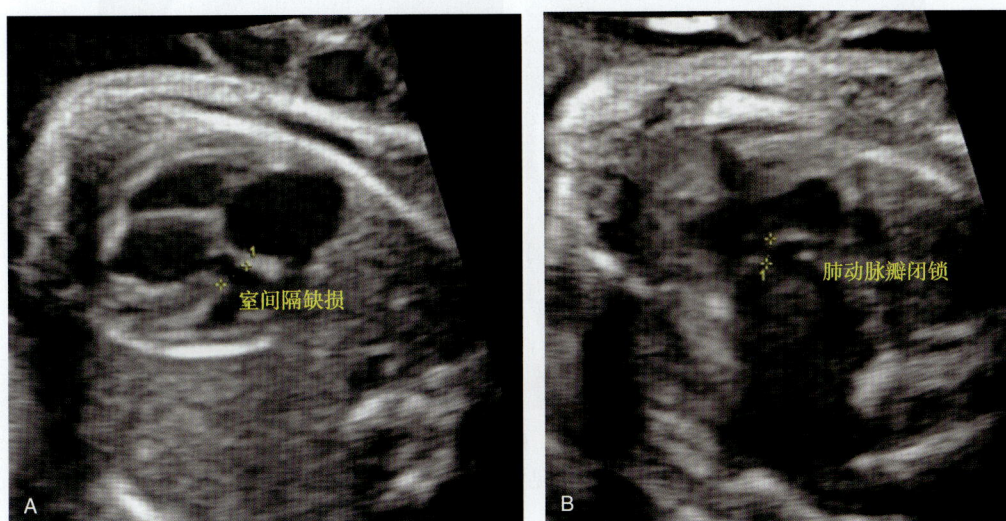

■ 图 10-4　双胎之一 CDH 胎儿心脏彩超检查
提示肺动脉闭锁、室间隔缺损、主动脉右室发出、三尖瓣中度反流。

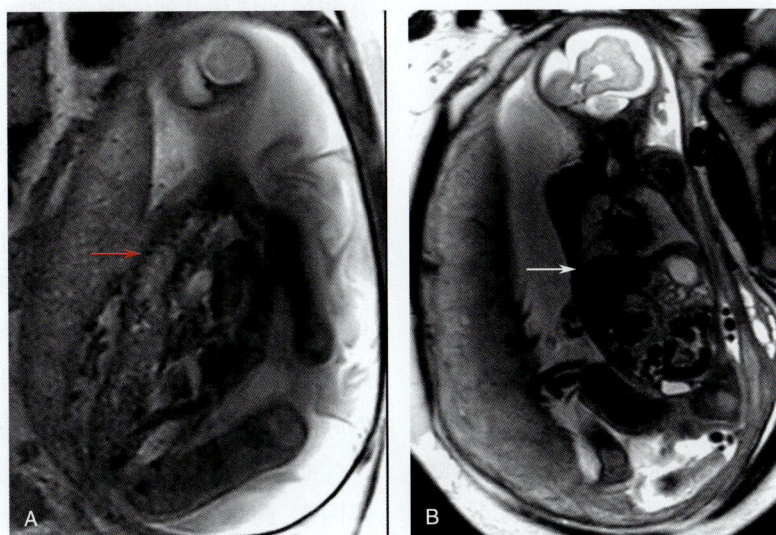

■ 图 10-5　胎儿 MRI 检查
显示双胎妊娠：A. 一胎儿左侧胸腔内见胃、肠管及部分肝脏（红色箭头）；B. 另一胎儿腹腔脏器未疝入胸腔（白色箭头）。

50.60%），心脏超声检查提示：心脏右移，心内结构大致正常。MRI 提示：胎儿左侧胸腔内见大量肠管，肝脏目前位于腹腔内（图 10-6）。笔者医院儿外科组织产科、新生儿科及影像医学科等科室组成多学科团队对患儿病情进行评估，建议继续妊娠，告知相关风险及治疗方案和远期预后情况。

患儿生后予以气管插管和胃管留置等支持治疗，新生儿 Apgar 评分为 8-9-9。患儿转入小儿急危重症医学科，给予禁食、胃肠减压、呼吸机辅助通气和西地那非治疗等支持治疗后，于生后第 2 天达到呼吸、循环情况稳定，行胸腔镜下膈肌修补术，术后恢复可，术后第 19 天出院。出院后患儿于门诊规范化随访，术后 3 年生长发育同正常同龄小儿，肺功能检查提示轻度阻塞性通气功能障碍。

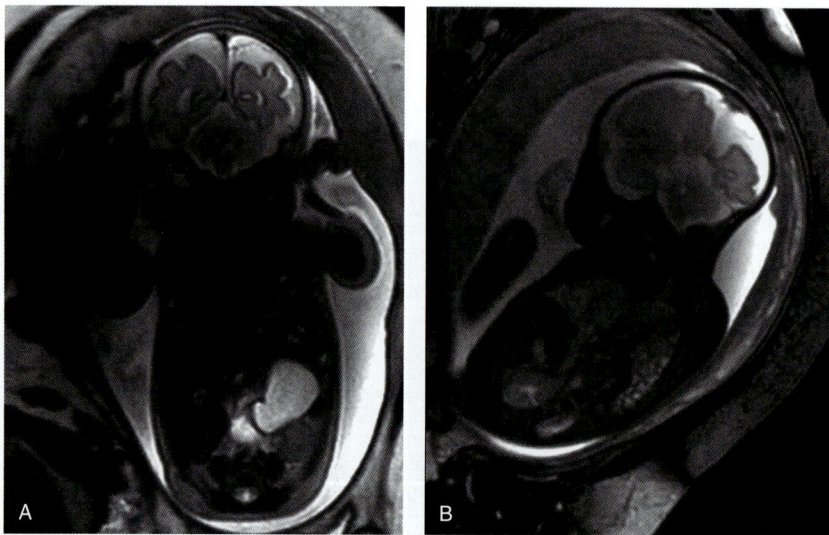

■ **图 10-6 胎儿 MRI 检查**
胎儿左侧胸腔内见大量肠管，心脏右移。

三、研究进展

（一）产前检查和评估

胎儿期早期诊断和评估 CDH 患儿病情及预后，有助于指导产前咨询、宫内干预和产后治疗方案。超声检查是产前筛查和诊断 CDH 的重要检测手段，约 2/3 的 CDH 可在孕中期被发现。超声检查可获得多个与病情严重程度相关的指标，包括 LHR、实测 / 预测 LHR（observed to expected LHR，O/E LHR）、肝脏位置和合并畸形等。目前，O/E LHR 和肝脏疝入是国际上普遍接受的评估 CDH 胎儿肺发育不良的重要指标。在左侧 CDH 中，O/E LHR<25% 被认为严重肺发育不良；在右侧 CDH 中，O/E LHR<45% 被认为严重肺发育不全。但 LHR 和 O/E LHR 指标的准确性依赖于超声科医生的测量经验和学习曲线。初学者在检测 70 个 CDH 病例后才能较为准确测量 LHR 和 O/E LHR。

在本文临床案例 3 中，同一胎儿在三家医院超声检查测量的 LHR 和 O/E LHR 具有较大差异，影响胎儿病情评估和产前咨询，这提示需在经验丰富的母胎医学中心得到较为准确的测量值。

胎儿 MRI 检查有助于判断胎儿肺发育情况和肝脏位置。MRI 可测量胎儿肺体积（total fetal lung volumes，TFLV）和量化肝脏疝入胸腔部分的体积，可帮助判断疝入胸腔内脏器的种类、有无疝囊和纵隔压迫等情况。我们研究发现合并疝囊或纵隔角 <30.7° 的 CDH 胎儿预后较好。在本文 3 个临床案例中，产前 MRI 检查有效评估了 CDH 患儿疝入胸腔内的脏器类型和纵隔移位等情况。

心脏功能障碍是影响 CDH 患儿预后的另一重要因素，约 20% 的 CDH 合并先天性心脏畸形。因此，发现胎儿罹患 CDH 后应完善胎儿心脏超声检查以明确是否合并先天性心脏畸形。在本文第 1 个临床案例中，双胎之一的 CDH 胎儿产前心脏超声检查提示患儿合并严重的先天性心脏畸形,因此,产前评估可知患儿预后较差。在本文第2个临床案例中,孕妇行脐血穿刺＋基因芯片检查提示患儿存在膈疝、室间隔缺损及Kleefstra综合征,产前MDT团队评估可知该患儿预后较差,建议行优生引产。有研究报道,与孤立性CDH相比,合并重要结构畸形和/或遗传学异常的CDH患儿预后更差。因此,在产前评估中,CDH胎儿应完善遗传学检测以评估是否合并遗传异常和其他畸形。

双胎妊娠合并其中一胎患有CDH的情况较为罕见,以往只在病例报告中报道。回顾性研究我科142例CDH患儿资料,发现有11例双胎合并一胎患有CDH。双胎之一合并CDH患儿死亡率较单胎CDH患儿明显升高,这可能由于双胎之一CDH患儿容易发生早产和低出生体重,因此,对于双胎之一合并CDH患儿,应加强孕期监测,建议母孕32周即入院监测母胎病情变化。在产前评估,部分双胎之一CDH胎儿被评估为合并重度肺发育不良,预后较差,但为了保证双胎中正常胎儿的生长发育,一般建议继续妊娠,不建议对胎儿进行干预治疗,避免影响正常胎儿的发育。如何在不影响双胎中正常胎儿发育的基础上改善CDH胎儿的预后是临床医生面临的难题。

(二) 宫内干预治疗

重度肺发育不良的先天性膈疝胎儿可考虑宫内治疗。目前FETO是促进CDH胎儿肺发育的主要策略。其原理是通过胎儿镜将充气乳胶气囊放置在胎儿气管内,阻塞气管,使气道分泌物在气道中积聚,从而促进肺形态和结构发育。干预时间一般建议在妊娠26~28周,应在具有丰富胎儿镜操作经验且能准确评估CDH胎儿肺发育情况的中心开展,由小儿外科、产科、胎儿医学科和麻醉科等医师和专业护士组成的MDT专科团队进行操作。

FETO能够改善重症CDH患儿临床结局。一项多中心随机对照研究显示,孕26~28周对重度肺发育不良的CDH胎儿实施FETO有效提高患儿存活率。但在孕30~32周对中度肺发育不全的CDH胎儿进行FETO治疗不能提高存活率。此外,FETO会导致胎膜早破和早产等并发症。因此,在进行FETO时,应把控手术指征。有学者开发新的

技术设备来优化FETO。Chiara等使用一种可注射、可降解的水凝胶在产前阻塞气管,可避免第二次解除气管阻塞手术。Basurto等使用一种智能气管闭塞装置阻塞肺液流出,该装置装有一个磁阀,能够在任何磁共振扫描仪周围磁场的影响下打开,从而解除气管阻塞,可避免第二次侵入性操作,降低母胎风险。肺动脉高压是影响重症CDH患儿预后的重要因素之一。目前仍未有研究表明FETO对肺血管发育的作用,需后续研究。

(三) 产时管理

孕妇分娩方式由产科医生综合母体和胎儿的各项检查结果决定,在确保母体安全的前提下兼顾胎儿的病情需要。孕妇分娩前,小儿外科、麻醉科和小儿急危重症医学科等相关多学科进入产房待产,完成各项医疗器械和设备的准备工作,如各种插管、氧气、负压吸引机、转运呼吸机和暖箱等。患儿娩出后于断脐前完成气管插管、清理气道并给氧、留置胃管进行胃肠减压,使用转运呼吸机紧急转运至小儿急危重症医学科处理。

(四) 产后管理

CDH患儿在娩出后应立即完善血气分析、胸部正侧位X线检查、心脏超声检查和血流动力学监测等。收集与CDH患儿预后相关的评估指标,有利于指导产后治疗方案的选择,包括呼吸机辅助通气模式、是否使用西地那非治疗和一氧化氮吸入治疗等。我们最近一项研究利用产后收集患儿1分钟Apgar评分、出生体重、膈疝类型、肝脏位置和血气分析中$PaCO_2$五个指标建立产后风险评估模型,可用于预测患儿预后,对患儿病情危重程度进行评估。待患儿呼吸、循环状态相对稳定再进行手术治疗。手术方式包括经腹开放膈肌修补术和胸腔镜下膈肌修补术等。术中观察胸腔和肺部有无合并畸形并根据术中情况决定是否一并处理。术后应继续呼吸机辅助通气和血流动力学监测等综合方式进行呼吸、循环系统管理。

(五) 远期随访

部分存活的先天性膈疝患儿长期存在慢性肺部疾病、胃食管反流、生长发育迟缓、神经认知障碍和胸部畸形等多种并发症,影响患儿预后和生活质量。我们回顾性分析87例CDH患儿资料,发

现 45 例 CDH 患儿术后出现并发症(51.7%),包括生长发育迟缓(10.3%)、呼吸系统并发症(39.1%)、消化系统并发症(12.6%)、神经系统并发症(4.6%)和骨骼肌肉系统并发症(14.9)。CDH 患儿术后可能长期存在肺功能异常,且这种病变可持续至成年期。我们随访 45 例 CDH 患儿术后肺功能检查结果发现 45 例中呼吸功能正常 7 例(15.6%),呼吸功能存在异常的有 38 例(84.4%)。在 89 次肺功能检查结果中,潮气呼吸功能正常 10 次(11.2%),阻塞性通气功能障碍 62 次(69.7%),限制性通气功能障碍 6 次(6.7%),混合性通气功能障碍 11 次(12.4%)。因此,CDH 患儿出院后需要进行规范化随访以监测患儿生长发育和肺功能等恢复情况。笔者医院儿外科与儿呼吸内科、儿童保健科和随访中心等多个科室进行合作开展先天性膈疝多学科联合随访模式。建议随访时间为生后 3 个月、6 个月、9 个月、12 个月、18 个月、24 个月、3 年及之后每年随访一次,随访内容包括胸部 X 线检查、肺功能检查、生长发育评估、营养评估、膳食指导及神经生理发育测评等多系统综合评估和指导。

第三节　先天性肺囊性病

一、概述

(一) 先天性肺囊性病的分类

先天性肺囊性病(congenital cystic lung lesions,CCLL)是较少见的先天性肺发育异常,因胚胎期气管、支气管异常的萌芽或分支异常发育所致,是肺内充满气体、液体或气液混合物的囊性占位性病变,病变可发生在支气管分支的不同部位和不同的发育阶段。

根据其胚胎发育异常的来源不同,先天性肺囊性病主要分为先天性肺气道畸形(congenital pulmonary airway malformations,CPAM)、支气管肺隔离症(bronchopulmonary sequestration,BPS),以及其他少见的一些类型。各类疾病的胚胎学、临床表现除部分相似外,各有其特点。

(二) 先天性肺气道畸形

先天性肺气道畸形(congenital pulmonary airway malformations,CPAM)是先天性肺囊性病中最常见的一种,主要特征是一侧肺的单个肺叶细支气管异常过度增生,特别是终末细支气管,肺叶明显增大,导致呈多房性蜂窝状无序排列的结构。其发病机制可能是胚胎时期上皮细胞与下层间充质细胞之间的信号转导障碍,导致肺部缺乏正常的肺泡,肺黏液腺过度增殖引起的肺肿块。CPAM 患病率约占活产新生儿的 1:(7 200~35 000),且呈逐渐上升趋势。过去很长一段时间,这类疾病亦被称作先天性肺囊腺瘤样畸形(congenital cystic adenomatoid malformation,CCAM)。Stocker 在 2002 年提出 CPAM 概念,又根据病变大体和组织学表现,将 CPAM 分为 5 型:即 0、1、2、3、4 型,其中 1 型和 2 型占比最多,占 70%~85%。

(三) 肺隔离症

肺隔离症 / 支气管肺隔离症(bronchopulmonary sequestration,BPS)通常被称为隔离肺(pulmonary sequestration,PS),是除 CPAM 之外,另一种常见的先天性肺囊性病。BPS 是正常肺组织迷乱无功能的团块,与正常的气管、支气管不相同。一般认为是由于胚胎发育中与主动脉相连的血管存留,而正常的主、肺动脉未进入原始动脉丛,使得体循环动脉供应无功能的肺组织。肺隔离症可分为叶内型与叶外型。叶内型较常见,约占 75%,多位于左肺下叶后基底段、脊柱旁,常伴胸腔粘连,感染症状较重。叶外型较少见,多位于左肺下叶后基底段,也可位于纵隔内。

(四) 其他少见类型

相对罕见的先天性肺囊性病包括支气管源性囊肿(bronchogenic cyst,BC)、肺泡源性囊肿(alveolar cyst,AC)、先天性肺淋巴管扩张(congenital pulmonary lymphangiectasis,CPL)等。这些少见类

型的先天性肺囊性病,因发病率低,往往需要结合影像学和病理综合分析才能最终明确诊断。

二、产前诊断

(一)产前诊断技术和标准

大多数先天性肺囊性病的患儿可在孕 18~22 周时通过产前超声筛查被发现,表现为肺部高回声、低(无)回声或混合回声团块,其总体敏感度达 94%,特异度达 95.3%。由于超声检查方便、可重复性高及可观察血供来源等优点,已成为产前先天性肺囊性病诊断与随访的首选。

除观察病灶本身外,产前超声检查还可发现全身性的严重并发症,如胎儿水肿。胎儿水肿是由于胎儿肺部病灶体积过大,压迫腔静脉,导致静脉回流不畅,继而出现胎儿细胞外液过量积聚的表现。胎儿水肿的诊断标准为下列 5 项中至少存在 2 项:①皮肤水肿(≥5mm);②胎盘增厚(>6cm);③腹腔积液;④胸腔积液;⑤心包积液和/或羊水过多。虽然胎儿水肿发生率低,但一旦发生,病死率高达 82%~93%,是目前导致 CCLL 胎儿引产、宫内死亡的重要原因。

胎儿磁共振成像检查(fetal magnetic resonance imaging,fMRI)能更好地观察先天性肺囊性病患儿胸部结构及病变形态和伴发畸形情况,同时可评估胎儿肺容量、明确病灶边界及毗邻关系,有助于产前对胎儿行全面评估。因此,fMRI 可用于超声诊断尚不明确、需进一步明确分型或病变位置分叶、需产前治疗或明确是否伴发其他系统畸形的高风险胎儿。

(二)胎儿风险评估

超声检查作为先天性肺囊性病产前诊断的首选方法,且为产前患儿定期随访的主要方式,一些特定的标准或影像学特点可以用来评估胎儿的风险。最常用的衡量指标为 Cromblehlome 等在 2002 年提出的胎儿肺头比(CVR),计算公式为:(病灶的长×高×宽×0.523)/头围。CVR 值越大提示病灶相对体积越大,胸腔占位效应就越明显。有研究对 CVR 值与预后情况进行分析后认为,CVR>1.6 时,患儿在胎儿期有出现水肿的风险;CVR ≤ 0.91 时,出现胎儿水肿风险较低;CVR<0.56 时,对胎儿水肿发生的阴性预测值为 100%,该类患儿预后良好。需要注意的是,CVR 值会随胎龄增大而不断变化,因此明确不同时期 CVR 值将有助于准确评估胎儿病情的转归,也有助于指导孕期母亲随访。

三、治疗

(一)产前干预

对于产前发现的先天性肺囊性病患儿,大多数能顺利分娩出生,极少部分患儿会因病灶压迫导致胎儿水肿,死亡风险很大,胎儿期干预治疗 CCLL 可一定程度上降低胎儿出生死亡率。许多大宗病例研究表明,当 CVR ≥ 1.6,无论伴或不伴大囊腔,胎儿有 80% 的机会发生水肿,此时对母体进行产前类固醇激素治疗,可以阻止病灶生长,缓解水肿。但必须指出,对于部分特定类型的先天性肺囊性病如大囊性的 CPAM,产前母体肌内注射类固醇治疗效果并不显著。因此,这部分人往往需要行羊膜穿刺羊水减压或者胸膜羊膜分流术。

当肿块巨大,CVR ≥ 1.6,且有明显压迫症状或纵隔移位,或存在胎儿水肿,羊膜穿刺分流效果不佳以致于胎儿产前或产后死亡风险极大时,可考虑进行胎儿镜下或开放式胎儿外科手术,破坏或切除病灶。近来复杂严重的 CCLL 胎儿的多学科诊疗密切合作 EXIT 处理,在维持胎儿-胎盘循环状态下进行瘤体切除,然后再切断脐带启动新生儿自主呼吸,避免了患肺严重受压,呼气不畅引起的呼吸窘迫,手术存活率近 90%。

(二)产后序贯治疗

迄今为止,对出生后的先天性肺囊性病予以手术切除仍是首选治疗方式。但手术时机、手术方式及手术切除范围仍存在争议。多数研究认为,部分 CCLL 分型如小囊型的 CPAM 有自行消退的可能,加之早期手术风险大,可以暂不手术随访观察。但考虑到随访期间无症状患儿随时都有发生并发症(反复感染、气道压迫、气胸等)的风险,越来越多的研究结果显示对小婴儿进行手术安全性高且并发症可控。因此,我国的专家共识指出:对无症状患儿,推荐在生后 6 月龄至 1 岁进行手术。

近年来,随着胸腔镜手术/机器人手术的不断成熟、设备的不断发展,其与开放手术相比,具有较小的手术创伤、较少的肩关节活动与胸廓发育受限、住院时间缩短、切口美观等优点,被越来越多的医生所接受。一些术后中远期肺功能研究显示 CPAM 患儿术后肺功能恢复较好,与正常儿童无显著性差异。

四、典型病例

一位 43 岁孕妇,孕 24^{+1} 周外院超声检查提示胎儿左侧胸腔占位,拟诊为先天性肺囊腺瘤样畸形,转至笔者医院进一步检查。超声检查结果:左侧胸腔内见 31mm×15mm×20mm 回声稍强团块,CDFI:未见主动脉来源血流型信号,CVR 为 0.6。临床诊断胎儿左肺内占位,CPAM 可能性大(图 10-7)。胎儿心脏超声检查提示:心脏稍右移,心内结构大致正常。孕 28 周时行 fMRI 检查,提示羊水量及胎盘正常,胎儿无水肿,发育可,左肺局部信号增高,考虑 CPAM 畸形可能性大(图 10-8)。笔者医院胎儿异常 MDT 团队对患儿病情进行综合评估,认为胎儿情况稳定且无胎儿水肿相关表现,建议继续妊娠,并告知相关风险及胎儿娩出后相关治疗方案和远期预后情况。胎儿在母孕 37^{+5} 周时在笔者医院顺产,G_2P_2,出生体重 3 200g,患儿出生后无青紫和窒息,Apgar 评分 10-10-10。

该患儿出生后混合喂养,生长发育同正常同龄儿,出生后 3 个月、6 个月分别在门诊行胸部 CT 检查,提示左肺下叶 CPAM(图 10-9)。患儿 6 个月时,在笔者医院小儿外科完善检查后,行胸腔镜下左肺下叶切除术,术中发现左肺下叶大小不等囊性改变,囊内为气体,不含液体,左肺下叶和周围轻度粘连。手术在胸腔镜完整切除病灶,历时 60 分钟,未输血。患儿术后 2 天拔除胸腔引流管,6 天出院,病理结果证实为 2 型 CPAM。患儿术后随访 3 年,影像学复查提示恢复良好,无病灶残留或复发。

五、研究进展

由于宫内干预的高风险和高复杂性,并且涉及家庭、社会、伦理等相关问题,近年来 CCLL 的宫内

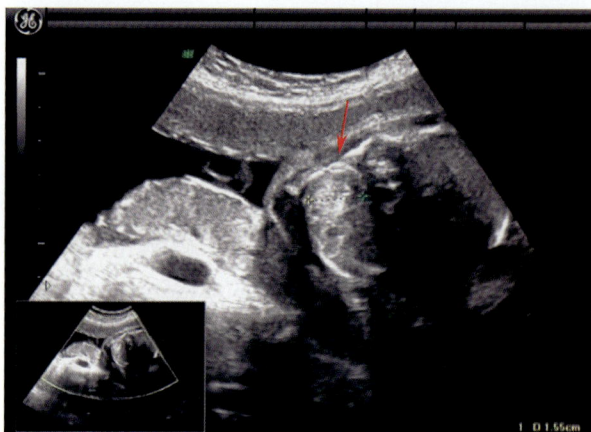

■ 图 10-7　胎儿超声检查
提示左侧胸腔内见回声稍强团块,CPAM 可能性大。

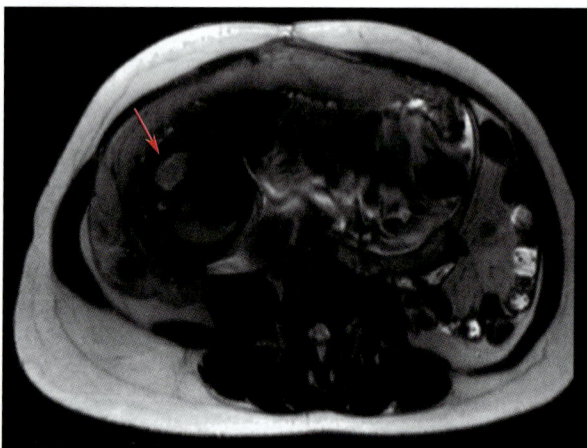

■ 图 10-8　胎儿磁共振检查
提示左肺局部信号增高,CPAM 可能性大。
病灶范围较 4 周前超声检查有缩小。

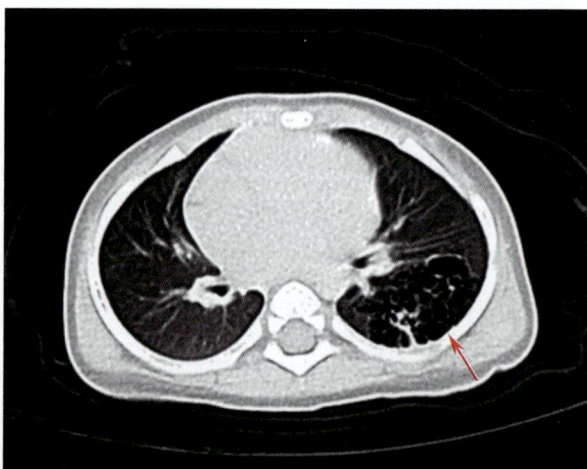

■ 图 10-9　出生后 6 个月胸部 CT 检查
左肺下叶多发囊状透亮影、伴斑片影和小结节样影,增强后未见异常血流信号,考虑左肺下叶 CPAM。

治疗尚无重大突破,临床研究依然聚焦胎儿期病情严重程度判断和预后评估,以期为临床治疗提供参考。除前文提到的 CVR 之外,近年来有研究提出肺胸横径面积比(lung-thorax transverse-area ratio, L/T)可用于在胎儿期鉴别 CPAM 和 BPS,因有研究发现 PS 的 L/T 值在晚期妊娠中会明显增加,而 CCAM 的 L/T 值却可轻度减小,故连续监测 L/T 值对于预测 CPAM 或 BPS 患儿出生后的肺功能情况有重要意义。有研究对 28 例 CPAM 新生儿进行回顾性分析,并根据其病情严重程度划分为轻度($n=7$)、中度($n=13$)、重度($n=8$)三组。研究者发现,病情严重的患儿都曾在胎儿期出现胎儿水肿和羊水过多,其 L/T 最终值均小于 0.25。因此,当 CPAM 胎儿出现羊水过多、胎儿水肿且 L/T<0.25 时,胎儿生后出现严重呼吸困难或死亡的风险增加。

综上所述,随着各项技术的发展,CCLL 的产前诊断不断完善,通过超声和 MRI 等影像学检查可以为 CCLL 胎儿期病情评估提供多种依据。进一步研究 CCLL 胎儿期各项影像学指标与其出生后病情变化及远期预后的关系,将有助于临床医师制订合理的治疗方案。

第四节　先天性乳糜胸

一、概述

先天性乳糜胸(congenital chylothorax)是胎儿时期胸膜间隙内乳糜(淋巴液)的聚积而导致的一种先天性异常,约占原发性胸腔积液的 65%,发病率约 1:(10 000~15 000),男婴更易发生(男女比例 2:1),右侧更常见。胎儿胸腔积液引起的围产期死亡占 22%~53%,且有增高趋势。因此,先天性乳糜胸的产前识别和干预具有重要意义。

(一)病因

乳糜胸通常与乳糜向主循环转运不足有关,依据产生病因可分为先天性和继发性。先天性淋巴发育异常形成的肿块阻碍引流及淋巴引流迟缓是导致胎儿时期形成先天性乳糜胸的重要原因。①先天性肺淋巴管瘤:分化良好的淋巴组织局部增生形成多发性淋巴管瘤浸润肺和其他胸部组织;②先天性淋巴管扩张:可能是原发性发育缺陷导致小叶间和胸膜下淋巴管的弥漫性扩张,或继发于先天性心脏病或肺静脉阻塞等疾病;③先天性淋巴管发育不良综合征:一种可引起先天性乳糜胸的无明确病因的淋巴管异常;④先天性肺畸形、先天性膈疝等胎儿胸部异常的疾病常可伴有先天性乳糜胸发生。乳糜胸还可能与染色体异常(如特纳综合征和努南综合征等)、X 连锁肌管肌病、整合素 $\alpha_9\beta_1$ 的错义突变等相关。继发性乳糜胸起源于胎儿非常罕见。外伤导致胸导管破裂或损伤可引起乳糜胸;上腔静脉或锁骨下静脉的血栓、肿瘤(淋巴瘤、神经源性肿瘤及畸胎瘤等)及肉芽肿感染(结核等)压迫胸导管等使其近端压力升高、过度扩张,甚至破裂,从而造成一侧或双侧乳糜胸。

(二)临床表现与评估

1. 胎儿期症状　症状通常与胸腔积液有关。妊娠早期胸膜腔内大量乳糜液作为占位性病变限制肺部的正常发育,导致肺发育不全和肺动脉高压。妊娠后期发生先天性乳糜胸时,胎儿肺可能发育正常。胎儿的心血管功能也会受损,心排血量减少,静脉回流受阻,出现全身水肿。蛋白质的损失降低了血管室中的肿胀压力,增加了淋巴漏向组织间隙。这种非免疫性心力衰竭导致胎儿死亡的比例增高,妊娠 24 周前发生者预后更差。

2. 产前评估　胎儿时期可根据产前检查以确定胸腔积液量,以此重点评估胎儿生产过程中可能发生的意外情况,并准备多种应急方案,以防宫内窘迫、窒息、缺氧缺血性脑病,甚至死亡的发生。

3. 新生儿期症状　出生即有可能出现呼吸窘迫、心力衰竭等,合并乳糜腹水的新生儿可有腹部和阴囊扩张水肿。

4. 产后处理 及时做好应对可能发生的各种症状的措施,包括氧疗、辅助呼吸等,必要时及时手术治疗。尽可能地减轻对患儿后续的肺发育、肺功能的影响。

(三) 诊断

1. 产前诊断 产前B超对于胎儿胸腔积液有很高的识别度,并可在B超引导下进行胸腔积液穿刺。如穿刺液超过 1 000 个细胞 /μl 的细胞总数(其中至少 80% 的淋巴细胞)和甘油三酯高于 1.2mmol/L 即可诊断为乳糜胸。产前也可进行磁共振检查。

2. 产后诊断 ①胸部 X 线和 CT 检查,可以显示胸腔积液,初步评估积液的量与位置;②MRI 淋巴管造影,能较好地识别淋巴结,但评估淋巴管的作用有限,无创淋巴管磁共振可以在无造影剂的情况下精确成像胸淋巴管;③淋巴闪烁造影术,是利用经过滤的 ^{99m}Tc 作为对比剂对周围淋巴管进行高分辨率成像,并可深入了解淋巴流动力学;④肺活检,是诊断先天性肺淋巴管扩张症等疾病的金标准;⑤胸腔镜检查,用于直接观察乳糜漏,是否存在淋巴系统的相关异常,包括软组织和脏器的淋巴畸形、卡波状淋巴管瘤病等;⑥相关的基因检测。

(四) 治疗

1. 胎儿期治疗 产前干预的目标是减轻对肺部发育的影响,尽可能达到正常发育,并减少积液对静脉回流和心脏功能的干扰。干预措施包括保守监测、宫内胎儿胸腔穿刺、放置胸羊膜分流术及宫内胸膜固定术。若乳糜胸量少也可先保守观察。部分胎儿在 B 超引导下单次宫内胎儿胸腔穿刺可有效解决胸腔积液,防止进一步合并症的发展。部分胎儿需进行胸腔羊膜分流术,可提供持续的单向引流,使液体从胸腔流入周围的羊膜腔。胸膜高压(膈肌倒置)的超声征象有助于决定手术时机。使用 OK-432 进行宫内胸膜固定术尚缺乏其安全性和有效性的足够证据。其他包括孕妇疼痛管理、液体和电解质平衡、营养管理、血压支持等。

2. 新生儿期治疗 新生儿治疗的目标是减少乳糜胸体积以保持胸膜间隙的畅通,并留出时间让受伤的淋巴管愈合或形成足够的侧支连接。通常需要诊断性胸腔穿刺,若胸腔积液过多影响呼吸或积液可能再次发生则需留置胸腔引流管。其他包括生长抑制素类似物(奥曲肽)可用于减少淋巴分泌,免疫球蛋白和抗生素用于预防全身感染风险,营养支持,中链甘油三酯的配方奶粉可直接吸收到门静脉系统而不通过淋巴引流,有助于减少乳糜液的生成并封闭泄漏等。重症患者可能需要辅助通气。保守治疗无效或疗效不佳,可考虑手术干预。

二、典型病例

孕妇,30 岁,生育史 0-0-0-0,平素孕期规律,LMP:2021-11-8,EDC:2022-8-15,停经一月余查尿 HCG(+),孕 2 个月出现不明显的早孕反应(恶心、呕吐),产前 B 超提示胎儿发育与同龄基本相符,自孕 5 个月至今胎动好,定期做产前检查,薄层液基细胞学检查(−),胎儿大畸形排查未见异常,无创产前基因检测低风险,生长符合孕周。口服葡萄糖耐量试验(−)。

2022 年 6 月 10 日行超声示胎儿右侧胸腔积液(游离无回声区 44mm × 15mm),随访复查积液量渐增多,遂于 1 周后行胸腔穿刺引流术及羊水减量术。术中行羊水减量 1 600ml,并在超声引导下自胎儿右侧肋膈角处肋间穿刺进针抽取胸腔积液 30ml 送检,超声监测见肺较前明显扩张(图 10-10)。半个月后予以地塞米松促胎肺成熟后,次日行"胎儿胸腔穿刺术 + 胸腔引流置管 + 脐静脉穿刺术 + 羊水减量术",予以羊水减量 1 200ml,胎儿抽取胸腔积液 70ml,并将 3F 双 J 管一端置于胎儿胸腔,另一端推入羊毛腔内。5 天后再次行羊水减量术,抽取羊水约 1 500ml(图 10-11),次日因"胎盘早剥"娩出一女婴。

患儿系 G_1P_1,胎龄 34^{+2} 周,剖宫产。出生体重 2 670g,Apgar 评分 7-8-9。因新生儿呼吸急促、胸腔积液,在气管插管球囊加压给氧下急转收治入院。

入院时体格检查:体温 36.2℃,脉搏 125 次 /min,呼吸 35 次 /min,SpO$_2$ 93%(机械通气)。神志清,反应欠佳。前囟平软,大小 0.8cm × 0.8cm,头围 33cm。颈软,气管居中,右肺呼吸音低,左肺呼吸音粗,双肺未及明显干湿啰音。四肢肌张力可,拥抱反射不完全,觅食反射(−),吸吮反射(−),握持反射(−)。

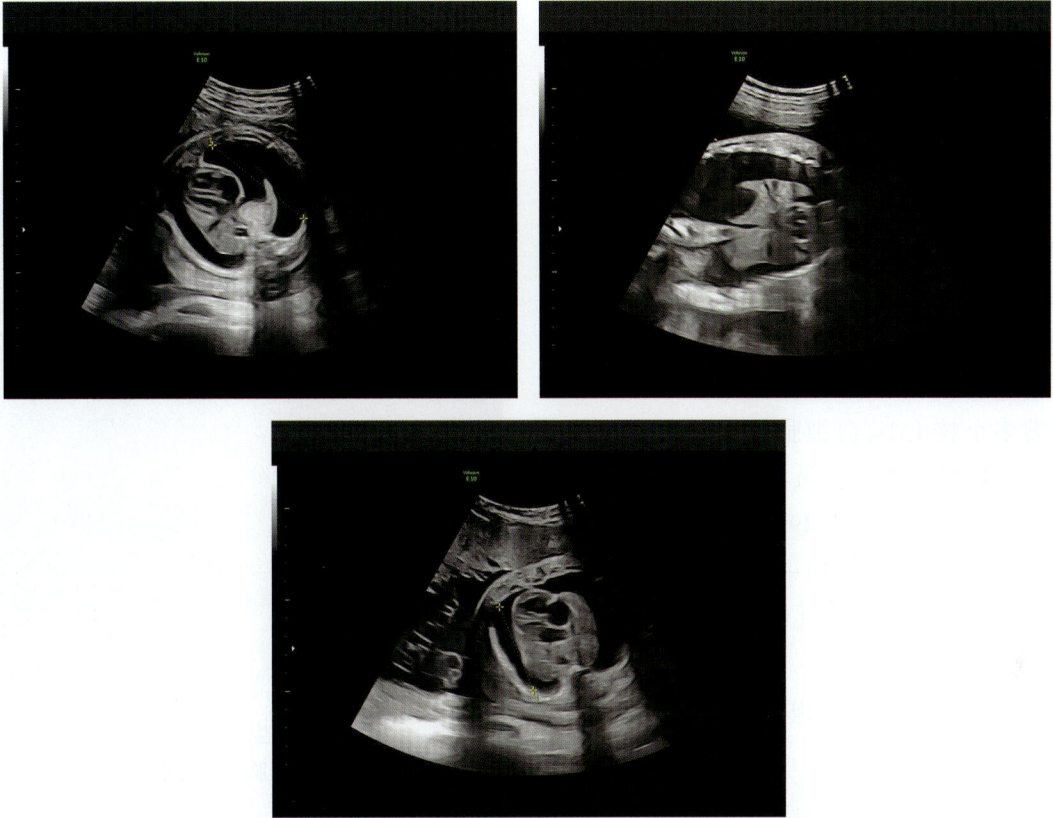

■ 图 10-10　胎儿超声检查显示双侧胸腔积液

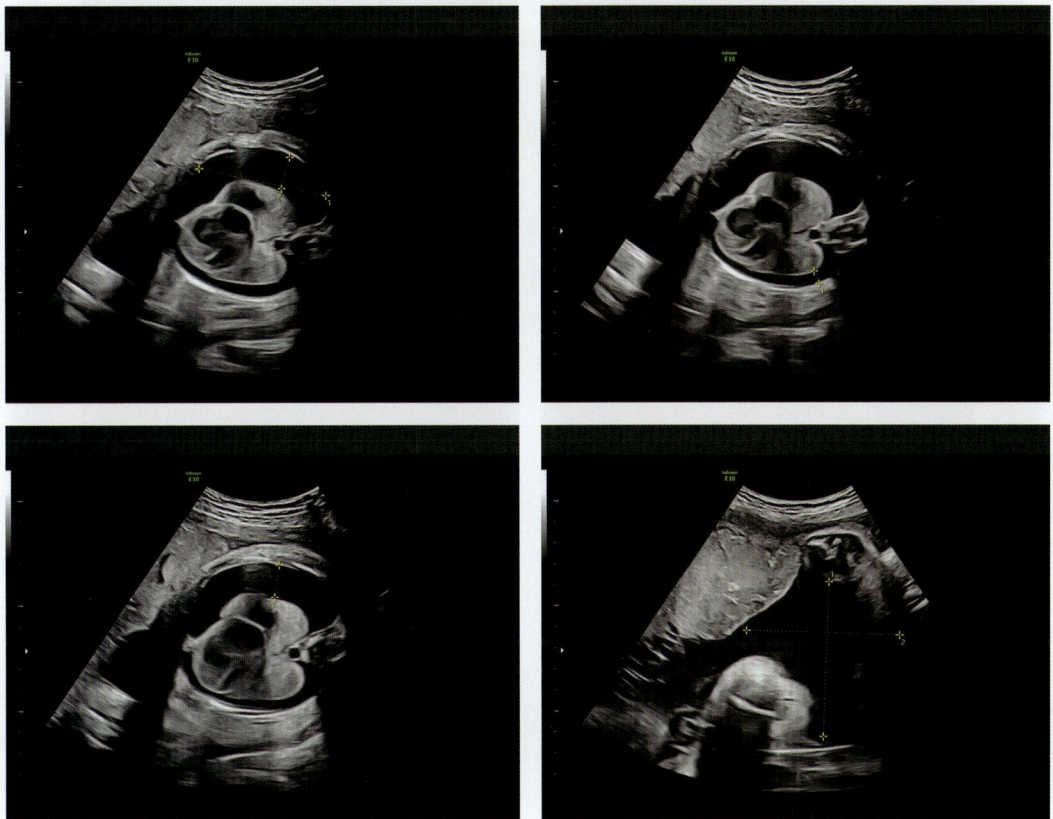

■ 图 10-11　胎儿超声检查显示胸腔积液改善

实验室检查：血常规：WBC 10.78×10⁹/L，N% 59.5%，L% 15.3%，HB 134g/L，PLT 332×10⁹/L，CRP<1mg/L。

血生化：谷丙转氨酶 6.0U/L，GGT 165.0U/L，白蛋白 25.7g/L，乳酸 4.6mmol/L。

DIC：凝血酶原时间 12.3 秒，部分凝血活酶时间 63.8 秒，纤维蛋白原 1.77g/L，DD- 二聚体 12.22mg/L，纤维蛋白(原)降解产物 22.42mg/L。

胸腹水检测：白细胞计数 9 120×10⁶/L，白细胞分类多个核 15%，白细胞分类单个核 85%，李凡他蛋白定性阳性(+)，氯 103mmol/L，葡萄糖 3.9mmol/L，体液蛋白定量 49.2g/L，LDH 169U/L，胸腔积液乳糜定性检测阴性(−)。

免疫球蛋白：免疫球蛋白 G 1.75g/L，免疫球蛋白 A<0.28g/L。

入院时胸部 X 线检查(2022-7-7)：两肺纹理增多模糊(图 10-12)。

胸部 CT 检查(2022-7-27)：两侧支气管中心性对称性改变，气道重建显示出右上支气管开口狭窄，双侧胸腔引流中(图 10-13)。

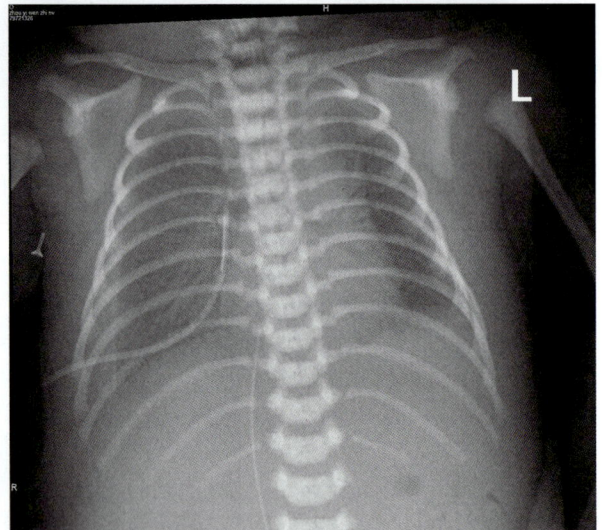

■ 图 10-12　生后第 1 天胸部 X 线检查
(右侧胸腔闭式引流中)

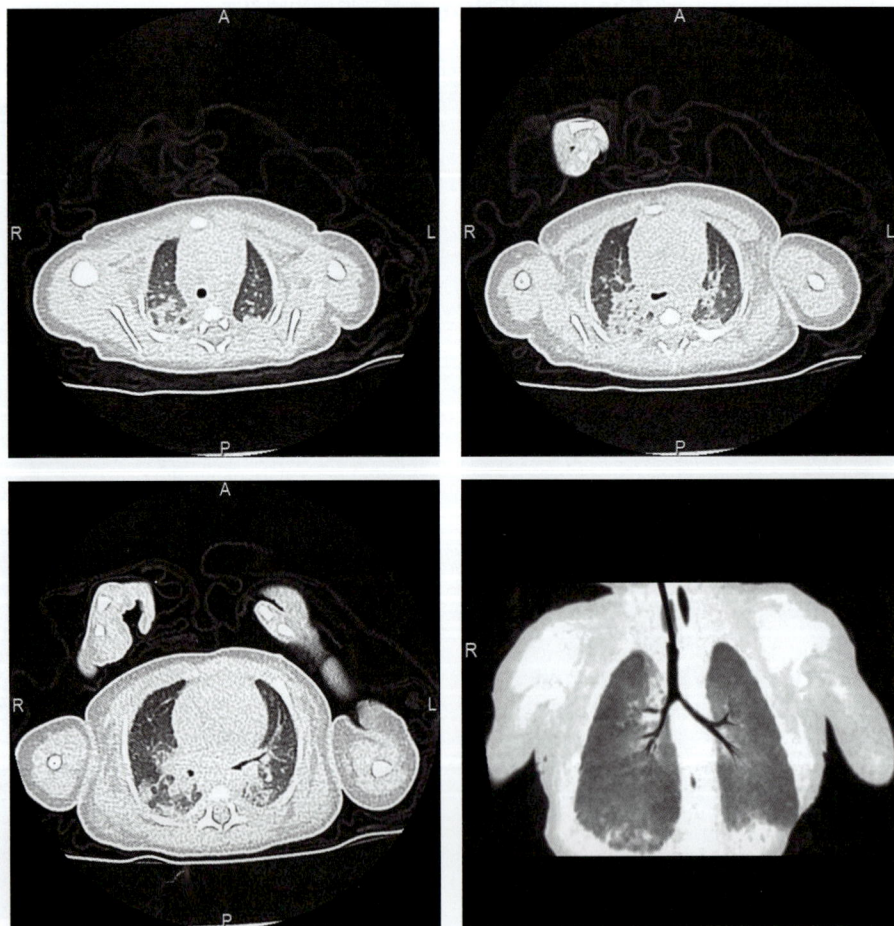

■ 图 10-13　胸部 CT 检查

诊断：新生儿呼吸衰竭，胸腔积液，乳糜胸，新生儿肺炎，早产儿，新生儿低蛋白血症。

诊疗经过：合理抗感染，吸氧，禁食，呼吸机辅助通气，维持水电解质平衡，IVIG 及其他对症治疗。入院第 14 天起予以奥曲肽减少胸腔积液产生，逐渐加量至 6μg/(kg·h)，至生后 54 天停用。患儿禁食期间予以全肠外营养，至生后 45 天开奶，后渐加量可耐受。入院即予以右侧胸腔闭式引流，第 7 天予以左侧胸腔闭式引流（图 10-14），至生后 55 天拔除双侧闭式引流管。至 67 天患儿体温正常，无吸氧状态下氧饱和度稳定，复查胸部 X 线片基本正常（图 10-15），予以出院。

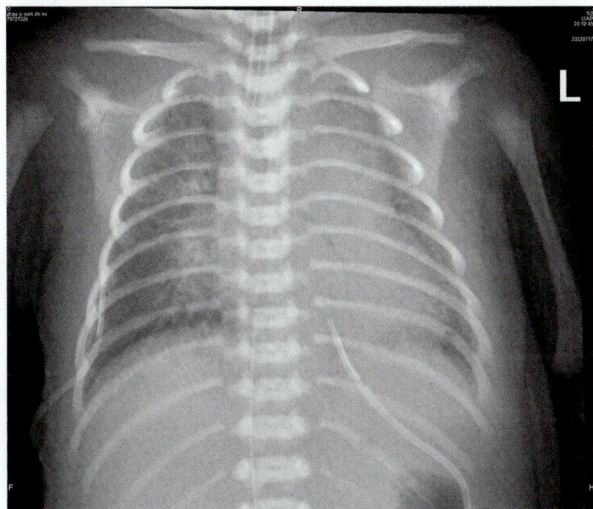

■ 图 10-15　出院时胸部 X 线检查（生后 67 天）

三、产前诊断的前沿进展

目前，关于乳糜胸患者中淋巴管生成相关基因研究主要聚焦在 3 型血管内皮生长因子受体（VEGFR3）、酪氨酸蛋白磷酸酶非受体型 11（PTPN11）、整合素 9（ITGA9）和叉头盒蛋白 C2（FOXC2），但并未见关于上述基因与先天性胸导管畸形发病相关的报道。此外，目前有报道正在对淋巴管疾病的新生儿使用特殊阵列和 SNP 阵列的寡核苷酸比较杂交（oligonucleotide comparative hybridization）技术检测，期待结果能为我们提供更多产前诊断信息。

（潘伟华，张建华，王伟鹏，王奕，李京阳，王俊）

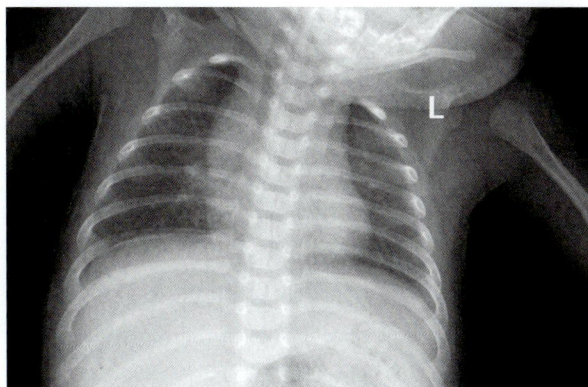

■ 图 10-14　生后第 7 天胸部 X 线检查（双侧胸引中）

参 考 文 献

1. RAVEH E, PAPSIN BC, FARINE D, et al. The outcome after perinatal management of infants with potential airway obstruction. Int J PediatrOt orhinolaryngol, 1998, 46 (3): 207-214.

2. LAJE P, JOHNSON MP, HOWELL LJ, et al. Ex utero intrapartum treatment in the management of giant cervical teratomas. J Pediatr Surg, 2012, 47 (6): 1208-1216.

3. LAZAR DA, OLUTOYE OO, MOISE KJ, et al. Ex-utero intrapartum treatment procedure for giant neck masses-fetal and maternal outcomes. J Pediatr Surg, 2011, 46: 817-822.

4. CASS DK, OLUTOYE OO, CASSADY CI, et al. EXIT-to-resection for fetuses with large lung masses and persistent mediastinal compression near birth. J Pediatr Surg, 2013, 48: 138-144.

5. BAKER PA, AFTIMOS S, ANDERSON BJ. Airway management during an EXIT procedure for a fetus with dysgnathia complex. Paediatr Anaesth, 2004, 14: 781-786.

6. HEDRICK MH, FERRO MM, FILLY RA, et al. Congenital high airway obstruction syndrome (CHAOS): a potential for perinatal intervention. J Pediatr Surg, 1994,(29): 271-274.

7. GARCÍA-DÍAZ L, CHIMENEA A, DE AGUSTÍN JC, et

al. Ex-Utero Intrapartum Treatment (EXIT): indications and outcome in fetal cervical and oropharyngeal masses. BMC Pregnancy Childbirth, 2020, 20 (1): 598.

8. TONNI G, DE FELICE C, CENTINI G, et al. Cervical and oral teratoma in the fetus: a systematic review of etiology, pathology, diagnosis, treatment and prognosis. Arch Gynecol Obstet, 2010, 282 (4): 355-361.

9. GORINCOUR G, DUGOUGEAT-PILLEUL F, BOUVIER R, et al. Prenatal presentation of cervical congenital neuroblastoma. Prenat Diagn, 2003, 23 (8): 690-693.

10. TONNI G, GRANESE R, MARTINS SANTANA EF, et al. Prenatally diagnosed fetal tumors of the head and neck: a systematic review with antenatal and postnatal outcomes over the past 20 years. J Perinat Med, 2017, 45 (2): 149-165.

11. MERNAGH JR, MOHIDE PT, LAPPALAINEN RE, et al. US assessment of the fetal head and neck: a state-of-the-art pictorial review. Radiographics, 1999, 19: 229-241.

12. COURTIER J, PODER L, WANG ZJ, et al. Fetal tracheolaryngeal airway obstruction: prenatal evaluation by sonography and MRI. Pediatr Radiol, 2010, 40 (11): 1800-1805.

13. GAFFURI M, TORRETTA S, IOFRIDA E, et al. Multidisciplinary management of congenital giant head and neck masses: Our experience and review of the literature. J Pediatr Surg, 2019, 54 (4): 733-739.

14. YOSHIDA S, KIKUCHI A, NAITO S, et al. Giant hemangioma of the fetal neck, mimicking a teratoma. J Obstet Gynaecol Res, 2006, 32 (1): 47-54.

15. NOVOA RH, QUINTANA W, CASTILLO-URQUIAGA W, et al. EXIT (ex utero intrapartum treatment) surgery for the management of fetal airway obstruction: A systematic review of the literature. J Pediatr Surg, 2020, 55 (7): 1188-1195.

16. RYAN G, SOMME S, CROMBLEHOLME TM. Airway compromise in the fetus and neonate: Prenatal assessment and perinatal management. Semin Fetal Neonatal Med, 2016, 21 (4): 230-239.

17. MYERS LB, BULICH LA, MIZRAHI A, et al. Ultrasonographic guidance for location of the trachea during the EXIT procedure for cervical teratoma. J Pediatr Surg, 2003, 38 (4): 12.

18. CHANDRASEKHARAN PK, RAWAT M, MADAPPA R, et al. Congenital Diaphragmatic hernia-a review. Matern Health Neonatol Perinatol, 2017, 3: 6.

19. WJE BL, DICK T, PM S. Role of nutrition, lifestyle factors, and genes in the pathogenesis of congenital diaphragmatic hernia: human and animal studies. Nutrition Reviews, 2010 (12): 719-730.

20. LALLY KP, ENGLE W. Postdischarge follow-up of infants with congenital diaphragmatic hernia. Pediatrics, 2008, 121 (3): 627-632.

21. 王伟鹏, 谢伟, 刘全华, 等. 先天性膈疝术后肺功能转归的临床研究. 中华小儿外科杂志, 2020, 41 (1): 5.

22. 王伟鹏, 王俊, 潘伟华, 等. 先天性膈疝患儿术后生长发育评估. 中华小儿外科杂志, 2020, 41 (5): 5.

23. DANZER E, HEDRICK HL. Controversies in the management of severe congenital diaphragmatic hernia. Seminars in fetal & neonatal medicine, 2014, 19 (6): 376-384.

24. BURGOS CM, FRENCKNER B, LUCO M, et al. Prenatally versus postnatally diagnosed congenital diaphragmatic hernia-Side, stage, and outcome. J Pediatr Surg, 2019, 54 (4): 651-655.

25. DEPREST J, BRADY P, NICOLAIDES K, et al. Prenatal management of the fetus with isolated congenital diaphragmatic hernia in the era of the TOTAL trial. Semin Fetal Neonatal Med, 2014, 19 (6): 338-348.

26. RUSSO FM, CORDIER AG, BASURTO D, et al. Fetal endoscopic tracheal occlusion reverses the natural history of right-sided congenital diaphragmatic hernia: European multicenter experience. Ultrasound in Obstetrics & Gynecology, 2021, 57 (3): 378-385.

27. CRUZ-MARTINEZ R, FIGUERAS F, MORENO-ALVAREZ O, et al. Learning curve for lung area to head circumference ratio measurement in fetuses with congenital diaphragmatic hernia. Ultrasound in obstetrics & gynecology: the official journal of the International Society of Ultrasound in Obstetrics and Gynecology, 2010, 36 (1): 32-36.

28. KOSIŃSKI P, WIELGOŚ M. Congenital diaphragmatic hernia: pathogenesis, prenatal diagnosis and management-literature review. Ginekologia Polska, 2017, 88 (1): 24-30.

29. 王伟鹏, 潘伟华, 陈杰, 等. 疝囊对先天性膈疝患儿临床结局的影响. 中华小儿外科杂志, 2019, 40 (3): 4.

30. WANG X, SHI Q, PAN W, et al. Mediastinal Shift Angle in Fetal MRI Is Associated With Prognosis, Severity, and Cardiac Underdevelopment in Left Congenital Diaphragmatic Hernia. Frontiers in pediatrics, 2022, 10: 907724.

31. PATEL N, MASSOLO AC, KIPFMUELLER F. Congenital Diaphragmatic Hernia-Associated Cardiac Dysfunction. Seminars in Perinatology, 2019.

32. MENON SC, TANI LY, WENG HY, et al. Clinical Characteristics and Outcomes of Patients with Cardiac Defects

and Congenital Diaphragmatic Hernia. Journal of Pediatrics, 2013, 162 (1): 114-119.

33. AKINKUOTU AC, CASS DL, TIMOTHY CL, et al. An evaluation of the role of concomitant anomalies on the outcomes of fetuses with congenital diaphragmatic hernia. Journal of Pediatric Surgery: Official Journal of the Surgical Section of the American Academy of Pediatric, the British Association of Paediatric Surgeons, the American Pediatric Surgical Association, and the Canadian Association of Paediatric Surgeons, 2016.

34. WANG W, PAN W, CHEN J, et al. Outcomes of Congenital Diaphragmatic Hernia in One of the Twins. American Journal of Perinatology, 2019, 36 (12): 1304-1309.

35. DEPREST J, GRATACOS E, NICOLAIDES KH, et al. Fetoscopic Tracheal Occlusion (FETO) for Severe Congenital Diaphragmatic Hernia: Evolution of a Technique and Preliminary Results. Obstetrical & Gynecological Survey, 2005.

36. DEPREST JA, NICOLAIDES KH, BENACHI A, et al. Randomized Trial of Fetal Surgery for Severe Left Diaphragmatic Hernia. New England Journal of Medicine, 2021, 385 (2): 107-118.

37. RUANO R, YOSHISAKI CT, DA SILVA MM, et al. A randomized controlled trial of fetal endoscopic tracheal occlusion versus postnatal management of severe isolated congenital diaphragmatic hernia. Ultrasound Obstet Gynecol, 2012, 39 (1): 20-27.

38. JANI JC, NICOLAIDES KH, GRATACOS E, et al. Severe diaphragmatic hernia treated by fetal endoscopic tracheal occlusion. Ultrasound in obstetrics & gynecology: the official journal of the International Society of Ultrasound in Obstetrics and Gynecology, 2009, 34 (3): 304-310.

39. RUANO R, PEIRO JL, DA SILVA MM, et al. Early fetoscopic tracheal occlusion for extremely severe pulmonary hypoplasia in isolated congenital diaphragmatic hernia: preliminary results. Ultrasound Obstet Gynecol, 2013, 42 (1): 70-76.

40. RUANO R, DA SILVA MM, CAMPOS JA, et al. Fetal pulmonary response after fetoscopic tracheal occlusion for severe isolated congenital diaphragmatic hernia. Obstetrics and gynecology, 2012, 119 (1): 93-101.

41. DEPREST JA, BENACHI A, GRATACOS E, et al. Randomized trial of fetal surgery for moderate left diaphragmatic hernia. New England Journal of Medicine, 2021.

42. ALI K, GRIGORATOS D, CORNELIUS V, et al. Outcome of CDH infants following fetoscopic tracheal occlusion-Influence of premature delivery. Journal of pediatric surgery, 2013, 48 (9): 1831-1836.

43. CHIARA, EMMA, CAMPIGLIO, et al. An injectable, degradable hydrogel plug for tracheal occlusion in congenital diaphragmatic hernia (CDH). Materials Science & Engineering C, 2019.

44. BASURTO D, SANANÈS N, BLEESER T, et al. Safety and efficacy of the Smart Tracheal Occlusion device in the diaphragmatic hernia lamb model. Ultrasound in Obstetrics & Gynecology, 2021.

45. PERRONE EE, DEPREST JA. Fetal endoscopic tracheal occlusion for congenital diaphragmatic hernia: a narrative review of the history, current practice, and future directions. Transl Pediatr, 2021, 10 (5): 1448-1460.

46. STYLE CC, OLUTOYE OO, BELFORT MA, et al. Fetal endoscopic tracheal occlusion reduces pulmonary hypertension in severe congenital diaphragmatic hernia. Ultrasound Obstet Gynecol, 2019, 54 (6): 752-758.

47. 潘伟华, 王伟鹏, 王俊, 等. 多学科联合诊疗模式对先天性重症膈疝诊治疗效 10 年评估. 中华小儿外科杂志, 2020, 41 (1): 5.

48. LIM D, GOLOVAN S, FORSBERG CW, et al. Crystal structures of Escherichia coli phytase and its complex with phytate. Nature Structural Biology, 2000, 7 (2): 108-113.

49. KUNISAKI SM, SAITO JM, FALLAT ME, et al. Development of a multi-institutional registry for children with operative congenital lung malformations. J Pediatr Surg, 2020, 55: 1313-1318.

50. WONGKKY, FLAKEAW, TIBBOELD, et al. Congenital pulmonary airway malformation: advances and controversies. Lancet Child Adolesc Health, 2018, 2 (4): 290-297.

51. LAU CT, KAN A, SHEK N, et al. Is congenital pulmonary airway malformation really a rare disease? Result of a prospective registry with universal antenatal screening program. Pediatr Surg Int, 2017, 33: 105-108.

52. STOCKER JT, MADEWELL JE, DRAKE RM. Congenital cystic adenomatoid malformation of the lung. Classification and morphologic spectrum. Hum Pathol, 1977, 8: 155-171.

53. EHRENBERG-BUCHNER S, STAPF AM, BERMAN DR, et al. Fetal lung lesions: can we start to breathe easier? Am J Obstet Gynecol, 2013, 208: 151. e1-7.

54. KUNISAKI SM, LEYS CM. Surgical pulmonary and pleural diseases in children: lung malformations, empyema, and spontaneous pneumothorax. Adv Pediatr, 2020, 67: 145-169.

55. STOCKER JT. Cystic lung disease in infants and children.

Fetal Pediatr Pathol, 2009, 28: 155-184.

56. ADZICK NS, HARRISON MR, GLICK PL, et al. Fetal cystic adenomatoid malformation: prenatal diagnosis and natural history. J Pediatr Surg, 1985, 20: 483-488.

57. CROMBLEHOLM E, COLEMA N, HEDRIC K, et al. Cystic adenomatoid malformation volume ratio predicts outcome in prenatally diagnosed cystic adenomatoid malformation of the lung. J Pediatr Surg, 2002, 37 (3): 331-338.

58. KUNISAKI SM, FAUZA DO, NEMES LP, et al. Bronchial atresia: the hidden pathology within a spectrum of prenatally diagnosed lung masses. J Pediatr Surg, 2006, 41: 61-65.

59. MOROTTI RA, GUTIERREZ MC, ASKIN F, et al. Expression of thyroid transcription factor-1 in congenital cystic adenomatoid malformation of the lung. Pediatr Dev Pathol, 2000, 3: 455-461.

60. 莫绪明, 徐畅, 曾琪. 先天性肺气道畸形诊疗中国专家共识 (2021 版). 中华小儿外科杂志, 2021, 42 (8): 679-687.

61. 刘文英. 先天性肺气道畸形的诊治与预后问题. 中华小儿外科杂志, 2021, 42 (4): 289-293.

62. RUANO R, BENACHI A, AUBRY MC, et al. Prenatal diagnosis of pulmonary sequestration using three-dimensional power Doppler ultrasound. Ultrasound Obstet Gynecol, 2005, 25: 128-133.

63. MACARDLE CA, EHRENBERG-BUCHNER S, SMITH EA, et al. Surveillance of fetal lung lesions using the congenital pulmonary airway malformation volume ratio: natural history and outcomes. Prenat Diagn, 2016, 36: 282-289.

64. FIEVET L, D'JOURNO XB, GUYS JM, et al. Bronchogenic cyst: best time for surgery? Ann Thorac Surg, 2012, 94: 1695-1699.

65. KUNISAKI SM, SAITO JM, FALLAT ME, et al. Current operative management of congenital lobar emphysema in children: A report from the Midwest Pediatric Surgery Consortium. J Pediatr Surg, 2019, 54: 1138-1142.

66. 袁淼, 徐畅, 程凯昇, 等, 胸腔镜下解剖性病灶切除术治疗儿童先天性肺畸形的初步探讨. 临床小儿外科杂志, 2022, 21 (07): 612-616.

67. MEI-ZAHAV M, KONEN O, MANSON D, et al. Is congenital lobar emphysema a surgical disease? J Pediatr Surg, 2006, 41: 1058-1061.

68. KUNISAKI SM, SAITO JM, FALLAT ME, et al. Fetal risk stratification and outcomes in children with prenatally diagnosed lung malformations: results from a multi-

institutional research collaborative. Ann Surg, 2022, 276 (5): 622-630.

69. USUI N, KAMATA S, SAWAI T, et al. Outcome predictors for infants with cystic lung disease. J Pediatr Surg, 2004, 39 (4): 603-606.

70. RUCHONNET-METRAILLER I, LEROY-TERQUEM E, STIRNEMANN J, et al. Neonatal outcomes of prenatally diagnosed congenital pulmonary malformations. Pediatrics, 2014, 133: 1285-1291.

71. GIRSEN AI, HINTZ SR, SAMMOUR R, et al. Prediction of neonatal respiratory distress in pregnancies complicated by fetal lung masses. Prenat Diagn, 2017, 37: 266-272.

72. KELLERT M, RAKE A, MICHELS C, et al. MR assessment of fetal lung development using lung volumes and signal intensities. Eur Radiol, 2004, 14 (6): 984-989.

73. ZAMORAI J, SHEIK HF, CASSADY CI, et al. Fetal MRI lung volumes are predictive of perinatal outcomes in fetuses with congenital lung masses. J Pediatr Surg, 2014, 49 (6): 853-858.

74. RILEY JS, URWIN JW, OLIVER ER, et al. Prenatal growth characteristics and pre/postnatal management of bronchopulmonary sequestrations. J Pediatr Surg, 2018, 53: 265-269.

75. MEIZNER I, ROSENAK D. The vanishing fetal intrathoracic mass: consider an obstructing mucous plug. Ultrasound Obstet Gynecol, 1995, 5: 275-277.

76. 罗登科, 王清海, 程凯昇, 等. 胸腔镜钟向式肺叶切除术治疗儿童先天性肺畸形的临床研究. 中华小儿外科杂志, 2022, 43 (9): 801-805.

77. 袁淼, 徐畅, 杨纲, 等. 加速康复外科在胸腔镜肺切除治疗儿童先天性肺疾病中的应用. 中华小儿外科杂志, 2019, 40 (9): 797-800.

78. HELLMUN DA, BERG C, GEIPEL A, et al. Prenatal diagnosis and evaluation of sonographic predictors for intervention and adverse outcome in congenital pulmonary airway malformation. PLoS One, 2016, 11 (3): e0150474.

79. ANNUNZIATA F, BUSH A, BORGIA F, et al. Congenital lung malformations: unresolved issues and unanswered questions. Front Pediatr, 2019, 7: 239.

80. 鲍一笑. 小儿呼吸系统疾病学. 2 版. 北京: 人民卫生出版社, 2019.

81. BELLINI C, BOCCARDO F, BELLINI T. Congenital Chylothorax of the Newborn. Respiration, 2022, 101 (8): 793-794.

82. ATTAR MA, DONN SM. Congenital chylothorax. Semin Fetal Neonatal Med, 2017, 22 (4): 234-239.

83. BELLINI C, CABANO R, DE ANGELIS LC, et al.

Octreotide for congenital and acquired chylothorax in newborns: A systematic review. J Paediatr Child Health, 2018, 54 (8): 840-847.

84. TUTOR JD. Chylothorax in infants and children. Pediatrics, 2014, 133 (4): 722-733.

85. DE ANGELIS LC, BELLINI T, WITTE MH, et al. Congenital chylothorax: Current evidence-based prenatal and post-natal diagnosis and management. Lymphology, 2019, 52 (3): 108-125.

86. RESCH B, SEVER YILDIZ G, REITERER F. Congenital Chylothorax of the Newborn: A Systematic Analysis of Published Cases between 1990 and 2018. Respiration, 2022, 101 (1): 84-96.

87. ROCHA G, ARNET V, SOARES P, et al. Chylothorax in the neonate-A stepwise approach algorithm. Pediatr Pulmonol, 2021, 56 (10): 3093-3105.

88. COSTA KM, SAXENA AK. Surgical chylothorax in neonates: management and outcomes. World J Pediatr, 2018, 14 (2): 110-115.

89. CHEN-HY, MA GC, SHIH JC. Genome-wide gene expression analysis implicates the immune response and lymphangiogenesis in the pathogenesis of fetal chylothorax. PLoS One, 2012, 7 (4): 34901.

第十一章

泌 尿 系 统

第一节 概 述

先天性泌尿系统异常（congenital anomalies of kidney and urinary tract，CAKUT）是一类常见的胎儿先天性畸形，占先天性异常畸形的1%，总体发病率为0.3%~0.6%。先天性泌尿系统畸形可有不同的临床表型，其中主要包括肾囊性异常（多囊性肾发育不良、多囊肾疾病和梗阻性囊性发育不良等）、泌尿系统梗阻性相关疾病（肾积水、后尿道瓣膜、尿直肠隔畸形序列症和巨膀胱等）、肾结构和位置异常（异位肾、肾缺如、重复肾和马蹄肾等）、下尿路异常（尿道下裂等），以及泌尿系统疾病相关的异常综合征（染色体17q12缺失综合征）。

遗传、基因、内分泌、药物等众多因素均能导致胎儿泌尿系统畸形。早期孕期筛查能发现泌尿系统异常，可帮助临床医生尽早介入诊疗，提高患儿疾病预后，改善不良结局。

一、泌尿系统正常胚胎发育

泌尿系统来源于胚胎早期的间介中胚层。在胚胎第4周初始，体节外侧的间介中胚层与体节分离，形成一对条索状的细胞团，头端为生肾节，尾端为生肾索。胚胎第5周，生肾索体积增大，从胚体后壁突向体腔，沿脊柱两旁形成纵行隆起，称为尿生殖嵴。之后，尿生殖嵴中部出现一条纵沟，分成外侧的中肾嵴和内侧的生殖腺嵴。

肾和输尿管的发生可分为独立的3个阶段，即前肾、中肾和后肾。前肾（图11-1）在胚胎第4周发生，头端部的生肾节出现7~10对横行的上皮细胞索，形成前肾小管，外侧端向尾端延伸互相连接，形成一条纵行管道，称为前肾管。至4周末期，肾小管全部退化，前肾管与前肾小管相连一小段退化，其余不退化改称中肾管。中肾（图11-2）发生于第4周末，胸腹部的生肾索自头端开始形成由单层立方上皮形成的"S"形小管，称为中肾小管。每一条横行的小管内侧端膨大，并凹陷成双层杯状的肾小囊。囊内有从背主动脉分支来的毛细血管球，毛细血管球和肾小囊构成肾小体。后肾（图11-3）在中肾发育中即已经开始，其发生于胚胎第5周初。后肾起源于输尿管芽和生后肾原基。输尿管芽是由中肾管尾部近泄殖腔开口处向背外侧长的一个盲管。输尿管芽伸入生后肾原基内，顶端膨大为肾盂，主干是输尿管。通过输尿管芽的诱导，中肾嵴尾端的中胚层形成许多密集的细胞团，呈帽状包围在输尿管芽周围,形成生肾原基,后发育成肾单位。

膀胱和尿道主要由泄殖腔和尿生殖窦分化(图 11-4)。在胚胎发育第 4~7 周,尿直肠隔向尾侧延伸,将泄殖腔分隔成背侧的肛窦和腹侧的尿生殖窦。

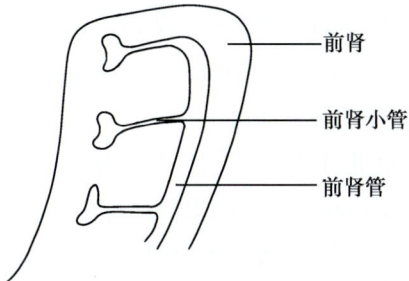

■ 图 11-1 前肾

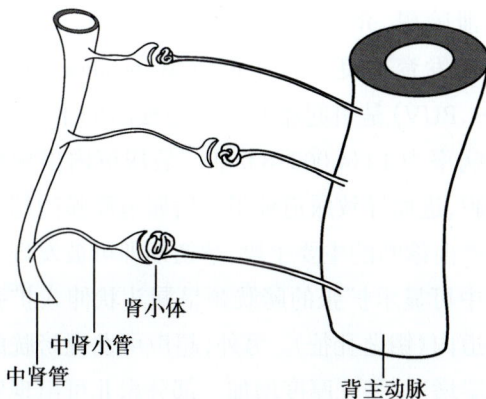

■ 图 11-2 中肾

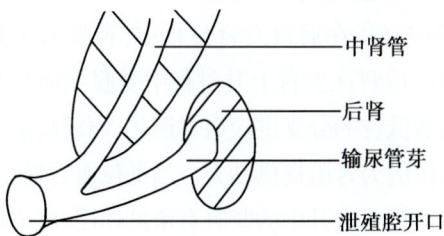

■ 图 11-3 后肾

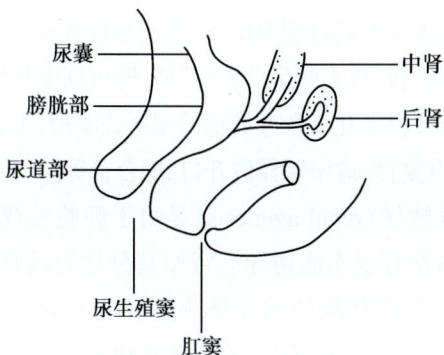

■ 图 11-4 膀胱和尿道

尿生殖窦可分为上、中、下三段。膀胱为上段膨大发育而来。中段又称尿道段,发育为男性尿道的前列腺部、膜部或女性尿道。下端发育成尿道海绵体部的大部分或女性阴道前庭。

二、先天性泌尿系统异常的常见疾病与致病因素

泌尿系统畸形有不同的临床表型,本章主要罗列了常见的泌尿系统畸形及其可能的致病因素。

(一) 肾囊性疾病

Potter 分法将胎儿肾脏囊性病变分为 4 型:即婴儿型多囊肾、多囊性发育不良肾、成人型多囊肾及梗阻性囊性发育不良肾。

多囊性发育不良肾(multicystic dysplastic kidney,MCDK)是胎儿期最常见的肾发育异常疾病之一。其发生机制在胚胎发育早期出现的肾梗阻性病变,干扰输尿管芽与后肾原基之间的相互作用,从而使肾发育异常。形态上表现为肾实质由大小及数量不同的囊腔构成,基本正常肾形态消失,可同时伴有输尿管发育不良或闭锁。

多囊性发育不良肾尚无明确病因,相关研究发现染色体异常拷贝数、染色体缺失或重复、相关致病基因均可能是 MCDK 的致病因素。目前识别的致病基因有 *PAX2*(OMIM:167409)、*SIX2*(OMIM:604994)、*TCF2*(OMIM:189907)。另外,染色体异常可能导致 MCDK 的有 17q12 微缺失、22q13.31 微缺失、10q24.3 微缺失,10q24.3 等。其中孤立的 MCDK 中,17q12 和 22q11.2 结构畸变导致的微缺失和微重复是最常见的染色体异常。相关的胎儿异常综合征如 DiGeorge 综合征、Kallmann 综合征等也有 MCDK 的报道。

多囊性肾发育不良大多数单侧发病,然而最近一项纳入 97 例 MCDK 患儿的研究发现,其中约 20% 患儿同时存在对侧的肾脏结构发育异常。MCDK 患儿预后主要取决于健侧肾脏的功能。在孕期中,更早的超声检查与基因筛查可以提早保护 MCDK 患儿的健侧肾功能。孕期监测羊水量十分重要,因为羊水量正常可能提示肾脏功能暂时正常,而羊水量过少或胎儿超声显示膀胱部充盈欠佳可能提示肾脏功能衰竭,预后不佳。

梗阻性囊性发育不良是 Potter Ⅳ型的肾囊性疾病,孕期超声可发现肾积水或输尿管扩张、肾脏缩小、肾实质回声增强等。孕期发现的肾积水应对胎儿进行全面扫查,排除其他泌尿系统畸形或多系统畸形。尽早进行包括小儿泌尿外科的多学科会诊,可为孕妇及家人提供详细的随访方案。

(二)泌尿系统梗阻性疾病

1. 先天性肾积水 先天性肾积水(congenital hydronephrosis,CHn)指胎儿期就存在的肾集合系统扩张。国际胎儿协会将其定义为胎儿 24 周之前肾脏集合系统分离超过 0.5cm,而 24 周之后和新生儿期分离超过 1cm。在胎儿超声中,肾积水并不少见,但大部分无临床意义,均可自行消失。进行性加重且持续的肾积水需要得到临床的监测与重视。临床可通过 SFU 与 APD 分级,对肾积水严重程度进行分级。

APD 是指肾脏横截面肾盂前后径的数值。APD 分级系统是一种客观定量的肾积水分级系统。孕中期 APD≥4mm,孕晚期≥7mm 诊断为胎儿肾积水。孕中期:4mm≤APD<7mm 为轻度积水,7mm≤APD≤10mm 为中度积水,APD>10mm 为重度积水;孕晚期:7mm≤APD<9mm 为轻度积水,9mm≤APD≤15mm 为中度积水,APD>15mm 为重度积水。

SFU 分级系统是根据肾盂、肾盏及肾是指系统情况进行分级。集合系统无扩张为 SFU 0 级;肾盂扩张未到肾外为 SFU 1 级;肾盂扩张到肾外且主要肾盏扩张为 SFU 2 级;SFU 2 级加次要肾盏扩张为 SFU 3 级;SFU 3 级加肾皮质变薄为 SFU 4 级。SFU 系统的局限性在于难以区分节段性肾盏扩张或肾实质变薄。

2. 病理性肾积水 病因较多,多由梗阻因素造成。梗阻因素包括膀胱输尿管反流、肾盂输尿管连接处梗阻(ureteropelvic junction obstruction,UPJO)、输尿管开口囊肿、后尿道瓣膜(posterior urethral valves,PUV)和原发性非反流巨输尿管等,少见的还有异位输尿管(ectopic ureter)、输尿管膀胱连接处梗阻(ureterovesical junction obstruction,UVJO)和输尿管狭窄。

胎儿肾积水的预后主要取决于导致积水的病因、肾积水的出现时间、集合系统的分离程度、肾皮质萎缩及胎儿肾功能等因素。临床医生应根据胎儿期集合系统分离程度决定随访与治疗手段。肾盂扩张前后径>15mm,高度提示梗阻性病变的可能,产后应积极随访,必要时手术治疗;肾盂扩张前后径为 10~14mm,建议产后随访检查;肾盂扩张前后径为 4~10mm 时,可能是正常或者生理性的,妊娠过程中随访观察即可。

3. 胎儿下尿路梗阻 下尿路梗阻(lower urinary tract obstruction,LUTO)是由后尿道瓣膜、尿道闭锁或尿道狭窄等病因引起的胎儿尿路排泄障碍。因排尿障碍会导致宫内羊水过少,胎儿往往肺发育不全,增加新生儿死亡发生。另外,下尿路排泄障碍,介入引起膀胱功能受损,严重者可引起肾发育不良。后尿道瓣膜(posterior urethral valves,PUV)是引起胎儿下尿路梗阻的主要病因,其发病率为 1:(4 000~8 000)。后尿道内出现软组织瓣膜,进而导致尿道梗阻。后尿道瓣膜的超声诊断是产前诊断的主要手段,孕初期即可被发现。在超声中可显示扩张的膀胱颈呈漏斗状伸入扩张的后尿道内(钥匙孔征)。另外,超声可发现膀胱的肌肉小梁增厚,膀胱厚度增加。部分患儿可出现肾盂输尿管扩张、羊水过少等情况。

(三)肾形态及位置异常疾病

异位肾指在后肾发育过程中,肾脏未达到正常的位置。后肾在发育上升过程中受腹主动脉分支供血。随着低位的分支供应血管退化,而较高水平的分支血管供应为肾脏提供动力。当低位血管退化失败,退化的血管对上升中的肾脏有牵扯作用,形成低位的异位肾。上升过度则可能进入胸腔。异位肾根据位置不同,可分为盆腔异位肾、交叉异位肾和胸腔异位肾。临床上可通过超声检查,当正常肾区未探及肾脏回声,且同侧肾上腺呈"平卧"征,即可高度怀疑异位肾。异位肾患儿多合并其他泌尿系统畸形,如肾发育不良、重复肾、输尿管异位开口、融合肾等。

肾缺如(renal agenesis)是由于胚胎发育期,输尿管不发育或不能诱导后肾原基分化为后肾导致,出生后单侧肾缺如的总体患病率为 0.04%。肾缺如多以单侧起病为主,当双侧肾缺如时,即为严重畸形,具有致死性。一旦确诊双肾缺如的患儿,应尽早终止妊娠。根据研究表明,肾缺如具有遗传倾向。21- 三体综合征、特纳综合征、染色体 22q11 缺失综合征与染色体异常有关。另外,多种基因的突变也被证明与肾缺如的发病相关,如 *HNF-1β*、*PAX2*、*SALL1*、*SIX1* 和 *EYA1*。孕期胎儿的肾缺如可根据超声诊断,存在双肾缺如时往往存在羊水过少,为超声透光带来困难。羊膜腔灌注术和 MRI 检查均可提高肾缺如的诊断率。肾缺如的预后与合并畸形密切相关,单侧肾缺如时,健侧肾脏代偿性增大,满足个体泌尿系统功能。当伴有肾外异常畸形,如心脏、消化道畸形时提示预后不佳。

重复肾也是儿童常见的泌尿系统先天性畸形,常伴有输尿管囊肿、输尿管异位开口和输尿管反流。在胚胎发育过程中,中肾管下端发育出双输尿管芽,或输尿管芽顶部分裂呈两束,即可能存在诱导形成重复肾。重复肾有不同的解剖类型,可出现完全重复输尿管汇入膀胱,或重复输尿管与正常输尿管于中间融合后再汇入膀胱。在产前诊断中,MRI 诊断肾重复畸形具有明确的价值和优势。MRI 能够清晰地显示扩张的肾盂、肾盏和输尿管。超声因受肠管的混淆,常难以鉴别扩张的输尿管。重复肾由于其伴发畸形,如输尿管异位开口、输尿管囊肿等,可能引起复发性尿路感染或漏尿等临床表现,需产后明确诊断,甚至需要手术治疗。

马蹄肾是一类肾融合异常性疾病。在胚胎发育 5~8 周时,左右两侧的肾下极互相连接融合形成了马蹄肾。孕期超声可对马蹄肾进行明确诊断,超声可显示双肾在脊柱前位置,腹主动脉和下腔静脉前方双肾融合,呈 "U" 形。研究表明,孤立性的胎儿马蹄肾未见明显基因异常风险。而特纳综合征、21- 三体综合征等发生马蹄肾的概率较高。马蹄肾患者一般不需要特殊治疗,但因马蹄肾的解剖结构异常,若有肾结石、肾积水、尿路结石、肿瘤等合并疾病时,治疗较正常肾脏困难。

(四) 泌尿系统异常相关的遗传综合征

梅干腹综合征 (Prune-Belly syndrome, PBS) 是一种罕见的先天畸形,其临床表现为腹壁肌肉缺损、尿路异常及双侧隐睾三联征。发病率约为 1:50 000。PBS 的病因可能是在胚胎发育 6~10 周时,中胚层腹壁和泌尿系统肌肉受外界因素影响停止发育。另外,也有学者认为,可能是尿道梗阻引起或染色体畸变等病因。因为梅干腹综合征常合并多系统畸形,孕早期的超声诊断可帮助提高预后。PBS 超声图像具有以下特征:①胎儿腹腔巨大囊性包块;②胎儿腹壁薄。PSB 早期诊断需与后尿道瓣膜、尿道闭锁等其他下尿路梗阻引起的膀胱继发性增大的疾病相鉴别。PBS 预后主要与是否合并其他畸形相关。Ekwunife 通过早期诊断 PBS 后,对未合并其他畸形的 PBS 患儿膀胱内放置引流管,将尿液引流至羊膜腔内,改善患儿肺部发育环境,提高预后。

第二节 临 床 实 践

一、先天性肾积水

(一) 概述

先天性肾积水 (congenital hydronephrosis, CHn) 是常见的小儿泌尿系统畸形之一,病因以 UPJO 最常见。在产前检查中,肾积水的发生率为 1%~2%,当出现双侧严重肾积水时会对发育中的胎儿产生重大影响,其中包括随后出现的胎儿肾损害发展、肺发育不良和新生儿期肾衰竭。然而,随着产前干预、产后呼吸支持及肾脏替代治疗的飞快发展,孕期严重肾积水患儿的短期和长期预后结局得到了进一步的改善。

(二) 典型病例

31 岁孕妇,于孕 13 周 B 超检查时发现胎儿双肾集合系统分离,右侧 3mm,左侧 5mm。同期行羊水穿刺,其染色体核型分析未见异常。因随检发现左肾积水持续增大,遂于孕 26 周时转至笔者医院。胎儿磁共振检查示:胎儿右肾形态欠佳,多发囊样液体信号,较大者约 25mm×15mm,未见正常左肾结构,左侧腹部巨大囊样信号,约 75mm×55mm,怀疑为左肾重度肾积水(图 11-5)。经产科、小儿泌尿外科、新生儿科、麻醉科及影像科等多学科会诊后,患儿于孕 27⁺⁴ 周行 B 超定位下胎儿肾穿刺引流术,术中抽取尿液 100ml,超声监视见左肾积水基本消失,术后常规抑制宫缩及预防感染,出院前再次复查超声提示胎儿左侧肾盂分离 16.6mm(图 11-6)。

穿刺 2 周后复查超声见胎儿左侧肾盂积水明显增加,先后于孕 28⁺⁴ 周、30⁺⁶ 周、32⁺² 周行胎儿肾脏穿刺引流术,并于孕 36⁺⁵ 周行超声检查提示:胎儿左肾区域见两个无回声区,大小约 36mm×22mm、70mm×50mm,右肾区域见两个无回声区,大小约 19mm×17mm、50mm×32mm。会诊考虑继续妊娠可能导致胎儿肾功能损害、危及胎儿生命及预后,遂决定予以水囊引产。胎儿出生后完善泌尿系超声、磁共振及核素肾图检查,诊断为先天性双侧肾积水、左侧输尿管囊肿、右侧重复肾。生后 10 天患儿出现尿路感染,经多学科会诊后行膀胱镜下输尿管囊肿激光切开术及左侧肾周囊性占位穿刺造瘘术。后患儿持续存在左侧肾周感染,引流不畅,且左肾无功能,于 6 个月行左肾及周围组织切除术,术后患儿感染指标恢复正常,定期随访至今。

(三) 产前诊断

随着产前超声检查在胎儿产前筛查的普及和应用,更多的泌尿系统先天性畸形在产前得以发

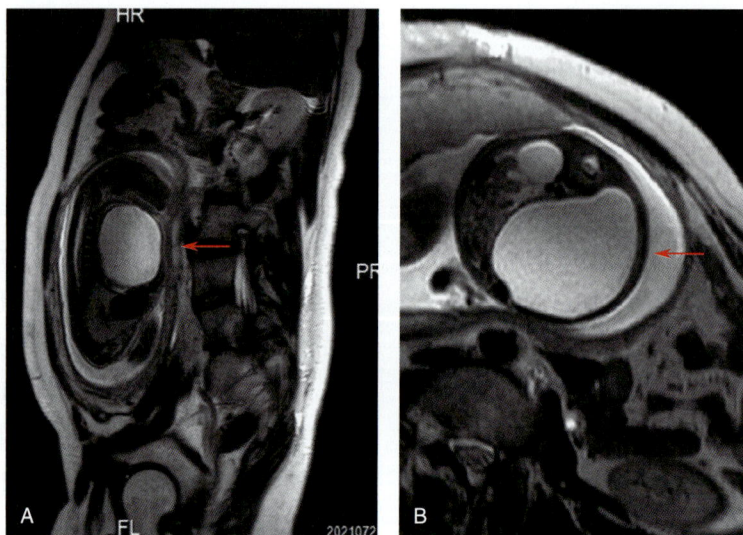

■ 图 11-5 胎儿磁共振检查
A. 矢状面;B. 横断面胎儿磁共振成像。箭头指向胎儿左腹巨大囊性信号,B 中可见胎儿部分肠腔受压推移。

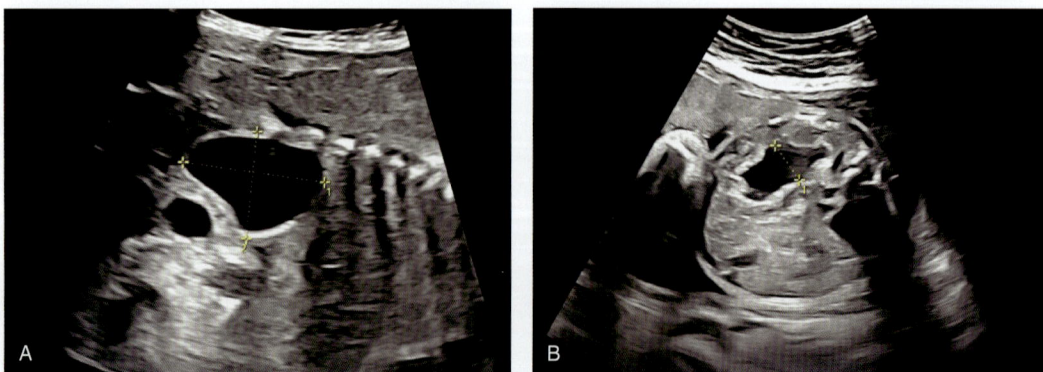

■ 图 11-6 出院前再次复查超声
A. 胎儿第一次肾穿刺引流术前;B. 胎儿第一肾穿刺引流 3 天后超声影像。黄色虚线显示胎儿左肾积水大小,
左侧肾盂分离分别为 37mm、16.6mm。

现,目前国内外有关胎儿肾积水的诊断标准尚不统一,对胎儿及新生儿肾积水的干预时机及其预后亦存在很大争议。

目前临床上常用的肾积水分级方法是依据胎儿泌尿学会(Society of Fetal Urology,SFU)提出的基于肾盂扩张前后径(antero-posterior-diameter, APD)的分级系统,该系统主要用于胎儿及婴幼儿肾积水的评估。

APD分级仍缺乏明确一致的指标,最普遍接受的是Corteville等据研究中报道,妊娠33周前 ≥ 4mm或妊娠33周后 ≥ 7mm的APD可以识别100%的最终肾功能受损或需要手术的胎儿。在Nguyen等人的研究中,更加细化了胎儿肾积水APD分级,将其分为轻、中、重三个等级(表11-1),因此,本文报道的胎儿孕前期双肾积水肾盂前后径均超过15mm,为双侧重度肾盂积水。

表 11-1　肾积水和产后泌尿系疾病风险的分级
(改编自 Nguyen 等人研究)

等级	肾盂扩张的前后径 APD		预测指标的风险评估
	孕中期	孕晚期	百分比(95% 置信区间)
轻	4~7mm	7~9mm	11.9(4.5~28.0)
中	7~10mm	9~15mm	45.1(25.3~66.6)
重	>10mm	>15mm	88.3(53.7~98.0)

(四) 胎儿风险评估

诊断胎儿肾积水及判断预后,仍是产前咨询中既关键又具有挑战性的部分,并且正确的风险评估,对后续治疗方案中决定是否干预及干预的时机、方法等起着极为重要的作用。

通常可以通过超声、磁共振等影像检查,了解胎儿肾积水的分级或严重程度、肾实质情况、羊水量、输尿管扩张、肾的长径、膀胱充盈情况等特征指标,另外,还可以通过胎儿尿液生化指标、血清 β_1 微球蛋白等实验室检查来评估胎儿肾功能。在一项预测产后肾功能的荟萃分析中,发现羊水量和肾实质情况的预测价值最高,其中羊水过少的敏感性为63%,特异性为76%,肾实质情况的敏感性为57%,特异性为84%。本文中胎儿在孕期中羊水量未见明显异常,而左肾实质菲薄,孕 36^{+1} 周超声提示左肾实质厚仅为3.3mm,其最终结局因无功能被

手术切除。

(五) 治疗

对于胎儿肾积水的治疗,通常包括终止妊娠、期待治疗、提前分娩及宫内治疗。宫内治疗可以提高胎儿存活率,在一定程度上改善肾脏功能,但在处理方式的选择上仍存在争议。已有文献报道治疗措施包括开放性胎儿手术、胸腔-羊膜腔分流术、PUV胎儿镜下激光消融、超声引导下经皮膀胱-羊膜腔分流术等。其中,最常进行的胎儿干预是膀胱羊膜分流术,可通过将尿液转移至羊膜腔纠正因尿路梗阻导致的羊水过少,促进胎儿肾脏和肺部的发育,并最终改善胎儿疾病进程。然而,迄今为止,仍无足够的数据支持胎儿干预的益处。

二、后尿道瓣膜

(一) 概述

后尿道瓣膜(posterior urethral valves,PUV)是男性先天性下尿路梗阻中最常见的疾病,每1万例分娩中占2~3例,其中产前诊断率高达62%。PUV的胚胎学尚不清楚,可能是中肾管异位到泄殖腔而引起。其对患儿泌尿系统损害巨大,在妊娠期即可出现尿量减少、羊水过少进而导致肺发育不全等,即使出生后及时治疗去除后尿道瓣膜并解除梗阻,仍有40%的患儿需药物或者间歇清洁导尿来帮助排空膀胱,高达30%的患儿需要终身的肾脏替代治疗。

(二) 典型病例

一位 35 岁孕妇,在孕 11~14 周时超声检查未见明显异常,于孕 16 周时超声提示胎儿膀胱膨胀,宽度约34mm,呈典型的锁孔征,肾脏轻度高回声伴轻度肾积水,羊水容量处于正常值的下限,余未发现其他系统异常。羊膜穿刺术检查基因为 46,XY 核型。随后两周胎儿尿路状况明显恶化,超声显示膀胱宽度增长至61mm,肾盂肾盏明显扩张。在被告知预后和产前干预方案后,该孕妇同意进行球囊导管扩张手术。

产妇在合适剂量芬太尼阿曲库铵臀部注射的麻醉条件下进行麻醉,在超声引导下经腹将一个18 号穿刺针插入胎儿膀胱,后将冠状动脉导管引

线插入尿道,沿导丝插入 Maverick 2 球囊导管扩张胎儿尿道(球囊直径为 2mm,长度为 9mm)。该球囊在胎儿下尿道中充气扩张。术后即能观察到该胎儿尿流恢复通常,术后 1 天超声检查提示膀胱减压成功,羊水量正常。目前该孕妇妊娠 27 周,胎儿羊水量正常,无任何尿路阻塞迹象。

(三) 产前诊断

后尿道瓣膜可以在产前或产后诊断,目前还未发现产前和产后诊断在 PUV 结局上有任何差异。在产前诊断中,超声是评估胎儿下尿路梗阻最常见的方式,磁共振成像也逐渐被使用。继发于下尿路梗阻的产前超声通常表现为扩张且壁厚的膀胱和扩张的后尿道,两者组合产生 "锁孔" 外观,即锁孔征;伴发的输尿管肾盂积水可能不对称,约 15% 的后尿道瓣膜病例为单侧输尿管肾盂积水。在 Liao 等人的研究中指出,妊娠早期发现的巨膀胱,膀胱直径纵向直径为 7mm 甚至更大时,通常能自发消退,而当扩张>15mm 时则不太可能出现消退。由于胎儿膀胱膨胀的确切原因无法通过超声评估,Welsh 等人和 Ruano 等人评估了胎儿镜检查在确定梗阻原因方面的效用,结论指出在诊断后尿道瓣膜灵敏度上胎儿镜直接观察(83.3%~100%)高于超声(62.5%~63.6%)。这些检查需要于胎儿出生后通过超声等检查核实,确诊则要依靠排尿性膀胱造影。

(四) 胎儿风险评估

尽管羊水过少和双侧肾皮质囊肿很难明确判断产前肾发育不良的程度,但在预测产后肾功能上有着统计学的显著性,羊水过少在预测 1 岁

时肾功能差(血肌酐>1.2mg/dl)方面的特异性为 67%~75%,肾皮质囊肿的特异性为 89%。胎儿尿液分析对进一步衡量肾功能损害程度的效用上存在争议,胎儿的尿液分析包括钠离子、钙离子、氯化物、渗透压和 β_2 微球蛋白等。在一项系统评价的结果中,显示胎儿尿液钠、钙和 β_2 微球蛋白浓度升高并不能显著预测产后肾功能不良。也有学者认为与分析下尿路梗阻胎儿单份尿液相比,每隔 48~72 小时通过穿刺膀胱连续分析胎儿尿液更能代表肾脏储备。在最新的研究中,成功地使用 67 种胎儿尿肽来预测具有后尿道瓣膜的胎儿出生后肾脏存活率,其特异性和敏感性均高于传统的胎儿尿液分析及超声检查。

(五) 治疗

胎儿下尿路梗阻的治疗仍是尚未解决和广泛讨论的问题,其产前干预的主要目的是降低产后的发病率和死亡率。目前,各中心最常使用的主要技术有两种:膀胱羊膜分流术(vesico-amniotic shunting,VAS)和胎儿膀胱镜下后尿道瓣膜消融术,也有报道通过胎儿膀胱进行尿道支架植入术。为了克服胎儿膀胱镜手术的技术限制,避免胎儿膀胱镜和 VAS 固有的并发症,在本文病例中使用了冠状动脉成形术中的球囊导管进行了胎儿的尿道成形,这种技术的优点是侵入性较小,未在胎儿内留置支架。整个过程是在超声引导下进行的,柔性和可跟踪的导管可以很容易地转向各个方向,插入狭窄的空间。由于胎儿尿道只是机械扩张,导管在手术后立即取出,因此没有热损伤或对周围组织长期刺激的风险。

第三节　研究进展

随着胎儿医学的发展,宫内手术治疗也逐渐发展。宫内手术的目的是控制胎儿组织器官病理改变的发展,改善功能,为胎儿发育成熟创造时间条件,常用的治疗方式包括药物治疗、手术治疗等。

随着微创技术的发展,宫内治疗性的分流术与胎儿镜在产前介入中被不断运用,在胎儿期改善患儿泌尿系统积水情况,能有效提高了胎儿围产期的生存率。

一、泌尿系统相关宫内手术

宫内分流手术是宫内手术治疗的重要手段,其技术应用于 20 世纪 80 年代。1997 年 Coplen 学者通过对既往宫内胎儿肾积水的手术研究发现,持续性的羊水过少是胎儿预后不佳的危险因素。而胎儿宫内超声难以对宫内肾积水的病因进行明确的诊断。仅 47% 的围生儿存活率需要在泌尿系统宫内治疗具有一定突破,然而同时高达 45% 的并发症也对宫内手术带来了巨大的挑战。

胎儿期肾积水的宫内治疗具有一定的选择限制。胎儿先天性泌尿系统畸形发生率约为 1%,其可导致羊水过少等并发症的仅有 1:500。故而 90% 以上的肾积水患儿不需要宫内手术治疗。当羊水量正常的肾积水,即应定期复查超声随访,分娩后再根据需要进行相关治疗。当羊水量中度至重度减少时,则应全面评估胎儿预后情况,若出现重度器官功能发育不全,可根据情况停止妊娠,尽早引产。当胎儿肾功能无明显受损且肺发育成熟,建议尽早终止妊娠,便于胎儿尽早行宫外的治疗。最重要的是,当胎儿肾功能良好但肺发育不够成熟时,可以通过宫内分流手术降低尿路梗阻压力,增加羊水量,从而达到促进肺发育成熟,减少肾功能损伤的作用。

常见的泌尿系统相关的宫内手术包括经皮胎儿肾穿刺术、经皮胎儿膀胱 - 羊膜腔分流术、肾盂 - 羊膜腔分流术等。本章主要介绍分流术及胎儿膀胱镜的手术方式、并发症及预后的情况。

二、泌尿系统分流手术

膀胱 - 羊膜腔分流水主要用于胎儿下尿路梗阻,可通过膀胱的引流管排泄,增加羊水量,促胎儿肺发育成熟,还可以减轻尿路梗阻对肾功能的损伤。目前认为膀胱 - 羊膜腔分流对提高围生期生存率有一定作用,对胎儿远期肾功能及生存率并无有统计学意义的研究发现。膀胱 - 羊膜腔分流术的最佳手术时机为 18~26 周。其手术方式是在超声引导下,将双腔猪尾巴管一端置于胎儿膀胱内,另一端置于羊膜腔内。在置管前后,对羊膜腔的灌注,可以帮助羊膜腔充盈,从而改善手术视野,并增加置管位置的准确性。国外研究发现,膀胱 - 羊膜腔分流术的并发症发生率较高。术后胎儿发生膀胱腹膜瘘、引流管移位等并发症的概率为 30%~45%。通过对 246 例下尿路梗阻的队列研究发现,膀胱 - 羊膜腔分流术明显改善了围生儿的生存率,对生后 6 个月的肾功能与生存率均无明显差异。

肾盂 - 羊膜腔分流术运用于上尿路梗阻。手术方式为超声引导下,通过腹壁穿刺将穿刺套管置入羊膜腔内。通过套管将猪尾巴管推入,远端至于肾盂内,近端位于羊膜腔内。选用胎儿腹壁作为穿刺部位。Nassr 认为通过联合胎儿超声指标及尿液生化可预测胎儿肾功能发展。故而行肾盂 - 羊膜腔分流手术应常规留取生化标本。国内武文娟团队通过探讨双侧肾积水在肾盂 - 羊膜腔分流术后的围生结局发现,宫内治疗组 28 天生存率和手术率高于保守治疗组,而半年生存率、1 年生存率和肾切除率,差异无统计学意义。国外研究认为肾积水患者妊娠期行肾盂 - 羊膜腔分流水,减少了肾积水的胎儿肾实质的压迫,推测增加羊水量后可促进胎儿肺发育,增加围生儿的存活率。

三、胎儿镜的手术治疗

首例胎儿镜的运用是 1954 年 Westin 使用子宫镜插入羊膜腔。后胎儿镜被用于宫内手术、组织活检等多种操作。产前超声对于诊断胎儿下尿路梗阻的特异性不高,但由于胎儿镜的可直视性,诊断胎儿下尿路梗阻具有一定的优势。医生通过术中超声定位,避开胎盘和胎儿,经孕妇皮肤、皮下组织等逐层插入胎儿膀胱,后进行手术操作。与分流术相比,胎儿镜的运用尚无权威数据进行比较。Vinit 指出,目前尚无试验表明与分流术相比,胎儿镜解除下尿路梗阻更有效。对于胎儿镜手术(fetal cystoscopy,FC),最常见的并发症是胎膜早破与会阴瘘。另外,胎盘和胎儿损伤、流产、早产和羊膜腔感染及羊水泄漏均有发生。相比分流术,胎儿镜手术只需单次,无须多次置管,且在直视下更容易解除下尿管梗阻,保持膀胱引流通畅。随着胎儿镜技术的发展,临床可进一步运用。其有效性及安全性将进一步得到验证。

四、讨论

综上所述,目前泌尿系统相关的宫内手术治疗主要运用于肾积水。一方面,通过分流术和胎儿镜等方法,可帮助尿路排泄,增加羊水量,从而达到减轻尿路梗阻带来的肾脏损伤。另一方面,尿路排泄导致羊水量的增加,帮助胎儿促进肺发育成熟。研究已表明,对于具有手术适应证的胎儿,宫内治疗可明显改善围生期的生存率,然而对于远期生存率及肾功能改善尚无明确发现。

宫内手术的最佳时间为妊娠20~30周。目前已总结的手术适应证包括:①持续性膀胱扩张伴上尿路扩张;②膀胱出口梗阻;③羊水量减少或过少;④梗阻已影响肾和肺的发育;⑤巨膀胱;⑥尿路梗阻已造成严重双侧肾积水。临床医生应充分掌握手术适应证,慎重决定宫内手术治疗方式,与家属进行良好的沟通。对于期望开展宫内治疗的单位,应开展多学科合作,保证母婴安全。

五、泌尿系统的序贯管理

胎儿泌尿系统畸形的序贯管理包括产前检查随访、产前处理(药物及手术)、早期剖宫产,以及及时终止妊娠。产后包括随诊与治疗(药物及手术)。

对于先天性肾积水,临床医生可遵循2014年美国胎儿泌尿外科协会共识提出的UTD分级进行随诊检查(表11-2)。另外,由于不同病因导致肾积水的临床处理不尽相同,即不同病因的诊治思路也有所差距。

表 11-2　先天性肾积水 UTD A1~A3 级随访方案

阶段	UTA A1	UTD A2~A3
胎儿期	孕32周前诊断为UTD A1者,32周后复查1次B超,若缓解,则可停止随访	首诊4~6周后复查B超
出生后	若未缓解,需要出生后至少2次B超检查:①>48小时至1个月;②1~6个月后	48小时至1个月行B超检查
其他	必要时密切关注	专家咨询

某些情况,如PUV或双侧严重肾积水,可能需要更适合的治疗。

不同病因导致的肾积水治疗适用不同的临床诊治路径,临床医生可根据临床实际需求参考专家共识。

(刘晟男,潘永东,徐国锋)

参 考 文 献

1. POHL M, BHATNAGAR V, MENDOZA SA, et al. Toward an etio-ogical classification of developmental disorders of the kidney and upper urinary tract. Kidney Int, 2002, 61 (1): 10-19.
2. 袁婷婷. 胎儿先天性泌尿系统异常的产前诊断及预后. 妇产与遗传(电子版), 2021, 11 (2): 9.
3. 冯京生, 任红. 泌尿系统. 上海: 上海交通大学出版社, 2011.
4. CALLEN PW. Ultrasonography in obstetrics and gynecology. 4th ed. Philadephia: Saunders, 2007.
5. SCHREUDER MF, WESTLAND R, VAN WIJK JA. Unilateral multicystic dysplastic kidney: a meta-analysis of observational studies on the incidence, associated urinary tract malformations and the contralateral kidney. Nephrol Dial Transplant, 2009, 24 (6): 1810-1818.
6. SCHONFELDER EM, KNUPPEL T, TASIC V, et al. Mutaions in uroplakin ⅢA are a rare cause of renal hypo-dysplasia in humans. Am J Kidney Dis, 2006, 47 (6): 1004-1012.
7. IATROPOULOS P, DAINA E. MELE C, et al. Discordat phenotype in monozygotic twins with renal coloboma syndrome and a PAX2 mutation. Pediatr Nephrol, 2012, 27 (10): 1989-1993.
8. NEGRISOLO S, BENETTI E. CENTI S, et al. PAX2 gene mutations in pediatric and young adult transplant recipients: kidney and urinary tract malformations without ocular anomalies. Clin Genet, 2011, 80 (6): 581-585.
9. ULINSKI T, LESCURE S, BEAUFILS S, et al. Renal

phenotypes related to hepatocyte nuclear factor-1 beta (TCF2) mutations in apediatric cohort. J Am Soc Nephrol, 2006, 17 (2): 497-503.

10. WEBER S, MORINIERE V, KNUPPEL T, et al. Prevalence of mutations in renal developmental genes in children with renal hypodysplasia: results of the ESCAPE study. J Am Soc Nephrol, 2006, 17 (10): 2864-2870.

11. XI Q, ZHU XY, WANG YP, et al. Copy number variations in multicystic dysplastic kidney: update for prenatal diagnosis and genetic counseling. Prenat Diagn, 2016, 36 (5): 463-468.

12. KUWERTZ-BROEKING E, BRINKMANN OA, LENGERKE HJ, et al. Unilateral multicystic dysplastic kidney: experience in children. BJU Int, 2004, 93 (3): 388-392.

13. Diagnostic anténatal de la dysplasie rénalemultikystique: à propos de 18 casPan Afr Med J, 2019, 33: 279.

14. DOS SANTOS J, PAREKH RS, PISCIONE TD, et al. A new grading system for the management of antenatal hydrone-phrosis. Clin J Am Soc Nephrol, 2015, 10 (10): 1783-1790.

15. ZHANG D, SUN X, CHEN XL, et al. Ultrasound evaluation for prediction of outcomes and surgical decision in fetal hy-dronephrosis. Exp Ther Med, 2019, 18 (2): 1399-1406.

16. 杜文欣. 胎儿肾积水的病因、诊治及预后研究进展. 国际妇产科学杂志, 2012, 39 (3): 4.

17. GHANMI S, BEN HAMOUDA H, KRICHENE I, et al. Management and follow-up of antenatally diagnosed primary megaureters. Prog Urol, 2011, 21 (7): 486-491.

18. YANG Y, HOU Y, NIU ZB, et al. Long-term follow-up and management of prenatally detected, isolated hydrone-phrosis. J Pediatr Surg, 2010, 45 (8): 1701-1706.

19. CASSART M. Postnatal evaluation and management of fetal pyelectasis on prenatal ultrasound. J Radiol, 2011, 92 (2): 125-133.

20. KORNER I, VAN GOOL JD, EBERT M, et al. Imaging studies in infants and children with dilatation of the upper urinary tract. Urologe A, 2010, 49 (3): 338-344.

21. CHEVALIER RL. Congenital urinary tract obstruction: the long view. Adv Chronic Kidney Dis, 2015, 22 (4): 312-319.

22. 陈俊雅. 胎儿泌尿系统异常的诊断与处理———泌尿系统梗阻性病变. 中国医刊, 2015, 50 (8): 3.

23. 张煜, 李明星. 产前超声诊断胎儿异位肾的临床分析. 四川医学, 2014, 35 (1): 110-112.

24. 陈金卫, 王红英. 超声对小儿异位肾及其伴发畸形的临床诊断价值. 影像研究与医学应用, 2020, 8 (4): 16.

25. Genital unilateral renal agenesis: Prevalence, prenatal di-agnosis, associated anomalies. Data from two birth-defect registries. Birth Defects Res, 2017, 109 (15): 1204-1211.

26. WEBER S. Novel genetic aspects of congenital anomalies of kidney and urinary tract. Curr Opin Pediatr, 2012, 24 (2): 212-218.

27. WESTLAND R, VERBITSKY M, VUKOJEVIC K, et al. Copy num-ber variation analysis identifies novel CAKUT candidate genes in children with a solitary functioning kidney. Kidney Int, 2015, 88 (6): 1402-1410.

28. DOERY AJ, ANG E, DITCHFIELD MR. Duplex kidney: Not just a drooping lily. J Med Imaging Radiat Oncol, 2015, 59 (2): 149-153.

29. 纪慧, 董素贞. MRI 诊断胎儿重复肾畸形. 中国医学影像技术, 2018, 34: 7.

30. SAGI-DAIN L, MAYA I, FALIK-ZACCAI T, et al. Isolated fetal horseshoe kidney does not seem to increase the risk for abnormal chromosomal microarray results. Eur J Obstet Gynecol Reprod Biol, 2018, 222: 80-83.

31. NATSIS K, PIAGKOU M, SKOTSIMARA A, et al. Horseshoe kidney: a review of anatomy and pathology. Surg RadiolAnat, 2014, 36 (6): 517-526.

32. VIAÑO NOGUEIRA P, SÁNCHEZ FERNÁNDEZ-BRAVO C, BASCUAS ARRIBAS M, et al. Prune belly syndrome. Med Clin (Barc), 2020, 155 (12): 568.

33. EKWUNIFE OH, UGWU JO, MODEKWE V. Prune belly syndrome: early management outcome of nine consecu-tive cases. Niger J Clin Pract, 2014, 17 (4): 425-430.

34. 中华医学会小儿外科学分会泌尿外科学组. 先天性肾盂输尿管交界处梗阻诊疗专家共识. 中华小儿外科杂志, 2018,(11): 804-810.

35. YALÇINKAYA F, ÖZÇAKAR ZB. Management of ante-natal hydronephrosis. Pediatr Nephrol, 2020, 35 (12): 2231-2239.

36. KATSOUFIS CP. Clinical predictors of chronic kidney disease in congenital lower urinary tract obstruction. Pediatr Nephrol, 2020, 35 (7): 1193-1201.

37. JEFFERY M, TAI-MACARTHUR S, SHANGARIS P, et al. Trends in Termination of Pregnancy for Foetal Urological Abnormalities in England and Wales: a Cross-Sectional Study. Reprod Sci, 2023, 30 (4): 1350-1358.

38. LOOS S, KEMPER MJ. Causes of renal oligohydramnios: impact on prenatal counseling and postnatal outcome. Pediatr Nephrol, 2018, 33 (4): 541-545.

39. 余星. 胎儿肾积水的超声诊断、干预及预后评价的研究现状. 国际泌尿系统杂志, 2010,(03): 368-373.

40. LIU DB, ARMSTRONG WR 3RD, MAIZELS M. Hydronephrosis: prenatal and postnatal evaluation and management. Clin Perinatol, 2014, 41 (3): 661-678.

41. CORTEVILLE JE, GRAY DL, CRANE JP. Congenital hydronephrosis: correlation of fetal ultrasonographic findings with infant outcome. Am J Obstet Gynecol, 1991, 165 (2): 384-388.

42. NGUYEN HT, HERNDON CD, COOPER C, et al. The Society for Fetal Urology consensus statement on the evaluation and management of antenatal hydronephrosis. J Pediatr Urol, 2010, 6 (3): 212-231.

43. SAFDAR A, SINGH K, SUN RC, et al. A. Evaluation and fetal intervention in severe fetal hydronephrosis. Current Opinion in Pediatrics, 2021, 33 (2): 220-226.

44. ABDENNADHER W, CHALOUHI G, DREUX S, et al. Fetal urine biochemistry at 13-23 weeks of gestation in lower urinary tract obstruction: criteria for in-utero treatment. Ultrasound Obstet Gynecol, 2015, 46 (3): 306-311.

45. NAGAI S, FUJIOKA K, MINAMIKAWA S, et al. Bilateral Renal Hypoplasia with High β2-Microglobulinuria in the Neonatal Period. Kobe J Med Sci, 2021, 67 (1): 34-37.

46. MORRIS RK, MALIN GL, KHAN KS, et al. Antenatal ultrasound to predict postnatal renal function in congenital lower urinary tract obstruction: systematic review of test accuracy. Bjog, 2009, 116 (10): 1290-1299.

47. YIEE J, WILCOX D. MANAGEMENT Of fetal hydronephrosis. Pediatr Nephrol, 2008, 23 (3): 347-353.

48. CLAYTON DB, BROCK JW. Current State of Fetal Intervention for Lower Urinary Tract Obstruction. Curr Urol Rep, 2018, 19 (1): 12.

49. VASCONCELOS MA, SIMÕES ESAC, DIAS CS, Gomes IR, Carvalho RA, Figueiredo SV, et al. Posterior urethral valves: comparison of clinical outcomes between postnatal and antenatal cohorts. J Pediatr Urol, 2019, 15 (2): 167.

50. FARRUGIA MK. Fetal bladder outlet obstruction: Embryopathology, in utero intervention and outcome. J Pediatr Urol, 2016, 12 (5): 296-303.

51. ASIR AA, AMEH EA, ABDUR-RAHMAN LO, et al. Posterior urethral valve. World J Pediatr, 2011, 7 (3): 205-216.

52. HOLMDAHL G, SILLÉN U. Boys with posterior urethral valves: outcome concerning renal function, bladder function and paternity at ages 31 to 44 years. J Urol, 2005, 174 (3): 1031-1034.

53. KLAUS R, LANGE-SPERANDIO B. Chronic kidney disease in boys with posterior urethral valves-pathogenesis, prognosis and management. Biomedicines, 2022, 10 (8).

54. YADAV P, RICKARD M, KIM JK, et al. Comparison of outcomes of prenatal versus postnatal presentation of posterior urethral valves: a systematic review and meta-analysis. World Journal of Urology, 2022, 40 (9): 2181-2194.

55. WILLIAMS CR, PÉREZ LM, JOSEPH DB. Accuracy of renal-bladder ultrasonography as a screening method to suggest posterior urethral valves. J Urol, 2001, 165 (6 Pt 2): 2245-2247.

56. LIAO AW, SEBIRE NJ, GEERTS L, et al. Megacystis at 10-14 weeks of gestation: chromosomal defects and outcome according to bladder length. Ultrasound Obstet Gynecol, 2003, 21 (4): 338-341.

57. WELSH A, AGARWAL S, KUMAR S, et al. Fetal cystoscopy in the management of fetal obstructive uropathy: experience in a single European centre. Prenat Diagn, 2003, 23 (13): 1033-1041.

58. RUANO R, DUARTE S, BUNDUKI V, et al. Fetal cystoscopy for severe lower urinary tract obstruction-initial experience of a single center. Prenat Diagn, 2010, 30 (1): 30-39.

59. CAPONE V, PERSICO N, BERRETTINI A, et al. Definition, diagnosis and management of fetal lower urinary tract obstruction: consensus of the ERKNet CAKUT-Obstructive Uropathy Work Group. Nat Rev Urol, 2022, 19 (5): 295-303.

60. MORRIS RK, QUINLAN-JONES E, KILBY MD, et al. Systematic review of accuracy of fetal urine analysis to predict poor postnatal renal function in cases of congenital urinary tract obstruction. Prenat Diagn, 2007, 27 (10): 900-911.

61. VANDERHEYDEN T, KUMAR S, FISK NM. Fetal renal impairment. Semin Neonatol, 2003, 8 (4): 279-289.

62. FÉDOU C, BREUIL B, GOLOVKO I, et al. Comparison of the amniotic fluid and fetal urine peptidome for biomarker discovery in renal developmental disease. Sci Rep, 2020: 10 (1): 21706.

63. SMITH-HARRISON LI, HOUGEN HY, TIMBERLAKE MD, et al. Current applications of in utero intervention for lower urinary tract obstruction. J Pediatr Urol, 2015, 11 (6): 341-347.

64. COPLEN DE. Prenatal intervention for hydronephrosis. J Urol, 1997, 157 (6): 2270-2277.

65. 黄帅, 漆洪波. 胎儿宫内治疗性分流术. 中国实用妇科与产科杂志, 2011, 27 (04): 253-255.

66. NASSR AA, SHAZLY S, ABDELMAGIED AM, et al. Effectiveness of vesicoamniotic shunt in fetuses with congenital lower urinary tract obstruction: an updated systematic review and meta-analysis. Ultrasound Obstet Gynecol, 2017, 49 (6): 696-703.

67. 武文娟, 刘侃, 王莉, 等. 胎儿肾积水的宫内治疗. 国际妇产科学杂志, 2022, 49 (3): 350-353.

68. 郭涛, 周辉霞, 尚立新, 等. 胎儿镜在胎儿下尿路梗阻中的应用. 中华腔镜外科杂志 (电子版), 2019, 12 (6): 373-375.

69. VINIT N, GUENEUC A, BESSIÈRES B, et al. Fetal cystoscopy and vesicoamniotic shunting in lower urinary tract obstruction: long-term outcome and current technical limitations. Fetal Diagn Ther, 2020, 47 (1): 74-83.

70. 代莉, 周容. 胎儿肾积水的宫内治疗. 现代预防医学, 2011, 38 (6): 1035-1036.

71. NGUYEN HT, BENSON CB, BROMLEY B, et al. Multi-disciplinary con-sensus on the classification of prenatal and postnatal urinary tract dilation (UTD classification system). J Pediatr Urol, 2014, 10 (6): 982-998.

72. 徐虹, 龚一女. 中国儿童先天性肾积水早期管理专家共识. 中国实用儿科杂志, 2018, 33 (2): 81.

第十二章

内分泌遗传代谢病

第一节 概 述

一、内分泌疾病

内分泌系统是人体重要的调节系统之一,维持人生理功能的完整和稳定。其中,甲状腺通过合成和分泌甲状腺素,调节机体基础代谢及生长发育,对婴儿期神经系统的发育起着重要作用。

甲状腺起源于内胚层。胎龄第4周时,内胚层细胞在原始咽底部增殖,向颈下方迁徙,形成一个憩室状结构,即甲状腺始基。甲状腺始基逐渐向下间质内生长,借甲状腺舌管与咽表面的上皮相连。甲状腺舌管通常于胎龄第6周退化。少数人的甲状腺舌管在出生后完全或部分残留,形成甲状腺囊肿或瘘管。甲状腺组织在迁移过程中可能滞留于异常部位,形成异位甲状腺组织,可见于舌盲孔处、舌骨附近和胸部等。在甲状腺发生过程中,来源于神经嵴神经外胚层细胞与甲状腺靠近融合,演化成甲状腺滤泡旁细胞,分泌降钙素。胎龄第11周时,甲状腺开始储碘并合成甲状腺素,同时垂体开始分泌促甲状腺素(thyroid-stimulating,TSH)。胎龄第18周时,完善的下丘脑-垂体-甲状腺轴形成。

先天性甲状腺功能减退症(congenital hypo-thyroidism,CH)最常见的病因是甲状腺发育不全或发育异常,其次是甲状腺激素合成缺陷。此病患儿在宫内表现轻重不一,轻者可无症状,严重者可见不同程度的甲状腺肿。新生儿期,患儿可表现为嗜睡、少哭、哭声轻且声音粗而嘶哑、少动、吸吮力差、面容臃肿、腹胀,并常合并脐疝。婴幼儿及儿童期患儿主要表现为智力落后和体格发育落后。CH的诊断依靠典型的临床表现、血清中游离甲状腺素(thyroxine,FT_4)降低和TSH升高。最主要的治疗手段是补充左甲状腺素(levothyroxine,LT_4)。

二、遗传代谢病

遗传代谢病(inherited metabolic disease,IMDs)指有特异代谢标志物的一类遗传病,是由于基因变异导致相应代谢途径中的酶、转运蛋白或辅助因子发生功能障碍,造成体内特异代谢物代谢、合成、转运和储存等方面出现异常。目前已经发现1 000余种IMDs。尽管单种疾病较少见,但其总体发病率达1/800。IMDs的分类方式多样,根据受累代谢物类型可分为氨基酸、有机酸、脂肪酸、尿素循环相关产物、碳水化合物、核酸、金属元素等代谢异常；按代谢异常影响的细胞器也可分为溶酶体贮积病、线粒体病、过氧化酶体病等。IMDs 的宫内临床表现复杂且呈现非特异性，常涉及多器官损伤，主要分为三大类：①畸形，如头畸形、粗面或面部畸形、骨骼畸形、先天性心脏病及神经管畸形等；②发育不良，如皮质异位、皮质囊肿、颅后窝畸形、多囊肾和肝囊肿等；③其他表现，如宫内发育迟缓、胎儿水肿及肝脾大等。生后临床表现包括代谢性脑病、癫痫、发育迟缓、喂养困难、代谢性酸中毒、严重低血糖和高血氨等。IMDs 表现症状的时间与疾病的代谢类型相关，主要取决于有害代谢物质的性质、积累的浓度、变异导致酶活性受损的程度等，且发病程度还受饮食、感染等环境因素的影响。部分疾病在宫内能够通过超声或磁共振发现异常，如溶酶体贮积病和糖原贮积症Ⅳ型可以检测到宫内非免疫性胎儿水肿，戊二酸尿症Ⅰ型可以检测到宫内胎儿外侧裂的盖裂缺失、生发基质囊肿，以及严重的大头畸形，胱氨酸尿症的胎儿常在胚胎第 36 周龄前检测出肠管强回声等。

第二节 临床实践

一、先天性甲状腺功能减退症的宫内诊治及序贯治疗

（一）先天性甲状腺功能减退症的宫内诊断

通过宫内超声检查可以发现疑似 CH 的胎儿，同时测定羊水 TSH、反三碘甲腺原氨酸（reverse triiodothyronine，rT_3）和母亲血 TSH 的水平。如母亲血 TSH 正常，羊水 TSH 升高，rT_3 降低，则可拟诊为胎儿 CH。产前诊断的准确率尚不清楚，应谨慎判断。

（二）先天性甲状腺功能减退症的宫内诊断案例

Catarina 等人曾报道一例胎儿期成功诊断为 CH 的病例。胎龄第 29 周时，B 超检查显示该胎儿甲状腺双侧叶体积明显增大，峡部增厚，腺体内回声粗大；彩色多普勒血流显像提示双侧叶内血流明显增多，双侧甲状腺上动脉血流均增快。胎龄第 32 周时，B 超提示该胎儿甲状腺肿明显增大。羊水检查显示羊水 TSH 水平增高（3.53mIU/ml，参考值 0.04~0.51mIU/ml），羊水 FT_4 水平正常（0.3ng/dl，参考值 0.1~0.77ng/dl）。10 天后，第二次羊水检查显示羊水 TSH 和 FT_4 水平分别为 1.69mIU/ml 和 FT_4 0.6ng/dl。经多学科会诊，孕 38 周经剖宫产娩出一男婴，出生体重 3 480g。该男婴的 1 分钟和 5 分钟 Apgar 评分分别为 7 分及 9 分，生后

因"呼吸困难 10 分钟"入院，脐带血 TSH 显著升高（>715mIU/ml，参考值 2.3~13.2mIU/ml），FT_4 降低（0.2ng/dl，参考值 2~5ng/dl）。甲状腺超声提示右叶甲状腺 18mm×32mm×18mm，左叶甲状腺 18mm×38mm×17mm，证实了产前甲状腺肿的诊断。结合其脐带血激素结果确诊为先天性甲状腺功能减退症。

（三）先天性甲状腺功能减退症的宫内治疗

若胎儿 CH 由孕妇服用抗甲状腺药物导致，孕妇可减少抗甲状腺药物剂量，以减少抗甲状腺药物对胎儿甲状腺的抑制作用。若孕妇未服用抗甲状腺药物，可考虑羊膜腔注射 LT₄。目前，已有部分研究通过羊膜腔注射 LT₄ 治疗胎儿 CH。但国内尚无 LT₄ 注射剂型，治疗较为困难。母体适当应用或增加 LT₄ 是否对胎儿 CH 的治疗有效，有待更多研究支持。

二、氨基酸代谢异常的宫内诊治及序贯治疗

氨基酸代谢病是由于基因变异导致酶缺陷，造成相关氨基酸的代谢障碍和脏器损伤，以脑、肝、肾最常受累。患儿在胎儿期通常无异常临床表现，生后 1 岁内开始出现症状。即使胎儿是氨基酸代谢病患者，其体内过多的氨基酸也可以通过母体代谢，故羊水中氨基酸并无异常，不能通过羊水氨基

酸检测判断胎儿是否患病。现只能通过先证者及其父母基因分析确定基因变异,才能进行胎儿宫内诊断。本科室对 499 例先证者为氨基酸代谢病家系中的孕妇进行羊膜腔穿刺,共诊断 107 例为受累胎儿,其中包括苯丙酮尿症 94 例、枫糖尿病 3 例、酪氨酸血症 1 例、瓜氨酸血症 1 例、鸟氨酸氨甲酰基转移酶缺乏症 2 例等。所有受累胎儿均选择了终止妊娠,余胎儿母亲均继续妊娠至分娩,并随访至今,生长发育均未见异常。

(一) 氨基酸代谢异常的宫内诊断案例

案例 1: 先证者为 *PAH* 基因 c.728G>A(p.R243Q)[母源]和 c.1068C>A(p.Y356X)[父源]复合杂合变异导致的苯丙酮尿症患者,其母亲于孕 17 周行产前诊断,羊水细胞基因检测到 c.728G>A(p.R243Q)杂合变异,胎儿诊断为 *PAH* 基因变异携带者。该孕妇继续妊娠至足月分娩,新生儿足跟血筛查苯丙氨酸水平<120μmol/L。电话随访时,家属称该婴儿 1 月龄、3 月龄和 6 月龄体格检查及生长发育均未见明显异常。

案例 2: 先证者为 *PAH* 基因 c.1068C>A(p.Y356X)[母源]和 c.842+2T>A[父源]复合杂合变异导致的苯丙酮尿症患者,其母亲于孕 16 周行无创产前检测。利用环化单分子扩增和重测序技术(circulating single-molecule amplification and resequencing technology,cSMART)对母体血浆 DNA 等位基因致病位点进行定量及大规模平行扩增,通过等位基因变异百分比数来确定胎儿基因型,即胎儿未携带上述两个变异位点,与羊水穿刺诊断结果一致。

此外,笔者科室对 33 例先证者为苯丙酮尿症家系中的胎儿进行无创产前诊断(non-invasive prenatal testing,NIPT),其中 32 例无创产前诊断结果与介入性产前诊断结果一致,仅出现 1 例假阳性,达到 100% 的敏感性和 96.15% 的特异性。最终诊断 7 例为受累胎儿,18 例为杂合携带者,8 例为正常胎儿。

(二) 氨基酸代谢异常的宫内诊断

大部分氨基酸代谢病胎儿在宫内无特异性表现,超声检查可为部分氨基酸代谢病的诊断提供线索,基因检测仍是宫内诊断的重要依据。

1. **宫内表现**　大部分氨基酸代谢病患儿在胎儿期常无特异性临床表现。

2. **超声检查**　部分氨基酸代谢病患儿可伴异常表现,如胱氨酸血症胎儿常伴有结肠高回声,丝氨酸合成酶缺乏症和天冬酰胺合成酶缺乏症胎儿常伴有小头畸形和宫内生长受限等。

3. **基因检测**　产前基因检测作为诊断重要依据,可分为有创产前诊断和无创产前诊断,其中有创产前诊断可在孕 9~12 周取绒毛膜细胞或孕 16~22 周取羊水细胞进行基因分析。无创产前诊断可通过抽取孕妇血浆,对胎儿游离 DNA 直接检测。现常用的无创产前诊断技术主要包括聚合酶链反应(polymerase chain reaction,PCR)技术、环化单分子扩增和重测序技术及第二代测序技术。由于应用直接检测变异技术诊断率仍达不到 100%,因此对部分家系需采用多重连接依赖式探针扩增技术(multiple ligation-dependent probe amplification,MLPA),结合遗传多态性连锁分析进行产前诊断。

三、有机酸血症的宫内诊治及序贯治疗

有机酸血症是由于体内有机酸代谢过程中酶的功能缺陷,导致体内有机酸及其旁路代谢产物蓄积引起的一类疾病。有机酸血症多为常染色体隐性遗传,常见的疾病包括甲基丙二酸血症(methylmalonic acidemia,MMA)、丙酸血症(propionic acidemia,PA)、异戊酸血症、戊二酸血症 I 型(glutaric academia type I,GA-I)、全羧化酶合成酶缺乏症等。这类疾病患儿在宫内表现轻重不一,轻者可无症状,重者可见发育异常。羊水酰基肉碱串联质谱检测及有机酸气相色谱质谱检测是宫内诊断有机酸血症的重要方法。如 MMA 表现为羊水丙酰肉碱(propionylcarnitine,C3)、C3/乙酰肉碱(acetylcarnitine,C2)、甲基丙二酸、甲基枸橼酸水平增高;PA 表现为羊水 C3、C3/C2、甲基枸橼酸和 3-羟基丙酸升高;GA-I 表现为羊水戊二酰肉碱(glutarylcarnitine,C5DC)、C5DC/辛酰基肉碱(octanoylcarnitine,C8)及戊二酸升高等。基因检测仍是诊断有机酸血症的重要依据,但是如果先证者致病基因不明确,则需要羊水酰基肉碱及有机酸质

谱检测进行诊断。

笔者单位近 10 年应用质谱技术检测羊水中酰基肉碱及有机酸联合基因检测对 731 例有机酸血症家庭的孕妇进行了产前诊断,其中先证者为 MMA 564 例、PA 92 例、GA-I 56 例、异戊酸血症 8 例,阳性率分别为 21.8%、20.7%、21.4% 及 25%。共 157 例胎儿产前诊断为有机酸血症,大部分孕妇选择终止妊娠。只有 1 例筛查确诊未发病的异戊酸血症先证者孕妇选择继续妊娠,胎儿出生后血异戊酰肉碱及尿异戊酰甘氨酸轻度增高,确诊为异戊酸血症患儿,其余排除疾病的胎儿已出生并随访正常。

(一) 有机酸血症的宫内诊治案例

1. 甲基丙二酸血症

案例 1: 先证者为 cblC 型 MMA 患者,仅携带 MMACHC 基因 c.394C>T 一个变异,孕妇于孕 17 周抽取羊水 20ml,其中 2ml 用于同型半胱氨酸检测,3μl 用于串联质谱检测,2ml 用于气相色谱质谱检测,其余羊水培养 2~3 周后,收集羊水细胞进行基因检测。结果显示,胎儿仅检测到 1 个基因变异(MMACHC 基因 c.394C>T),不能判断胎儿是否为患儿,但羊水 C3 水平(8.53μmol/L,参 考 值 0.3~3.0μmol/L)、C3/C2 比 值(0.66,参考值 0.05~0.25)、甲基丙二酸水平(9.16mmol/mmol Cr,参考值 0~0.8mmol/mmol Cr)、甲基枸橼酸水平(0.18mmol/mmol Cr,参 考 值 0~0.3mmol/mmol Cr)及同型半胱氨酸水平(11.6μmol/L,参考值 1.10~4.10μmol/L)均显著高于参考值,判断胎儿为 MMA 患儿,患儿家庭选择引产。

案例 2: 先证者为 cblC 型 MMA 患者,仅携带 MMACHC 基因 c.217C>T 一个变异。孕妇于孕 18 周抽取 20ml 羊水行羊水质谱、羊水同型半胱氨酸及基因检测。结果显示胎儿仅携带 MMACHC 基因 c.217C>T 一个变异,无法判断胎儿是否为患儿,根据其羊水 C3 水平(0.72μmol/L)、C3/C2 值(0.10),甲基丙二酸水平(0mmol/mmol Cr)、甲基枸橼酸水平(0mmol/mmol Cr)及同型半胱氨酸水平(4.10μmol/L)位于正常水平,排除胎儿为 MMA 患儿。该孕妇继续妊娠,胎儿出生正常,生后血 C3、C3/C2、同型半胱氨酸正常,尿甲基丙二酸、尿甲基枸橼酸正常,随访至今,患儿生长发育与同龄儿

相同。

2. 丙酸血症

案例 1: 先证者为 PCCA 基因 c.1118T>A 纯合变异导致的 PA 患者,孕妇再次妊娠时于孕 16 周行产前羊水质谱检测及基因检测。结果显示羊水 C3 水平(16.55μmol/L,参考值 0~5.0μmol/L)、C3/C2 值(0.92,参考值 0~0.3),甲基枸橼酸水平正常(0.74mmol/mmol Cr,参 考 值 0~0.5mmol/mmol Cr)升高,3- 羟基丙酸水平(1.10mmol/mmol Cr,参考值 0~35mmol/mmol Cr)正常,判断胎儿为 PA 患儿,其基因结果回报显示胎儿携带与先证者相同 PCCA 基因 c.1118T>A 纯合变异。患儿家庭选择引产。

案例 2: 先证者为 PCCB 基因 c.337C>T [父源] 和 c.866G>C [母源] 复合杂合变异导致的 PA 患者,其母亲于孕 17 周行产前羊水质谱检测及基因检测。结果显示胎儿仅携带 PCCB 基因 c.337C>T 一个变异,无法判断胎儿是否为患儿,根据其羊水 C3(1.32μmol/L)、C3/C2 值(0.06),3- 羟基丙酸(0mmol/mmol Cr)、甲基枸橼酸水平(0mmol/mmol Cr)为正常水平,排除胎儿为丙酸血症患儿。该孕妇继续妊娠,胎儿出生正常,生后血 C3、C3/C2 正常,尿 3- 羟基丙酸及甲基枸橼酸正常,随访至目前,患儿生长发育与同龄儿相同。

3. 戊二酸血症 I 型

案例 1: 先证者为 GA-I 患者的孕妇于孕 16 周行产前羊水质谱检测及基因检测。结果显示羊水 C5DC 水平(3.56μmol/L,参考值 0~0.3μmol/L)、C5DC/C8 值(19.77,参考值 0~4),羊水气相色谱质谱戊二酸水平(95.41mmol/mmol Cr,参考值 0~2.5mmol/mmol Cr),判断胎儿为患儿,其基因结果回报显示胎儿携带与先证者相同的 2 个 GCDH 基因相关变异。患儿家庭选择引产。

案例 2: 先证者为 GA-I 患者(仅携带 GCDH 基因 c.533G>A 一个变异)的孕妇于孕 16 周行产前羊水质谱检测及基因检测。结果显示胎儿仅携带与先证者相同的 GCDH 基因 c.533G>A 一个变异,无法判断胎儿是否为患儿,但根据羊水 C5DC 水平(2.85μmol)、C5DC/C8 比值(22.28),羊水气相色谱质谱戊二酸水平(266.02mmol/mmol Cr)均显

著高于参考值,判断胎儿为 GA-I 患儿,患儿家庭选择引产。

案例 3: 初产妇于孕 17 周行产前诊断,羊水细胞基因检测到胎儿携带与 GA- I 可能相关的两个变异位点,分别为 c.300G>A(母源,临床意义未明)和 c.383G>A(父源,可能致病),但其相关性需进一步明确,无法判断胎儿是否为 GA-I。根据胎儿羊水串联质谱检测 C5DC 水平(0.37μmol/L)、C5DC/C8 值(3.64),羊水气相色谱质谱戊二酸水平(2.73mmol/mmol Cr),排除胎儿为患儿。该孕妇继续妊娠,胎儿生后检测血 C5DC 水平及尿戊二酸水平正常,随访至目前,患儿生长发育与同龄儿相同。

(二)有机酸血症的宫内诊断

有机酸症患儿宫内表现通常无特异性,但不同疾病存在羊水特异酰基肉碱及有机酸升高,故羊水特异代谢物检测是宫内诊断有机酸血症的重要方法。对于先证者基因变异明确的孕妇,基因检测可作为确诊的重要依据。

1. **宫内表现**　有机酸血症患儿宫内表现轻重不一,轻者可无症状,严重者在宫内可见发育异常,如 MMA 患儿可有生长发育迟缓、面部异常、小头畸形、先天性心脏病、扩张型心肌病等;GA-I 患儿可见头围异常增大,磁共振检查发现额颞叶萎缩、大脑侧裂、蛛网膜下腔增宽及室管膜下囊肿等。

2. **羊水酰基肉碱及有机酸检测**　孕妇于孕 16~20 周抽取羊水,通过串联质谱检测羊水酰基肉碱水平,气相色谱质谱检测羊水有机酸水平是诊断该类疾病的重要方法。MMA 患儿羊水 C3、C3/C2、甲基丙二酸和甲基枸橼酸增高;丙酸血症患儿羊水 C3、C3/C2、甲基枸橼酸和 3- 羟基丙酸升高;GA-I 患儿羊水 C5DC、C5DC/C8 及戊二酸升高等。该方法快速、准确性及特异性较高,但需警惕气相色谱质谱检测可能存在的假阴性。

3. **羊水同型半胱氨酸检测**　采用免疫荧光偏振技术检测羊水同型半胱氨酸水平可用于协助甲基丙二酸血症合并同型半胱氨酸血症产前诊断。

4. **酶学检查**　可通过羊水细胞或绒毛膜组织进行相应酶活性测定,如对于生物素酶缺乏症患儿行生物素酶活性检测,但该方法费时费力,目前临床上较少应用。

5. **基因检测**　宫内基因检测方法可分为有创检测(检测样本为羊水细胞或绒毛膜组织)及无创检测(检测样本为孕妇血)。但对于先证者基因变异位点不明确或仅检测到一个变异位点,则不能诊断。因此,建议临床对怀疑有机酸血症的胎儿行羊水代谢物检测联合基因检测进行诊断,提供合理的遗传咨询和生殖选择。

(三)有机酸血症的宫内治疗

早期的宫内药物治疗可能改善部分有机酸血症患儿的预后。如孕妇产前口服或肌内注射维生素 B_{12},对于维生素 B_{12} 反应型甲基丙二酸血症,口服生物素对于全羧化合成酶缺乏症患儿有一定的疗效。胎儿出生正常,生后代谢物分析可在正常范围内,但疾病相关并发症仍可能存在。目前,有机酸血症宫内治疗的报道有限,其长期预后尚需大样本研究。

四、脂肪酸氧化代谢病的宫内诊治

脂肪酸氧化代谢病是一组较常见的遗传代谢病,均属于常染色体隐性遗传病。由于脂肪酸进入线粒体进行 β 氧化代谢途径中的酶或转运蛋白功能缺陷,导致脂肪酸 β 氧化代谢发生障碍。该类疾病多在生后起病,主要表现为肝病、心肌病及肌肉疾病。在胎儿期即有发育异常,主要见于肉碱棕榈酰转移酶Ⅱ缺乏症及多种酰基辅酶 A 脱氢酶缺乏症。这类疾病的诊断主要依赖相关酶活性分析及基因检测。

笔者科室对 17 例先证者为脂肪酸氧化代谢病家系中的孕妇进行羊膜腔穿刺基因产前诊断,其中先证者为原发性肉碱缺乏症 7 例,多种酰基辅酶 A 脱氢酶缺乏症 5 例,极长链酰基辅酶 A 脱氢酶缺乏症 3 例,短链酰基辅酶 A 脱氢酶缺乏症 2 例,共 5 例携带两个相关疾病致病变异或纯合变异,孕妇均选择终止妊娠。剩余 12 例携带者或未携带相关致病变异胎儿的孕妇继续妊娠,胎儿出生正常,生后生长发育与同龄儿相似。

脂肪酸氧化代谢病宫内诊断

对存在 Dandy-Walke 畸形或其他脑发育障碍的胎儿,应考虑本病的可能性,尤需注意同时伴有多囊肾及脂肪肝者。其确诊仍需依赖酶活性检测及基因检测。

1. 宫内表现　多见于肉碱棕榈酰转移酶Ⅱ缺乏症及多种酰基辅酶A脱氢酶缺乏症,多囊肾及脑发育异常(包括脑室增大、脑积水、脑室钙化、胼胝体发育不全、Dandy-Walke畸形等)较为常见,也可伴有生长发育迟缓、小头畸形、特殊面容、心脏扩大、先天性心脏病等表现。

2. 酶学检查　可通过羊水细胞或绒毛膜组织进行相应酶活性测定。

3. 基因检测　需明确先证者疾病相关基因的两个致病变异,孕妇于孕9~12周绒毛膜穿刺,取绒毛膜细胞基因检测,或孕16~22周羊膜囊穿刺,取羊水细胞行基因检测。

4. 串联质谱检测　串联质谱检测羊水酰基肉碱水平可用于辅助诊断,如多种酰基辅酶A脱氢酶缺乏症胎儿羊水质谱检测可见短中链酰基肉碱水平升高,极长链酰基辅酶A脱氢酶缺乏症胎儿羊水质谱检测可见长链酰基肉碱水平升高。但该方法存在一定的假阴性,需谨慎判断。

五、溶酶体疾病的宫内诊断及序贯治疗

溶酶体贮积病(lysosomal storage disorders,LSDs)是由于基因变异导致溶酶体酶的功能缺陷,使核酸、蛋白质、脂质、黏多糖等生物大分子不能正常降解而贮积在溶酶体中的一类疾病。LSDs大部分属于常染色体隐性遗传,也有少数属于X连锁疾病。常见的LSDs包括黏多糖贮积症、戈谢病、GM1神经节苷脂贮积症、法布里病、庞培病等。

笔者单位多年来从事LSDs的产前诊断,通过抽取羊水及培养羊水细胞,参考先证者临床表型及父母基因型行基因和酶学检测,可以涉及LSDs种类超过二十种。本科室产前诊断的38例胎儿中,17例未携带相关致病变异,可继续妊娠;9例为相关疾病变异携带者,可继续妊娠;12例携带两个相关疾病致病变异或为半合子,其中11例的酶学和基因结果一致,确诊为患儿,患儿家庭选择终止妊娠。

(一)溶酶体疾病宫内诊治案例

1. 黏多糖贮积症Ⅱ型

案例1: 先证者为黏多糖贮积症Ⅱ型患者,为IDS基因变异半合子(c.620_621insT,p.Q207Hfs*21)。孕妇于孕16周取羊水并培养细胞,测定艾杜糖醛酸硫酸酯酶活性,抽取羊水细胞基因组DNA,做胎儿性别鉴定和IDS基因变异检测。结果显示,胎儿羊水细胞艾杜糖醛酸硫酸酯酶活性明显下降[0.49nmol/(4h·mg),参考值31~110nmol/(4h·mg)],男性胎儿与先证者IDS基因变异一致,判断患有黏多糖贮积症Ⅱ型,患儿家庭选择终止妊娠。

2. 戈谢病

案例1: 先证者是GBA基因c.680_681delinsGG(p.N227R)[父源]及c.1448T>C(p.L483P)[母源]复合杂合变异导致的戈谢病患者。孕妇于孕18周取羊水进行产前诊断,对羊水培养细胞进行β-葡萄糖苷酶活性和GBA基因检测。结果显示,胎儿β-葡萄糖苷酶显著降低[4.93nmol/(h·mg),参考值55~231nmol/(h·mg)]并携带与先证者相同的2个GBA基因变异,判断为戈谢病,患儿家庭选择终止妊娠。

3. 尼曼-皮克病

案例1: 先证者为尼曼-皮克病患者,含有SMPD1基因复合杂合变异:c.649delG(p.E217Rfs*40)[母源]、c.1497_1498delinsAC(p.Y500H)[父源]。孕妇于孕16周取羊水,培养羊水细胞进行酶活性和基因检测。结果显示,胎儿羊水细胞酸性鞘磷脂酶活性下降[11.38mmol/(17h·mg),参考值84~285nmol/(17h·mg)],胎儿具有与先证者SMPD1基因一致的两个变异,判断为尼曼-皮克病,患儿家庭选择终止妊娠。

(二)溶酶体疾病宫内诊断

LSDs是最常见宫内出现异常的IMDs,通过影像学检查、酶活性检测和基因检测可对这类疾病进行产前诊断。

1. 宫内表现　胎儿水肿及腹水是LSDs最多见的宫内表征,常于妊娠中期被检测到。其他宫内表现包括生长受限、肝脾大、颈粗(核型正常)、肾上腺钙化、胎动减少、骨骺线僵硬等。

2. 酶学检测　通过检测绒毛、羊水和脐带血中特定的酶活性可对疾病进一步诊断,其中羊水是最常获得的胎儿标本,对羊水上清及培养的羊水细

胞进行酶活性检测是 LSDs 诊断的重要手段。

3. 基因检测　大部分 LSDs 属于常染色体隐性遗传病,可提取胎儿样本 DNA 行基因检测。如戈谢病检测 *GBA* 基因变异,法布里病检测 *ASAH1* 变异,克雷伯病检测 *GALC* 变异,庞贝病检测 *GAA* 变异。由于大部分 LSDs 病情严重,难以治疗,对于产前确诊胎儿多采取终止妊娠,并根据基因检测结果进行合理的遗传咨询和生殖选择。

六、糖原贮积症的宫内诊治及序贯治疗

糖原贮积症(glycogen storage,GSD)是由于糖原分解或合成过程中各种酶缺乏所致的一类糖代谢障碍性遗传病。该类疾病在宫内多无异常表现,酶活性检测及基因检测是诊断此类疾病的主要方法。

笔者单位对 162 例先证者为 GSD 家系中的孕妇进行羊膜腔穿刺基因产前诊断,其中先证者为 GSD Ⅱ 型 75 例、GSD Ⅰa 型 47 例、GSD Ⅲ 型 17 例、GSD Ⅰb 型 10 例、GSD Ⅸc 型 6 例、GSD Ⅵ 型 4 例、GSD Ⅸa 型 3 例,共 44 例携带相应疾病基因致病复合杂合变异或纯合变异,孕妇选择终止妊娠,剩余 118 例携带者或未携带相关致病变异胎儿的孕妇继续妊娠,胎儿出生正常,生后生长发育与同龄儿相似。

糖原贮积症的宫内诊断

因 GSD 在胎儿期通常无异常临床表现,酶活性检测局限性较大,故基因检测是宫内诊断该类疾病的主要依据。

1. 宫内表现主要见于 GSD Ⅳ 型患儿,如母亲妊娠时出现羊水过多、胎动减少。胎儿水肿是诊断的主要线索,也可有宫内生长迟缓、面部畸形、关节屈曲挛缩、肢体畸形、脑室内出血等异常表现。

2. 酶学检查　通常采用羊水细胞或绒毛膜组织进行相应酶活性测定,但酶学方法检测技术相对困难,且对于 GSD Ⅰa 型患儿,葡萄糖 -6- 磷酸酶在羊水细胞或绒毛膜组织中并不表现出缺陷,需通过胎儿肝穿活检测定酶活性,故目前较少应用。

3. 基因检测　需明确先证者的两个致病变异,一般在孕 9~12 周采取绒毛膜组织或孕 16~22 周取羊水细胞进行。

第三节　研　究　进　展

产前筛查和分子诊断的进步使许多 IMDs 在妊娠早期得到诊断,并为这些疾病的提早干预和治疗提供了可能。目前,以胎儿腔镜和开放性胎儿手术为主的宫内治疗方式仅能暂时修复部分胎儿结构畸形,而宫内细胞移植或基因疗法对宫内胎儿 IMDs 进行治疗,可使治疗提前。其优势为:①胎儿体积小,可以达到更大的单位体重输送剂量;②胎儿的免疫系统尚不成熟,免疫耐受,避免对移植物产生免疫反应;③胎儿体内的某些物理屏障薄弱,输送物质易递送至更多靶器官;④避免部分围产期不可逆病理损伤。尽管目前宫内细胞移植或基因疗法未到临床阶段,子宫内细胞治疗在克服小鼠和大型动物模型的移植和免疫学障碍方面已取得了重大进展,胎儿基因治疗已在动物模型中被证明是预防 IMDs 发病的有效方式。

(一)宫内细胞移植

宫内细胞移植(in utero cell transplantation,IUCT)是通过对胎儿输送纠正性供体细胞,在疾病临床症状出现之前进行治疗,以避免不可逆损伤的发生,是治疗 IMDs 的一种理想方式。用于移植的细胞中,干细胞是最主要的一类群体,凭借其强大的增殖和分化能力可以迅速在受体中产生大量正常细胞,且具有更低的免疫原性。造血干细胞(hematopoietic stem cells,HSCs)是目前研究最多、临床应用最广泛的干细胞。胎儿 HSCs 可以分化成所有血细胞系,其分化的后代可表达主要组织相容性复合体抗原并参与免疫系统的发育,诱导对移植物的免疫耐受。此外,胎儿发育过程中 HSCs 发

生大规模迁移,这使得供体细胞能够有效地搭载自然发生的迁移过程进行植入、分化和扩张,从而重建新的造血系统并纠正疾病。并且,与产后造血干细胞移植相比,在妊娠前中期胎儿骨髓有较大的空间接受供体细胞的植入而不需要清髓。目前,临床的成功案例仅限于免疫缺陷性疾病,如 X 连锁严重联合免疫缺陷,对多数疾病宫内造血干细胞移植(in utero hematopoietic stem cell transplantation,IUHSCT)的移植效果均达不到治疗量。在此背景下,研究者们通过优化移植细胞的类型、移植途径等,在啮齿动物或大型动物模型中针对 IMDs 宫内治疗取得了一些进展。

在早期的一项研究中,考虑到 IUHCT 在免疫正常小鼠和灵长类动物中仅造成短暂的嵌合现象,研究者选择用单核细胞来对 α- 甘露糖苷贮积症的猫进行宫内治疗。通过超声引导的腹膜内移植方法,供体单核细胞在大脑、肝脏和脾脏中移植并持续存在(长达 125 天),α- 甘露糖苷酶活性比未治疗模型高几十倍。但是,酶水平和细胞数量仍未达到临床疗效,需要进一步优化实验策略来改善效果。Norimasa Ihara 课题组采用了母体免疫匹配的同种异体供体细胞来避免引起宫内免疫反应,并利用静脉内大量注射方式来克服受体 HSCs 的竞争限制,从而实现了供体 HSCs 在大脑等多种组织中的终身移植。虽然进行此种 IUHCT 的Ⅶ型黏多糖贮积症小鼠血清酶活性较低,但相比未治疗对照显著升高,治疗后小鼠生存期延长,骨骼结构改善且生殖能力恢复。

Brendan H.Grubbs 团队将缺乏 UDP- 葡萄糖醛酸转移酶(UDP-glucuronosyltransferase,UGT1A1)的 Crigler-Najjar 综合征大鼠模型作为受体,通过超声引导的 IUCT 将具有肝分化潜能的人羊膜上皮细胞(human amniotic epithelial cells,hAECs)移植到妊娠中期胎儿的肝脏中,并在出生后第 21 天在受体大鼠的肝脏中检测到抗人线粒体阳性细胞,但幼崽在分娩前死亡的数量高于预期,较短的观察时间窗及较少的实验数量也无法对治疗效果进行全面的评估。

有研究于胚胎期 14.5 天对黏多糖贮积症Ⅶ型小鼠中分别采用宫内酶替代疗法(in utero enzyme replacement therapy,IUERT)和 IUHSCT 进行治疗。IUERT(肝内注射重组人 β- 葡萄糖醛酸酶)的小鼠出生后多种组织中显示较高的酶活性,生存率明显提高,输入的酶成功被递送至小胶质细胞并减轻了神经炎症,小鼠握力显著提高,并且 IUERT 也能阻止产后抗酶抗体的产生。此外,研究者还对黏多糖贮积症Ⅶ型小鼠进行 IUHSCT 治疗,该方法能够交叉校正肝库普弗细胞并改善多种组织表型,嵌合小鼠中观察到移植的小胶质细胞且供体小胶质细胞附近的炎症减少。

综上所述,目前针对 IMDs 的 IUCT 虽然可以成功实现供体的输入和酶活性恢复,但移植效率和酶活恢复程度仍然有限,并伴随宫内胚胎致死率高等问题,需要进一步优化实验条件解决。

(二) 宫内基因治疗

宫内基因治疗(in utero gene therapy,IUGT)是通过抵消或替换胎儿受损细胞中的故障基因,在出生前从基因根源治愈疾病的方法。传统意义上的 IUGT 是向胚胎或胎儿导入外源性遗传物质,使细胞产生足够量正常的蛋白质;之后基因编辑技术快速发展,可以采用核酸酶,如基于转录激活因子的效应子核酸酶(transcription activator-like effector,TALEN)、锌指核酸酶(zinc finger nuclease,ZFN)或成簇的规则间隔短回文重复序列(clustered regularly interspaced short palindromic repeats-CRISPR-associated proteins,CRISPR-Cas)系统,实现内源性基因组的靶向改变。IUGT 分为体外和体内方法,前者是将患病胎儿的细胞暂时从体内取出,离体纠正基因缺陷后再回输体内;后者是将外源 DNA 和 / 或基因编辑系统直接体内引入细胞。两种方法相比,体内 IUGT 更加理想,因为体外 IUGT 必须通过移植将大量修饰细胞注入胎儿体内,这对移植细胞的生存增殖能力提出了更高的要求。需要注意的是,目前所有针对胎儿的 IUGT 方法仅在动物模型中进行了研究,在临床应用之前需要进行更严格的疗效和安全性测试。

宫内基因治疗成功的关键是能够有效地将遗传物质传递到目标器官和细胞群。不同器官 / 细胞对病毒载体的接受能力取决于多种因素,包括载体血清型、载体的输送途径,以及载体注射时受体的发育阶段。例如,小鼠妊娠晚期,胎儿呼吸运动开始后,在羊膜内注射的病毒载体可以通过羊水"吸入"的方式相对特异地靶向肺上皮;在妊娠早期角质化皮肤层形成之前,在羊膜内注射病毒载体,可以有效地靶向皮肤祖细胞;其他的注射途径包括肌内注射、靶向中枢神经系统的脑内注射和靶向肝脏的卵黄静脉注射。在大型动物模型和人类中采用的微创输送方法包括超声引导的腹腔内、心内和脐静脉注射,超声引导的脑室内注射,超声引导或微创气管内或肺实质内注射等。

IMDs 具有进行 IUGT 的多种指征:①单基因病,往往仅涉及一个位点变异;②可进行产前诊断;③疾病在围产期会造成器官的不可逆损伤等。目前进行 IUGT 在 IMDs 动物模型中的研究已经取得了一定的进展。Simon N.Waddington 团队在 *Gba* 变异的神经元性戈谢病老鼠模型中,通过胎儿颅内注射 AAV 载体重建了神经元葡萄糖脑苷脂酶的表达,有效恢复了小鼠的运动能力,显著提高了

生存期,并减轻了神经炎症和神经退行性变。随后的一项研究中,研究人员对遗传性酪氨酸血症 I 型小鼠进行卵黄静脉注射,通过腺病毒将第三代碱基编辑器(base editor 3,BE3)输送至胚胎肝细胞中,在子宫内实现肝细胞 *Hpd* 基因无义变异的引入,有效缓解了由于下游 *Fah* 基因变异造成的有毒代谢物的积累并挽救致命的肝功能衰竭。此外,宫内 AAV9 递送腺嘌呤碱基编辑器(adenine base editor,ABE)成功纠正了黏多糖贮积症 I 型 Hurler 综合征(mucopolysaccharidosis I Hurler syndrome,MPS IH)小鼠模型中 *Idua* 基因的致病变异,显著提高了小鼠生存率并挽救了肌肉、骨骼和心脏等多器官的疾病表型。虽然 IUGT 在部分 IMDs 动物模型中取得了较好的效果,但目前仍处在早期研究阶段。遗传物质引入造成的非特异变异、生殖细胞传递及对器官发育的不良影响等安全问题,以及复杂的伦理学问题仍需要在临床前阶段进行更为广泛和细致的研究。

(凌诗颖,郝丽丽,丁思,韩连书)

参 考 文 献

1. MAK CM, LEE HC, CHAN AY, et al. Inborn errors of metabolism and expanded newborn screening: review and update. Crit Rev Clin Lab Sci, 2013, 50 (6): 142-162.

2. FERREIRA CR, VAN KARNEBEEK CDM. Inborn errors of metabolism. Handb Clin Neurol, 2019, 162: 449-481.

3. DENG K, ZHU J, YU E, et al. Incidence of inborn errors of metabolism detected by tandem mass spectrometry in China: A census of over seven million newborns between 2016 and 2017. Journal of medical screening, 2021, 28 (3): 223-229.

4. COLLARDEAU-FRACHON S, CORDIER MP, ROSSI M, et al. Antenatal manifestations of inborn errors of metabolism: autopsy findings suggestive of a metabolic disorder. Journal of inherited metabolic disease, 2016, 39 (5): 597-610.

5. SAUDUBRAY JM, GARCIA-CAZORLA À. Inborn Errors of Metabolism Overview: Pathophysiology, Manifestations, Evaluation, and Management. Pediatr Clin North Am,

2018, 65 (2): 179-208.

6. KRUSZKA P, REGIER D. Inborn Errors of Metabolism: From Preconception to Adulthood. American family physician, 2019, 99 (1): 25-32.

7. SINGH PK, PARVIN CA, GRONOWSKI AM. Establishment of reference intervals for markers of fetal thyroid status in amniotic fluid. J Clin Endocrinol Metab, 2003, 88 (9): 4175-4179.

8. FIGUEIREDO CM, FALCÃO I, VILAVERDE J, et al. Prenatal Diagnosis and Management of a Fetal Goiter Hypothyroidism due to Dyshormonogenesis. Case Rep Endocrinol, 2018, 2018: 9564737.

9. STOPPA-VAUCHER S, FRANCOEUR D, GRIGNON A, et al. Non-immune goiter and hypothyroidism in a 19-week fetus: a plea for conservative treatment. J Pediatr, 2010, 156 (6): 1026-1029.

10. LV W, LI Z, WEI X, et al. Noninvasive fetal genotyping in pregnancies at risk for PKU using a comprehensive quan-

titative cSMART assay for PAH gene mutations: a clinical feasibility study. Bjog, 2019, 126 (12): 1466-1474.

11. BENOIST JF, IMBARD A, DREUX S, et al. Antenatal biochemical expression of cystinuria and relation to fetal hyperechogenic colon. Clin Chem, 2007, 53 (1): 149-150.

12. ALFADHEL M, ALRIFAI MT, TRUJILLANO D, et al. Asparagine Synthetase Deficiency: New Inborn Errors of Metabolism. JIMD Rep, 2015, 22: 11-16.

13. DE KONING TJ. Amino acid synthesis deficiencies. J Inherit Metab Dis, 2017, 40 (4): 609-620.

14. DE KONING TJ, DURAN M, VAN MALDERGEM L, et al. Congenital microcephaly and seizures due to 3-phosphoglycerate dehydrogenase deficiency: outcome of treatment with amino acids. J Inherit Metab Dis, 2002, 25 (2): 119-125.

15. DAI M, XIAO B, ZHANG H, et al. Biochemical and genetic approaches to the prenatal diagnosis of propionic acidemia in 78 pregnancies. Orphanet J Rare Dis, 2020, 15 (1): 276.

16. JI X, WANG H, YE J, et al. Prenatal diagnosis of methylmalonic aciduria from amniotic fluid using genetic and biochemical approaches. Prenat Diagn, 2019, 39 (11): 993-997.

17. XIAO B, QIU W, YE J, et al. Prenatal Diagnosis of Glutaric Acidemia I Based on Amniotic Fluid Samples in 42 Families Using Genetic and Biochemical Approaches. Front Genet, 2020, 11: 496.

18. DING S, LIANG L, QIU W, et al. Prenatal Diagnosis of Isovaleric Acidemia From Amniotic Fluid Using Genetic and Biochemical Approaches. Front Genet, 2022, 13: 898860.

19. CARRILLO-CARRASCO N, CHANDLER RJ, VENDITTI CP. Combined methylmalonic acidemia and homocystinuria, cblC type. I. Clinical presentations, diagnosis and management. J Inherit Metab Dis, 2012, 35 (1): 91-102.

20. MELLERIO C, MARIGNIER S, ROTH P, et al. Prenatal cerebral ultrasound and MRI findings in glutaric aciduria Type 1: a de novo case. Ultrasound Obstet Gynecol, 2008, 31 (6): 712-714.

21. LIN SK, HSU SG, HO ES, et al. Novel mutation and prenatal sonographic findings of glutaric aciduria (type Ⅰ) in two Taiwanese families. Prenat Diagn, 2002, 22 (8): 725-729.

22. HAN F, HAN LS, JI WJ, et al. Mass spectrometry combined with gene analysis for prenatal diagnosis of glutaric acidemia type Ⅰ. Zhonghua Er Ke Za Zhi, 2017,
55 (7): 539-543.

23. CHEN T, LIANG L, ZHANG H, et al. Value of amniotic fluid homocysteine assay in prenatal diagnosis of combined methylmalonic acidemia and homocystinuria, cobalamin C type. Orphanet J Rare Dis, 2021, 16 (1): 125.

24. THUY LP, BELMONT J, NYHAN WL. Prenatal diagnosis and treatment of holocarboxylase synthetase deficiency. Prenat Diagn, 1999, 19 (2): 108-112.

25. PATTON N, BEATTY S, LLOYD IC, et al. Optic atrophy in association with cobalamin C (cblC) disease. Ophthalmic Genet, 2000, 21 (3): 151-154.

26. HUEMER M, SIMMA B, FOWLER B, et al. Prenatal and postnatal treatment in cobalamin C defect. J Pediatr, 2005, 147 (4): 469-472.

27. VIANEY-SABAN C, BOUVIER R, COCHAT P, et al. Antenatal expression of multiple acyl-CoA dehydrogenase deficiency. J Inherit Metab Dis, 2000, 23 (4): 345-348.

28. ELPELEG ON, HAMMERMAN C, SAADA A, et al. Antenatal presentation of carnitine palmitoyltransferase Ⅱ deficiency. Am J Med Genet, 2001, 102 (2): 183-187.

29. BOEMER F, DEBERG M, SCHOOS R, et al. Diagnostic pitfall in antenatal manifestations of CPT Ⅱ deficiency. Clin Genet, 2016, 89 (2): 193-197.

30. GUIBAUD L, COLLARDEAU-FRACHON S, LACALM A, et al. Antenatal manifestations of inborn errors of metabolism: prenatal imaging findings. Journal of inherited metabolic disease, 2017, 40 (1): 103-112.

31. NADA MA, VIANEY-SABAN C, ROE CR, et al. Prenatal diagnosis of mitochondrial fatty acid oxidation defects. Prenat Diagn, 1996, 16 (2): 117-124.

32. MARQUES ARA, SAFTIG P. Lysosomal storage disorders-challenges, concepts and avenues for therapy: beyond rare diseases. Journal of cell science, 2019, 132 (2): jcs221739.

33. L'HERMINÉ-COULOMB A, BEUZEN F, BOUVIER R, et al. Fetal type Ⅳ glycogen storage disease: clinical, enzymatic, and genetic data of a pure muscular form with variable and early antenatal manifestations in the same family. Am J Med Genet A, 2005, 139 (2): 118-122.

34. CHEN YT, BALI D, SULLIVAN J. Prenatal diagnosis in glycogen storage diseases. Prenat Diagn, 2002, 22 (5): 357-359.

35. COONS B, PERANTEAU WH. Prenatal Gene Therapy for Metabolic Disorders. Clinical obstetrics and gynecology, 2021, 64 (4): 904-916.

36. SHI C, PAN L, HU Z. Experimental and clinical progress of in utero hematopoietic cell transplantation therapy for

congenital disorders. Frontiers in pharmacology, 2022, 13: 851375.

37. PEARSON EG, FLAKE AW. Stem cell and genetic therapies for the fetus. Seminars in pediatric surgery, 2013, 22 (1): 56-61.

38. WEISSMAN IL, SHIZURU JA. The origins of the identification and isolation of hematopoietic stem cells, and their capability to induce donor-specific transplantation tolerance and treat autoimmune diseases. Blood, 2008, 112 (9): 3543-3553.

39. ALMEIDA-PORADA G, ATALA A, PORADA CD. In utero stem cell transplantation and gene therapy: rationale, history, and recent advances toward clinical application. Molecular therapy Methods & clinical development, 2016, 5: 16020.

40. SURBEK DV, HOLZGREVE W, NICOLAIDES KH. Haematopoietic stem cell transplantation and gene therapy in the fetus: ready for clinical use？ Human reproduction update, 2001, 7 (1): 85-91.

41. ABKOWITZ JL, SABO KM, YANG Z, et al. In utero transplantation of monocytic cells in cats with alpha-mannosidosis. Transplantation, 2009, 88 (3): 323-329.

42. IHARA N, AKIHIRO U, ONAMI N, et al. Partial rescue of mucopolysaccharidosis type Ⅶ mice with a lifelong engraftment of allogeneic stem cells in utero. Congenital anomalies, 2015, 55 (1): 55-64.

43. GRUBBS BH, CHING MM, PARDUCHO KR, et al. Ultrasound-guided in Utero Transplantation of Placental Stem Cells into the Liver of Crigler-Najjar Syndrome Model Rat. Transplantation, 2019, 103 (7): 182-187.

44. NGUYEN QH, WITT RG, WANG B, et al. Tolerance induction and microglial engraftment after fetal therapy without conditioning in mice with Mucopolysaccharidosis type Ⅶ. Science translational medicine, 2020, 12 (532).

45. NALDINI L. Gene therapy returns to centre stage. Nature, 2015, 526 (7573): 351-360.

46. DE SANTIS M, DE LUCA C, MAPPA I, et al. In-utero stem cell transplantation: clinical use and therapeutic potential. Minerva ginecologica, 2011, 63 (4): 387-398.

47. BUCKLEY SM, WADDINGTON SN, JEZZARD S, et al. Factors influencing adenovirus-mediated airway transduction in fetal mice. Molecular therapy: the journal of the American Society of Gene Therapy, 2005, 12 (3): 484-492.

48. ENDO M, HENRIQUES-COELHO T, ZOLTICK PW, et al. The developmental stage determines the distribution and duration of gene expression after early intra-amniotic gene transfer using lentiviral vectors. Gene therapy, 2010, 17 (1): 61-71.

49. MASSARO G, MATTAR CNZ, WONG AMS, et al. Fetal gene therapy for neurodegenerative disease of infants. Nature medicine, 2018, 24 (9): 1317-1323.

50. ROSSIDIS AC, STRATIGIS JD, CHADWICK AC, et al. In utero CRISPR-mediated therapeutic editing of metabolic genes. Nature medicine, 2018, 24 (10): 1513-1518.

51. BOSE SK, WHITE BM, KASHYAP MV, et al. In utero adenine base editing corrects multi-organ pathology in a lethal lysosomal storage disease. Nature communications, 2021, 12 (1): 4291.

第十三章

运动系统

第一节 概　述

一、脊柱和脊髓的早期发育

脊柱和脊髓的发育始于妊娠第 3 周。在这个时期，胚胎由 2 层细胞构成，称作胚盘。大约在妊娠 15 天，胚盘的中线部位形成一个凹槽，并逐渐延长。这个凹槽被称作原始槽。原始槽在胚胎的头端逐渐加深并向尾端延伸。延伸后所产生的凹陷部位称为原始窝，围绕在原始窝周围的细胞被称为原始结。胚胎的头部最终在原始窝和原始结处形成。这整个结构（原始窝、原始结、原始槽）称为原始条。原始条形成了胚胎的纵轴，区分了胚胎的左右边。因此，在妊娠第 3 周，胚胎形成了头/尾、左/右、腹/背方向。上胚层细胞增殖移行通过原始条形成了三胚层胚胎。上胚层细胞移行取代下胚层细胞，形成内胚层。而上胚层细胞继续移行至上胚层与内胚层之间形成了中胚层。至此，上胚层细胞也改名称为外胚层。在中胚层中线处形成两个结构；前脊索盘和脊索突。脊索突起初为一中空的中胚层管，后继续发育为实性结构时称为脊索。脊索可以诱使椎体形成，且当椎体在脊索周围形成后，形成髓核组织。脊索发育后，中胚层内有三个结构

形成；轴旁中胚层、中间中胚层、侧板中胚层。轴旁中胚层紧邻脊索，其细胞可以形成体节，分化为骨骼、随意肌和皮肤。中间中胚层分化为泌尿系统和生殖系统。侧板中胚层分为腹层和背层。腹层细胞分化为内脏器官的间皮组织；背层细胞分化为皮肤和体壁。

二、体节的形成与分化

如上所述，骨骼、随意肌、颈部与躯干皮肤起源于体节。大约在妊娠第 20 天，体节开始成对出现。体节形成于轴旁中胚层，以每天 3~4 对的速度从头端向尾端发育。最初，在脊索侧面有 42~44 对体节形成。随后其尾端的 5~7 对体节退化，最终形成 37 对体节。头端的第 1~4 对体节形成枕骨、头面骨、内耳骨性结构。第 5~12 对体节形成颈椎（由于第一颈椎体节参与枕骨的发育，所以 8 对颈椎体节中只形成了 7 节颈椎）。第 13~24 对体节形成胸椎，第 25~29 对体节形成腰椎，第 30~34 对体节形成骶椎。尾端的 3 对体节形成了尾椎。体节在胚胎中的位置决定了脊柱和周围神经系统的解剖结构。随着胚胎的发育，体节也逐渐分为几个亚

结构。每个亚结构最终分化为特异组织结构。第一个出现的亚结构称为生骨节。生骨节最终形成了脊柱的骨性结构。在体节靠近脊索和神经管的中间部位出现空腔后，便形成了生骨节。空腔破裂后；其内的疏松核心细胞便移行包绕脊索和神经管。包绕脊索和神经管的细胞称为生骨节。包绕脊索的腹侧生骨节形成椎体，而包绕神经管的背侧生骨节形成了椎弓。椎体和椎弓的正常发育与脊索和神经管对生骨节的诱导分化有关。神经管的闭合不全影响了正常的细胞信号转导和生骨节的诱导分化，导致了脊柱闭合不全的先天性畸形。脊柱裂是指椎弓的闭合不全，使得神经组织外露。隐性脊柱裂仅指椎弓的闭合不全。但是当脊柱裂非常严重时，神经管内的组织可突出与皮肤相连接。突出的神经组织被膜包围后形成疝，如果疝内容物仅包含脊膜（硬脊膜和蛛网膜）则称为脊膜膨出；如果疝内容物包含神经组织和脊膜则称为脊髓脊膜膨出。一旦生骨节形成并接近脊索和神经管，生骨节便开始分裂以便于脊神经从神经管延伸，进入各自的节段。随着生骨节的分裂完成，头端生骨节的尾侧部与尾端生骨节的头侧部相融合形成脊椎前体。生骨节的分裂和再融合可以解释为什么有 8 对颈神经而只有 7 节颈椎。第 1 颈节的生骨节的头侧部参与了枕骨的形成，而其尾侧部与第 2 颈生骨节的头侧部形成了第 1 颈椎。第 1 颈神经在 C_1 上部穿出，第 2 颈神经在 C_1 与 C_2 之间穿出，以此类推，而第 8 颈神经从 C_7/T_1 穿出。围绕脊索的生骨节细胞形成了椎间盘的纤维环，而被包围的脊索形成初期的髓核。随着儿童的发育，髓核中的脊索细胞逐渐被纤维软骨细胞替代。

三、中枢神经系统发育

早期发育中，在中胚层形成两个关键结构：前脊索盘和脊索突。前脊索盘可以诱导外胚层细胞形成神经板。在前脊索盘产生的诱导因子作用下，神经板细胞从头侧向尾侧增殖并分化为神经外胚层。神经板的头侧较宽分化为脑，而尾端较细分化为脊髓。神经板的尾端位于脊索之上，两侧是体节。这种结构使得尾端神经板可以被分化为椎管的生骨节所包围，并继续分化为脊髓。在神经

胚形成过程中，神经板内卷，其两侧组织折叠后在中线处融合，这样便形成了神经管。一旦神经管在中线处形成，其便于外胚层分离，分化为三层结构：内层为室腔层，最贴近神经管腔。室腔层包含有神经上皮细胞，可分化为中枢神经系统细胞。神经上皮细胞增殖形成的第一代细胞是成神经细胞，最终形成中枢神经系统的神经元。成神经细胞一旦形成，便从室腔层迁移进入被套层，被套层最终形成中枢神经系统的灰质。在妊娠第 4 周，被套层内的成神经细胞形成腹部、背部各一对柱状物。背侧柱的细胞可形成联络神经元，连接腹侧柱的运动神经元与背根神经节的感觉神经元。从成神经细胞生长出来的神经突起向外周延伸形成了神经管的第 3 层，即边缘层，最终形成中枢神经系统白质。

四、椎体骨化

大约在妊娠第 6 周，在中胚层形成脊柱前体中开始出现软骨化中心。起初在椎体内出现 2 个软骨化中心，随后在中线处融合为一个。如果只出现一个软骨化中心，就会形成半椎体，导致先天性脊柱侧弯。随后椎弓、横突、棘突的软骨化中心相继出现，完成了脊椎的软骨化过程。每个脊椎均有 3 个初级骨化中心：椎体 1 个、椎弓 2 个。椎体骨化首先出现在下胸椎和上腰椎区域。椎体骨化在尾端脊椎中进展比较快，而椎弓骨化则在颈椎中进展快些。早于颈椎体骨化，颈椎板约在妊娠第 8 周开始骨化。在腰椎，椎板最早在中线骨化融合，随后向头端发展。一旦骨化完成，椎板便不会与椎体相融合；相反在两者之间还会持续存在一个软骨结合区。软骨结合区是为了适应脊椎发育过程中椎管的扩大；并最终在 6 岁时消失。出生后，次级骨化中心出现在横突、棘突和骨突环的末端，最终在 20~30 岁时融合消失。

五、先天性脊柱侧弯分类

先天性脊柱侧弯（congenital scoliosis，CS）畸形通常是僵硬的，某些先天性脊柱侧弯可能进一步影响脊柱的平衡，另外一些对脊柱平衡无影响。预期脊柱侧弯迅速进展时机是非常关键的。正确

的脊柱畸形分型对于准确预测侧弯进展是非常必要的。CS 主要分为 3 种类型：形成障碍、分节障碍和混合障碍。MacEven 对先天性脊柱畸形进行分类，后来被 Winter 进行了修改。这种分型方法在 1968 年被脊柱侧弯研究学会所接受。Winter 分类：①无分类：存在很多类型缺陷：无典型分类；②肋骨融合；③单个椎体的一侧部分形成障碍：这就产生了楔形或者梯形椎体缺损，可能存在椎弓根缺损；④单个椎体的完全一侧形成障碍：产生了半椎体；⑤双侧分节障碍：相邻椎体间缺少椎间盘；⑥单侧分节障碍：出现未分节骨桥，可能涉及两个或两个以上椎体，也可以仅涉及椎体或者脊柱后侧部分。椎体形成障碍是由于椎体部分缺如引起的。椎体的前侧、前外侧、后侧、后外侧和侧方都可能是受累部位。形成障碍可能是部分形成障碍，也可能是完全形成障碍。楔形椎是一种不完全的形成障碍。畸形的椎体存在两个椎弓根，但一个椎弓根是发育不全的。半椎体是完全的椎体形成缺损。畸形的椎体只有一侧的椎弓根和 1/2 的椎体。半椎体分为 3 种类型，即完全分节型、部分分节型和未分节型。完全分节型的半椎体在椎体头侧和尾侧有生长板。这种情况下，完全分节的半椎体持续生长，对脊柱平衡产生明显影响。同样，未分节型的半椎体与头侧和尾侧的椎体没有分离，半椎体的生长潜能有限，对脊柱平衡影响较小。部分分节型的半椎体在椎体一侧有椎间盘，而另一侧与相邻椎体融合。在多个跳跃性半椎体情况下，半椎体一侧的生长被脊柱对侧半椎体的生长所抵消。半椎体之间至少间隔一个椎体，这种情况在胸椎常见。分节不良是椎体之间分节障碍，椎体之间形成骨桥，出现脊柱同侧的生长障碍，导致栓系作用。如果桥是双侧的（阻滞椎），对于脊柱平衡产生的影响较小。混合型畸形指的是一个患者同时出现分节不良和形成障碍两种畸形。这些患者往往存在进展迅速的风险。因为婴儿出生时只有 30% 的脊柱骨化，因此出生时很难判断是否存在椎体的畸形。通常，脊柱后部解剖结构在 CS 的分型中往往被忽略。了解脊柱后部的解剖情况对于手术方案的确定是非常有帮助的。后部解剖可完全正常；但也可能存在椎板融合或椎板闭合不全导致的神经结构外露。因此，术前通过脊柱三维 CT 重建了解脊柱后部结构是非常有价值的。Nakajima 等强调 CS 患者进行三维结构研究的重要性，强调了 CS 可能存在前侧、后侧解剖结构的形成缺陷。他们把单个畸形椎体患者的后侧解剖异常分为双侧椎弓根组和单侧椎弓根组，两组患者再根据椎板形成异常进行分类。在一些多畸形并存的患者中，他们观察到了椎弓的融合，结论为三维 CT 可以观察到畸形椎体后侧的各种形态异常。

六、先天性脊柱侧弯患者评估

先天性脊柱侧弯患者主要进行的体格检查，包括详细的脊柱和神经查体、放射学评估，以及可能合并的其他畸形。因为脊柱的生长情况主要是 CS 关注的重点；体格检查首先需要记录患者的坐高、站高和体重。患儿的生长情况需要加倍关注，因为在生长和脊柱侧弯的进展之间存在紧密的联系。先天性脊柱畸形可以导致脊柱失衡，因此要记录患者冠状面和矢状面的平衡情况。脊柱冠状面和矢状面的平衡、骨盆倾斜、头部倾斜和肩部平衡情况需要仔细记录，同时要对侧弯的僵硬度进行评价。肋骨的畸形可能与脊柱的畸形同时存在，因此需要记录。肺的呼吸功能可通过肺功能检查以评价患者可能存在的限制性通气功能障碍。详细的神经查体包括肌力、皮肤感觉、腹壁反射和腱反射，以排除椎管闭合不全。患者背部需要仔细检查以发现异常毛发、脂肪瘤、皮肤凹陷和色素沉着，这些可能是发现椎管内病变的首要体征。体格检查如小腿不对称、高弓足、马蹄内翻足或垂直距骨等都是椎管闭合不全的表现，这些详细的下肢检查是必需的。

七、先天性脊柱侧弯影像学检查

患者需要进行影像学检查以发现脊柱的病理畸形、分类畸形和制订手术计划。常规的放射学检查对于评价畸形的类型非常重要。婴儿可以仰卧位进行放射学检查。当孩子可以站立时，可进行后前位和侧位 X 线片检查。先天性脊柱侧弯患者的 Cobb 角度测量有时非常困难，造成困难的原因是畸形的终板和椎弓根。影像学检查可以观察畸形的种类、侧弯的严重程度和脊椎畸形的生长潜能。同时,清晰的影像学检查结果对于随访侧弯的进展也是非常重要的。通过 X 线片观察椎间隙,不同椎间隙的相对大小可以评估畸形椎体的生长潜能。如果椎间隙狭窄和分界不清,那么脊柱的生长潜能有限。如果椎间隙清楚,较宽和形态正常的椎间盘可能与生长的高潜能、侧弯的进展有关。CS 的传统评价方法是 X 线检查,但是 X 线片上很难分辨小的、与畸形椎体重影及复杂结构的畸形。对于需要手术的患者,更加详细的影像学技术是必需的。CT 和 MRI 检查是进行内固定的复杂脊柱畸形患者的必检项目。三维 CT 检查是发现骨性结构异常和畸形首选的检查项目。对于复杂畸形都要进行三维 CT 检查,但不建议随访时使用。MRI 以其敏感性和无创性成为发现椎管内病变的首选检查方法。MRI 适应证包括查体发现神经症状,如肌力减弱、感觉缺失及直肠膀胱功能异常。脊柱皮肤的异常,包括皮肤深陷、皮肤表面毛发或者神经性下肢和背部疼痛,腰骶部后凸畸形,椎弓根距离增宽。对于脊柱矫形和内固定患者,MRI 检查是必需的。CS 患者生殖泌尿系统畸形发病率为 18%~40%,所以 CS 患者都要进行泌尿系统超声检查。先天性脊柱畸形患者先天性心脏病的发生率为 26%,进行详细的心脏检查、心脏超声检查也是很重要的。

八、先天性脊柱畸形合并其他畸形

脊柱与泌尿生殖系统、肌肉骨骼系统和心血管系统一起在妊娠 4~6 周发育。因此,许多先天性脊柱侧弯患者还表现出其他器官系统的异常。这些异常可能是孤立的,也可能与 VACTERL 综合征(椎体异常、肛管直肠闭锁、心脏异常、气管食管瘘和 / 或食管闭锁、肾脏和肢体异常)有关,肌肉骨骼系统应密切检查颈椎(Klippel-Feil 综合征)、上肢(如 Sprengel 畸形或径向缺陷)和 / 下肢(如髋关节发育不良)的其他异常。在这些儿童中,20%~40% 的儿童有泌尿生殖系统异常,通常是肾功能正常的解剖异常。然而,建议所有患者均进行肾脏超声检查或脊柱磁共振成像对肾脏进行评估。先天性脊柱侧弯患者中 18%~26% 可发生心脏异常,室间隔缺损是最常见的表现。在任何外科手术前,都需要由心脏病专家进行超声心动图评估。高达 40% 的先天性脊柱侧弯患者发生神经轴异常可以观察到各种各样的异常,包括脊髓纵裂、硬膜内脂肪瘤、脊髓空洞、Chiari 畸形和脊髓栓系。Shen 等人报道了 226 例先天性脊柱侧弯患者中 43% 的椎管内异常发生率,其中脊髓纵裂是最常见的情况。在该研究中,胸椎半椎体和 / 或分割和混合诊断失败的患者更容易发现椎管内异常。最近研究显示,患有先天性脊柱侧弯和肋骨畸形的患者椎管内畸形的发生率明显高于没有发生这种畸形的患者。

第二节　实　　践

一、半椎体畸形的宫内外科干预

目前,半椎体畸形在全球范围内尚未见宫内外科干预的报道。由于半椎体的外科干预在解剖学上涉及深部组织,毗邻脊髓神经管结构、椎体节段动脉及胸腹腔大血管,因而操作相对复杂,创伤较大,开展宫内治疗尚在探索阶段。但从优生优育的角度,半椎体的宫内诊断日益成熟,通过超声和宫内 MRI 检查都可以早期实现半椎体的诊断,进而可结合畸形特点,以及是否有多系统合并畸形对患儿的后续诊疗进行持续的医学咨询和医学干预。

二、半椎体畸形保守治疗个案报道

相对于早期长节段融合的曲轴现象和呼吸功能受损的潜在并发症，以及与生长友好技术相关的并发症，去旋转支具被描述为先天性脊柱侧弯的一种有效的"争取时间的策略"。部分患者通过支具治疗可获得满意临床效果。

（一）支具治疗先天性脊柱侧弯个案报道

见图 13-1～图 13-10。

（二）手术治疗先天性脊柱侧弯个案报道

见图 13-11～图 13-20。

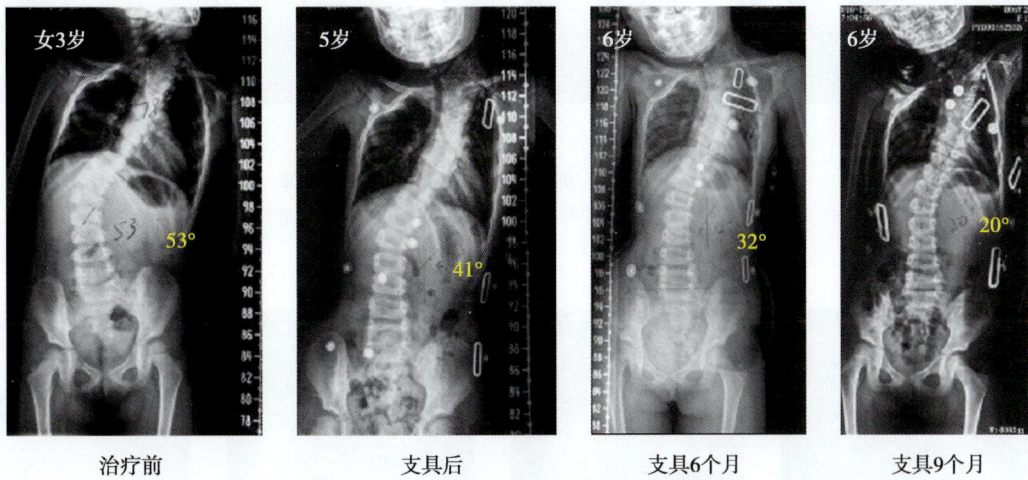

| 治疗前 | 支具后 | 支具6个月 | 支具9个月 |

■ 图 13-1　患儿，女，3 岁，诊断先天性半椎体
Cobb 角 53°，行支具治疗 5 年，Cobb 角控制在 38°，目前继续支具维持治疗。

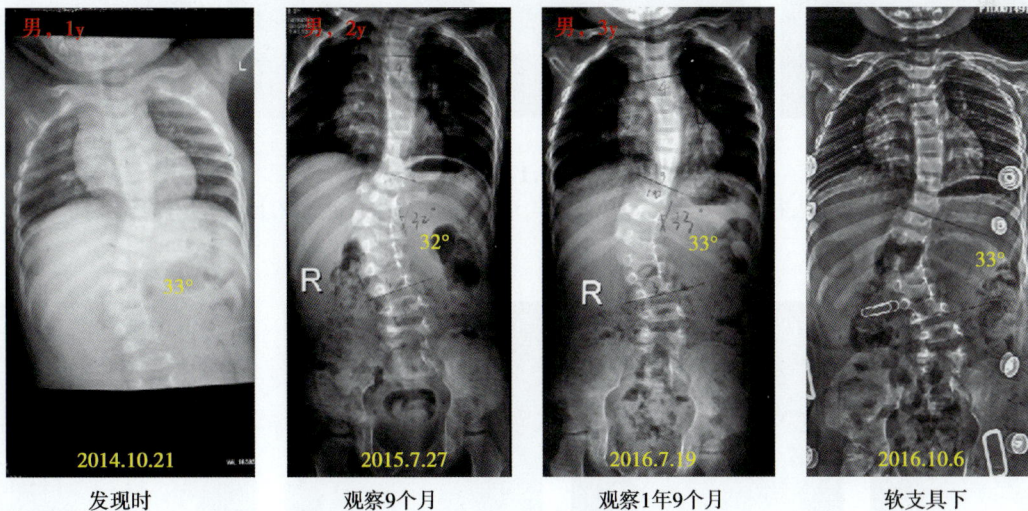

| 发现时 | 观察9个月 | 观察1年9个月 | 软支具下 |

■ 图 13-2　患儿，男，4 岁，诊断先天性半椎体
蝴蝶椎，Cobb 角 33°，行软硬支具交替治疗 4 年 2 个月，Cobb 角控制在 34°，目前继续支具维持治疗。

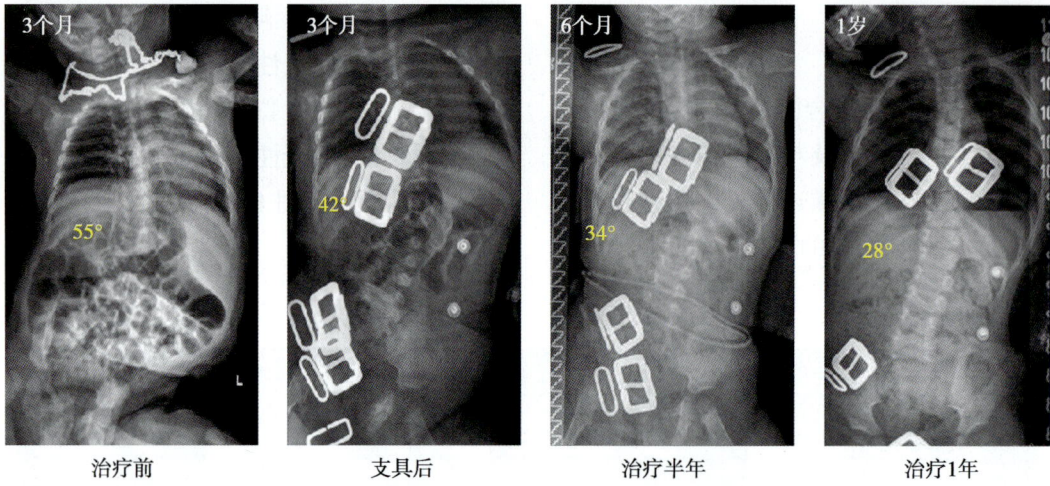

■ 图 13-3 患儿，男，3 个月，诊断先天性半椎体

Cobb 角 55°，行软硬支具交替治疗 5 年，Cobb 角控制在 18°，目前继续支具维持治疗。

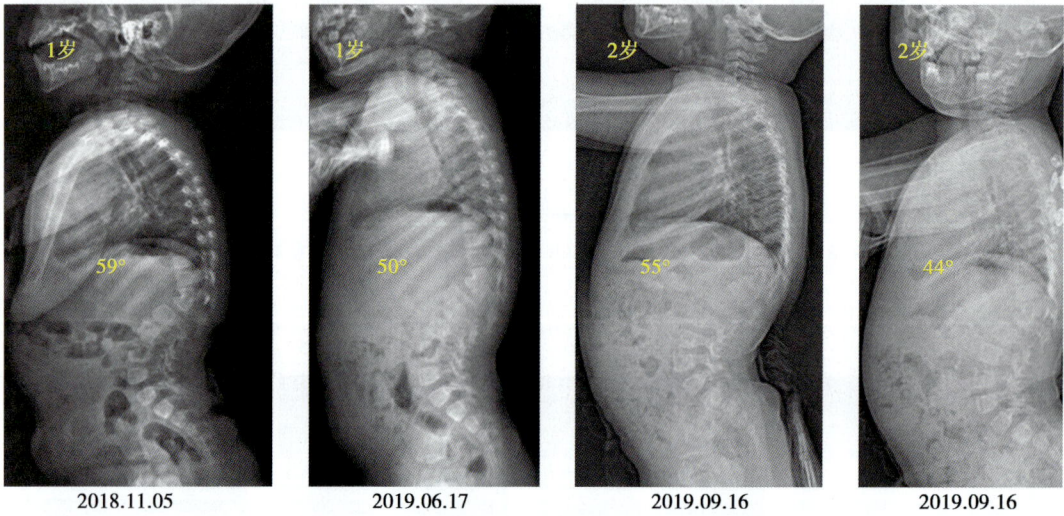

■ 图 13-4 患儿，男，1 岁，诊断先天性半椎体

脊柱后凸 Cobb 角 55°，行软硬支具交替治疗 5 年，后凸 Cobb 角控制在 38°，目前继续支具维持治疗。

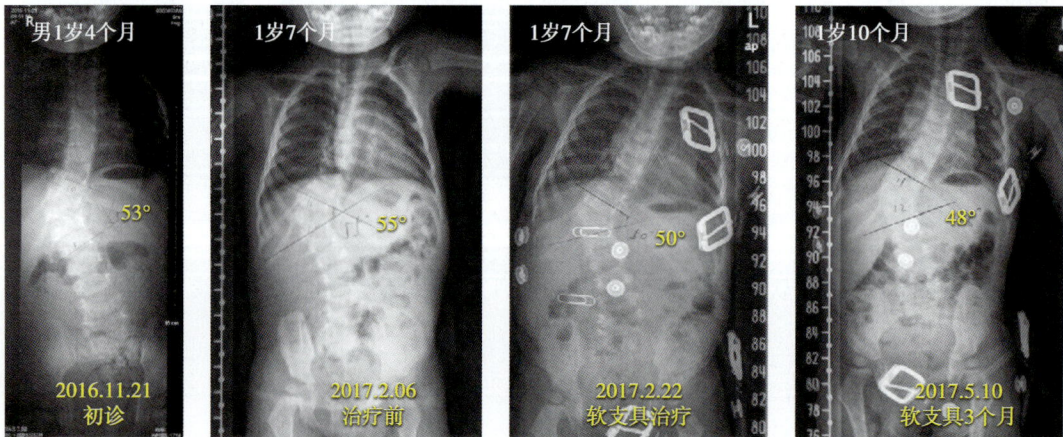

■ 图 13-5 患儿，男，1 岁，诊断先天性半椎体

Cobb 角 53°，行支具交替治疗 2 年 6 个月，Cobb 角控制在 53°，未出现明显加重，目前继续支具维持治疗。

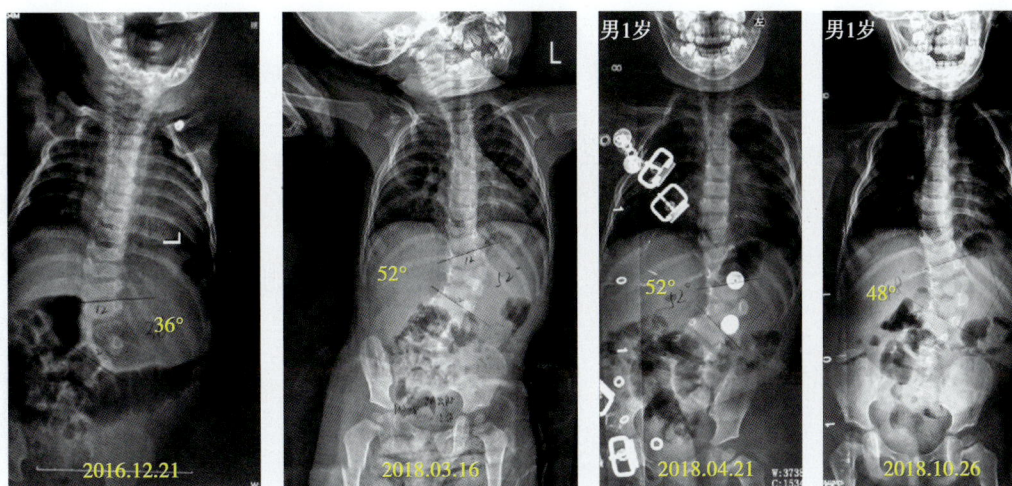

图 13-6 患儿,男,2 岁,诊断先天性半椎体

Cobb 角 34°,行支具治疗 2 年,Cobb 角控制在 45°,考虑年龄问题,计划进一步推迟手术时间,目前继续支具维持治疗。

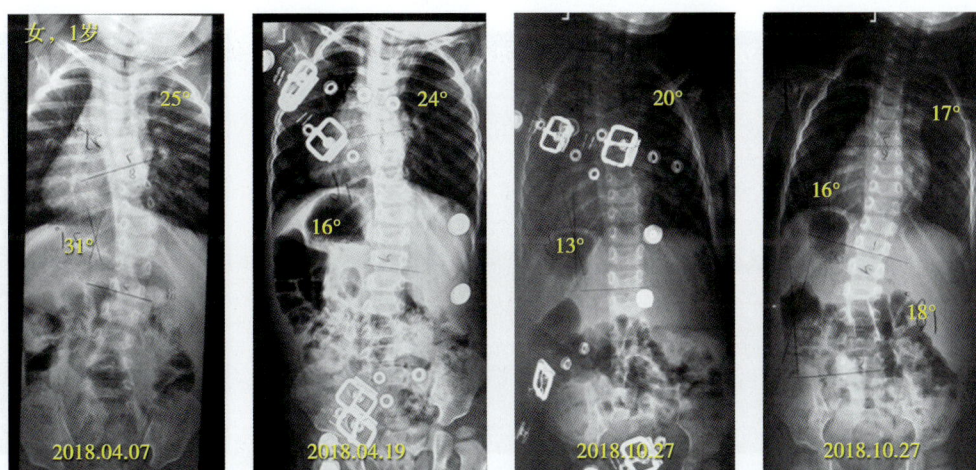

图 13-7 患儿,女,1 岁,诊断先天性半椎体

Cobb 角胸弯 25°,腰弯 31°,行支具治疗 2 年 7 个月,Cobb 角控制在 12°,未出现明显加重,目前继续支具维持治疗。

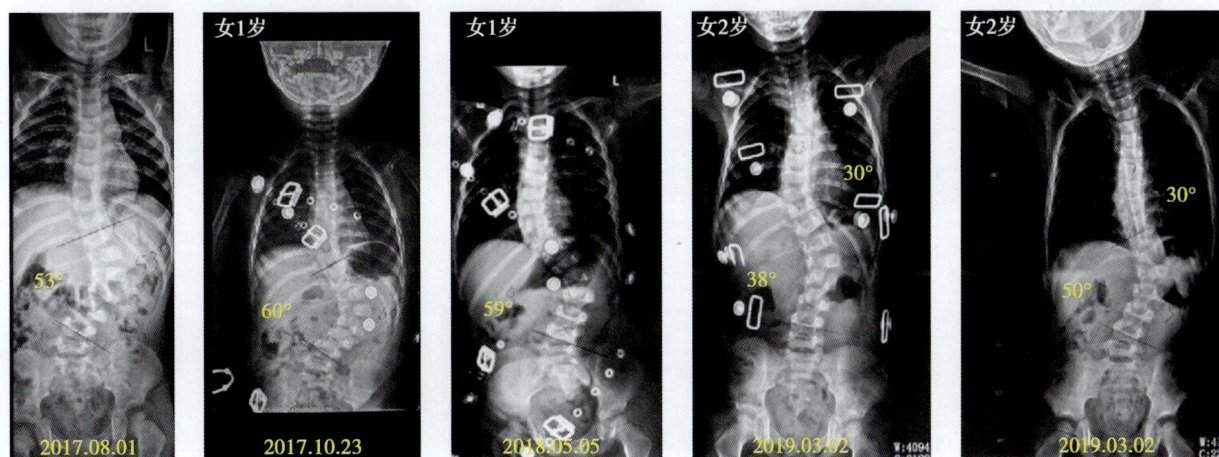

图 13-8 患儿,女,1 岁,诊断先天性半椎体

Cobb 角 53°,行支具治疗 3 年,Cobb 角控制在 13°,未出现明显加重,目前继续支具维持治疗。

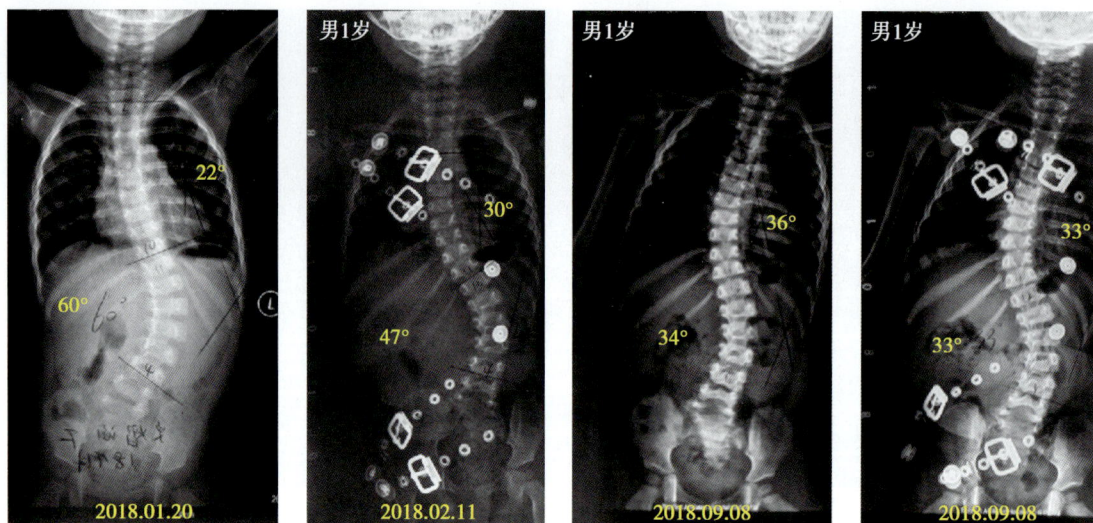

■ 图 13-9　患儿,男,1 岁,诊断先天性半椎体

Cobb 角 60°,行支具治疗 1 年,Cobb 角控制在 33°,持续改善,目前继续支具维持治疗。

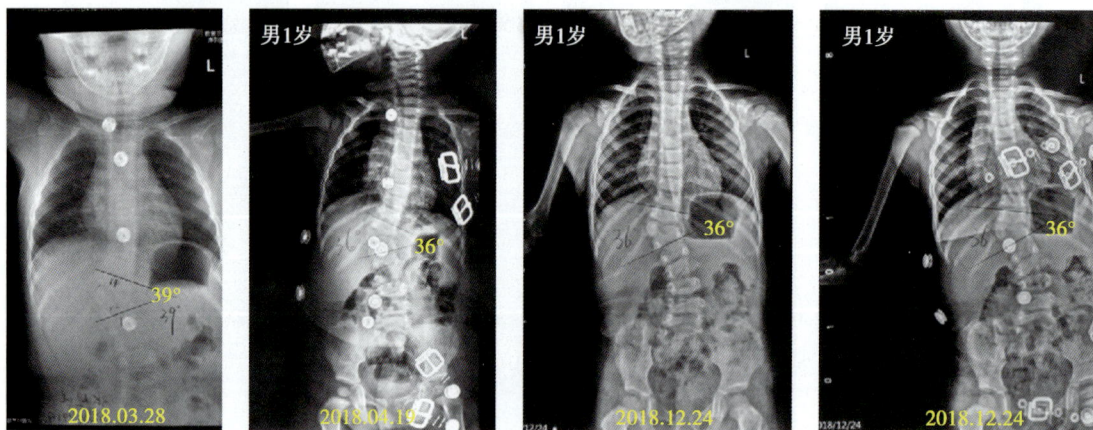

■ 图 13-10　患儿,男,1 岁,诊断先天性半椎体

Cobb 角 39°,行支具治疗 1 年,角度维持在 33°,未出现明显加重,目前继续支具维持治疗。

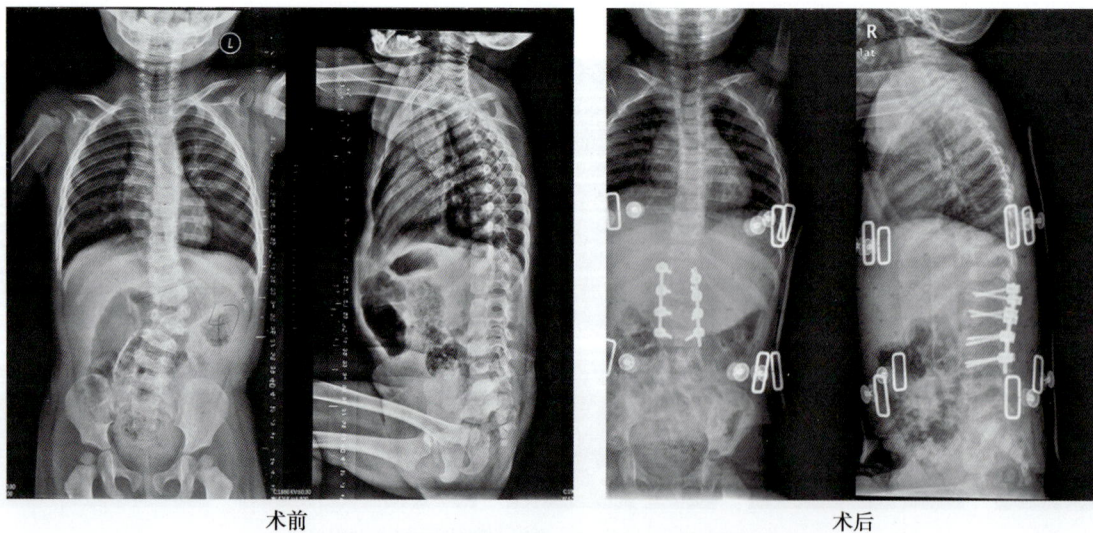

术前　　　　　　　　　　术后

■ 图 13-11　患儿,女,1 岁 3 个月,诊断先天性半椎体

前侧凸 Cobb 角 47°,行半椎体切除术。

女 2岁 L₂半椎体切除术

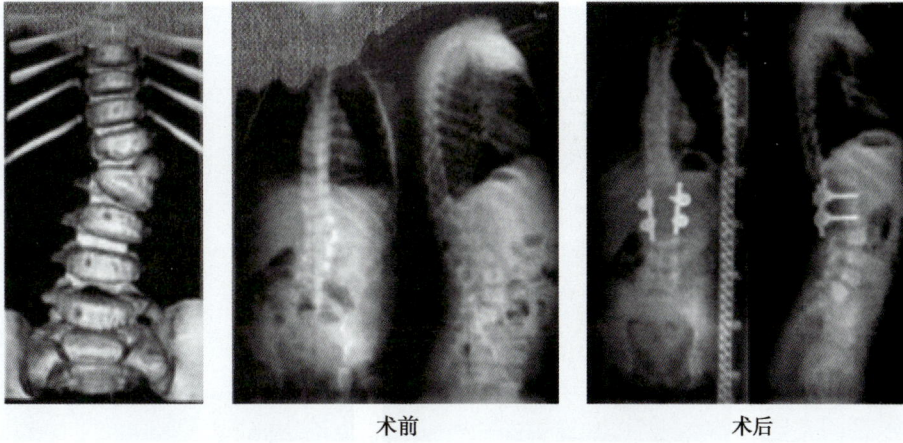

术前　　　　　　　术后

■ 图 13-12　患儿,女,2 岁,诊断先天性半椎体
　　　　　行半椎体切除术。

女 4岁 T₁₁半椎体切除术

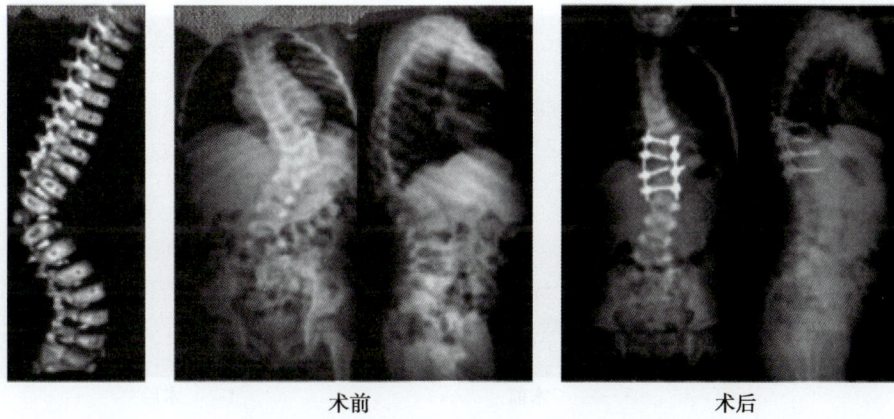

术前　　　　　　　术后

■ 图 13-13　患儿,女,4 岁,诊断先天性半椎体
　　　　　持续加重,行半椎体切除术。

男 6岁 L₃椎体分节不全切除术

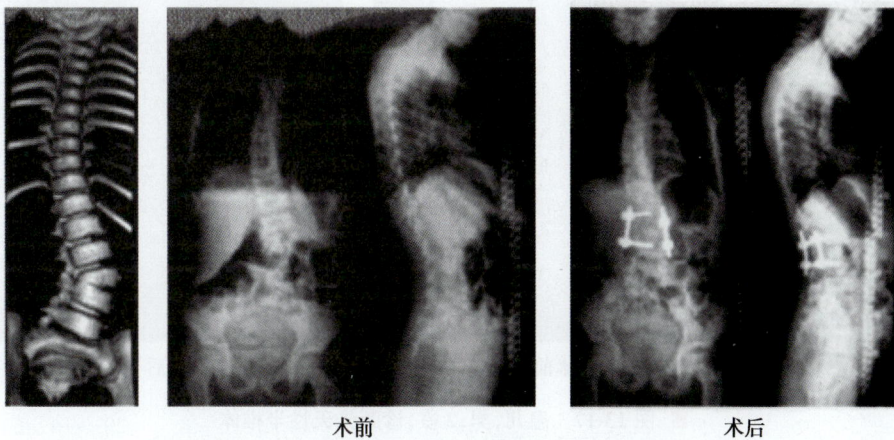

术前　　　　　　　术后

■ 图 13-14　患儿,男,2 岁,诊断先天性半椎体
　　　　　持续加重,行半椎体切除术。

女 2 岁 T$_{12}$半椎体切除术

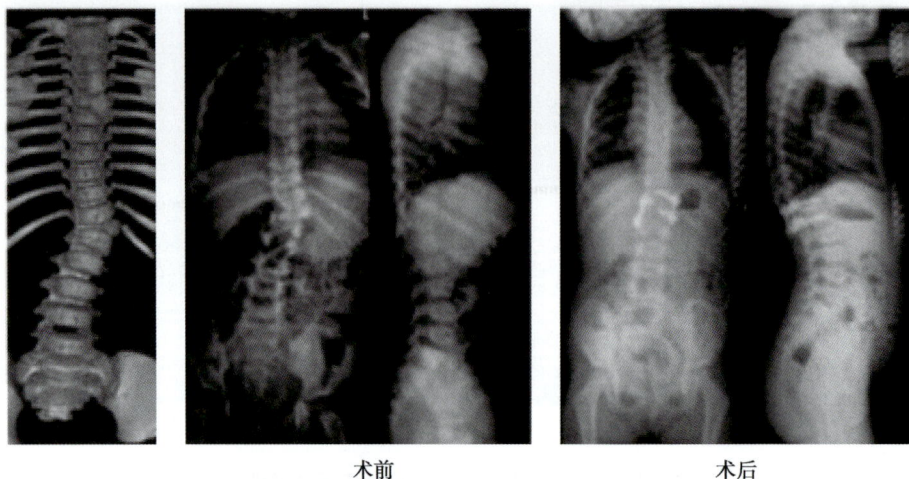

术前 术后

■ **图 13-15** 患儿,女,2 岁,诊断先天性半椎体
行半椎体切除术。

男 7 岁 L$_1$半椎体切除术

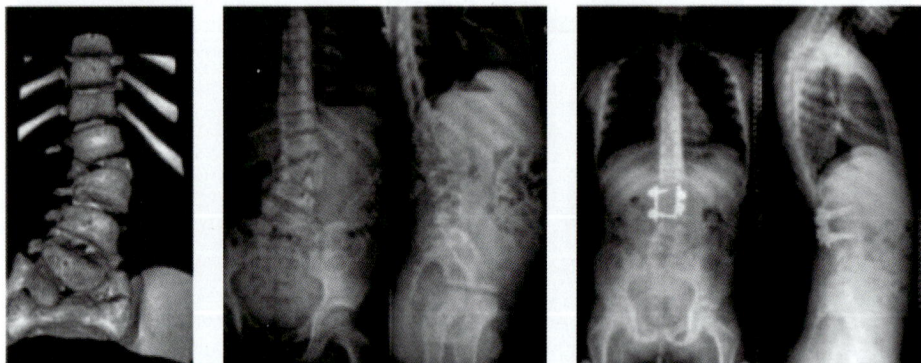

术前 术后

■ **图 13-16** 患儿,男,7 岁,诊断先天性半椎体
持续加重,行半椎体切除术。

男 2 岁 T$_{11}$半椎体切除术

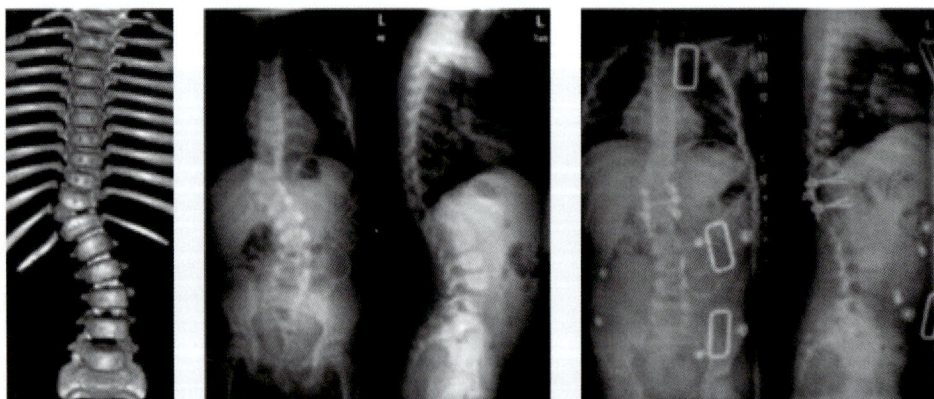

术前 术后

■ **图 13-17** 患儿,男,2 岁,诊断先天性半椎体
持续加重,行半椎体切除术。

女 4岁 L₅半椎体切除术

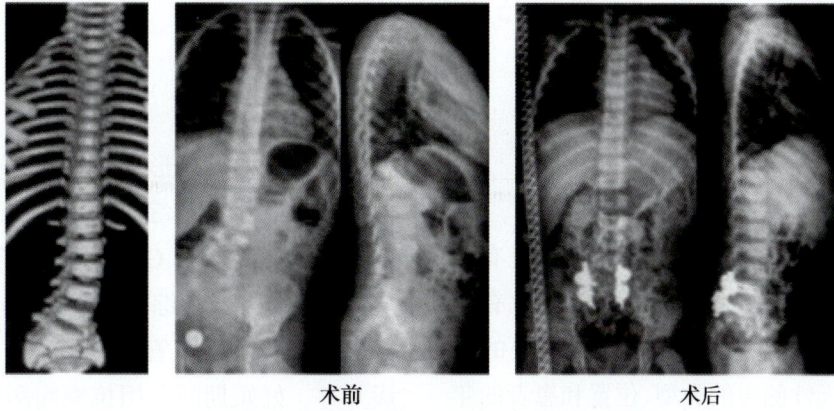

术前 术后

■ **图 13-18 患儿,女,4 岁,诊断先天性半椎体**
位于腰骶段,持续加重,行半椎体切除术。

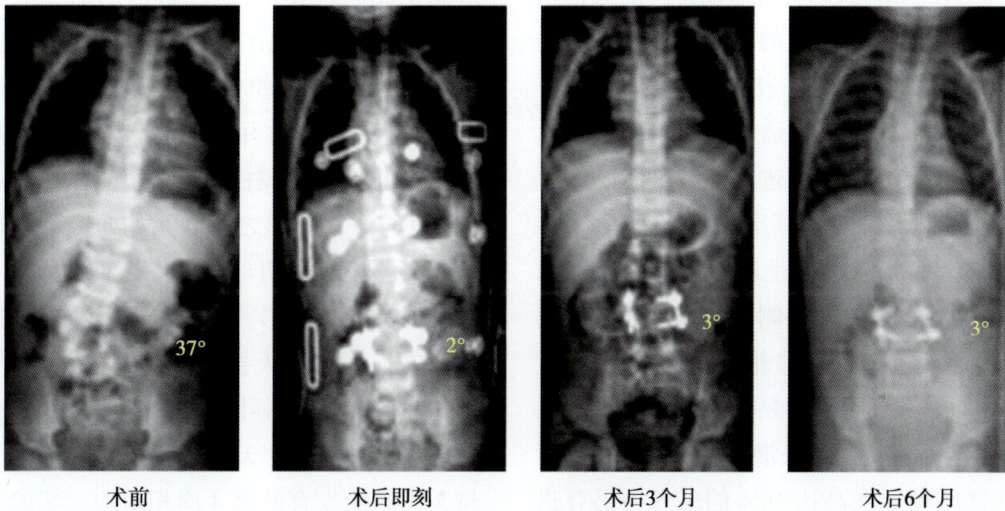

术前　术后即刻　术后3个月　术后6个月

■ **图 13-19 患儿,男,2 岁,诊断先天性半椎体**
持续加重,行半椎体切除术。

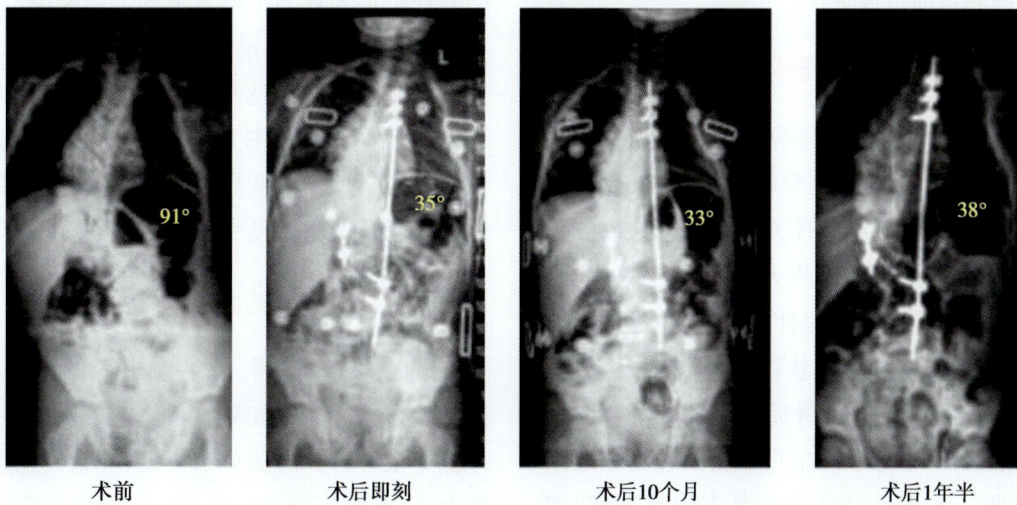

术前　术后即刻　术后10个月　术后1年半

■ **图 13-20 患儿,男,3 岁,诊断先天性半椎体**
持续加重,产生长弧形弯曲,行半椎体切除术联合生长棒治疗。

第三节 研 究 进 展

一、半椎体畸形的自然病史

确定哪些先天性脊柱侧弯会快速发展是有困难的。一般来说,25% 的先天性脊柱侧弯没有进展,25% 进展缓慢,50% 显示快速进展,进展的决定因素取决于先天性侧弯的类型、位置和患者的年龄。正常的脊柱纵向生长是椎体上、下终板生长的总和。异常椎节周围椎间盘间隙的存在和质量将预测不对称生长的潜力,因为健康的椎间盘通常预示着侧弯的进展。完全分节的半椎体有较高的进展潜力,可确定的椎间盘存在表明存在生长潜力。

McMaster 和 Ohtsuka 报道了不同类型的先天性脊柱异常患者的进展率。进展风险最高的畸形是单侧融合伴对侧半椎体,其次是单侧融和、半椎体、楔形椎体。而块状椎体是最不可能引起任何明显畸形的类型。当脊柱一侧的半椎体被另一侧的半椎体平衡,并被一个正常椎体隔开时,就会发生"半异体移位",这种情况最常见于胸椎。通常,在这种情况下,不对称的增长潜力似乎应该趋于平衡。然而,这些畸形在高达 30% 的患者中仍有进展。关于患者的年龄,侧弯的进展通常在 5 岁之前和青少年生长高峰期间最为迅速,胸腰椎的弯曲比胸上段脊柱的弯曲进展更快。

二、半椎体畸形的病因学研究

先天性脊柱侧弯的具体原因尚未确定。环境因素、遗传、维生素缺乏、化学物质和药物、单独或结合都与椎体异常的发展有关。对这些导致椎体畸形的已知因素的研究,为先天性脊柱侧弯的病因学研究提供了线索。无论是什么原因,生理性损伤发生在胚胎期早期,远早于软骨和骨骼的发育。由此产生的缺陷可能导致椎骨完全或部分融合或发育不足,相反,又可能导致在儿童生长过程中逐渐发生的弯曲。先天性脊柱侧弯是多因素疾病,遗传因素和致畸因子在 CS 的形成过程中发挥着重要的作用。椎体畸形可以单独存在,也可与心脏、肾脏或椎管内的畸形同时存在。在一些隐性染色体疾病,如 Alagille 综合征、Jar-Cho-Levin 综合征、Klippel-Fiel 综合征、Goldenhar 综合征、糖尿病胚胎疾病和 VACTERL 综合征(脊椎、心脏、肾脏、四肢异常、肛门闭锁、气管瘘、食管瘘),CS 可与上述疾病并存。妊娠期间服用抗癫痫药物可能导致 CS。一氧化碳(CO)和低氧被认为是先天性脊柱畸形的常见致畸因素。CO 是常见的致畸因素。CO 是无色无味气体,与血红蛋白的结合力是氧气的 200~300 倍。因此,CO 很容易在肺中与血红蛋白结合,而在周围组织中很难与血红蛋白分离,因而干扰了组织氧和作用。CO 可以穿过胎盘屏障,但是 CO 如何导致脊柱畸形尚不清楚,目前有很多关于 CO 与脊柱畸形之间联系的研究。在鼠和兔的动物实验已经证明母体在妊娠期间接触 CO 可导致脊柱和肋骨畸形。Loder 等发现 70% 鼠的脊柱畸形在妊娠第 9 天接触 CO 量达到 600ppm。CO 暴露的剂量和时间可能是关键因素,最明显的效果出现在鼠妊娠第 9 天,暴露的 CO 剂量为 600ppm,与人类胚胎发育的第 4 周相对应。实验动物模型中,低氧是发病因素之一。这些报道显示了椎体和肋骨畸形与 CO 暴露时间及剂量之间的关系。鼠的脊柱畸形表现为椎体分节和形成障碍,这些畸形与人类相似。基于鼠的动物实验研究,一系列可导致脊柱畸形的候选基因,如 *Wnt3a*、*PAX1*、*DLL3*、*Sim2* 基因可能是脊柱畸形的病因。这些基因的变异可能使早期体节变异,导致肋骨融合和脊柱前侧发育障碍及背侧神经弓形成的缺陷。

三、半椎体畸形的临床治疗进展

确诊的 CS 患者,要注意患者的年龄、脊柱平衡及畸形的分类。如果患者侧弯可能进展迅速,如单侧半椎体合并对侧分节不良,那么无论患者的年龄大小,都要早期进行治疗。如果脊柱畸形进展的可能性不大,这样的患者需要定期随访,观察随访的 X 线片和 Cobb 角变化,以观察侧弯的进展。

(一) 观察

脊柱畸形患者如果脊柱处于平衡状态可每4~6个月随访一次，很少出现半椎体和阻滞椎的患者快速进展的情况。注意观察脊柱平衡和Cobb角变化。每次复查的X线片都要与之前的进行对比，以观察侧弯是否进展。

(二) 支具

考虑到早期长节段融合的曲轴现象和呼吸功能受损的潜在并发症，以及与生长友好技术相关的并发症，去旋转支具被描述为先天性脊柱侧弯的一种有效的"争取时间的策略"。Demirkiran等报道了进行性先天性脊柱侧弯的患者，被描述为"长弯曲和多个反常椎体"，他们接受了去旋转支具治疗，手术平均可以推迟26.3个月。该研究患者年龄为1~6.6岁。Baulesh等报道了类似的非特发性脊柱侧弯的去旋转支具，手术平均延迟2年。考虑到与长时间有创生长友好技术治疗相关的高并发症发生率，这些延迟策略是有效的。

(三) 生长调节

通过原位融合(弯侧的生长阻滞)，操作中不使用椎弓根钉或椎体钉，达到生长阻滞的目的是一种治疗选择，这种方法更适用于在侧弯凹侧具有正常生长潜能的患者。年龄<5岁，侧弯度数<70°，无后凸或前凸的患者是生长调节手术理想的对象。如果没有明显的骨骼成熟标志，凸侧的生长阻滞是理想的手术方式，但是该术式手术结果难以预测。

(四) 生长保留/刺激

生长棒技术，用于特发性脊柱侧弯或与其相类似的脊柱畸形，主要是依靠撑开操作达到矫正畸形的目的。然而，仔细回顾最近几年关于生长棒的文献，可以看到这种方法已经被用于CS的病例。最近的多中心研究显示，19例CS的患者接受了生长棒的手术，随访2年的时间，侧弯得到了31%的矫正，$T_1 \sim S_1$ 每年延长12mm。同时，肺部与胸腔空间比值由术前的0.81增加到术后的0.94。值得注意的是，患者未出现围手术期神经损伤。生长棒矫正技术是一种安全、有效的方法，因为儿童型先天性脊柱侧弯在畸形区域有一定的柔韧性，同时该方法也适用于畸形节段过长而无法切除的病例或先天性脊柱畸形伴有代偿弯的病例。因此，胸腔扩展技术主要用于脊柱畸形的患者。如果患者肋骨融合、合并或单发胸部呼吸不全综合征，若主要问题在胸廓，胸廓畸形治疗最理想的治疗方式就是胸腔扩展治疗。

(五) 重建

半椎体切除被认为是治疗孤立先天性半椎体的有价值的方法。切除部位的闭合最初采用石膏，随后采用后路固定钩，之后采用椎弓根螺钉固定。Chang等报道了10岁以下儿童使用椎弓根螺钉进行半椎体切除和短节段融合的长期成功结果，平均随访11.4年。研究证明了主弯(平均75%)和代偿弯(30%~78%)的极高矫正率，随访中没有出现曲轴现象。CT扫描显示椎管无狭窄，椎体高度与相邻未固定节段相似。Olgun等报道了年幼时椎体和椎管的生长速度不受椎弓根螺钉固定的影响。Chang等主张早期半椎体切除和后路短节段融合椎弓根螺钉，因为与7~10岁的患者相比，6岁前接受手术的患者畸形矫正效果更好，对椎骨或椎管生长没有任何负面影响。

四、展望

在过去的几十年中，基础研究和药学研究对于外科领域有着很大的影响。对于幽门螺杆菌的发现和研究，以及质子泵抑制剂的使用，使得消化性溃疡的外科治疗已经发生改变。这类疾病既往主要是进行外科治疗，目前几乎均是药物治疗。不幸的是，到目前为止，如此的进步在脊柱畸形治疗中并不常见。

自20世纪80年代中期以来，MRI的广泛使用改变了早发性脊柱侧弯的诊断谱，使得椎管内的畸形和异常得以诊断及治疗。MRI也减少了特发性脊柱侧弯的诊断数目，如Chiari畸形、脊髓栓系、脊髓空洞症、脊髓纵裂和其他难以诊断的椎管内病变得以明确。早发性脊柱侧弯病因诊断的复杂性不断增加，与这一领域基因和胚胎学的快速进步相互平行。新的综合征不断被认识，新的变异体也不断被发现。

转化研究已经为早发性脊柱侧弯在分子水平上的新治疗规范带来了很好的前景。如研究发现，叶酸新陈代谢基因的变异已经使得人们开始在妊娠早期3个月常规口服叶酸治疗。得益于此项研究,神经管缺陷的发生率明显降低,如无脑畸形、脑疝和脊柱裂。这种多因素导致的疾病,如饮食营养因素缺乏和易感基因因素,在其他早发性脊柱侧弯中也可见,如当婴儿型早发性脊柱侧弯伴有基因易感因素和摇篮中不当姿势、其他治疗都有可能导致患者临床综合征的形成。对马方综合征的分子水平研究已经给此病的新型药物治疗带来了希望。通过给予TGF-B抗体治疗能够使得马方综合征基因敲除小鼠的血管病变康复。虽然在人体中可能不是这个特定的抗体,但使用其他TGF-β拮抗剂可能预示药物治疗马方综合征的新纪元,而不是手术治疗。随着特发性脊柱侧弯基因研究的不断深入,责任基因能够被测序,变异基因能够被确认。绝大多数的基因病变导致伴有脊柱畸形的综合征也伴有染色体的异常,如唐氏综合征或单基因病变、软骨发育不全和Prader-Willi综合征。进行性腓骨肌萎缩症(charcot-marie-tooth disease,CMT)是一种神经系统疾病,经常并发脊柱畸形,70%的患者伴有17号染色体一个拷贝复制,进而导致外周髓磷脂蛋白产量增加。这就是此病进展特性的主要原因。进一步的研究可能会促进新型药物治疗方法的出现。

肌萎缩和肌营养不良是复杂基因变异的结果,很多这类疾病可导致早发性脊柱侧弯。深入了解这些变异和疾病的分子机制为进一步药物治疗的研究提供了光明的前景。最近的研究使我们对先天性脊柱侧弯的发展有了更加深入的了解。如分子水平和基因序列问题导致了椎体分节和形成障碍使我们找到在妊娠第1个月进行预防的方法,进而降低先天性脊柱侧弯的发生率和减轻畸形的严重程度。青少年特发性脊柱侧弯可能本质上是一种多元发生的病变。在青少年特发性脊柱侧弯中,预测侧弯进展作用的标记物在预测婴儿型特发性脊柱侧弯的进展上没有作用。其他被认为是多元发生的病变主要是肿瘤,包括乳腺癌、某些类型的结肠癌和胶质母细胞瘤。转化研究使我们明白来自某些变异的分子通路可导致脊柱畸形的形成和发展,因此为开发新的治疗方法提供了机遇。

了解可导致早发性脊柱侧弯的特发性脊柱侧弯和其他疾病的发病机制,可在患者出现症状前进行治疗,或者通过早期的药物治疗进而获得更好的临床效果。这类研究涉及很多学科,包括分子生物学、遗传学、生物统计学、流行病学、基因学和其他专业。临床相关性和导向性研究是十分重要的,这是临床工作者的责任。另外,当进行一个特定疾病研究时,临床工作者在确定和招募患者进行研究方面也起着至关重要的作用。在可预测的未来,可能会用预存血液干细胞移植和脐带血移植的方法治疗一些致命性的疾病。继发于神经病变(脑瘫、脊髓损伤等)的早发性脊柱侧弯可能是神经细胞因子和外胚层干细胞移植的适宜研究群体。笔者相信使用重组蛋白和酶可能在早发性脊柱侧弯治疗中有一席之地,目前这种方法在治疗溶酶体蓄积的病变中比较常用,如法布里病和黏多糖病等。骨髓移植和酶替代疗法已经使Hurler综合征患者能够存活到成年。但是,与黏多糖病有关的骨骼发育不良和一些特殊的脊柱畸形依然还存在疑问。糖胺聚糖在骨骼和软组织内的聚集,与糖脂、酯化胆固醇、GM2和GM3神经节苷脂之间有着非常复杂的关系,可能会导致血管、中枢和外周神经系统,以及中胚层来源组织患病。需要更多的分子生物学研究来解释某些代谢异常,这些异常会导致胸腰椎后凸畸形和上颈椎狭窄出现局部失稳,甚至致命性并发症。新型的外科治疗和非手术治疗将持续运用在早发性脊柱侧弯治疗中。评估治疗的有效性是一个不小的挑战,控制良好的多中心研究有利于新治疗手段的评估。这一点在少见综合征中尤其重要,如黏多糖病可通过建立治疗的数据库,找到最佳的治疗方法。

早发性脊柱侧弯包括很多不同的诊断,准确的诊断有助于更好地发现病因和自然病程,进而有助于评估治疗的有效性。同一疾病的不同表型,以及同一表型下不同的基因异常使得关于早发性脊柱侧弯的预后和结果研究受到质疑。基础研究领域的不断进步,可为早发性脊柱侧弯提供更加明确的临床诊断纲要,以及为发展更好临床效果的新型治疗策略提供从实验室走进临床的机会。

(隋文渊,杨军林)

参 考 文 献

1. LARSEN W. The fourth week. Differentiation of the Somites and the Nervous System; Segmental Development and Integration. In: Larsen W, ed. Human Embryology. New York, NY: Churchill Livingstone, 1997: 73-104.

2. TANAKA T, UHTHOFF HK. The pathogenesis of congenital vertebral malformations: a study based on observations made in 11 human embryos and fetuses. Acta Orthop Scand, 1981, 52: 413-425.

3. TANAKA T, UHTHOFF HK. Significance of resegmentation in the pathogenesis of vertebral body malformation. Acta Orthop Scand, 1981, 52: 331-338.

4. RIVARD CH. Effects of hypoxia on the embryogenesis of congenital vertebral malformations in the mouse. Clin Orthop Relat Res, 1986, 208: 126-130.

5. WINTER RB, MOE JH, EILERS VE. Congenital scoliosis a study of 234 patients treated and untreated part i: natural history. J Bone Joint Surg Am, 1968, 50 (1): 1-15.

6. KAWAKAMI N, TAICHI T, IMAGAMA S, et al. Classification of Congenital Scoliosis and Kyphosis: A New Approach to the Three-dimensional Classification for Progressive Vertebral Anomalies Requiring Operative Treatment Spine, 2009, 34 (17): 1756-1765.

7. NAKAJIMA A, KAWAKAMI N, IMAGAMA S. Three-Dimensional analysis of formation failure in congenital scoliosis. Spine, 2007, 32: 562-567.

8. HEDEQUIST D, EMANS J. Congenital Scoliosis A Review and Update. J Pediatr Orthop, 2007, 27 (1): 106-116.

9. MASQUIJO JJ, BASSINI O, PAGANINI F, et al. Congenital elevation of the scapula. surgical treatment with mears technique. J Pediatr Orthop, 2009, 29 (3): 269-274.

10. AKBARNIA BA, YAZICI M, THOMPSON GH. The growing spine—management of spinal disorders in young children. Berlin, Germany: Springer Verlag, 2011.

11. ARLET V, ODENT T, AEBI M. Congenital scoliosis. Eur Spine J, 2003, 12: 456-463.

12. Scoliosis research society terminology committee a glossary of scoliosis terms. Spine, 1976, 1: 57-58.

13. MARKS DS, QAIMKHANI SA. The natural history of congenital scoliosis and kyphosis. Spine, 2009, 34 (17): 1751-1755.

14. WINTER RB, MOE JH, EILERS VE. Congenital scoliosis. A study of 234 patients treated and untreated. Part I: natural history. The Journal of bone and joint surgery American, 1968, 50: 1-15.

15. WINTER RB, MOE JH, WANG JF. Congenital kyphosis. Its natural history and treatment as observed in a study of one hundred and thirty patients. The Journal of bone and joint surgery American, 1973, 55 (2): 223-256.

16. MCMASTER MJ, OHTSUKA K. The natural history of congenital scoliosis. A study of two hundred and fifty-one patients. The Journal of bone and joint surgery American, 1982, 64 (8): 1128-1147.

17. BASU PS, ELSEBAIE H, NOORDEEN MH. Congenital spinal deformity: a comprehensive assessment at presentation. Spine (Phila Pa 1976), 2002, 27: 2255-2259.

18. BUCKLEY PS, GUILLE JT. Evaluation of the patient with congenital spinal deformity. Sem Spine Surg, 2010, 22: 110-112.

19. SHEN J, WANG Z, LIU J, et al. Abnormalities associated with congenital scoliosis: a retrospective study of 226 Chinese surgical cases. Spine (Phila Pa 1976), 2013, 38: 814-818.

20. HEDEQUIST D, EMANS J. Congenital scoliosis: a review and update. J Pediatr Orthop, 2007, 27: 106-116.

21. MCMASTER MJ. Congenital scoliosis. In: Weinstein SL, ed. The Pediatric Spine: Principles and Practice. 2nd ed. Philadelphia, PA: Lippincott Williams & Wilkins, 2001.

22. MCMASTER MJ, OHTSUKA K. The natural history of congenital scoliosis. A study of two hundred and fifty-one patients. J Bone Joint Surg Am, 1982, 64: 1128-1147.

23. SHAWEN SB, BELMONT PJ JR, KUKLO TR, et al. Hemimetameric segmental shift: a case series and review. Spine (Phila Pa 1976), 2002, 27: 539-544.

24. DIMEGLIO A. Growth in pediatric orthopaedics. J Pediatr Orthop, 2001, 21: 549-555.

25. CONLON RA, REAUME AG, ROSSANT J. Notch1 is required for the coordinate segmentation of somites. Development, 1995, 121: 1533-1145.

26. BESSHO Y, MIYOSHI G, SAKATA R, et al. Hes7: a bHLH-type repressor gene regulated by Notch and expressed in the presomitic mesoderm. Genes Cells, 2001, 6: 175-185.

27. HUPPERT SS, LE A, SCHROETER EH, et al. Embryonic lethality in mice homozygous for a processing-deficient allele of Notch1. Nature, 2000, 405: 966-970.

28. BULMAN MP, KUSUMI K, FRAYLING TM, et al. Mutations in the human delta homologue, DLL3, cause axial skeletal defects in spondylocostal dysostosis. Nat

Genet, 2000, 24: 438-441.

29. BARRANTES IB, ELIA AJ, WUNSCH K, et al. Interaction between Notch signalling and Lunatic fringe during somite boundary formation in the mouse. Curr Biol, 1999, 9: 470-480.

30. COPLEY LA, DORMANS JP. Cervical spine disorders in infants and children. J Am Acad Orthop Surg, 1998, 6: 204-214.

31. KAROL LA. Early definitive spinal fusion in young children: what we have learned. Clin Orthop Relat Res, 2011, 469: 1323-1329.

32. JOHNSTON CE, MCCLUNG AM, THOMPSON GH, et al. Growing Spine Study Group. Comparison of growing rod instrumentation versus serial cast treatment for early-onset scoliosis. Spine Deform, 2013, 1: 339-342.

33. DEMIRKIRAN HG, BEKMEZ S, CELILOV R, et al. Serial derotational casting in congenital scoliosis as a time-buying strategy. J Pediatr Orthop, 2015, 35: 43-49.

34. BAULESH DM, HUH J, JUDKINS T, et al. The role of serial casting in early-onset scoliosis (EOS). J Pediatr Orthop, 2012, 32: 658-663.

35. FLYNN JM, TOMLINSON LA, PAWELEK J, et al. Growing-rod graduates: lessons learned from ninety-nine patients who completed lengthening. J Bone Joint Surg Am, 2013, 95: 1745-1750.

36. WANG S, ZHANG J, QIU G, et al. Dual growing rods technique for congenital scoliosis: more than 2 years outcomes: preliminary results of a single center. Spine (Phila Pa 1976), 2012, 37: 1639-1644.

37. YAZICI M, EMANS J. Fusionless instrumentation systems for congenital scoliosis: expandable spinal rods and vertical expandable prosthetic titanium rib in the management of congenital spine deformities in the growing child. Spine (Phila Pa 1976), 2009, 34: 1800-1807.

38. CAMPBELL RM, SMITH MD, MAYES TC, et al. The characteristics of thoracic insufficiency syndrome associated with fused ribs and congenital scoliosis. J Bone Joint Surg Am, 2003, 85: 399-408.

39. EMANS JB, CAUBET JF, ORDONEZ CL, et al. The treatment of spine and chest wall deformities with fused ribs by expansion thoracostomy and insertion of vertical expandable prosthetic titanium rib: growth of thoracic spine and improvement of lung volumes. Spine (Phila Pa 1976), 2005, 30: 58-68.

40. FLYNN JM, EMANS JB, SMITH JT, et al. VEPTR to treat nonsyndromic congenital scoliosis: a multicenter, mid-term follow-up study. J Pediatr Orthop, 2013, 33: 679-684.

41. MURPHY RF, MOISAN A, KELLY DM, et al. Use of Vertical Expandable Prosthetic Titanium Rib (VEPTR) in the treatment of congenital scoliosis without fused ribs. J Pediatr Orthop, 2016, 36: 329-335.

42. FARLEY FA, LI Y, JONG N, et al. Congenital scoliosis SRS-22 outcomes in children treated with observation, surgery, and VEPTR. Spine (Phila Pa 1976), 2014, 39: 1868-1874.

43. ZINDRICK MR, KNIGHT GW, SARTORI MJ, et al. Pedicle morphology of the immature thoracolumbar spine. Spine (Phila Pa 1976), 2000, 25: 2726-2735.

44. CHANG DG, KIM JH, HA KY, et al. Posterior hemivertebra resection and short segment fusion with pedicle screw fixation for congenital scoliosis in children younger than 10 years: greater than 7-year follow-up. Spine (Phila Pa 1976), 2015, 40: 484-491.

45. OLGUN ZD, DEMIRKIRAN G, AYVAZ M, et al. The effect of pedicle screw insertion at a young age on pedicle and canal development. Spine (Phila Pa 1976), 2012, 37: 1778-1784.

第十四章

生殖系统

人类生殖系统发育的每个阶段都有着精密、复杂的调控网络。生殖系统的主要器官(睾丸/卵巢)在胚胎发育过程中起源于胚胎间质中胚层及其后的尿生殖嵴,外生殖器的发育与雄性激素合成和功能密切相关。很多生殖系统分化发育相关的先天性疾病与遗传相关。本章将从性腺发育出发,并着重介绍遗传因素导致的胎儿生殖系统发育障碍疾病。

第一节 概　　述

一、生殖器的正常胚胎发育和相关因子

原始生殖细胞从第4~5周开始由卵黄囊内胚层往生殖嵴方向迁移,形成未分化原始性腺,在受精后的5~6周,原始未分化性腺形成。在胚胎早期,男性和女性的生殖系统是相似的,称为生殖器官未分化期。受精后的第7周,XY染色体核型的男性在SRY、SOX9等因子作用下,原始性腺分化形成胚胎曲细精管及胚胎睾丸的间质细胞(leydig cell)。男性胚胎由于睾丸间质细胞可分泌雄激素并与其受体相互作用。沃尔弗管(Wolffian duct)又称中肾管(mesonephros duct)继续发育形成胚胎的附睾、输精管及精囊,同时睾丸支持细胞(sertoli cell)分泌的抗米勒管激素(anti-Müllerian hormone,AMH)使米勒管(Müllerian duct)退化。XX染色体核型的女性在WNT4、FOXL2等因子作用下,在受精后第13~16周原始性腺分化形成胚胎卵泡及胚胎卵泡的膜细胞和基质细胞,胚胎卵巢器官的形成。由于女性没有雄激素和AMH,米勒管继续发育形成输卵管、子宫、子宫颈及阴道。性腺分化的过程中,存在多个基因的时间和空间调控(图14-1)。参与其中的任何基因缺陷都可能导致性腺分化的错误,以及性发育障碍或精子/卵子的异常。

(一) 睾丸和外生殖器发育分化相关的主要因子

1. *SRY*　在哺乳动物中,性发育发生在两个截然不同的连续阶段:性别决定和性别分化。在男性性别决定的过程中,位于Y染色体上的*SRY*基因的表达启动了支持细胞内基因的级联表达,最终驱动了睾丸的形态分化。*SRY*基因是在性别决定中

起首要作用的调控基因,SRY 翻译后转移到细胞核,并与 SOX9 的增强子区结合,驱动支持细胞和睾丸曲细精管组织的分化和增殖。在性别分化中,睾丸分泌睾酮、双氢睾酮和抗米勒激素,导致男性内外生殖器(前列腺、输精管、阴茎和阴囊)的发育和米勒管的退化。46,XY 胎儿中 SRY mRNA 的水平在受孕后 7 周在泌尿生殖嵴上调,并驱动双潜能性腺形成睾丸。

2. *SOX9* 是与男性性别决定有关的第二个主要基因,编码 SRY 相关转录因子。SOX9 的表达是睾丸分化所必需的,与 SRY 和 NR5A1 转录因子协同作用。SOX9 与自己的启动子结合,形成一个正反馈循环,保持 SOX9 的高水平表达。

3. *NR5A1* 又称类固醇生成因子 1 或 SF-1,编码一个孤儿核受体,在下丘脑 - 垂体 - 性腺 - 肾上腺轴发育中起着重要的调节作用。在前支持细胞中,NR5A1 在睾丸最初形成时与转录因子 GATA4 协同作用,并与 SRY 启动子结合以上调 SRY 的表达。人类胚胎受精 32 天即可在原始生殖嵴检出 SF-1,当形态上可辨认出睾丸时,SF-1 主要局限于性索的支持细胞,随后主要在间质细胞(Leydig)表达。除性腺外,SF-1 在下丘脑腹内侧核及垂体促性腺激素细胞也有表达。

4. *NROB1* 又称 DAX1,是核受体转录因子,在人类肾上腺皮质和性腺发育中发挥重要作用,在肾上腺皮质、性腺、垂体及下丘脑腹正中核均有表达。在 XY 个体只有该基因的单拷贝,如果出现重复变异导致 NROB1 过度表达可以阻止睾丸的分化,*NROB1* 基因重复变异会导致剂量依赖性的 XY 性腺发育不良和女性表型。在 *NROB1* 转基因 XY 小鼠中发现其分子致病机制之一是通过直接抑制 NR5A1 介导的 SOX9 转录。NROB1 功能失活性变异通常引起 46XY 男性低促性性腺发育不良合并原发性肾上腺功能不全。对于 46,XX 女性,*NROB1* 基因的两个功能完好的拷贝对阻止睾丸形成至关重要。

5. *GATA4* 和 *ZFPM2* GATA4 基因杂合变异可导致 46,XY 性发育不良,*GATA4* 基因同时与先天性心脏病有关,提示 GATA4 在性腺和心脏发育中的作用。在小鼠模型中,*GATA4* 变异破坏了 GATA4 和 ZFPM2 的联系,导致睾丸发育异常。在猪模型中,GATA4 直接激活 SRY 启动子,然而在人和小鼠中,只有在 WT1 蛋白共表达时才观察到 SRY 表达的直接激活。小鼠模型研究中发现 GATA4 或 ZFPM2 的突变导致 GATA4 和 ZFPM2 蛋白之间的相互作用减少,从而导致任一基因(独立或共表达时)激活靶基因(如 *AMH*、*SRY* 和 *SOX9*)转录的能力下降。

6. *DMRT1* 在人类胎儿发育过程中,DMRT1 mRNA 在 11 周前的两性中均可检测到,10~20 周在前支持细胞中最多,20 周前在卵原细胞和卵母细胞中也有表达,在进入减数分裂期时减少。在睾丸分化过程中,DMRT1 对维持支持细胞命运至关重要。小鼠出生后睾丸支持细胞表达 DMRT1 维持 SOX9 的高水平表达,从而促进支持细胞中睾丸特异性基因的表达,并抑制卵巢特异性颗粒细胞分化。若 DMRT1 失活突变会导致这些细胞转而分化为颗粒细胞。

在早期胚胎发育中,CBX2、SF1、WT1 和 DMRT1/2 参与了从中肾和体腔上皮向生殖嵴分化的调控;在性腺分化阶段,人类 XY 胚胎的 *SRY* 基因表达作为睾丸分化的开关,驱动生殖嵴向睾丸分化。SRY 被 WT1 和 NR5A1 正调控,同时受到双倍剂量的 NROB1 和 WNT4 的抑制。SRY 蛋白可启动下游基因如 *SOX9*,同时 *SOX9* 也受到多个转录因子的调节,继而启动了睾丸基因表达的网络,抑制了卵巢特异性基因表达(*WNT4*、*RSPO1*)。

(二) 卵巢、输卵管和子宫正常发育过程中分化相关的主要因子

46,XX 染色体核型的女性在 *WNT4*、*RSPO1*、*FOXL2* 基因等因子作用下,原始生殖嵴约在 10 周分化发育形成卵巢。女性内生殖道由米勒管发育而来。在 XX 胚胎无睾丸或睾丸无功能,Wolffian 管失去高浓度睾酮的支持而退化,米勒管由于无抗米勒管激素的抑制而发育,进而分化为输卵管、子宫和阴道。米勒管头端发育成输卵管,尾端融合形成子宫。米勒管与泌尿生殖窦连接处的内胚层细胞增殖形成子宫阴道板,最终形成阴道。卵巢发育过程涉及活化基因通路,包括受到 SRY 抑制的 RSPO1/Wnt-4/β-catenin 信号转导。在 XX 性腺中,

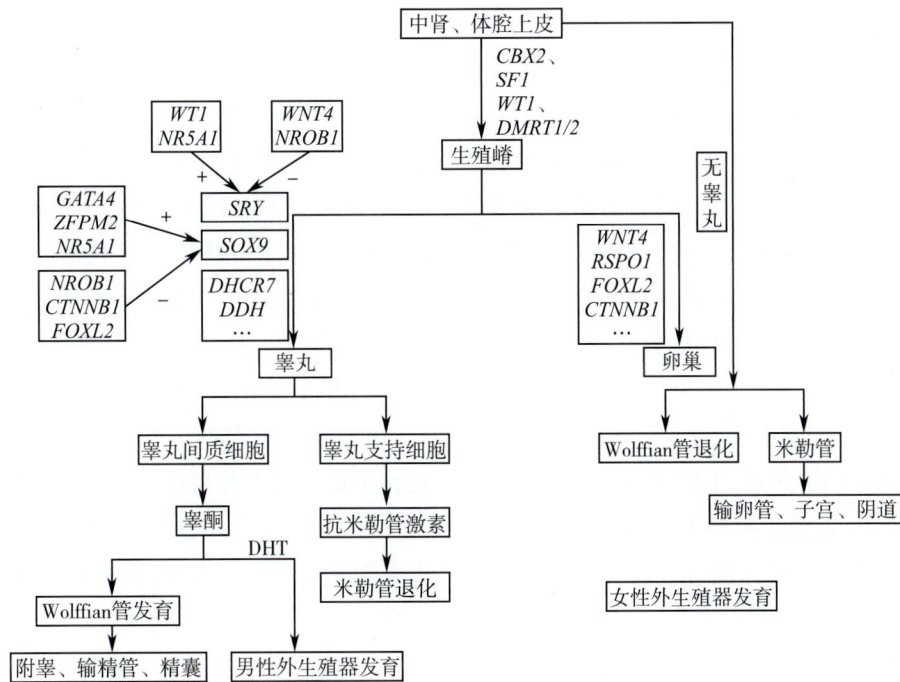

图 14-1 人类性别决定的遗传学机制

支持细胞前体积累 β-catenin 以响应 RSPO1/WNT4 信号并抑制 SOX9 的活性。

1. WNT4 Wnt4 在 Wnt/β-catenin 信号通路调控中起关键作用。Wnt4 在哺乳动物性腺分化和发育过程中有一定的调控作用。原位杂交(FISH)分析显示,Wnt4 转录物主要位于卵母细胞的细胞质中。Wnt4 是哺乳动物卵巢发育的关键调节因子,在胚胎阶段 Wnt4 表达水平最高。在小鼠中,wnt4 的敲除影响卵巢发育,类固醇合成,并导致雌性的性别逆转。

2. RSPO1 RSPO1(R-spondin 1)蛋白被作为多能信号配体,其重要功能为增强 Wnt/β-catenin 信号转导。RSPO1 蛋白为雌性哺乳类的性别决定因子,在生殖器官发育中发挥着关键作用,可通过 β-catenin 信号通路调控性腺分化相关因子表达,还可调节原始生殖细胞的分裂增殖及性腺中体细胞的分化来对抗精集的形成,从而决定了雌性的分化。胚胎 RSPO1 突变导致的生殖器官发育障碍。目前已确定的突变,都是通过影响 N 末端富含半胱氨酸的结构域而导致性发育障碍,该结构域在 Wnt/β-catenin 信号的激活中具有关键作用。

3. FOXL2 为叉头框蛋白编码基因家族的一员,编码的转录因子在进化上高度保守。在雌性小鼠的卵巢发育中,FOXL2 基因是最早发现的表达上调的基因之一,提示该基因在早期卵巢分化中起重要作用。FOXL2 是一种核蛋白,在卵巢滤泡细胞中表达,是哺乳动物中已知最早的卵巢分化标志物,可能在卵巢体细胞分化和进一步的卵泡发育和/或维持中发挥作用。

此外,还有其他多种分子参与卵巢、输卵管和子宫正常发育过程。在早期胚胎发育中,HOX 家族基因在生殖道分化中起重要作用,其转录因子通过调节相应位置的信息,以调整米勒管的前后轴结构。研究表明,HOXa9、HOXa10、HOXa11、和 HOXa13 等同源基因均沿米勒管的长轴表达,且在雌性小鼠的局部生殖道间充质中呈重叠表达。Wnt 基因也是调节前后轴和辐射轴的重要基因。转录因子 P63 的表达是区别子宫、阴道和宫颈上皮细胞的首要标志物。β 环形蛋白(CTNNB1)基因也参与调控子宫内膜上皮的分化,对子宫上皮特性的保持发挥重要作用。

二、先天性生殖系统异常的常见疾病与致病基因

(一) 46,XY 性腺发育不良疾病

1. 睾丸发育障碍

(1)完全性性腺发育不全(Swyer 综合征): Swyer

综合征表现为女性表型,卵巢退化,第二性征发育不良。性腺为纤维状的条索,不含卵泡或正常的生殖细胞,发生性腺母细胞瘤的风险较高,内生殖器官包括双侧输卵管、子宫和阴道。Swyer 综合征女性的身材往往正常甚至高大。这些患者多由于 Y 染色体上的 *SRY* 基因发生了突变或缺失所致。Swyer 综合征的另一种形式是 Y 染色体正常的性腺发育不良,是由于其他调节性腺分化的基因(如 *SF-1*、*Dax-1*、*Wt-1* 基因等)的突变、序列变异或缺失 / 重复所导致的。这类疾病由于睾丸功能不全,缺乏抗米勒管激素和雄激素,生殖导管衍化器官通常为子宫和输卵管,而外生殖器为男性化不全。

(2)部分性腺发育不良:部分性腺发育不良患者可有女性特纳综合征的体征(矮小、乳距宽、肘外翻等),外生殖器性别模糊,阴蒂肥大。青春期有男性化现象。性腺往往位于在腹腔内,可一侧为条索状性腺,另一侧为畸形睾丸。

(3)导致男性性腺发育不良的常见疾病

1)*Dax-1* 基因重复变异:*Dax-1* 基因重复变异可引起 46,XY 男性性腺发育不全。患者外生殖器为女性型,少见生殖导管衍化器官为子宫和输卵管,性腺为发育不全睾丸或卵巢,血性激素水平降低、促性腺激素水平升高,如果卵巢功能较为健全,则性激素和促性腺激素水平接近正常女性水平,可合并智力低下生长迟缓和面颅畸形。

2)*Wt-1* 基因缺陷综合征:*Wt-1*(Wilms 瘤抑制基因 1)基因在胎儿肾脏、性腺和原始生殖嵴表达。Wt-1 的 9 号外显子错义突变可引起德尼 - 德拉什综合征,临床表现为外生殖器男性化不全,性腺为条索状物或发育不全的睾丸,生殖导管衍化器官为子宫和输卵管,可伴发肾脏病变。血浆促性腺激素水平升高,性腺激素水平降低。由于性腺发生胚细胞瘤的危险较高,发生 Wilms 瘤的概率约为 4%。*Wt-1* 基因 9 号外显子的剪切突变导致弗雷泽综合征,其临床表现为性腺为条索状物,生殖导管衍化器官为发育不良的子宫和输卵管,外生殖器为女性型,可伴发性腺胚胎瘤和肾脏病变。*Wt-1* 基因杂合缺失导致 11p 缺失综合征,表现为 Wilms 瘤,无虹膜或虹膜畸形,尿生殖道发育异常,包括肾脏不发育、马蹄肾、尿道闭锁、尿道下裂和隐睾,智力

发育障碍等。

3)*SOX9* 基因缺陷:临床表现主要为肢体弯曲和性腺发育不全,常染色体显性遗传。肢体弯曲包括长骨弯曲、肩胛骨发育不全、骨盆畸形、胸腔小、肋骨 11 对、腭裂、巨头畸形、小下颌、眼距宽及不同程度的心血管和肾脏发育畸形。3/4 的患者性腺发育不全,性腺可为发育不全的睾丸或卵巢,子宫和输卵管存在,附睾和输精管缺如或发育不全。约 70% 患者外生殖器模糊,其余为女性型或男性型。

4)*SF-1* 基因缺陷:*SF-1* 基因突变可导致性腺发育不良和肾上腺皮质功能减退,表现为外生殖器为女性型,有子宫和输卵管,性腺发育不良或缺如,青春期无第二性征发育,合并肾上腺皮质功能不全表现。

2. 雄性激素合成或功能障碍

(1)激素合成障碍

1)5α- 还原酶缺陷(5α-reductase deficiency):由于 5α- 还原酶缺陷引起雄激素效应不足进而导致性分化障碍的常染色体隐性遗传病。5α- 还原酶是位于靶细胞微粒体上的膜蛋白,催化睾酮转换为作用更强的双氢睾酮。双氢睾酮在男性胎儿的外生殖器性分化过程中,引导具有双向分化潜能的外生殖器原基间男性方向分化,与阴囊和前列腺发育密切相关。5α- 还原酶缺陷男性患者外生殖器呈女性化倾向,在临床上表现为不同程度的性分化障碍,永存尿生殖窦(盲端阴道),阴茎呈阴蒂状,可勃起,睾丸、输精管和附睾正常,但前列腺可呈残基状。睾丸可在阴囊内亦可在腹股沟内,输精管和附睾可开口于盲端阴道。患者出生时外生殖器呈女性表型,其典型表现为假阴道的会阴阴囊型尿道下裂。至青春期因睾丸分泌睾酮增多而出现男性青春发育,睾丸下降并增大,阴茎增长增粗、嗓音变粗、肌肉发达。但胡须及阴毛、腋毛和体毛稀少,前列腺小,生精稀少。患者的性格和性意识为男性。

2)StAR 缺乏症:StAR(类固醇生成急性调节蛋白)将胆固醇转运到线粒体膜内,是类固醇激素合成的第 1 步和限速步骤,表达于肾上腺和性腺。*StAR* 基因突变导致胆固醇在肾上腺皮质细胞和睾丸间质细胞堆积,细胞功能破坏导致先天性类脂质肾上腺皮质增生症,为常染色体隐性遗传。该病

46,XY 男性外生殖器呈女性型,呈盲端阴道,无子宫和输卵管,性腺为睾丸,位于腹腔、腹股沟管或大阴唇内。由于肾上腺皮质激素合成完全阻断,出生后可出现严重肾上腺皮质功能不全的表现。

3)3β- 羟类固醇脱氢酶缺乏症:3β- 羟类固醇脱氢酶(HSD3B2)催化△ 5- 类固醇分别转化为△ 4- 类固醇,HSD3B2 缺乏导致醛固酮、皮质醇和睾酮合成障碍,△ 5- 类固醇在体内蓄积,其中的脱氢表雄酮是一种弱雄激素,女性患者会出现男性化,而男性患者则会出现不同程度女性化现象。3β- 羟类固醇脱氢酶有两种同工酶,即 HSD3B1 和 HSD3B2,前者分布于胎盘、皮肤和乳腺等外周组织,后者分布于肾上腺和性腺,两者 93% 同源。HSD3B1 的酶活性比 HSD3B2 强 5 倍,*HSD3B1* 基因突变,胎儿因为不能合成孕酮而不能成活。*HSD3B2* 基因突变导致肾上腺和性腺功能障碍,为常染色体隐性遗传,男性患者的外生殖器常见为小阴茎伴中至重度尿道下裂,生后发生肾上腺皮质功能减退危象。青春期可出现男子乳房发育,推测是外周组织中的 HSD3B1 发生了代偿作用所致,个别患者在糖皮质激素替代治疗后,由于 HSD3B1 的代偿作用,可以产生足够的睾酮使阴茎发育和精子发生。

4)17a- 羟化酶 /17,20- 裂链酶(CYP17)缺乏症:CYP17 具有 17a- 羟化酶和 17,20- 裂链酶功能,存在于肾上腺和性腺,分别催化孕烯醇酮和孕酮转化为 17- 羟孕烯醇酮和 17- 羟孕酮。其编码基因突变导致皮质醇和雄激素合成受阻,ACTH 反馈性升高刺激脱氧皮质酮和皮质酮合成增多引起高血钠和低血钾。男性患者外生殖器常表现为小阴茎伴尿道下裂,重度患者外生殖器完全女性型,盲端阴道。有附睾和输精管,无子宫和输卵管,性腺为睾丸。

5)17β- 羟类固醇脱氢酶(HSD17B3)缺乏症:HSD17B3 是一种睾丸线粒体酶,催化雄烯二酮转化为睾酮。该基因突变可引起睾酮合成障碍。该病患者外生殖器多数为女性型,少数外观性别模糊,盲端阴道,附睾和输精管存在,无子宫和输卵管,性腺为睾丸,常位于腹股沟内。至青春期,随着雄烯二酮、睾酮、雌酮和促性腺激素水平的增高,患者可出现男性化,多毛,变声,肌肉容量增加,部分患者有不同程度的男子乳房发育。

(2)雄激素功能障碍(完全 / 部分性雄激素不敏感综合征):雄激素不敏感综合征是一种雄激素受体缺陷所致的 X 连锁隐性遗传病。雄激素受体是介导雄激素在靶细胞中起关键作用的大分子。编码雄激素受体的基因缺陷是造成此病的主要原因。男性胚胎发育成为正常男性表型,除需要胚胎睾丸分泌足够的睾酮外,胚体的外生殖器原基和前列腺等中肾管结构上需要有雄激素受体才能使这些结构发育成正常男性生殖器官的组织。雄激素受体本身或受体后缺陷引起各类雄激素不敏感综合征,其临床表现程度不同,可以为完全女性表型,也可以为具有正常男性生殖器但生育力低下的男性,可分为完全型和不完全型两类。完全性雄激不敏感综合征出生时呈完全女性表型,阴蒂不大,阴毛呈女性分布但稀少,腋毛稀或无。阴道多为盲端,多数患者无子宫及附件,少数有发育不良的子宫。睾丸部位不定,可在腹腔内或在腹股沟内,少数位于大阴唇内。不完全型雄激素不敏感综合征临床表现为多样,外生殖器多为男性或呈男性倾向的外观,最常见的是新生儿时呈男性表型,但有尿道下裂,大多为隐睾,睾丸无生精功能。无米勒管结构,中肾管衍生器官可存在,但发育不良。

(3)睾丸间质细胞无反应综合征:睾丸上的 HCG/LH 受体位于睾丸间质细胞膜表面,当 HCG/LH 与受体结合后,引发 G 蛋白变构,激活 cAMP 依赖性蛋白激酶,通过级联反应启动睾酮的合成。睾丸间质细胞无反应综合征是由于编码 HCG/LH 受体基因发生突变,使睾丸不能对 HCG/LH 作出反应。同时,睾丸间质细胞的分化和发育依赖于 HCG/LH 的刺激,缺乏则导致睾丸间质细胞发育不全或缺如。本病患者男性化不全,重者出生时完全女性型,分别可见尿道口和阴道口,亦可表现为阴蒂肥大或阴囊阴唇融合,腹股沟、大阴唇或阴囊阴唇融合处可及下降不完全的睾丸。可能存在发育不全的附睾和输精管。轻者为小阴茎伴尿道下裂。血清促性腺激素升高,睾酮、雌激素降低。在 HCG 刺激试验下,睾酮无应答反应。睾丸活检缺乏间质细胞,但支持细胞正常及有近乎正常的生精小管和不完全性生精现象。

(4) 永存米勒管综合征 (persistent Müllerian duct syndrome, PMDS): 主要是由编码抗米勒管激素的基因或编码抗米勒管激素受体的基因突变所引起,分别被命名为永存米勒管综合征 I 型和永存米勒管综合征 II 型,两者临床表现相同。抗米勒管激素由睾丸的支持细胞 (Sertoli 细胞) 分泌,引起米勒管退化,若此激素及其受体缺陷,则米勒管不能退化而分化成子宫和输卵管。46,XY 患者在腹股沟中可发现睾丸,发育正常,但体内有输卵管和子宫,也可有隐睾症和腹股沟疝,且睾丸与输卵管共存于盆腔内。

(5) 低促性腺激素性性腺功能低下: 各种先天性或后天性因素导致的下丘脑或垂体功能障碍,可引起促性腺激素 (FSH、LH) 分泌减少,进而引起靶器官睾丸发育不良、雄激素分泌减少。临床表现为睾丸发育不良,小阴茎,血浆促性腺激素和睾酮均低下。

(二) 46,XX 性腺发育不良疾病

46,XX DSD 的病因包括引起性腺 (卵巢) 功能障碍、雄激素过量的相关疾病,以及其他结构异常或综合征等。

1. 卵巢发育障碍

(1) 卵睾性发育障碍: 卵睾性发育障碍性疾病是在同一患者中同时存在卵巢卵泡和生精管。特定的表型取决于相对的基因表达模式和性腺的功能。性腺组织学类型可以包括卵巢型、睾丸型、卵睾丸型和发育不良型等。在 XX(SRY-) 个体中导致卵睾疾病的潜在机制可能涉及缺乏 SRY 和/或卵巢/抗睾丸基因表达不足的情况下激活睾丸发育相关的基因。与卵睾性发育障碍相关的基因包括 NR5A1、SOX3、SOX10、WNT4 和 RSPO1 等。

(2) 46,XX 睾丸性发育障碍: 在 X 和 Y 染色体短臂末端有一个假常染色体区,其所含的遗传信息是同源的,在减数分裂配对时会发生遗传物质的相互交换。SRY 基因的位置邻近假常染色体区的近侧端,故如果 X 和 Y 染色体短臂末端发生包括 SRY 基因在内的非平衡交换,可能产生含有 SRY 的 46,XX 性染色体核型,也可能形成无 SRY 的 46,XY 核型。SRY 阳性的 46,XX 患者由于 Y 向 X 易位的剂量是非均一性的,从仅包括 SRY 区域到可能占 Y 染色体短臂的 40%,约 1/3 患者的切点在蛋白激酶基因区,易位的短臂部分越多,表型的男性化程度越高。约 80% 的 XX 男性患者是 Y 向 X 易位所致,其余 20% 可能涉及其他常染色体或 X 连锁基因突变,如 SOX9 基因座或潜在的 SOX9 调节元件的重复等,或有难以检测到的潜在 Y 染色体的存在。患者染色体核型为 46,XX,临床表现为男性表型伴小睾丸和/或小阴茎、隐睾,部分出现男子乳房发育等。

(3) 性腺发育不全: 46,XX 单纯性性腺发育不全的部分原因是定位于 2p 的卵泡刺激素受体 (FSHR) 异常所致,其他病因不明,推测可能与卵巢器官形成的相关基因或受体基因突变有关,如原始生殖细胞迁徙基因变异等。该病患者的核型为 46,XX,外生殖器为女性型,可有原发性闭经,至青春期无第二性征发育,身高一般正常,性腺可为双侧条索状组织,一侧条索状物、对侧为发育不全卵巢或双侧发育不全卵巢,血浆性激素水平降低,伴促性腺激素水平升高。

2. 雄激素过量导致阴蒂肥大

(1) 胎儿源性 (21-羟化酶缺乏症): 21-羟化酶 (CYP21A2) 缺乏症是 46,XX 性腺发育不良个体生殖器发育异常最常见的原因。大约 95% 的 CAH 病例是由 CYP21A2 基因的突变引起的常染色体隐性遗传病,CYP21A2 将 17-羟孕酮转化为 11-脱氧皮质醇,将孕酮转化为脱氧皮质酮底物,分别用于合成皮质醇和醛固酮。经典型发病率约为 1:15 000,可分为失盐型和单纯男性化型,另有一种更温和的非经典型。失盐型 21-羟化酶缺乏症的女性外生殖器异常通常出现在胎儿或新生儿期,外生殖器从阴蒂肥大到会阴尿道下裂,再到阴唇融合,外生殖器男性化的程度可能非常广泛,以致于受影响的女婴外生殖器外观类似双侧睾丸未降的男性。除非通过新生儿筛查确定,否则患有先天性肾上腺皮质增生的婴儿通常在生后 2~3 周表现为体重不增、喂养困难、嗜睡、脱水、低血压、低钠血症、高钾血症和外生殖器男性化伴外阴色素沉着。当诊断延迟或漏诊时有可能致命。目前,因新生儿筛查的开展减少了该病急性肾上腺功能不全的死亡率。

（2）胎儿胎盘源性

1）芳香化酶缺乏症：由 *CYP19A1* 基因突变引起的常染色体隐性疾病，CYP19A1 编码芳香化酶。该酶在性腺和性腺外组织（包括胎盘）中转化为雌激素。芳香化酶缺乏症胎儿的胎盘组织无法将胎儿肾上腺的硫酸脱氢表雄酮转化为雌激素，从而导致其前体雄烯二酮和睾酮积累。受影响的女性患者出生时外生殖器呈现模糊不清的表型，其母亲在妊娠的前 3 个月后出现男性化的体征。受影响的女性患者在儿童期可能会出现卵巢囊肿，在青春期时可能不会出现第二性征，并可能发展为原发性闭经和高雄激素血症。如果不及时治疗，男性和女性患者均可能会出现骨质疏松症及高身材。

2）P450 氧化还原酶缺乏症：细胞色素 P450 氧化还原酶是所有微粒体 P450 酶和其他非 P450 酶的电子供体。这种酶的突变会影响参与糖皮质激素，盐皮质激素和雌激素合成的酶的活性。视突变情况，症状和体征从轻度到严重不等。46,XX 新生儿可表现为外生殖器模糊。患有严重 P450 氧化还原酶缺乏症的患者可能有骨骼畸形，例如颅骨畸形、面中部扁平、前额突出、蛛网膜突出、股骨弯曲和放射性肱骨突，被称为 Antley-Bixler 综合征。该疾病患者还可能表现为鼻孔闭锁、智力障碍和发育迟缓。其中一些新生儿的母亲会由于缺乏芳香化酶活性而在妊娠期间呈现男性化的表现。

（3）母体源性

1）母体黄体瘤：妊娠黄体瘤是卵巢的良性非肿瘤性病变，是在产生绒毛膜促性腺激素（hCG）的雄激素刺激下，黄体细胞的活性增加而诱发的。大约 2/3 的男性化母亲所生的女性新生儿会有一定程度的男性化表现。

2）Krukenberg 卵巢肿瘤：是由胃肠道组织或乳房的转移性腺癌产生的。由于肿瘤间质的黄体化，这些肿瘤可能产生雄激素。在妊娠期间，由于 hCG 水平升高，雄激素产生较高，可能导致孕妇和女性胎儿的男性化。

3）外源性雄激素：除妊娠黄体瘤、雄激素分泌性肿瘤外，妊娠期间母体雄激素过多症可能是由于暴露于外源性雄激素所致。母亲在孕早期因习惯性流产或其他原因应用孕激素等治疗可能使部分女性胎儿呈现不同程度的外生殖器男性化。另外，母亲摄入雄激素也是胎儿男性化的原因之一。

3. 其他 其他引起 46,XX 性腺发育不良的非染色体/非激素异常因素所致的疾病包括泄殖腔外翻、阴道闭锁、米勒肾颈胸体节复合异常等，因胚胎发育过程中分化过程受影响，导致受影响患者生殖道发育畸形，往往同时伴有肾脏和尿道畸形，通常的治疗手段为手术矫正。

第二节 临 床 实 践

一、一例无创产前发现性染色体异常胎儿性别的宫内判断与处理

（一）现病史

G_1P_0，26 岁，无家族遗传病史，无其他高危因素，孕中期行外周血胎儿游离 DNA 染色体非整倍体筛查检测提示 21-三体综合征、18-三体综合征及 13-三体综合征低风险，额外分析发现性染色体偏少高风险。妊娠 17 周，行产前遗传咨询。

（二）产前遗传咨询

无创胎儿非整倍体筛查结果提示性染色体偏少，但该方法为筛查手段而非诊断方法，根据既往数据，性染色体偏少进行羊水穿刺侵入性检测的结果统计，阳性预测值为 20%~30%，因此，建议考虑侵入性产前诊断以确认性染色体是否存在异常。

（三）实验室检查及结果

1. 羊水细胞染色体芯片检测分析结果 应用羊水细胞，使用染色体芯片 AffymetrixCytoScan 750k 进行检测，芯片检测结果应用软件分析发现

Xp22.33q28 区域存在缺失,缺失片段大小大约为 155Mb,该结果提示缺失一条性染色体(图 14-2)。

2. 培养羊水细胞染色体核型分析结果　培养羊水细胞染色体 G- 显带核型分析,共计分析 50 个中期细胞,结果显示均为缺失一条性染色体,即 45,X(图 14-3)。

3. 男性性别决定基因(SRY)基因检测结果　应用 SRY 基因特异的引物,对 SRY 基因编码外显子进行 PCR 扩增,电泳分析。送检样本 SRY 基因经 PCR 扩增,电泳分析见一条长度为 279bp 的特异性片段(图 14-4)。正常男性基因组中存在 SRY 基因,正常女性基因组中不存在,若样本存在 SRY 基因,经 PCR 后会扩增出现 279bp 大小的片

段。因此,该样本 SRY 基因阳性。

4. 荧光原位杂交(FISH)检测结果　应用特异性针对 X 染色体着丝粒探针(CEPX- 绿色荧光标记)及针对 Y 染色体短臂性别决定基因 SRY 探针(红色荧光标记)对培养羊水间期和中期细胞进行荧光原位杂交检测(FISH),计数 500 个细胞,结果显示 490 个细胞均显示只有一条标记 X 染色体的绿色荧光信号(图 14-5A),10 个细胞显示 SRY 双阳性细胞,比例为 10/500(2%)(图 14-5B);结果提示 98% 细胞缺失一条性染色体,2% 细胞为 SRY 双阳性。FISH 结果显示为嵌合核型,大部分细胞缺失一条性染色体,同时又发现 2% 的细胞为 SRY 双阳性细胞,提示可能存在 iso(Y)或者 idic(Y)。

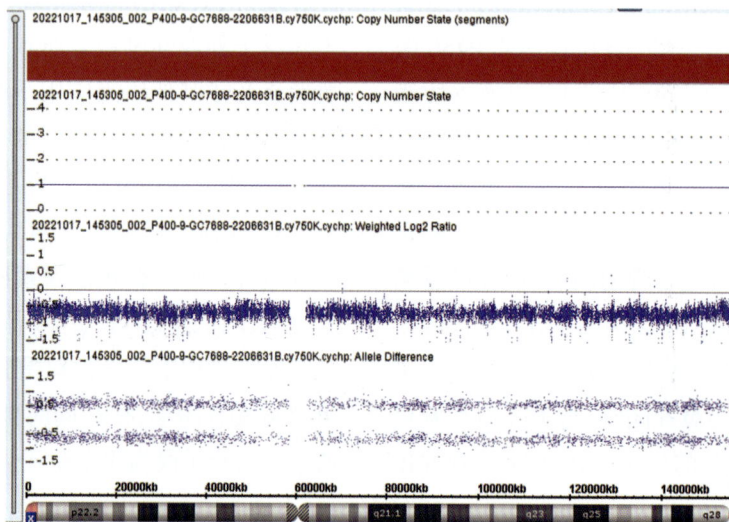

■ 图 14-2　AffymetrixCytoScan 750k 芯片检测结果

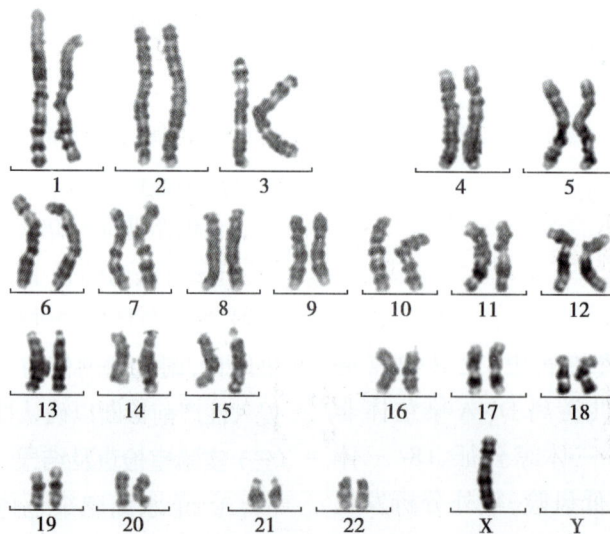

■ 图 14-3　培养羊水染色体 G- 显带核型图:一个中期分裂相染色体核型为 45,X

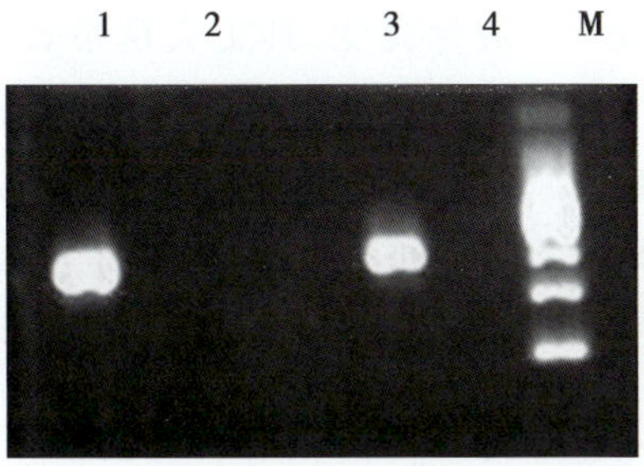

SRY基因PCR扩增产物电泳图
泳道样本：
M：Marker;
1：羊水样本;
2：正常女性样本;
3：正常男性样本;
4：空白对照;

■ 图 14-4 羊水样本 SRY 基因 PCR 扩增电泳结果

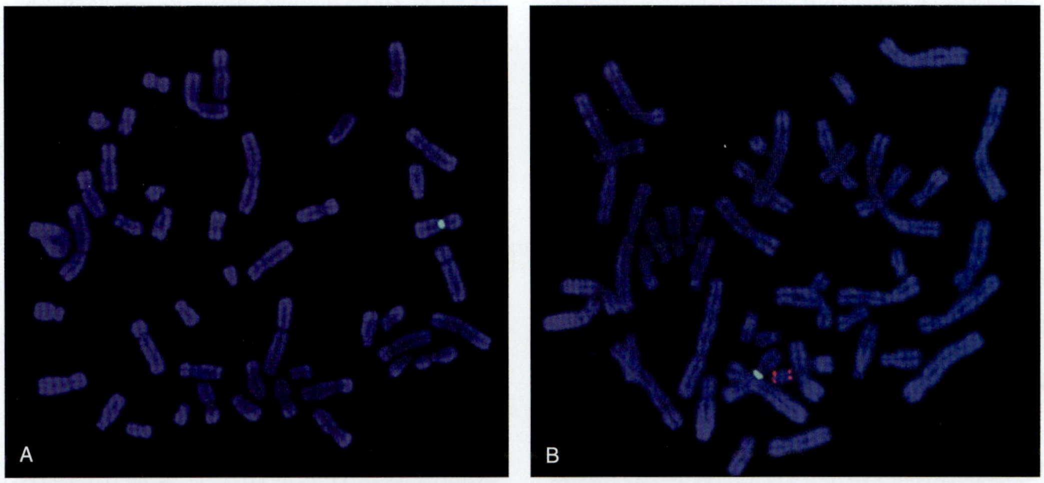

■ 图 14-5 中期荧光原位杂交结果

使用 X 染色体着丝粒探针(绿色)和 SRY 位点特异性探针(红色)进行荧光原位杂交。A. 中期细胞核一个绿色信号代表 45,X 细胞系;B. 中期细胞核一个绿色信号和两个红色信号表示 46,X,iso(Y)or idic(Y)。

(四) 产科超声检查结果

超声检查显示外生殖器为男性。

(五) 检测后咨询及讨论

本例胎儿产前诊断染色体芯片及核型均提示为 45,X,该核型与特纳综合征相关。特纳综合征的特征主要包括表现为女性外貌、矮小、颈蹼、肘外翻、第二特征发育不良、先天卵巢发育不良、原发闭经,绝大多数无生育能力,部分患者智力轻度低下,有的患者伴有心、肾、骨骼等先天畸形。因此,45,X 核型通常表现为女性,但在很罕见的情况下,单体 X 患者为男性,通常是由于不平衡的 Y 常染色体易位导致 Y 染色体短臂的保留,其中含有性别决定基因 SRY,或是低比例包含 SRY 基因 Y 染色体的存在。通常位于 Yp 的 SRY 基因,编码睾丸决定蛋白,是男性生殖器的发育所必需的。本例胎儿超声显示为男性外生殖器,核型性别与超声性别不一致,因此,需要进一步确认 SRY 是否存在,以及是否存在涉及 SRY 所在区域的结构异常。后继的 SRY 基因 PCR 检测证实 SRY 基因存在,应用 SRY 位点特异性探针进行 FISH 检测进一步证实 SRY 基因所在区域的存在,同时证实一部分细胞 SRY 双阳性,提示为嵌合核型,综合染色体和 FISH 结果,推测核型为 45,X/46,X,iso(Y)或 idic(Y)。该嵌合核型通常在性腺发育不良患者中发现,表型异质性高,可以表现为女性特纳综合征,也可以表现为由混合性腺发育不良导致的外生殖模糊,也可以表现为部分性腺发育不良,表现为男性外生殖器。同时该病例结果提示,对于产前常规检测提示为 45,X,为非嵌合核型,但由于产前常规技术对于低比例嵌合的检测仍存在局限,所以仍有存在 Y 染色体或者 SRY 的低比例嵌合可能,这种情况需要结合核型、基因、FISH 及芯片结果以综合判定。同时嵌合比例与表型没有直接关系,在产前很难根据核型中异常比例推测表型,需要结合超声评估来推测可能的表型特征,从而帮助评估胎儿预后,以及家庭决定是否继续妊娠。

综合各项结果,该胎儿超声提示为男性外生殖器,结合遗传检测结果和文献检索,该胎儿出生后可能为部分性腺发育不良的男性,或者正常男性,但性腺存在生殖腺肿瘤风险,平均为 15%,但由于 Y 染色体结构异常,将影响生精功能,成年后将没有生育能力,同时大多数病例会表现为矮小。

(六) 随访

家长选择继续妊娠,出生后随访显示为男性外生殖器。

二、先天性肾上腺皮质增生症双胎妊娠的宫内诊断与处理

(一) 现病史

孕妇,37 岁,孕 16 周,行 B 超提示双胎,因丈夫及其女儿均为 21- 羟化酶患者而进行产前遗传咨询。

(二) 产前遗传咨询

咨询者曾生育一女婴,现 4 岁 2 个月,生后出现呕吐、腹泻、皮肤色素沉着、阴蒂肥大。新生儿筛查提示咨询者女儿 17- 羟孕酮(17-OHP)120 nmol/L,CYP21A2 基因检测提示其携带 c.518T>A (p.I173N) 纯合变异,诊断为 21- 羟化酶缺乏症(21-OHD)。家系分析显示咨询者携带 c.518T>A (p.I173N)

杂合突变,其丈夫携带 c.518T>A (p.I173N) 纯合突变,咨询者携带 CYP21A2 基因 c.518T>A (p.I173N) 杂合变异。咨询者要求进行产前诊断,于妊娠 16 周抽取两个胎儿(F1 和 F2 胎儿)的羊水,并针对先证者 CYP21A2 基因突变位点行基因检测。

(三) 实验室检查及结果

1. 羊水细胞行 CYP21A2 和 SRY 基因检测结果 采用 STR 多态性连锁分析对 F1 和 F2 胎儿羊水细胞进行分析,排除母体污染,羊水样本中未发现母体污染。检测 F1 和 F2 胎儿的 CYP21A2 及 SRY 基因。结果显示 F1 胎儿为 CYP21A2 基因 c.518T>A (p.I173N) 纯合突变,SRY 基因(−)。F2 胎儿为 CYP21A2 基因 c.518T>A (p.I173N) 杂合突变,SRY 基因(+)。

2. 孕期胎儿 B 超 F1 胎盘位于子宫后壁,外生殖器阴蒂回声稍增强肥厚。F2 胎盘定位于子宫底后壁,外生殖器为男性型(图 14-6)。

(四) 检测后遗传咨询及讨论

先天性肾上腺皮质增生症是由肾上腺皮质类固醇激素合成通路中各类催化酶的缺陷,引起以皮质类固醇合成障碍进而负反馈导致促肾上腺皮质激素分泌过多的一组常染色体隐性遗传病,其中 21- 羟化酶缺乏症最常见。咨询者的女儿生后有呕吐、腹泻症状,查体可见皮肤色素沉着、

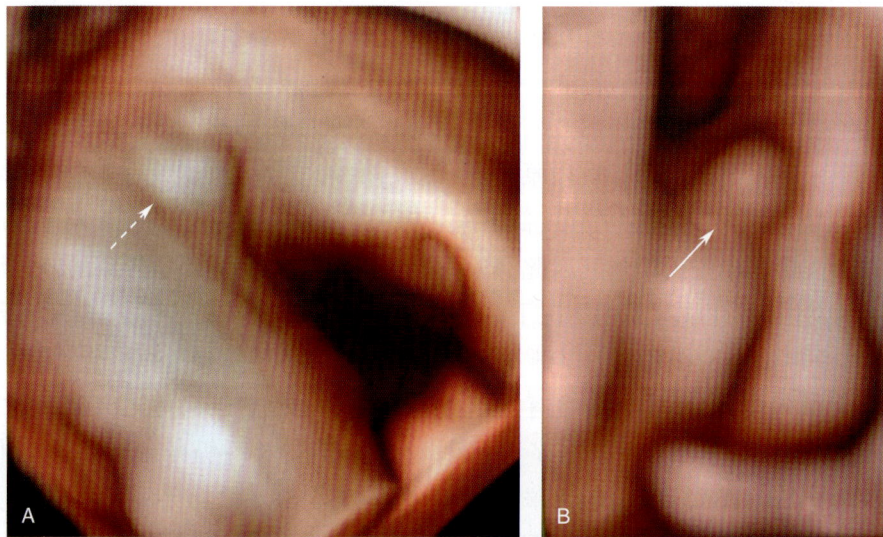

■ 图 14-6 胎儿 B 超检查
A. F1 胎盘位于子宫后壁,外生殖器阴蒂呈稍强回声(虚线箭头);
B. F2 胎盘位于子宫底后壁,外生殖器为男性型(实线箭头)。

阴蒂肥大,其新生儿筛查结果提示 17-OHP 明显升高,CYP21A2 基因检测提示其携带 c.518T>A(p.I173N)纯合突变,故确诊为 21- 羟化酶缺乏症,并给予氢化可的松治疗,目前病情稳定。

咨询者患者丈夫 36 岁,身高 160cm,体重 82kg。自诉自幼运动能力强,有青春发育提前的病史。咨询者及丈夫在结婚 3 个月后首次妊娠和生育女儿,此后未采取任何避孕措施但其后 4 年未孕。咨询者丈夫在 36 岁初次就诊时相关实验室检查提示 17- 羟孕酮 213 nmol/L,促肾上腺皮质激素(8AM)160pg/ml(5~60pg/ml),雄烯二酮 >10ng/ml,睾酮 10.17nmol/l。肾上腺 B 超示:双侧肾上腺残基瘤。结合咨询者丈夫携带 CYP21A2 基因 c.518T>A 纯合突变(p.I173N),故确诊为非经典型 21-OHD。大

多数单纯男性化型 21-OHD 的成年男性需要药物治疗,过多的睾酮可负性抑制 FSH 和 LH 从而影响患者的生殖功能,需要进行氢化可的松治疗。咨询者丈夫给予口服氢化可的松(20mg/d)治疗 3 个月后咨询者再次妊娠。结合宫内 B 超和羊水产前诊断确认 F1 女性胎儿为 21- 羟化酶患儿,F2 男性胎儿为携带者,临床表型为正常儿。

(五)随访

咨询者选择在孕 20 周行减胎手术,减去 F1 胎儿,术后 4 周正常胎儿 F2 发育正常,被减 F1 胎儿萎缩。F2 胎儿出生后基因诊断确诊为 CYP21A2 基因 c.518T>A 突变携带者,临床表型为正常男孩。

第三节　研 究 进 展

一、起源于宫内的生殖系统疾病常见的环境高危致病因素

在胎儿发育过程中,关键的分子和细胞过程必须对各种激素和其他生长因子作出完整的反应才能保证胎儿出生后的正常功能,环境暴露中的化学品或环境干扰物有可能影响这些过程,从而改变性腺及外生殖器发育和分化,以及生后内分泌功能等对生殖至关重要过程,一些具有不同结构和作用的环境干扰物已被证明会对激素的合成及功能产生影响。

近年来,世界范围许多国家总生育率持续低于更替水平(每名妇女 2.1 个孩子),总生育率降低可能与男性生殖问题存在联系,男性生殖问题包括睾丸癌、性发育障碍、隐睾症、尿道下裂、睾丸激素水平低、精液质量差、无子女、性别比改变,以及对辅助生殖技术需求的增加。成年男性的生殖问题可能在胎儿期子宫内出现,尽管这些问题可能是由基因突变导致的,但最近证据表明这些问题常与胎儿睾丸的环境暴露(化学品、内分泌干扰物)有关。环

境因素也可影响成人的内分泌系统,现代生活方式引起的环境暴露增多,这些环境因素可能直接或通过表观遗传机制发挥作用,并且环境暴露的影响可能会在暴露后的几代人中产生影响。

多囊卵巢综合征是影响育龄妇女的主要内分泌疾病之一,其病因仍不清楚,有研究认为环境因素,特别是胎儿期宫内环境在多囊卵巢综合征的发展中起着关键作用。母亲体内的雄激素、内分泌干扰物,如双酚 A,可能导致胎儿宫内多囊卵巢综合征的发生。子宫环境的改变,包括激素的失衡可能会影响到胎儿性腺发育。

二、遗传性生殖系统疾病的三级防控策略及进展

遗传性生殖系统疾病一级预防中,对准备生育的夫妇进行健康教育、孕前保健和遗传咨询等综合指导,特别是针对高危人群进行携带者筛查有重要意义。对携带者筛查发现携带有遗传性生殖系统疾病致病基因突变的夫妻进行遗传咨询和婚育指导、评估生育风险、选择最佳的生育方式及妊娠管

理,可防止重型患儿的出生,有效地降低发生风险。遗传性生殖系统疾病一级防控常用检测技术是基于下一代测序技术的变异携带者筛查。

遗传性生殖系统疾病二级预防包括产前筛查和产前诊断,尤其是在先证者临床及基因诊断明确的基础上,通过产前基因诊断对患有遗传性疾病家系中的高危胎儿进行遗传学分析,为遗传病的防控提供了切实有效的途径。临床上常用的产前筛查技术包括胎儿超声筛查、无创 DNA 产前筛查等。产前诊断技术由于病因不同,检测方法多样,主要方法包括染色体核型分析、荧光原位杂交技术、染色体微阵列分析、一代基因测序、高通量基因测序、

多重连接探针扩增等。目前,染色体微阵列分析和 NGS 及其衍生技术正在不断成熟和发展,逐渐成为产前诊断和出生缺陷遗传学病因诊断的主流技术。

遗传性生殖系统疾病三级防控策略主要为新生儿疾病筛查。鉴于酶学、质谱等筛查技术检测遗传性生殖系统疾病的有限性,基因测序技术特别是 NGS 技术的筛查方法将成为遗传性生殖系统疾病重要的筛查方法。

(梁黎黎,王瑞芳,陆德云,杨奕,肖冰,

张开创,邱文娟)

参 考 文 献

1. NISTAL M, PANIAGUA R, PERAMATO P, et al. Perspectives in Pediatric Pathology, Chapter 6. Male Undermasculinization. Pediatr Dev Pathol, 2015, 18 (4): 279-296.

2. RODOLFO REY. Embryology and endocrinology of genital development. Baillieres Clin Endocrinol Metab, 1998, 12 (1): 17-33.

3. ARBOLEDA VA, SANDBERG DE, VILAIN E. DSDs: genetics, underlying pathologies and psychosexual differentiation. Nat Rev Endocrinol, 2014, 10 (10): 603-615.

4. ZARKOWER D, MURPHY MW. DMRT1: An Ancient Sexual Regulator Requiredfor Human Gonadogenesis. Sex Dev, 2022, 16 (2-3): 112-125.

5. REY RA, GRINSPON RP. Normal male sexual differentiation and aetiologyof disorders of sex development. Best Pract Res Clin Endocrinol Metab, 2011, 25 (2): 221-238.

6. ARDAVAN F, FANG SB, ZHANG Y, et al. The significant sex-biased expression pattern of Sp-Wnt4 provides novel insights into the ovarian development of mud crab (Scylla Paramamosain). Int J Biol Macromol, 2021, 183: 490-501.

7. PELLEGRINO M, MAIORINO R, SCHONAUER S. Wnt4 signaling in female gonadal development. Endocr Metab Immune Disord Targets, 2010, 10: 168-174.

8. VAINIO S, HEIKKILÄ M, KISPERT A, et al. McMahon, Female development in mammals is regulated by Wnt-4

signalling. Nature, 1999, 397 (6718): 405-409.

9. PARK S, CUI J, YU W, et al. Differential activities and mechanisms of the four R-spondins in potentiating Wnt/β-catenin signaling. J Biol Chem, 2018, 293: 9759-9769.

10. ELENA D, SONIA C, FRANCESCA D, et al. RSPO1-mutated keratinocytes from palmoplantar keratoderma display impaired differentiation, alteration of cell-cell adhesion, EMT-like phenotype and invasiveness properties: implications for squamous cell carcinoma susceptibility in patients with 46, XX disorder of sexual development. Orphanet J Rare Dis, 2022, 17: 275.

11. TALLAPAKA K, VENUGOPAL V, DALAL A, et al. Novel RSPO1 mutation causing 46, XX testicular disorder of sex development with palmoplantar keratoderma: a review of literature and expansion of clinical phenotype. Am J Med Genet A, 2018, 176: 1006-1010.

12. PARMA P, RADI O, VIDAL V, et al. R-spondin1 is essential in sex determination, skin differentiation and malignancy. Nat Genet, 2006, 38: 1304-1309.

13. KIM SOY, SSJEFFREY W, HAN TM, et al. Foxl2, a forkhead transcription factor, modulates nonclassical activity of the estrogen receptor-alpha. Endocrinology, 2009, 150: 5085-5093.

14. BENAYOUN BA, CABURET S, DIPIETROMARIA A, et al. The identification and characterization of a FOXL2 response element provides insights into the pathogenesis of mutant alleles. Hum Mol Genet, 2008, 17 (20): 3118-

3127.

15. BARBARA N, ESTERMANN MA, HUMPHREY HC, et al. Becoming female: Ovarian differentiation from an evolutionary perspective. Front Cell Dev Biol, 2022, 10: 944776.

16. KEVIN E, SARA J, ROGER G, et al. Ovulated oocytes in adult mice derive from non-circulating germ cells. Nature, 2006, 441: 1109-1114.

17. LEE PA, HOUK CP, AHMED SF, et al. Consensus statement on management of intersex disorders. International Consensus Conference on Intersex. Pediatrics, 2006, 118 (2): 488-500.

18. WITCHEL SF. Disorders of sex development. Best Pract Res Clin Obstet Gynaecol, 2018, 48: 90-102.

19. SUNTHARALINGHAM JP, BUONOCORE F, DUNCAN AJ, et al. DAX-1 (NR0B1) and steroidogenic factor-1 (SF-1, NR5A1) in human disease. Best Pract Res Clin Endocrinol Metab, 2015, 29 (4): 607-619.

20. DIAZ A, LIPMANDIAZ EG. Disorders of Sex Development. Pediatr Rev, 2021, 42 (8): 414-426.

21. SANDBERG DE, GARDNER M. Differences/Disorders of Sex Development: Medical Conditions at the Intersection of Sex and Gender. Annu Rev Clin Psychol, 2022, 18: 201-231.

22. DOMENICE S, MACHADO AZ, FERREIRA FM, et al. Wide spectrum of NR5A1-related phenotypes in 46, XY and 46, XX individuals. Birth Defects Res C Embryo Today, 2016, 108 (4): 309-320.

23. KUTNEY K, KONCZAL L, KAMINSKI B, et al. Challenges in the diagnosis and management of disorders of sex development. Birth Defects Res C Embryo Today, 2016, 108 (4): 293-308.

24. OSTRER H. Disorders of sex development (DSDs): an update. J Clin Endocrinol Metab, 2014, 99 (5): 1503-1522.

25. BIASON-LAUBER A. Control of sex development. Best Pract Res Clin Endocrinol Metab, 2010, 24 (2): 163-186.

26. GRINSPON RP, REY RA. Disorders of sex development with testicular differentiation in SRY-Negative 46, XX individuals: clinical and genetic aspects. Sex Dev, 2016, 10 (1): 1-11.

27. MERKE DP, AUCHUS RJ. Congenital adrenal hyperplasia due to 21-hydroxylase deficiency. N Engl J Med, 2020, 383 (13): 1248-1261.

28. BULUN SE. Aromatase and estrogen receptor α deficiency. Fertil Steril, 2014, 101 (2): 323-329.

29. MILLER WL. P450 oxidoreductase deficiency: a disorder of steroidogenesis with multiple clinical manifestations. Sci Signal, 2012, 5 (247): pt1123.

30. WANG YC, SU HY, LIU JY, et al. Maternal and female fetal virilization caused by pregnancy luteomas. Fertil Steril, 2005, 84 (2): 509.

31. ZULFIQAR M, KOEN J, NOUGARET S, et al. Krukenberg Tumors: Update on Imaging and Clinical Features. AJR Am J Roentgenol, 2020, 215 (4): 1020-1029.

32. SKAKKEBAEK NE, RAJPERT DE, MEYTS E, et al. Male Reproductive Disorders and Fertility Trends: Influences of Environment and Genetic Susceptibility. Physiol Rev, 2016, 96 (1): 55-97.

33. ABRUZZESE GA, SILVA AF, VELAZQUEZ ME, et al. Hyperandrogenism and Polycystic ovary syndrome: Effects in pregnancy and offspring development. WIREs Mech Dis, 2022, 14 (5): 1558.

34. HAYWARD J, CHITTY LS. Beyond screening for chromosomal abnormalities: Advances in non-invasive diagnosis of single gene disorders and fetal exome sequencing. Semin Fetal Neonatal Med, 2018, 23 (2): 94-101.

第十五章

胎儿磁共振成像

第一节 概 述

一、胎儿 MRI 产前诊断技术的发展史及现状

早在 1983 年，Smith 等在《柳叶刀》首次介绍了磁共振成像（magnetic resonance imaging，MRI）在产科及胎儿中的应用。他们为准备引产的 6 名孕妇进行了 MRI 检查，采用 T_1WI 序列和质子密度加权像扫描，发现能够进行一些测量和判断，并且和产前超声的结果是一致的，但当时的胎儿 MRI 扫描存在一些问题，包括图像质量不佳、扫描速度慢等。1995 年，第二军医大学长征医院施增儒等首次在国内报道了胎儿 MRI 的应用，他们使用 0.35T 低场强 MRI 对 44 名孕中晚期检查者进行 MRI 成像，在当时的技术条件下，为得到清晰的 MRI 图像，尚需在检查前为孕妇注射小剂量地西泮及腹带固定减少胎儿运动，通过研究 42 例正常胎儿颅脑形态结构及信号变化，发现胎儿 MRI 对显示大脑半球、小脑、脑干、侧脑室、眼球等有较高的显示率（≥74%）。

上海交通大学医学院附属新华医院在朱铭教授和李玉华教授带领下，于 2003 年在上海儿童医学中心开展胎儿磁共振成像检查，同年，山东省影像研究所、华中科技大学同济医学院附属同济医院也开始进行了胎儿磁共振成像临床实践，这三家医院属于国内最早开展此项检查的单位。当时已经是 1.5T MRI 设备，不再需要用镇静剂，因此，胎儿 MRI 检查就此进入临床应用阶段。近三十年来，随着快速成像技术的发展，胎儿 MRI 图像质量显著提高，目前已成为重要的产前影像检查方法之一。

针对胎儿 MRI 检查技术的规范，国内外学术界都发表了相关指南。2014 年，美国多学科医师共同商讨制定了《胎儿影像指南（2014）》。国际妇产科超声学会（ISUOG）在参照美国胎儿影像指南的基础上，结合自身的调查研究结果，在 2017 年发布了《ISUOG 实践指南：胎儿 MRI 操作》。而在中国，中华医学会于 2020 年组织专家撰写并发表了《胎儿 MRI 中国专家共识》，对胎儿 MRI 检查时机、安全性、适应证、扫描技术及诊断报告、技术培训及管理等进行全面规范。

二、胎儿 MRI 的安全性与适用范围

（一）胎儿 MRI 的安全性

随着胎儿 MRI 越来越广泛地应用于临床，相

关安全性问题成为大家关注的焦点。日常工作中需要关注的胎儿 MRI 安全性主要与静磁场暴露、射频磁场产生的热效应、噪声及钆对比剂的使用等有关。

迄今为止，国内外发表了很多关于 1.5T 和 3.0TMRI 的安全性研究，均未报道使用 MRI 检查会对母体或胎儿带来任何不良后果，我国最新的指南结合此前相关临床研究，认为 3.0T 及以下场强 MRI 检查对中晚孕期胎儿是安全的。尽管有研究表明早孕期孕妇使用 1.5T MRI 检查并没有显示对胎儿有害，但是早孕期行胎儿 MRI 检查不是必要的。

射频能量沉积导致的致热效应是胎儿 MRI 安全的另一个焦点问题。射频特殊吸收率（specific absorption ratio，SAR）值是组织能量沉积的量化指标，应控制该指标及其产生的致热效应。Krishnamurthy 等比较了同一组胎儿在 1.5T 和 3.0T 下的 MRI 检查，结果表明 SAR 值均未超出阈值，且 3.0T 的 SAR 值更小且信噪比更高。目前建议孕妇扫描时采用 normal 模式（SAR 值<2.0W/kg）。在 MRI 检查中，应严格遵守国际电工委员会 IEC（international electrotechical commission，IEC）标准，尽量缩短扫描时间，高 SAR 值序列与低 SAR 值序列交替扫描，降低潜在风险。

迄今为止，尚无 3.0T 及以下胎儿 MRI 致生后听力损害的证据报道。Ray 等及 Strizek 等的两项大样本研究表明，孕期 MRI 与胎儿听力损害无确切相关，他们的研究也成为孕期 MRI 相关国际指南制定的重要依据。

Ray 等的大样本研究表明，早孕期钆剂暴露组发生浸润性皮肤病等肾源性系统性纤维化（nephrogenic systemic fibrosis，NSF）疾病、死胎及新生儿死亡的风险相对增高，中晚孕期钆剂暴露组则未观察到明显不良后果。现有证据表明孕期尤其是早孕期钆剂暴露可能存在较高风险，国际及国内指南均不推荐孕期 MRI 使用钆类对比剂，临床应充分权衡利弊，减少钆剂的不必要使用。

（二）胎儿 MRI 的适用范围

胎儿 MRI 属于针对性（Ⅳ级）产前影像诊断，是为了确认超声检查的结果，或超声怀疑异常

且不能明确诊断而进行的补充检查。2017 年的《ISUOG 实践指南：胎儿 MRI 操作》通过评价胎儿磁共振能否提供超声以外的信息进行推荐度排序，胎儿 MRI 的推荐从高到低分别是颅后窝异常、胼胝体异常、膈疝、小头畸形、单纯性侧脑室扩张、神经管缺陷、肺部异常、淋巴管瘤、多发畸形、双胎输血综合征、骨骼发育不良、唇腭裂、尿道异常、腹壁缺损、超声检查异常史、单绒双胎及先天性心脏病等。其中，颅后窝异常及胼胝体异常具有 MRI 检查的绝对指征。颅后窝异常分为不同的类型，预后根据类型有所不同，磁共振由于其良好的组织分辨率，相比超声，可更好地显示小脑蚓部各分叶的解剖结构，排除一部分超声检查怀疑颅后窝异常的病例。胼胝体异常包括胼胝体发育不良、胼胝体发育不全及胼胝体缺如。由于胎儿体位的因素，超声很难获得 3 个层面的图像，且超声在判断胼胝体是否完整方面存在困难，因而需要胎儿 MRI 补充诊断。MRI 的多层面、多方位成像及较高的软组织分辨率，相比超声而言，更容易观察到胼胝体是否存在及其是否完整，并且 MRI 可发现其他合并的畸形，对判断预后具有重要作用。

三、胎儿 MRI 检查规范

（一）胎儿 MRI 检查时机

《胎儿影像指南（2014）》《ISUOG 实践指南：胎儿 MRI 操作》《胎儿 MRI 中国专家共识》均不建议在妊娠 18 周之前进行胎儿 MRI 检查，因为此时胎儿较小及胎动频繁，一些中枢神经系统结构如胼胝体或小脑蚓部等尚未发育完全，胎儿 MRI 检查通常并不能比超声提供更多信息。我国建议胎儿 MRI 检查时机为 20 孕周及以后，可更好地评估已确诊或疑诊的胎儿异常。胎儿各系统的发育，尤其是神经系统的发育，随着胎龄增加不断变化。因此，胎儿各系统的 MRI 检查时机和检查结果判断，必须结合不同系统的胎龄发育情况进行。例如，神经元移行约在胎龄为 24 周时完成，24 周后胎儿 MRI 对灰质异位的诊断敏感度为 77%，而 24 周前敏感度仅为 44%。

（二）胎儿 MRI 检查前准备

首先需排除 MRI 检查的禁忌证，包括心脏起

搏器、铁磁性植入物等绝对禁忌证，以及幽闭恐惧等相对禁忌证。胎儿 MRI 检查申请医师应该是产科医师、产前遗传咨询医师或其他合法注册的医疗工作人员。检查申请需提供包括胎龄（末次月经时间）、孕产史、家族史等，以及目前已有的超声或 MRI 检查结果等信息。检查前应获得孕妇的知情同意，与孕妇充分讨论胎儿 MRI 检查可能带来的风险和获益，告知其检查目的是确认超声检查结果，或者获取超声没有发现的额外信息，以便解决特定问题。孕妇选择舒适体位，一般平卧或左侧卧位。选用大视野体部相控阵线圈。

（三）胎儿 MRI 序列的选择

胎儿 MRI 最常用的序列包括 SSFSE（single shot fast spin-echo）序 列、BSSFP（balanced steady-state free precession）序列、T$_1$WI（T$_1$ weighted imaging）及 DWI（diffusion weighted imaging）等。

1. T$_2$ 加权成像　是胎儿 MRI 的主要序列，通常使用 T$_2$ 加权快速自旋回波（SE）或稳态自由进动（SSFP）序列来实现。SSFSE 序列临床运用最多，适用于胎儿全身各系统，但对骨骼系统显示较差。BSSFP 序列成像速度快，信噪比高，但组织对比较 SSFSE 序列差，同样适用于胎儿各系统。3.0T MRI 的 BSSFP 序列图像对于胎儿骨骼或椎体发育畸形的显示较好。

2. T$_1$ 加权像　可以帮助显示某些胎儿组织或液体成分，如脂肪、出血、肝脏及胎粪等。对于胎粪的显示可帮助诊断肠管异常及相关并发症如胎粪性腹膜炎。

3. DWI 序列的表观扩散系数　DWI 序列的表观扩散系数（apparent diffusion coefficient，ADC）可以反映胎儿正常及异常组织内水分子扩散是否受限，帮助肿瘤的定性、判断囊肿是否含有较多的蛋白成分、寻找异位肾等。

4. EPI 序列　可用于显示骨结构、钙化和血液的分解产物，提示有新鲜出血或陈旧性出血。自旋回波 -EPI 序列信噪比较高，是目前采集速度最快的序列，可用于胎儿骨骼系统的成像。

5. 厚块单次激发水成像序列　是重 T$_2$ 序列，可以获得类似于 MR 胆胰管成像（magnetic resonance cholangiopancreatography，MRCP）、尿 路水成像的影像，反映胃肠道、集合系统的异常潴留液体，可以很好地判断积液扩张情况及梗阻点具体位置，用于胎儿胃肠道疾病、泌尿系积水的诊断。

6. 其他序列如液体衰减反转恢复序列（fluid attenuated inversion recovery，FLAIR）、磁敏感加权成 像（susceptibility weighted imaging，SWI）、扩 散张量成像（diffusion tensor imaging，DTI）、血氧水平依 赖（blood oxygen level dependent，BOLD）功 能 MRI 和波谱成像（magnetic resonance spectroscopy，MRS），可以根据需要选择使用。

目前，相关指南指出，由于 MRI 通常不是第一线检查，而是在超声提示有异常或产前超声阴性但既往妊娠或直系亲属有严重发育异常时进行。因此，扫描及报告应将重点放在难以用超声评估的结构上，以提供超声以外的信息帮助补充诊断，从而增加临床决策的信心，助力优生优育。

第二节　临 床 实 践

一、先天性膈疝

病例 1

【临床资料】女，24 岁，G$_1$P$_0$。产前行唐氏筛查提示低风险，孕 36 周产前超声提示胎儿左侧膈疝，左侧胸腔内见胃泡、肠管及极少量肝左叶组织，心脏右移、心尖朝左，LHR 为 2.23。孕期中孕妇精神食纳可，夜眠佳，大小便无殊。入院时孕妇一般指标：体温 37.0℃，脉搏 80 次 /min，呼吸 20 次 /min，血压 110/74mmHg。住院期间孕妇一般情况正常。专科情况：胎心次数 144 次 /min，胎位 LOA，胎动好，腹围 105cm，子宫底 37cm，胎膜情况：未破。

【MRI 表现及分析】见图 15-1。

【手术及预后】患儿于 38^{+6} 周顺产娩出,出生体重 3 000g,羊水清,胎盘无殊,脐带绕颈 1 周,新生儿 Apgar 评分 8-9-9,初步复苏后新生儿生命体征平稳,气管插管球囊加压给氧下转入新生儿重症监护室,待病情好转后行"胸腔镜下左侧膈疝修补术",术中探查见靠近后外侧处膈肌薄弱,缺损大小约 4cm×3cm,带有疝囊,疝内容物为胃泡及肠管。术后继续呼吸机辅助通气及支持治疗,17 天后转入儿科普通病房,2 天后出院。

病例 2

【临床资料】女,28 岁,G$_5$P$_2$。孕期产检不规律,未行产前大排畸检查,孕 33 周产前超声提示胎儿左侧胸腔异常回声,左侧膈疝可能,羊水过多,LHR:1.96。孕期中孕妇精神食纳可,夜眠佳,大小便无殊。入院时孕妇一般指标:体温 36.6℃,脉搏 80 次 /min,呼吸 18 次 /min,血压 112/70mmHg。住院期间孕妇一般情况正常。专科情况:胎心次数 155 次 /min,胎位 LOA,胎动好,腹围 110cm,子宫底 34cm,胎膜情况:未破。

【MRI 表现及分析】见图 15-2。

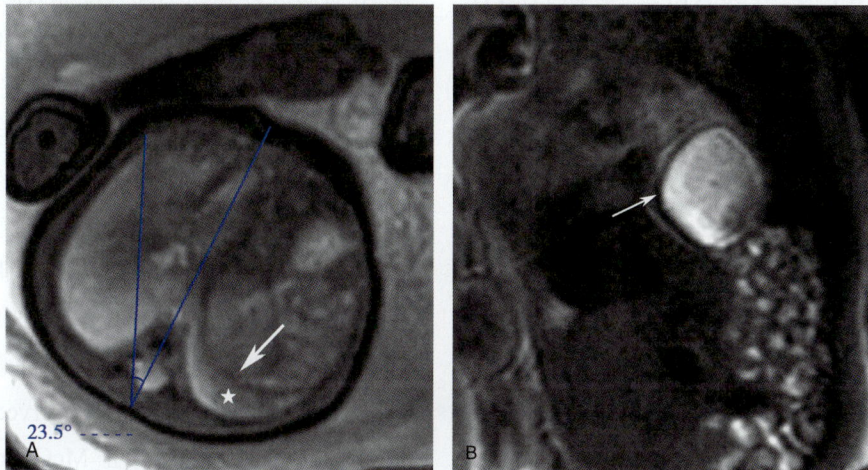

■ 图 15-1　左侧膈疝(有疝囊)

横断面屏气超快平衡场回波序列(BTFE-BH)图像、冠状面超快速自旋回波序列(SSh-TSE SENSE)图像,显示左侧膈疝,左侧胸腔可见胃泡,心脏受压右移,纵隔偏移角为 23.5°(A),疝内容物上方可见残余左肺组织。术中所见本例膈疝有疝囊,提示疝囊存在的征象包括:肺 - 疝交界面光滑(A. 粗箭),患侧残余肺组织被压缩呈新月形(A. ☆),肺疝交界面上方可见弧形积液(B. 细箭)。

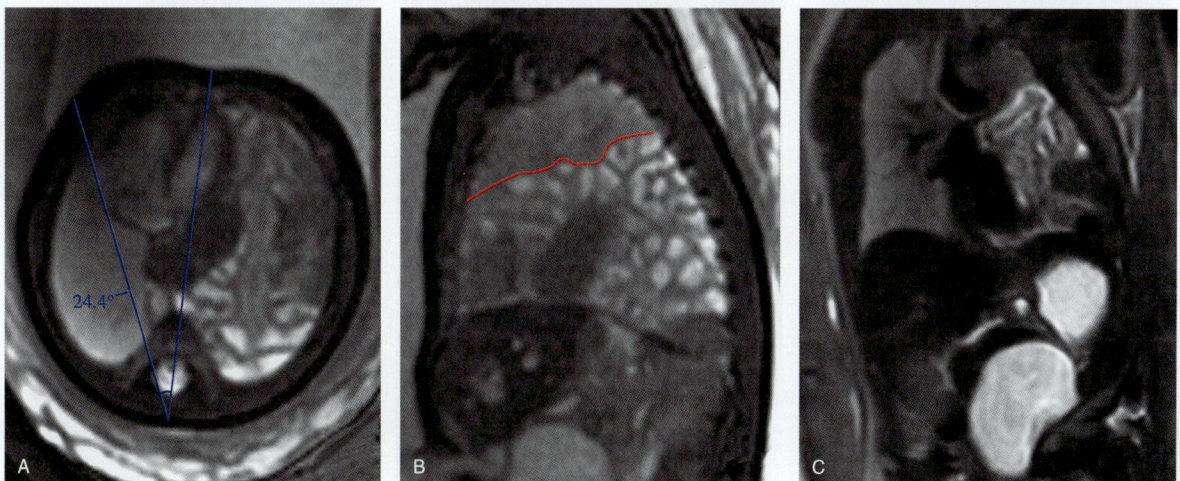

■ 图 15-2　左侧膈疝(无疝囊)

A~C 为横断面、矢状面屏气超快平衡场回波序列(BTFE-BH)图像及冠状面 SSh-TSE SENSE 图像,显示左侧胸腔大部被肠管占据,心脏受压右移,纵隔偏移角为 24.4°(A、B),疝内容物上方可见残余左肺组织,胃泡位于腹腔(C)。术中所见本例膈疝无疝囊,提示无疝囊存在的征象包括:肺 - 疝交界面形态不规则(B. 红色曲线),无疝外周包膜感,患侧可见残余肺组织、边缘凹凸不平。

【手术及预后】患儿于 39^{+2} 周顺产娩出，出生体重 3 000g，羊水清，胎盘无殊，脐带绕颈 1 周，新生儿 Apgar 评分 9-9-9 分，初步复苏后新生儿生命体征平稳，气管插管球囊加压给氧下转入新生儿重症监护室，待病情好转后行"胸腔镜下左侧膈疝修补术"，术中探查见后外侧膈肌缺损，缺损大小约 2cm×3cm，无疝囊，疝内容物为肠管。术后继续呼吸机辅助通气及支持治疗，21 天后转入儿科普通病房，3 天后出院。

病例 3

【临床资料】女，32 岁，G_3P_0。孕期行唐氏筛查提示胎儿正常，孕 27 周产前超声提示胎儿膈疝可能，LHR：0.85。孕期中孕妇精神食纳可，夜眠佳，大小便无殊。入院时孕妇一般指标：体温 37.5℃，脉搏 80 次 /min，呼吸 20 次 /min，血压 120/80mmHg。住院期间孕妇一般情况正常。专科情况：胎心次数 150 次 /min，胎位 LOA，胎动好，腹围 98cm，子宫底 35cm，胎膜情况：未破。

【MRI 表现及分析】见图 15-3。

【手术及预后】患儿于 37^{+2} 周剖宫产娩出，出生体重 2 450g，羊水清，球拍状胎盘，脐带螺旋，新生儿 Apgar 评分 6-7-7，初步复苏后新生儿生命体征平稳，在气管插管球囊加压给氧下转入新生儿重症监护室，待病情好转后行"右侧膈疝修补术"，术中探查打开腹腔见肝右叶、胆囊、全部小肠及部分结肠疝入右侧胸腔内，将腹腔内脏器回纳入腹腔后，见膈肌缺损面约 4cm×3cm，位于后外侧，其余部分残余部分肌性组织，无疝囊。患儿术后 3 小时氧饱和度突然下降至 60% 左右，心率下降至 72 次 /min，即予以气囊加压给氧及胸外按压，紧急抢救 50 分钟后患儿心脏搏动停止，无自主呼吸，患儿死亡。

【胎儿膈疝 MRI 产前评估】先天性膈疝（congenital diaphragmatic hernia，CDH）是因膈肌发育不良，导致腹腔内容物不同程度疝入胸腔所致。研究显示，孕 4~12 周是膈肌发育的关键时期，若原始胸腹膜与肋间肌未能正常融合或胃腔下降延迟导致食管裂孔相对增大，都将形成先天性膈疝。肺发育不良和 / 或肺动脉高压是导致孤立性 CDH 胎儿产后死亡的主要原因。目前，产前超声 LHR 是评估胎儿膈疝预后风险的关键性指标，但是受限于操作者经验的影响较大，而产前 MRI 图像能反复阅片、多次测量，可通过包括评估膈疝疝囊的存在与否、测量观察 / 预期胎肺容积（observed/expected fetal lung volume，o/e FLV）、修正 McGoon 指数、纵隔偏移角等综合判断临床干预时机、胎儿预后风险等。膈疝发生的偏侧也与胎儿的预后有一定的关系。左侧膈疝较为常见，约占 85%，疝入脏器可为胃、脾

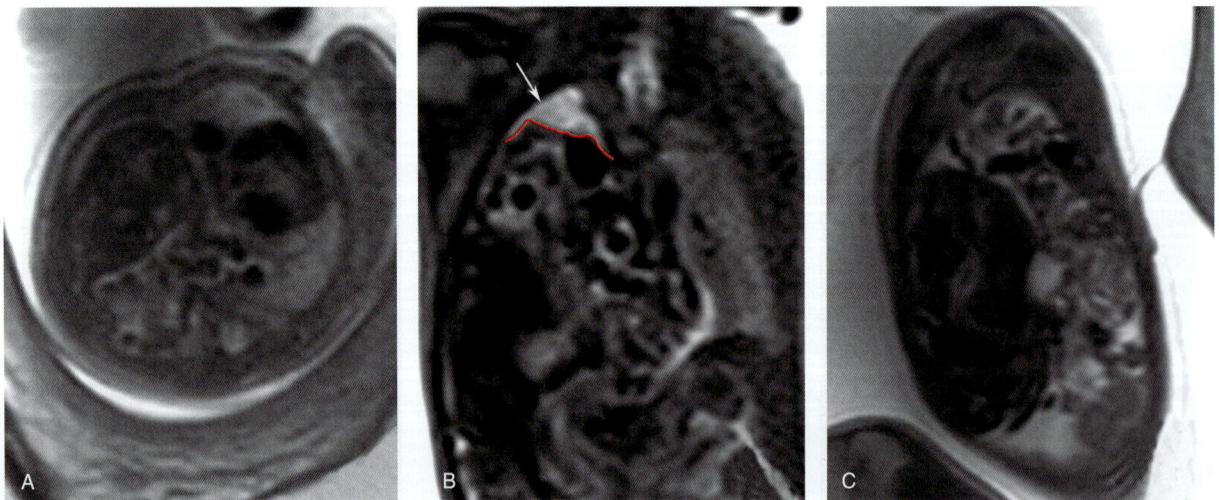

■ 图 15-3　右侧膈疝（无疝囊）

A~C 为横断面、冠状面及矢状 SSh-TSE SENSE 图像，显示右侧胸腔未见正常肺组织信号，其内可见肝脏、胆囊及肠管，肝周及肠管周围可见积液，心脏大部位于左侧胸腔，胃泡位于腹腔（A~C）。术中所见本例膈疝无疝囊，提示无疝囊存在的征象包括：患侧未见明显残余肺组织，肠管影上缘形态不规整（B. 红色曲线），可见腹腔积液（B. 细箭），提示积液位于肺 - 疝交界面下方。

脏、小肠、结肠、肝左叶、左肾及左肾上腺等；而右侧膈疝的疝入脏器主要为肝脏、胆囊、小肠、结肠及右肾，右侧膈疝的预后通常较左侧差。另外，肝疝是影响先天性膈疝预后的独立危险因素，可通过肝胸腔比（liver-to-thorax ratio，LiTR）来定量评估其严重程度。

二、胼胝体发育不全

【临床资料】女，33岁，G_2P_1。孕中期行唐氏筛查提示低风险，孕28周产前超声提示胎儿双侧侧脑室增宽。孕期中孕妇精神食纳可，夜眠佳，大小便无特殊。既往曾行剖宫产手术。入院时孕妇一般指标：体温36.8℃，脉搏74次/min，呼吸19次/min，血

压118/76mmHg。住院期间孕妇一般情况正常。专科情况：胎心次数145次/min，胎位LOA，胎动好，腹围91cm，子宫底25cm，胎膜情况：未破。

【MRI表现及分析】见图15-4。

【基因检测及预后】孕妇入院后完善各项相关检查，在超声监测下行经皮脐带血穿刺术，产前全基因组芯片扫描检测报告提示：受检样本中检测到7q11.22范围内267kb大小的缺失，临床上有面容异常，发育迟缓，智力落后，生长发育迟缓及语言发育延迟等。孕妇随后接受胎儿引产术。

三、Dandy-Walker 畸形

【临床资料】女，30岁，G_2P_0。孕16周产前超

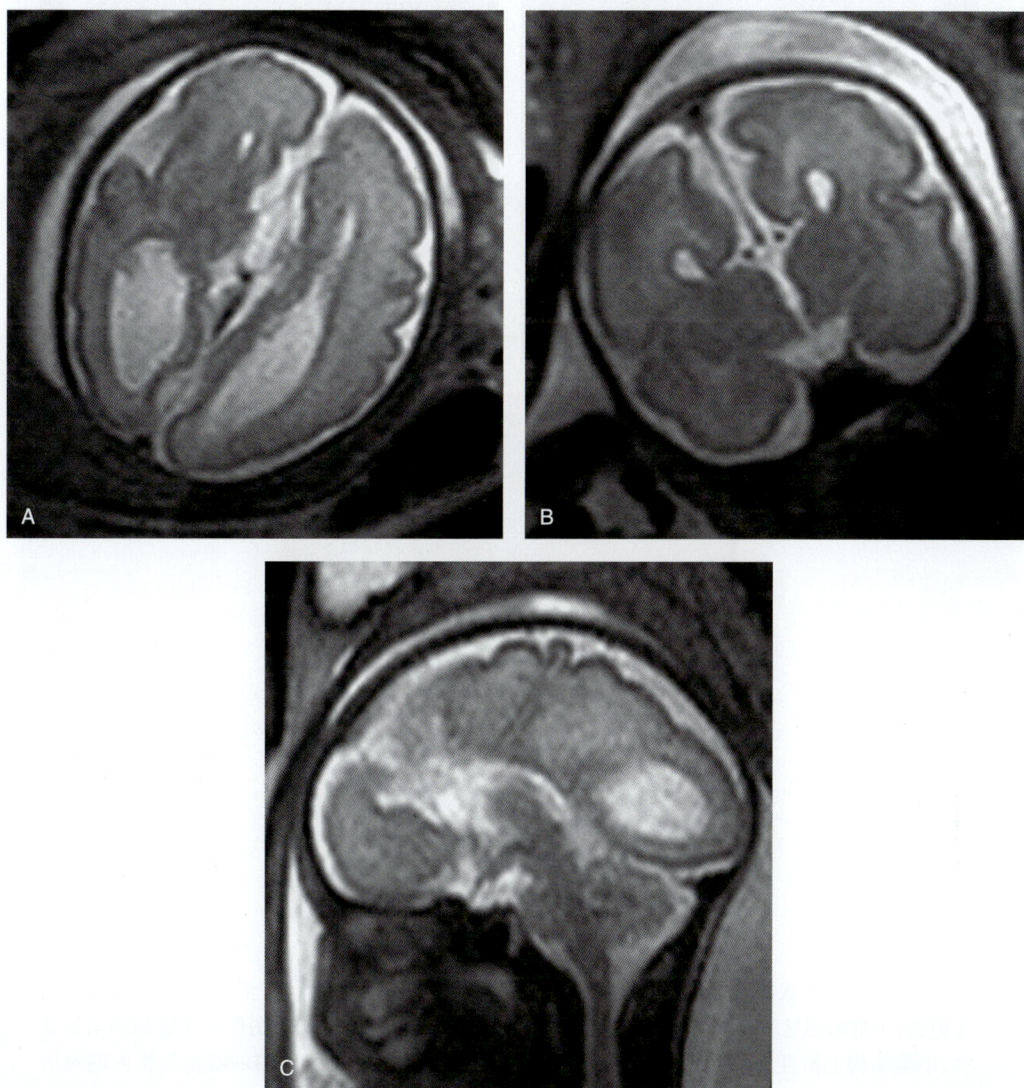

■ 图15-4　胼胝体发育不全

A、B. 为横断面、冠状面及正中矢状面 T_2WI 图像，显示胎儿双侧侧脑室分离，双侧侧脑室后角呈"水滴"形扩大（A），纵裂池增宽（A、B），双侧大脑半球无胼胝体连接结构；C. 正中矢状面图像示无正常胼胝体结构。

声提示胎儿头颅偏小(具体不详)。孕 20 周产前超声提示胎儿小脑蚓部发育不良可能。孕期中孕妇精神食纳可,夜眠佳,大小便无特殊。入院时孕妇一般指标:体温 36.3℃,脉搏 93 次/min,呼吸 18 次/min,血压 110/78mmHg。住院期间孕妇一般情况正常。专科情况:胎心次数 145 次/min,胎位 LOA,胎动好,腹围 80cm,子宫底 26cm,胎膜情况:未破。

【MRI 表现及分析】见图 15-5。

【基因检测及预后】孕妇于孕 21 周行羊膜腔穿刺依沙吖啶引产术,术中抽取羊水 30ml 做全外染色体检查,后娩出一死男婴,身长 22cm,足底 2cm,体重 580g,操作顺利。产前全外显子组测序报告提示:*TMEM138* 基因和 Joubert 综合征 16 型(MIM:614465)相关,为常染色体隐性遗传疾病。该病主要表现为 Dandy-Walker 畸形、脑膨出、眼球缺损、视网膜营养不良等。

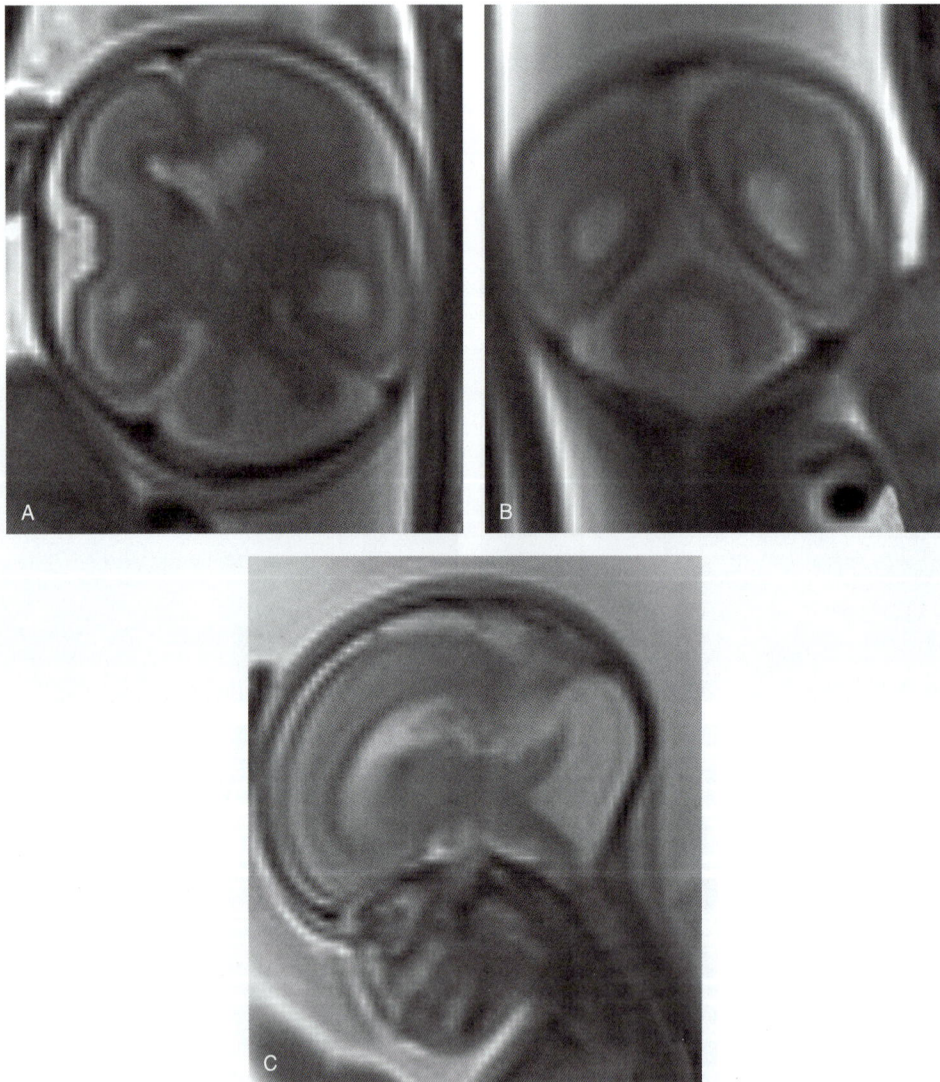

■ **图 15-5　Dandy-Walker 畸形**

A~C 为横断面、矢状面及冠状面 T₂WI 图像,显示胎儿第四脑室呈囊状扩张,并与扩大的颅后窝池相通,小脑蚓部显示不清,双侧小脑半球均向外侧移位(A、B);矢状面图像示小脑蚓部未见显示,小脑结构上抬且与脑干背侧分离,两者之间夹角明显扩大,扩张的第四脑室与扩大的颅后窝池相通,小脑幕上移(C)。

第三节　研　究　进　展

一、胎儿MRI应用展望

目前,产前超声因其价格低廉、检查方便及无放射性往往作为胎儿疾病诊断的首要筛查手段,但仍具有局限性,如孕妇羊水过多、肥胖、多胎妊娠等因素常影响结构异常等其他畸形的观察,同时受操作者经验的影响较大,因此,需要其他影像学检查的补充。1983年,国外学者首次报道将MRI应用于胎儿检查,我国于20世纪90年代开始使用低场强MRI设备进行胎儿疾病诊断的研究,随后胎儿MRI不断发展及各种检查新序列的出现,不断弥补了各种疾病的产前诊断影像学资料的空缺。目前,胎儿MRI已成为胎儿影像学重要的补充检查方法。胎儿MRI软组织分辨率高、安全系数高、无辐射损害、多参数成像,以及具有多角度、大扫描视野等,均有助于为多种新兴学科如宫内儿科、产时外科、新生儿外科等,提供更为丰富直观的影像学信息,并为临床诊疗决策提供重要佐证;同时一系列新技术及新方法的出现,对于胎儿生长发育及功能学等方面的研究水平不断提升,相信今后可以为临床医生提供更为精准的预后判断,选择更为有利的干预时机及方案,从而进一步降低新生儿死亡率,为胎儿安全提供充分的保障。

(一) 胎儿中枢神经系统的MRI研究进展

目前,胎儿MRI检查作为超声检查的重要补充,其价值越来越被广泛认同,中枢神经系统是公认的最适合胎儿MRI检查的系统之一。虽然超声可以筛查大部分的中枢神经系统病变,但受孕妇羊水量及肥胖因素的影响,且软组织分辨率不高,对胎儿颅脑结构及病变细节显示不清,从而出现对疾病评估不足的情况。超声尚无法显示胎儿颅脑的生发基质,而MRI是目前显示该结构的唯一方法;且在判断脑发育方面,虽然脑沟形成具体机制尚不明确,但胎儿脑沟发育往往遵循着一定的顺序及模式。因此,通过脑沟发育判断胎龄或根据胎龄

评估脑发育较为准确。超声对颅脑内精细结构显示不清,但胎儿MRI具有较高的软组织分辨率,且具有多平面及多参数成像的特点,能够清楚显示脑沟、脑回及生发基质,且在反应脑室扩大的病因、胼胝体发育不全、颅后窝畸形、脑发育方面优势更加突出。胎儿MRI中枢神经系统检查适应证主要包括:先天性颅脑发育畸形,如脑室扩大、胼胝体发育不良、颅后窝畸形及脑皮质发育畸形;脑血管病变,如脑梗死、血管畸形等。

胼胝体发育不良是胎儿最常见的中枢神经系统发育畸形之一,有国外学者通过评估胎儿MRI的结构特征并得出相应MRI评分系统,从而划分胼胝体发育不全的风险分层,有助于提高产前诊断胼胝体发育不全患者预后的准确性,提供更为精准的产前咨询及决策,但对于早期难以诊断的胼胝体发育不全,仍需要更为完整的评估体系进行指导。除胎儿颅脑结构分析外,还有学者进行了胎儿MRI颅脑定量分析,包括通过MRI定量研究胎儿脑干结构和小脑生长时空发育得出妊娠15~40周胎儿脑桥相对增加而中脑相对减少,这与成人构成比例有显著差异。在胎儿超声中有关于透明隔间隙宽度正常值的统计数据,有学者为弥补这一MRI空白做了相关研究,并得出MRI影像中胎儿透明隔间隙正常值,提供了MRI参考价值,同时发现胎儿透明隔腔的宽度和高度从妊娠27周开始呈下降趋势。目前,在成人得到广泛研究及应用的深度学习在胎儿MRI也取得了一定的进展,有学者通过测量胎儿MRI双顶径得到预测早期妊娠胎龄的深度学习模型。

此外,高场强MRI在胎儿影像中除反映颅脑的形态学变化外,还有学者利用功能MRI序列对胎儿脑发育进行了研究。扩散加权成像(DWI)及扩散张量成像(DTI)可以通过无创分析水分子在三维空间扩散的方向和程度,反映脑组织中神经纤维的走行特征,这对重塑早期胎儿脑连接网络,以及揭示神经病理条件下脑网络的改变具有重要

意义,为分析胎儿脑白质发育异常的病因及发病机制的研究提供科学依据。有研究通过使用弥散磁共振成像(dMRI)序列发现投射纤维、联合纤维和脑干纤维的形状早期相对稳定,而其他相关的纤维,如下额枕束和上纵束纤维随着时间的推移而更加延展。在一些产前可能影响到胎儿脑血氧含量变化的畸形中,如先天性心脏病(congenital heart disease,CHD),利用多模态及功能 MRI 扫描序列还有可能对于胎儿可能伴发的神经发育受损进行评估。近年来,有学者通过产前 MRI 研究发现一些 CHD 胎儿中,与脑血氧含量接近正常的 CHD 胎儿相比,脑血氧含量严重减少的 CHD 胎儿脑体积减小更为显著;利用扩散张量成像发现部分 CHD 胎儿早期存在脑白质发育落后;利用 MRI 波谱成像发现部分 CHD 胎儿大脑乳酸过多,提示可能的血流动力学异常。综上所述,产前 MRI 有望为胎儿脑结构和功能的产前定量评估提供可能性。

(二)胎儿呼吸系统 MRI 研究进展

胎儿 MRI 除中枢神经系统较超声更具有优势外,胎儿胸部和其他系统病变的诊断及评估预后的优势正逐渐被认识,其中先天性膈疝(CDH)及其导致的伴随异常是常见的胎儿畸形研究重点。

先天性膈疝病死率较高,其主要原因在于腹腔脏器疝入胸腔后,首先引起患侧肺发育受阻,主要表现为肺泡间气体交换减少、肺通气功能不全;其次,肺内小血管受压引血管重构,使得肺静脉压力增高导致胎儿左心房压力增高、左心室功能不全,进一步引起肺血供减少,肺发育不良,最终使得先天性膈疝患儿病情加重,患儿出生后出现不同程度的发绀,严重时因各系统循环衰竭抢救无效而死亡。因此,先天性膈疝的早期准确诊断和精准评估,对于指导产前咨询,围生期处理,产后的治疗和具体手术时机、手术方案的选择具有重要意义。

超声是目前诊断先天性膈疝的首选筛查方法,最早于孕 12 周可进行诊断,但受羊水量及母亲体位的影响较大。MRI 诊断先天性膈疝的优势在于其具有较高的软组织分辨率且多平面成像,不同的腹腔内容物在 MRI 往往呈现不同的信号:结肠因含有较多胎粪而在 T_1WI 上呈现高信号,小肠因含有较多羊水而在 T_2WI 上为高信号,肝脏在 T_1WI 及 T_2WI 上均为低信号,胃泡及胆囊在 T_2WI 也呈高信号。胎儿 MRI 影像可以准确区分各种疝入物,判断膈疝疝囊的存在与否,进行可能与肺发育及肺动脉高压严重程度相关的指标测量,对于胎儿膈疝进行定性、定量的综合风险评估,从而帮助指导产前咨询及围生期手术方案的选择。在评估肺发育方面,可通过勾画胎儿 MRI 图像的肺边缘,计算胎儿实际的肺体积,得出实际/预测肺体积比值,研究发现该比值与胎儿预后具有明显相关性,国内外学者也有不同临界值的报道。在评估肺动脉高压严重程度方面,有学者将超声"纵隔偏移角"这一概念应用于 MRI 中,得出相关临界值但研究规模较小。除此以外,肝疝入可作为先天性膈疝的独立危险因素,通过计算 MRI 图像中肝疝入体积与胸腔容积比值,可得出除肺体积指标外的独立生存率预测指标。目前,还有通过胎儿 MRI 3D 重建,研究分析在先天性膈疝中定位和量化膈肌缺损的可行性、分析假体补片修复的必要性,重复进行胎儿 MRI 扫描研究分析膈肌生长动力学,通过基于 MRI 的补片放置必要性预测和基于 3D 打印模板的个性化贴片设计研究等,优化产后手术规划。

(三)胎儿心血管系统 MRI 研究进展

先天性心脏病(congenital heart disease,CHD)是我国排第一位的出生缺陷,产前诊断对及时处理非常重要。胎儿超声心动图是产前评价心脏解剖和诊断心脏畸形最主要的影像学手段。但胎儿超声心动图探头频率比较高,在孕晚期,羊水过少、母体肥胖或有前壁子宫肌瘤等情况下也需要其他检查方法加以补充。MRI 完全不受上述情况影响,孕周越大 MRI 显示反而越清楚。MRI 具有良好的软组织分辨率、空间分辨率、扫描视野大等优势,可以为胎儿超声心动图检查提供补充。目前,胎儿 MRI 对胎儿先天性心脏位置异常、胸腹连体儿心脏是否有相通、心脏横纹肌瘤是否伴结节性硬化、胎儿先天性心脏病中的心外大血管畸形、血管环引起的胎儿气道狭窄等改变,都能为胎儿超声心动图检查提供补充信息。因胎儿 MRI 不能使用对比剂及门控技术受限,故胎儿心脏成像检查也是 MRI 检查的难点。胎儿心率较快且存在胎动等影响,MRI 扫描需要快速成像序列以尽量减少运动伪影,目前检查序列主要包括单次激发快速自旋回波序列及快速稳态进动序列。对于解决门控问题,有学者认为自主门控是一种研究胚胎期心脏结构的可行性 MRI 技术,通过回顾性分析 MRI 资料,可从资料本身获得门控信号。目前,国外已有胎儿心脏自动门控系统装置,可以为获得高质量的 MRI 图像提供有力保障。此外,还有一种新的门控方法,即通过分析影像单元得到非门控伪影,为获得合适的重建图像,该技术需要整个心动周期分阶段成像。虽然心脏 MRI 检查较难,但仍可与超声检查互补,从而提供更为全面的影像学信息。

(四)其他系统

胎儿骶尾部畸胎瘤是胎儿及新生儿最常见的肿瘤,目前可通过超声及 MRI 检查进行诊断。有国外学者曾对 45 例胎儿期发现畸胎瘤的患者进行长达 20 年的随访,发现该类患者患有远期疾病比例较高,且 MRI 对畸胎瘤风险分层有帮助,我国学者研究也指出胎儿骶尾部畸胎瘤的 MRI 表现具有特征性,产前 MRI 即可明确诊断胎儿骶尾部畸胎瘤,并确切显示病变与盆腔、腹腔及脊柱等周围组织的关系,可作为产前超声的重要补充。

此外,对胎儿泌尿系统诊断,MRI 仍发挥重要作用。研究显示,MRI 能够比较全面显示胎儿泌尿系统异常的病因,如梗阻、扩张或膀胱输尿管发育异常,从而明确诊断超声不能明确的病变位置及性质,为临床提供参考,这对胎儿早期治疗有重要意义。

二、胎盘与胎儿发育的相关性 MRI 研究

作为妊娠期最先发育的器官,胎盘是保障孕妇正常妊娠和胎儿健全发育的重要结构。自受精后的第 5 天,人类胎盘自外胚层滋养细胞开始发育,历经腔隙前期、腔隙期及绒毛期,伴随子宫螺旋动脉成功重铸,在孕早期胎盘基本形成;到孕中、后期发育成熟,胎盘全程发挥着营养、呼吸、分泌及免疫调节等功能,以确保胎儿的健康成长。在胎盘发育及成熟的全周期内,任何导致胎盘功能不全的因素都会影响胎儿发育,表现为胎儿宫内生长受限、早产和原因不明的死产等。

目前,文献中还没有明确胎盘 MRI 检查的最佳时间。通常在超声发现异常后进一步需要 MRI 明确。推荐使用 1.5~3.0T MRI、多通道体线圈。患者可采用仰卧位,必要时采用左侧卧位以减少不适。膀胱保持适度充盈。当产妇屏气时,分别从横断位、矢状位和冠状位进行扫描。临床上,主要利用结构性 MRI 评估胎盘,包括 T_1WI 及 T_2WI[平衡稳态自由进动(balanced steady-state free precession,bSSFP)序列,以及单次激发快速自旋回波(single shot fast spin-echo,SSFSE)序列]。由于钆对比剂会穿过胎盘影响胎儿发育,因此,临床上不建议在孕期使用钆对比剂进行动态增强 MRI 检查。由于 DWI 在临床上偶有使用,所以该序列在评价胎盘功能不全方面经验有限。正常胎盘通常表现为圆盘形,大小由其中部厚度决定,通常在 2~4cm,一般附着于子宫前壁、后壁或侧壁。孕早、中期,胎盘信号均匀,表面光滑,在 T_2WI 上呈中等信号。随胎龄增加,胎盘逐渐成熟,分叶明显、钙化增多,信号不均质。孕晚期,胎盘小叶在 bSSFP 序列上表现为稍高信号的圆形结构,而正常胎盘下的肌层在 bSSFP 序列上呈稍低信号。随着妊娠的进展,正常肌层可表现为薄且无分层的弧形结构,特别是在被脊柱或主动脉压迫的肌层部位。正常胎盘下及脐带连接处血管在 SSFSE 序列上呈流空的低信号。

临床上,胎盘 MRI 评估主要集中在胎盘植入等影响母体安全性的疾病中。随着大数据及计算机学科的发展,胎盘 MRI 机器学习也开始用于该类患者的风险评估。而与胎儿发育相关的胎盘 MRI 评估临床上偶有报道。当胎盘功能不全时,胎盘可表现为 T_2WI 信号减低且不均质。由于常规 MRI 只能提供形态学信息,在评估胎盘功能方面作用有限,因此需借助功能 MRI 实现胎盘组织的微灌注、氧合水平和代谢情况等功能评估。目前,最常用的功能成像技术主要是 DWI,有研究表明与正常胎盘相比,宫内生长受限者胎盘更小,DWI 呈高信号、ADC 值降低。体素不相干运动扩

散加权成像（intravoxel incoherent motion diffusion-weighted imaging，IVIM-DWI）是一种优化的 DWI，可以测量组织血流和灌注等相关参数。利用 IVIM-DWI 获得的扩散系数、灌注分数和假扩散系数，能够反映宫内生长受限者的胎盘组织灌注情况。动脉自旋标记（arterial spin labeling，ALS）MRI 通过磁化的水分子作为内源性造影剂标记组织血液中的 H- 质子，间接反映胎盘组织的灌注情况，主要应用于宫内生长受限及小于胎龄儿的胎盘评估。血氧水平依赖（blood oxygenation level-dependent，BOLD）和氧增强（oxygen-enhanced，OE）MRI，利用胎盘血管及组织中不同血红蛋白浓度改变体素

的空间磁场，进而影响 T_2/T_2^* 横向弛豫时间或其弛豫时间倒数（R_2 或 R_2^*），间接反映胎盘组织的氧合状态，能够识别与宫内生长受限相关的胎盘功能障碍。磁共振波谱（magnetic resonance spectroscopy，MRS）主要利用 ^{31}P 或 ^1H 波谱采集胎盘组织感兴趣区磷酸酯或氨基酸的分布及含量，同样适用于宫内生长受限者的胎盘代谢评估。由于功能 MRI 存在扫描技术要求高、扫描时间长、评估参数不稳定等问题，目前尚未广泛应用于临床。未来功能 MRI 的临床应用还有待影像人共同努力。

（张征委，汪心韵，李锐，储彩婷，刘明，汪登斌）

参 考 文 献

1. SMITH FW, ADAM AH, PHILLIPS WD. NMR imaging in pregnancy. Lancet, 1983, 1 (8314-5): 61-62.

2. 施增儒, 王中秋, 张建敏, 等. 胎儿 MRI 技术及正常胎儿脑解剖 MRI 研究. 中国医学计算机成像杂志, 1995,(02): 73-76.

3. REDDY UM, ABUHAMAD AZ, LEVINE D, et al. Fetal imaging: executive summary of a joint Eunice Kennedy Shriver National Instatute of Child Health and Human Development, Societyfor Maternal-fetal Medicine, American Institute of Ultrasound in Medicine, American College of Obstetricians and Gynecologists, American College of Radiology, Society for Pediatric Radiology, and Society of Radiologists in Ultrasound FetalImaging Workshop. J Ultrasound Med, 2014, 33 (5): 745-757.

4. PRAYER D, MALINGER G, BRUGGER PC, et al. ISUOG practice guidelines: performance of fetal magnetic resonance imaging. Ultrasound in Obstetrics & Gynecology, 2017, 49 (5): 671-680.

5. 中华医学会放射学分会儿科学组, 中华医学会儿科学分会放射学组. 胎儿 MRI 中国专家共识. 中华放射学杂志, 2020, 54 (12): 1153-1161.

6. KRISHNAMURTHY U, NEELAVALLI J, MODY S, et al. MR imaging of the fetal brain at 1.5T and 3.0T field strengths: comparing specific absorption rate (SAR) and image quality. J Perinat Med, 2015, 43 (2): 209-220.

7. RAY JG, VERMEULEN MJ, BHARATHA A, et al. Association between MRI exposure during pregnancy and fetal and childhood outcomes. JAMA, 2016, 316 (9): 952-961.

8. STRIZEK B, JANI JC, MUCYO E, et al. Safety of MR imaging at 1. 5T in fetuses: a retrospective case-control study of birth weights and the effects of acoustic noise. Radiology, 2015, 275 (2): 530-537.

9. 陈宇婕, 宁刚. 胎儿 MRI 安全性研究现状及进展. 中华放射学杂志, 2022, 56 (05): 579-582.

10. GLENN OA, GOLDSTEIN RB, LI KC, et al. Fetal magnetic resonance imaging in the evaluation of fetuses referred for sonographically suspected abnormalities of the corpus callosum. J Ultrasound Med, 2005, 24 (6): 791-804.

11. GRIFFITHS PD, JARVIS D, MOONEY C, et al. Post-mortem confirmation of fetal brain abnormalities: challenges highlighted by the Meridian cohort study. BJOG, 2021, 128 (7): 1174-1182.

12. DIOGO MC, GLATTER S, PRAYER D, et al. Improved neurodevelopmental prognostication in isolated corpus callosal agenesis: fetal magnetic resonance imaging-based scoring system. Ultrasound Obstet Gynecol, 2021, 58 (1): 34-41.

13. DOVJAK GO, SCHMIDBAUER V, BRUGGER PC, et al. Normal human brainstem development in vivo: a quantitative fetal MRI study. Ultrasound Obstet Gynecol,

2021, 58 (2): 254-263.

14. KERTES I, HOFFMAN D, YAHAL O, et al. The normal fetal Cavum Septum Pellucidum in MR imaging-New biometric data. Eur J Radiol, 2021, 135: 109470.

15. KOJITA Y, MATSUO H, KANDA T, et al. Deep learning model for predicting gestational age after the first trimester using fetal MRI. Eur Radiol, 2021, 31 (6): 3775-3782.

16. STOUT JN, BEDOYA MA, GRANT PE, et al. Fetal neuroimaging updates. Magn Reson Imaging Clin N Am, 2021, 29 (4): 557-581.

17. MARAMI B, MOHSENI SALEHI SS, AFACAN O, et al. Temporal slice registration and robust diffusion-tensor reconstruction for improved fetal brain structural connectivity analysis. Neuroimage, 2017, 156: 475-488.

18. CHEN R, SUN C, LIU T, et al. Deciphering the developmental order and microstructural patterns of early white matter pathways in a diffusion MRI based fetal brain atlas. Neuroimage, 2022, 264: 119700.

19. KARIMI D, JAIMES C, MACHADO-RIVAS F, et al. Deep learning-based parameter estimation in fetal diffusion-weighted MRI. Neuroimage, 2021, 243: 118482.

20. MASOLLER N, SANZ-CORTÉS M, CRISPI F, et al. Severity of Fetal Brain Abnormalities in Congenital Heart Disease in Relation to the Main Expected Pattern of in utero Brain Blood Supply. Fetal Diagn Ther, 2016, 39 (4): 269-278.

21. 刘可, 董素贞. 胎儿心脏 MRI 新技术及对心血管系统的量化评估. 国际医学放射学杂志, 2021, 44 (1): 44-47.

22. CHATTERJEE D, ING RJ, GIEN J. Update on Congenital Diaphragmatic Hernia. Anesth Analg, 2020, 131 (3): 808-821.

23. 汪心韵, 尹秋凤, 王雪瑶, 等. MRI 征象评估胎儿先天性膈疝疝囊的价值. 中华放射学杂志, 2022, 56 (5): 509-514.

24. 杨朝湘, 韩鹏慧, 王霞, 等. MRI 定量评估先天性膈疝胎儿预后的受试者工作特征曲线分析. 实用放射学杂志, 2021, 37 (6): 989-992.

25. JANCELEWICZ T, BRINDLE ME. Prediction tools in congenital diaphragmatic hernia. Semin Perinatol, 2020, 44 (1): 151165.

26. SAVELLI S, BASCETTA S, CARDUCCI C, et al. Fetal MRI assessment of mediastinal shift angle in isolated left congenital diaphragmatic hernia: A new postnatal survival predictive tool？Prenat Diagn, 2020, 40 (1): 136-141.

27. WEIS M, HOFFMANN S, HENZLER C, et al. Isolated impact of liver herniation on outcome in fetuses with congenital diaphragmatic hernia-A matched-pair analysis based on fetal MRI relative lung volume. Eur J Radiol, 2018, 105: 148-152.

28. PRAYER F, METZELDER M, KROIS W, et al. Three-dimensional reconstruction of defects in congenital diaphragmatic hernia: a fetal MRI study. Ultrasound Obstet Gynecol, 2019, 53 (6): 816-826.

29. ULM B, MUIN D, SCHARRER A, et al. Prenatal ultrasound and magnetic resonance evaluation and fetal outcome in high-risk fetal tumors: A retrospective single-center cohort study over 20 years. Acta Obstet Gynecol Scand, 2020, 99 (11): 1534-1545.

30. 郭丽波, 张军. MRI 对胎儿骶尾部畸胎瘤的评价. 中国临床医学影像杂志, 2013, 24 (7): 493-495.

31. 张玉珍, 尹秋凤, 李芳珍, 等. 胎儿骶尾部异常的磁共振诊断及鉴别. 临床放射学杂志, 2018, 37 (02): 299-302.

32. 杨晓鹤, 曹霞, 姜金池, 等. MRI 在胎儿泌尿系统异常诊断中的应用. 实用放射学杂志, 2018, 34 (11): 1758-1761.

33. TURCO MY, MOFFETT A. Development of the human placenta. Development, 2019, 146: 22.

34. ZAGHAL AA, HUSSAIN HK, BERJAWI GA. MRI evaluation of the placenta from normal variants to abnormalities of implantation and malignancies. J Magn Reson Imaging, 2019, 50 (6): 1702-1717.

35. CHU C, ZHAO S, DING M, et al. Clinical characteristics and specific magnetic resonance imaging features to predict placenta accreta. J Comput Assist Tomogr, 2019, 5 (43): 775-779.

36. CHU C, LIU M, ZHANG Y, et al. Quantifying magnetic resonance imaging features to classify placenta accreta spectrum (PAS) in high-risk gravid patients. Clinical Imaging, 2021, 80: 50-57.

37. CHU C, LIU M, ZHANG Y, et al. MRI-Based Radiomics analysis for intraoperative risk assessment in gravid patients at high risk with placenta accreta spectrum. Diagnostics, 2022, 12 (2): 485.

38. ROMEO V, MAUREA S. The new era of advanced placental tissue characterization using MRI texture analysis: Clinical implications. EBioMedicine, 2020, 51: 102588.

39. SIAUVE N, CHALOUHI GE, DELOISON B, et al. Functional imaging of the human placenta with magnetic

resonance. Am J Obstet Gynecol, 2015, 213 (4): 103-114.

40. APLIN JD, MYERS JE, TIMMS K, et al. Tracking placental development in health and disease. Nat Rev Endocrinol, 2020, 16 (9): 479-494.

41. ABACI TE, STOUT JN, HA C, et al. Placental MRI: Developing accurate quantitative measures of oxygenation. Top Magn Reson Imaging, 2019, 28 (5): 285-297.

42. AUGHWANE R, INGRAM E, JOHNSTONE ED, et al. Placental MRI and its application to fetal intervention. Prenat Diagn, 2020, 40 (1): 38-48.

第十六章

宫内遗传学筛查和诊断

第一节 概　　述

随着对遗传病及其致病基因的深入研究，不少国家和地区已对某些发病率高且严重致死、致残的遗传病进行产前筛查。通过产前遗传筛查，有利于遗传咨询及遗传病产前诊断工作的开展，本节将重点介绍基于高通量测序技术的非侵入性产前筛查。基于孕妇外周血浆中胎儿游离 DNA（cell-free fetal DNA，cffDNA）的非侵入性产前检测（non invasive prenatal testing，NIPT）是以孕妇外周血为样本，采用高通量测序并通过生物信息学分析来判断胎儿患有某些遗传病的可能性大小。NIPT 最初仅针对胎儿21- 三体进行筛查，之后延伸到18- 三体、13- 三体等常见非整倍体。后来随着技术的发展和检测分辨率的提升，NIPT 筛查对象又逐渐扩展到胎儿所有非整倍体、染色体结构异常等。目前认为 cffDNA 有三个来源：胎盘合体滋养层细胞的凋亡、进入母体血液循环的胎儿造血细胞发生凋亡，以及胎儿 DNA 分子直接通过胎盘转移进入母体血浆，其中第一种为主要来源。来自胎盘的 cffDNA 会随着妊娠的进展和胎盘凋亡的程度而增加。由于 cffDNA 为凋亡细胞释放，因此也具有凋亡细胞的特性，即基因组 DNA 的片段化，99% 以上的胎儿 DNA 片段长度

在 313bp 以下。孕早期即可在孕妇外周血中检出 cffDNA，最高可占孕妇血浆总游离 DNA 的 20%，NIPT 一般在妊娠 12 周之后进行。此外，cffDNA 在胎儿娩出后迅速降解，不受上一胎影响。

遗传诊断是针对有风险的个体（如遗传筛查高风险的胎儿，或者家族中已经有遗传病病例的有风险的胎儿），采用相应的遗传学检测方法，通过对其基因型分析，判断其是否为遗传病的患者，从而为后续疾病的管理和生育咨询打下基础，有条件的可以在适当的时间进行宫内治疗，甚至考虑基因治疗。宫内遗传学诊断即产前遗传学诊断，它是利用各种诊断技术，对胎儿疾病作出宫内诊断。产前诊断（prenatal diagnosis）是指对胎儿进行先天性缺陷和遗传性疾病的诊断，主要针对的是筛查高风险或者有不良的孕产史或家族史的孕妇。在产前诊断方面，面对不同类型变异，有多种针对性的检测手段且应用均十分广泛，主要包括分子遗传学（基因检测）、生化遗传诊断（酶学诊断、遗传代谢物诊断）、细胞遗传诊断（染色体核型分析、染色体微阵列芯片、光学基因组图谱计数）、侵入性产前诊断技术及非侵入性产前诊断技术等检测手段。

第二节　产前遗传学筛查

一、染色体非整倍体

染色体非整倍体疾病是指任何一条特定的染色体多了（三体）或少了（单体）。目前，我国常规 NIPT 检测报告包括胎儿 21- 三体综合征、18- 三体综合征和 13- 三体综合征。主要原因：①常染色体非整倍体中 21- 三体综合征、18- 三体综合征和 13- 三体综合征在新生儿中的发生率最高，约占所有染色体病的 80% 以上，其他常染色体非整倍体一般在孕早期（妊娠 45 天左右）已停止发育，而 NIPT 一般在妊娠 12 周之后检测，因此检出其他非整倍体异常的概率极低；②性染色体非整倍体的阳性预测值有限。

21- 三体综合征是最常见的常染色体非整倍体疾病，主要表现为智力低下和生长发育迟缓等，胎儿发生率约为 1:500，新生儿发病率约为 1:800。该病尚无有效治疗手段，通过产前筛查和诊断对胎儿是否患病进行确认，可以帮助孕妇做出最适合自己和家庭的生育选择。性染色体非整倍体（sex chromosome aneuploidy，SCA）是指 X 染色体或 Y 染色体数目异常，常见的包括 47,XXX、47,XXY、47,XYY 和 45,X。人类胚胎性染色体非整倍体的发生率高于 21- 三体综合征的发生率，并和孕妇年龄相关。在年轻孕妇（≤35 岁）中约为 1:400，在高龄孕妇中（>35 岁）可高达 1:210，其中 45,X 发生率最高，为 1%~1.5%。和常染色体非整倍体相比，SCA 很少有比较严重的畸形，对智力一般影响较小，少部分影响体格发育，主要表现为第二性征发育异常，但表型差异较大。面临产前诊断为 SCA 时，除胎儿整体外表和智力外，孕妇还关心胎儿将来的性发育和生育力等。遗传咨询医师应该充分告知 SCA 有关信息，包括表型差异性（轻度、中度、重度症状及所占比例）、各种症状治疗进展、不孕症的辅助治疗等。在选择终止妊娠的 SCA 胎儿中，其中绝大多数为表型正常的胎儿，因此，是否常规进行 SCA 产前筛查和诊断存在争议。

二、染色体微缺失 / 微重复综合征

多项研究显示，NIPT 对于胎儿微缺失 / 微重复的阳性检出率约为 0.13%，而阳性预测值为 3.8%~17%。在个别高危孕妇人群研究中检出率最高为 48%，其有效性可能与母体 DNA 背景、测序深度、分析方法及 cffDNA 性质有关。CNV 在人类普遍存在，部分与表型无关，但均可影响 NIPT 分析，而测序深度与检出率密切相关。另外，cffDNA 并非完整 DNA，均为小片段，通过拼接难免出现误差。目前，NIPT 仅适用于一些研究清楚且具有严重临床表型的染色体微缺失 / 微重复综合征，如 DiGeorge 综合征、1p36 缺失综合征、Angelman 综合征、Prader-Willi 综合征、Cri du chat 综合征。

三、方法局限性

NIPT 结果准确性受多种因素影响，包括孕妇年龄和体重、妊娠时间、双胎或多胎、供卵或供精、近亲婚配、胎盘嵌合、胎儿或母体嵌合、恶性肿瘤和单亲二体等，均可导致假阳性（约为 0.5%）。因此，阳性者仍然需要羊膜腔穿刺进行确诊，而 NIPT 阴性仍不能 100% 排除胎儿 21- 三体综合征、18- 三体综合征和 13- 三体综合征的可能，假阴性率约为 0.05%；偶有需要重新抽血的现象。NIPT 的假阳性和假阴性问题，原因较为复杂，主要包括以下几个方面。

1. 限制性胎盘嵌合（confined placental mosaicism，CPM）　即胎盘中同时含有两种或两种以上不同遗传物质的细胞，是导致 NIPT 结果不准确的主要因素。胎儿和胎盘来自同一受精卵，受精卵形成后通过二分裂方式开始发育，至 10 天左右时，大约分裂成 10^4 个细胞，这些细胞随机地逐渐分化成胎盘和胎儿。之后，胎盘成为母体和胎儿之间的屏障，胎盘形成后的发育和胎儿不完全同步，且在行使胎盘屏障和免疫等功能过程中也可发生遗传物质突变等。cffDNA 主要来自胎盘绒毛滋养层，胎盘的遗传物质与胎儿并不一定完全一致，因此，

NIPT 只能是一种筛查。

2. 母体基因组拷贝数变异（copy number variants, CNV） CNV 在人类普遍存在，是指长度为 1kb 以上的基因组重排，主要表现为亚显微水平的缺失和重复，部分 CNV 不导致任何疾病，但可能影响 NIPT 结果。对于 NIPT 阳性结果应综合分析胎儿和孕妇 CNV 片段大小重新计算 Z 值，并检索 Decipher、DGV 和 OMIM 数据库排除染色体病，这样可以识别由于母体本身 CNV 导致的 NIPT 假阳性，避免不必要的侵入性诊断。

3. 其他原因 如在双胎妊娠中可出现假阳性，也可出现假阴性。当孕妇患有恶性肿瘤时，肿瘤细胞会不断释放游离 DNA 进入母体外周血液循环中，且这些来源于肿瘤的游离 DNA 较为复杂，基因测序无法将母体 DNA 与胎儿来源的 cffDNA 相鉴别，从而导致 NIPT 结果不准确。另外，当胎儿本身为异常细胞低比例嵌合时，胎儿表型无明显异常，但 NIPT 亦可将这些低比例异常游离 DNA 检出而呈现阳性结果，后续的羊水核型分析却很难发现低比例的异常细胞，这也是导致假阳性的原因之一。此外，当孕妇为染色体平衡易位携带者时，母体的游离 DNA 会包含来自平衡易位断裂点的 DNA 片段，这些片段的大小可能与胎儿 cffDNA 一致，从而影响 NIPT 检测与判读。

第三节 产前遗传学诊断

一、概述

产前诊断通常为侵入性有创操作，有一定的风险，采集的样本需排除母体污染。各种产前样本采集和处理主要包括：

1. 羊水 应用最广泛，通过孕中期（孕 16~22 周）羊膜腔穿刺进行，可用于胎儿的染色体核型分析、基因和基因组疾病检测等。

2. 绒毛 孕 11~13 周，根据胎盘位置经宫颈或腹腔穿刺取样，主要用于孕早期的细胞和分子生物学检测，可能出现滋养细胞层细胞与胎儿细胞核型不符的现象。

3. 脐血 一般在妊娠 18 周后进行采集，用于快速核型分析和胎儿血液系统疾病诊断，技术难度大且手术并发症相对较高。

二、分子遗传诊断

（一）聚合酶链式反应

目前，临床检测涉及的聚合酶链式反应（polymerase chain reaction，PCR）技术往往结合下游的分析技术，如毛细管电泳或 Sanger 测序。在 PCR 基础上衍生开发了一系列相关技术如反转录 -PCR、巢式 PCR、多重 PCR、实时荧光 PCR、原位 PCR、不对称 PCR、数字 PCR（dPCR）。

（二）Sanger 测序

作为临床遗传病检测手段，Sanger 测序法可以实现大部分的基因序列分析。Sanger 测序在临床基因诊断中主要用于点变异和小的缺失插入变异（SNV）检测。作为核酸序列分析的金标准，Sanger 测序可以用于大多数遗传病的基因诊断及产前诊断，但是由于 PCR 技术限制或取样限制，无法检测低比例嵌合和生殖细胞嵌合导致的遗传病。

（三）凝胶电泳

凝胶电泳是分子生物学研究中最常用的技术之一。在临床分子诊断工作中，经常需要将样品中的核酸进行分离，通过凝胶电泳可以进行 DNA 或 RNA 片段的分离、鉴定和纯化。

（四）多重连接探针扩增技术

多重连接探针扩增技术（multiplex ligation-dependent probe amplification，MLPA）主要用于检测外显子水平以上的拷贝数变异，如 DMD、SMA 等。此外，MLPA 还可进行甲基化检测（MS-MLPA），如 Prader-Willi 综合征或 Angelman 综合征（PWS/AS）可进行甲基化检测。

（五）高通量测序

又称二代测序,主要包括全外显子组测序及全基因组测序。全外显子组测序的主要目的是找到少数碱基的替换或增减引起的遗传疾病,也可能发现涉及外显子区域的拷贝数变异。全基因组测序是不需要捕获的二代测序,检测范围覆盖了所有非重复区的基因组,其平均覆盖度比全外显子组测序好,全基因组测序不仅能检测非编码区,还能更准确地检测各种碱基变异和基因组片段拷贝数。

遗传学检测可明确患儿的病因,不同机制的再发遗传风险不同。若患儿是由于关键区域缺失或 UPD 所致,则再发风险通常小于 1%。若患儿是由于印记缺陷所致,则再发风险高达 50%。同时需要警惕患儿父母是平衡易位携带者或存在生殖细胞嵌合变异的可能性。患儿父母再次孕育时需进行相关遗传咨询及产前诊断。

三、生化遗传诊断

生化遗传诊断是基于酶学分析及代谢产物测定技术,对生化代谢异常为主要表现的疾病进行诊断。遗传代谢病是由于维持机体正常代谢所必需的某些酶或受体等出现缺陷而导致的疾病,已知病种九百余种,包括氨基酸、有机酸、脂肪酸等代谢障碍导致的代谢疾病,多为罕见病。遗传代谢病的诊断主要依赖实验室检查,目前已知的遗传代谢病中几乎一半是由于酶的活性丧失引起。酶催化活性的丧失可以引起底物的累积、代谢产物的缺失及其他不利的生化反应。针对酶活性、底物或代谢产物的检测可以帮助明确潜在的代谢缺陷及疾病原因。

酶学分析是诊断遗传代谢病最可靠的手段,前提是能确定导致疾病的酶缺陷,并且在获得的标本中能建立起相应的测定方法。目前很多酶活性的检测难度仍较大,快捷准确的代谢物生化测定分析技术亦非常重要。两者结合是生化遗传诊断的主要检测手段。

产前酶学检查的标本主要是胎盘绒毛组织和羊水细胞,通过提取标本中所需的蛋白进行酶活性的测定。通常的手段为从胎儿组织(如脱落的羊水细胞或胎盘绒毛组织等)采集样本,加入微量的荧光底物或人工合成的底物,用荧光分光光度计或普通分光光度计进行检测。酶活性测定所针对的疾病包括溶酶体贮积病及黏多糖贮积病等,还可用于四氢生物蝶呤还原酶缺乏症、铜氧化酶缺乏症、生物素酶缺乏症等疾病的诊断。国外最早于 1975 年由 Gompertza 等研究证实丙酸血症(propionic acidemia,PA)胎儿羊水细胞中 PCC 酶活性缺乏,检测羊水细胞或绒毛膜细胞中 PCC 酶活性从此逐渐应用于 PA 的产前诊断。但由于羊水中与遗传代谢病相关的酶含量较低,样品基质复杂,针对遗传代谢病的产前高特异性、精准定量的筛查与诊断试剂仍非常匮乏。

产前代谢物测定主要针对羊水及胎儿组织,通过串联质谱检测技术、气相色谱/质谱检测技术、高效液相技术等进行代谢物的测定,适用范围包括氨基酸代谢病、有机酸血症、脂肪酸氧化障碍疾病等遗传代谢病。羊水质谱可以诊断的疾病包括甲基丙二酸血症、丙酸血症、戊二酸血症 - Ⅰ 型、beta-酮基硫解酶缺乏症、异丁酰辅酶 A 脱氢酶缺乏症、全羧化酶合成酶缺乏症、同型半胱氨酸血症。羊水质谱可能诊断的疾病包括 3- 甲基巴豆酰辅酶 A 羧化酶缺乏症、3- 羟基 -3- 甲基戊二酸尿症、生物素酶缺乏症、乙基丙二酸尿症(乙基丙二酸脑病)、2- 甲基丁酰甘氨酸尿症。

近年来,多种新技术的发展为遗传代谢病的产前筛查诊断提供了更多的可能。以分子探针为代表的反应型荧光探针,可对人体内多种生物标志物进行定性及定量测定。随着质谱及其联用技术的发展,越来越多的研究者将色谱质谱联用技术用于产前检测,利用色谱的分离作用和质谱的鉴定作用能够对羊水中的代谢物进行准确的定量和快速的定性分析。总体而言,宫内遗传代谢病筛查诊断仍有大量的空白,其临床应用多有受限,目前仍处于发展期,其临床效果有待评估。

四、细胞遗传诊断

细胞遗传诊断是通过组织或细胞培养进行细胞基因组分析,对染色体畸变导致的疾病进行诊断。进行细胞遗传诊断的主要指征包括:①夫妻之一的染色体畸变或平衡易位;②夫妻核型正常,但曾生育染色体病患儿;③夫妻核型正常,但原因不明反复流产死胎;④ 35 岁以上高龄孕妇;⑤产前筛查或产前影像学检测提示出生缺陷高风险。

细胞遗传学诊断的主要技术包括染色体分析(chromosome analysis)、荧光原位杂交(fluorescence in situ hybridization,FISH)、染色体微阵列(chromosomal microarray,CMA)分析及光学基因组图谱技术。

1. 染色体核型分析技术　染色体核型分析是以分裂中期染色体为研究对象,根据染色体的长度、着丝点位置、长短臂比例、随体的有无等特征,并借助显带技术对染色体进行分析、比较、排序和编号,根据染色体结构和数目的变异情况进行诊断。核型分析可以为染色体数目和结构变异的确定提供重要依据。孕期行染色体检查可有效筛查胎儿染色体异常疾病,降低遗传性疾病胎儿的出生率。染色体核型分析是传统细胞遗传学产前诊断的"金标准",可检测非整倍体、结构重排和片段较大的染色体畸变。可检出的染色体畸变包括 21-三体综合征、13- 三体综合征、18- 三体综合征、特纳综合征、Klinefelter 综合征等。

2. 荧光原位杂交技术　荧光原位杂交曾经被认为是分子细胞遗传学发展过程中的标志性技术。随着 CMA 技术的发展和临床应用,FISH 的应用已经有相当部分的减少,产前诊断需要快速和准确的实验室结果。FISH 在产前诊断上的应用,主要是使用 α 卫星探针对 13 号、18 号、21 号和 X、Y 染色体数目改变的筛查。其最大优点是不需要细胞培养而直接在羊水和绒毛或脐带血间期细胞上进行,仅需要 1~2 天就可得出结果。

3. 染色体微阵列芯片技术　是以寡核苷酸合成探针为基础的染色体微阵列(chromosomal microarray,CMA)分析,能够在单个试验中同步检测整个基因组中成千上万个位点,其主要针对染色体微结构异常,即常规染色体显带方法不能或不容易发现的染色体畸变。自 2007 年首次临床应用以来,CMA 与传统的染色体核型分析、BAC array、FISH 及 MLPA 等方法比较,显示出很大的优势。通过 CMA 检测不断发现许多新的与疾病相关的基因组不平衡,已使它成为细胞基因组学检测和分子诊断不可或缺的工具,其应用范围包括出生后诊断新生儿和儿童遗传病,以及产前诊断胎儿遗传病和胚胎植入前诊断或筛查遗传病。目前,CMA 是细胞基因组学检测方法中的核心技术,是产前染色体畸变的一线检测手段。除了可检出染色体数目异常外,还可检出微结构异常相关疾病包括 William 综合征、22q11 微缺失综合征、Wolf-Hirschhorn 综合征、猫叫综合征等。

4. 光学基因组图谱技术　光学基因组图谱技术可以同时检出结构变异及拷贝数变异,全面识别大型平衡和不平衡 SV(目前是核型分析和中期 FISH 的优势)、CNV(通过 CMA)和动态突变扩增障碍(传统基于 PCR 的方法或 Southern 印记),其优势在于对易位及重排染色体可以获得较精确的断点区域。此外,对于面肩肱肌营养不良(facioscapulo-humeral muscular dystrophy,FSHD)等传统 Southern 方法检出的疾病,具有较高的灵敏度和特异性。

五、临床实践

病例 1. 父源随体易位导致胎儿染色体异常

现病史:第一个孩子临床表现为智力障碍,染色体芯片检测显示 46,XY,del(10)(q26.3),array hg19(chr10: 130,665,570~135,524,747);缺失片段 4.86Mb,父母未携带,判断为新发;此次为第二胎,G_2P_1,34 岁,孕 16 周,要求产前诊断。

产前诊断方案:羊水细胞染色体芯片分析 + 染色体核型分析。

遗传学检测结果:胎儿染色体芯片检测提示胎儿存在同样的缺失(图 16-1A),培养羊水核型染色体核型分析结果发现 10q 末端存在非常小片段来源不明物质(图 16-1B)。

结果分析:先证者染色体末端缺失,新发,通常认为再发风险为低风险,而此次产前诊断羊水样本检测结果显示胎儿与先证者有同样的 10q 末端缺失,提示可能存在潜在的结构异常导致两次有同样的遗传学改变,结合培养羊水核型染色体核型分析结果发现 10q 末端存在非常小片段来源不明物质(图 16-1B),为明确来源和明确性质,建议行父母及先证者外周血核型分析。

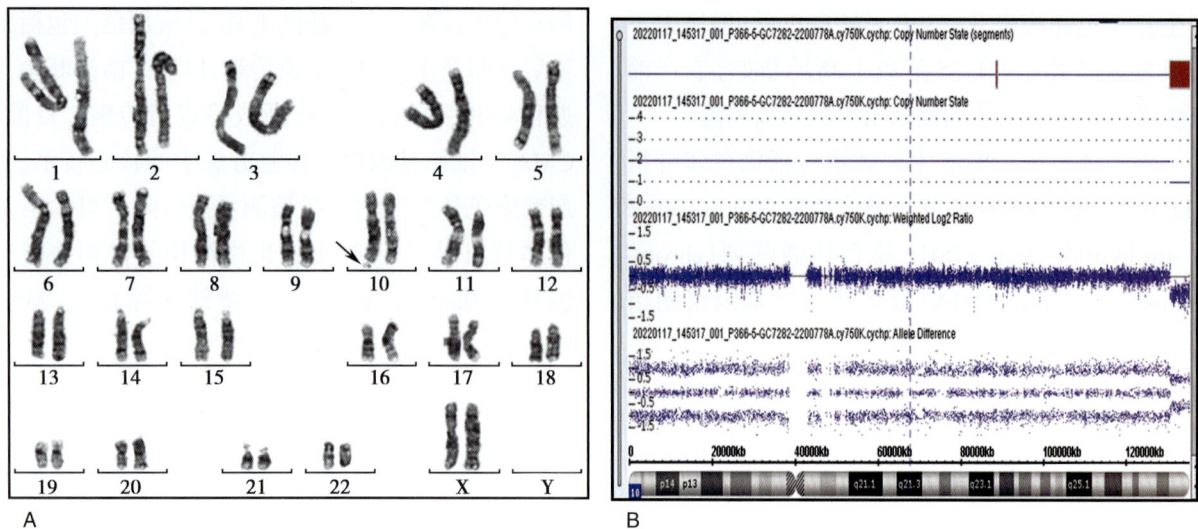

■ **图 16-1 胎儿染色体芯片检测**
A. 羊水细胞染色体核型分析结果；B. 羊水细胞染色体芯片结果。

进一步检测方案：父母及先证者染色体核型分析（G 显带 +NOR 显带分析）+ 荧光原位杂交（FISH）。

检测结果：父母先证者外周血核型分析结果，提示父亲和先证者均存在 10q 末端小片段来源不明物质（图 16-2），提示很可能存在 10q 末端与随体的相互易位。NOR 显带结果证实父亲 10q 末端存在核仁组织区（图 16-3A），同时 FISH 结果显示患儿父亲的 1 条 10 号染色体长臂信号异常，异常 10 号染色体长臂末端缺失，并易位到 22 号染色体短臂末端（图 16-3B）。综合以上结果，证实父亲存在

10q 末端与 22 号染色体短臂核仁组织区存在相互易位，从而导致先证者和胎儿遗传了由此产生的衍生 10 号染色体，从而导致 10q 末端缺失。

讨论：含有核糖体 RNA 的核仁组织区（NOR）聚集在近端着丝粒染色体的短臂上。NOR 易位或插入近端着丝粒染色体短臂以外的其他位置的情况少见。NORs 易位到另一条染色体的末端区域则相对常见。ps 或 qs 表示 NOR 位于一条染色体的短臂或长臂的末端。带有 ps 或 qs 的携带者的表型效应取决于易位过程是否导致受体染色体末

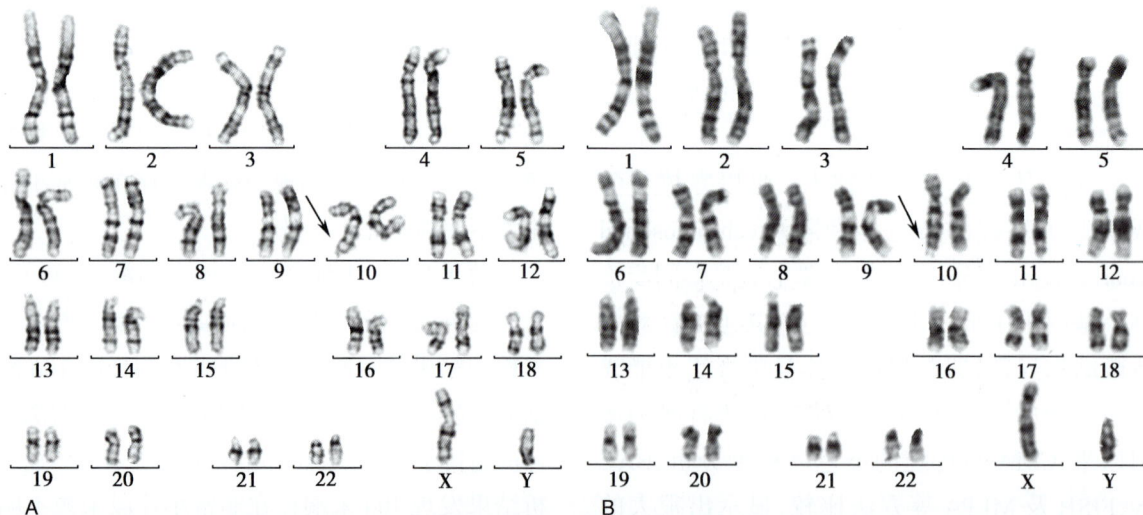

■ **图 16-2 外周血核型分析**
A. 父亲外周血 G 显带核型分析；B. 先证者外周血 G 显带核型分析。

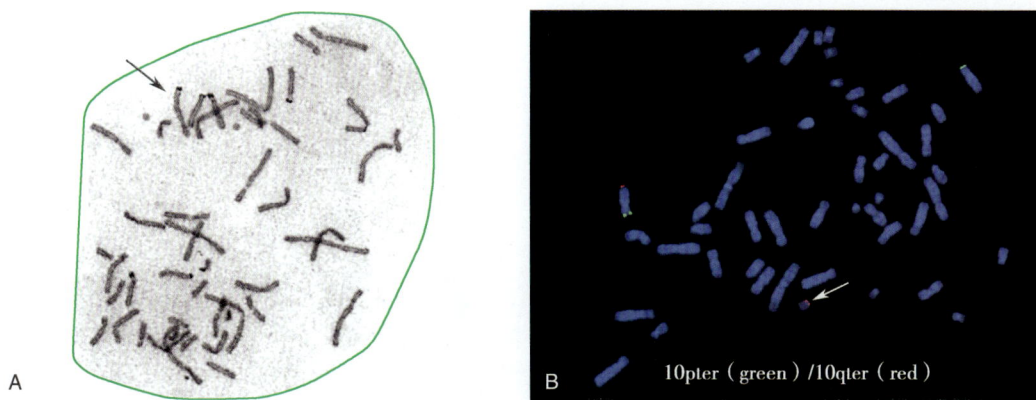

图 16-3　外周血核型分析
A. 父亲外周血 NOR 显带核型结果；B. 父亲外周血 FISH 检测结果。

端的缺失。

通常情况下，NOR 易位是无害的，而在某些情况下是致病的。Chen 等报道了一个男性的 X 染色体 Xqs，表现为发育迟缓、智力低下、高眼压、单眼下垂、低耳和听力障碍，分子检测显示 Xq28 区域有微缺失。Faivre 等报道了一个 4qs 的孩子，表现为小脑共济失调和智力障碍。在分子水平上没有发现遗传物质的丢失，提示可能在易位部位的致病基因座被破坏。我们发现一名携带 10qs 的患者，在一条 10 号染色体的远端长臂上观察到 Ag 阳性的 NOR，并观察到互相易位的 22 号染色体，表明是涉及 10 号染色体长臂末端和 22 号染色体短臂随体的相互易位。CMA 结果显示 10q 远端微缺失对患者的异常表型起了作用。因此，在评估 NOR 易位时需要联合应用分子细胞遗传学方法（如 FISH 和 CMA）。

该家系的遗传层面诊断是基于多种技术联合应用从而明确了异常性质和来源，最后确认多次异常来源于父亲的相互易位，为家庭的再发风险评估提供了准确依据，同时指导了家庭的再生育计划制订。

病例 2. 无创筛查结果提示胎儿异常源于母亲染色体相互易位

病史：该产妇因高龄行产前遗传咨询，孕早期选择无创产前筛查进行胎儿常见非整倍体筛查。签署知情同意书后，收集孕妇的 EDTA 抗凝血。

无创产前诊断：所有标准程序，包括细胞 DNA 提取、文库构建和测序，都按照标准程序进行。

核型分析：根据常规实验方法收获 PHA 刺激的外周血淋巴细胞，制片、G 显带及核型分析。

荧光原位杂交（FISH）：中期 FISH 操作根据标准步骤。使用 TelVysion 5p SpectrumGreen、5q SpectrumOrange、TelVysion 7p SpectrumGreen、TelVysion 7q SpectrumOrange（Vysis，Richmond，UK）探针来确认染色体 5p 和 7p 之间的易位。

结果：NIPT 结果提示 5p 末端疑似缺失。遗憾的是，我们没有得到胎儿的样本以证实 5p 缺失的存在，这对夫妇两次羊水穿刺均失败，故因产前超声异常选择终止妊娠。追踪母亲的核型和 FISH 分析发现，5p 和 7p 染色体之间存在相互易位。根据母亲的核型分析，胎儿可能是不平衡染色体易位（核型 46,N,der(5)t(5;7)(p15.2;p22.1)mat 导致部分 5p 单体和 7p- 三体，估计 5p 末端缺失大小超过 10~15Mb，而重复片段估计小于 10Mb。

讨论和临床意义：在本例中，NIPT 检测疑似 5p 末端缺失。遗憾的是，因两次羊水穿刺均失败，我们没有得到胎儿的样本以确认 5p 缺失的存在。由于产前超声异常，夫妇双方选择了终止妊娠。后继父母的核型和 FISH 分析发现母亲存在 5p 及 7p 染色体之间的相互易位（图 16-4）。根据母亲的核型分析，胎儿的核型可能为 46,N,der(5)t(5;7)(p15.2;p22.1)mat，从而导致部分 5p 单体和 7p- 三体，5p 的缺失大小估计超过 10~15Mb，而重复片段估计小于 10Mb。NIPT 结果提示 5p 上的缺失片段大小约为 13.45Mb，而 7p 上的重复则没有通过测序发现。常规 NIPT 的测序深度为 0.1x，在非整

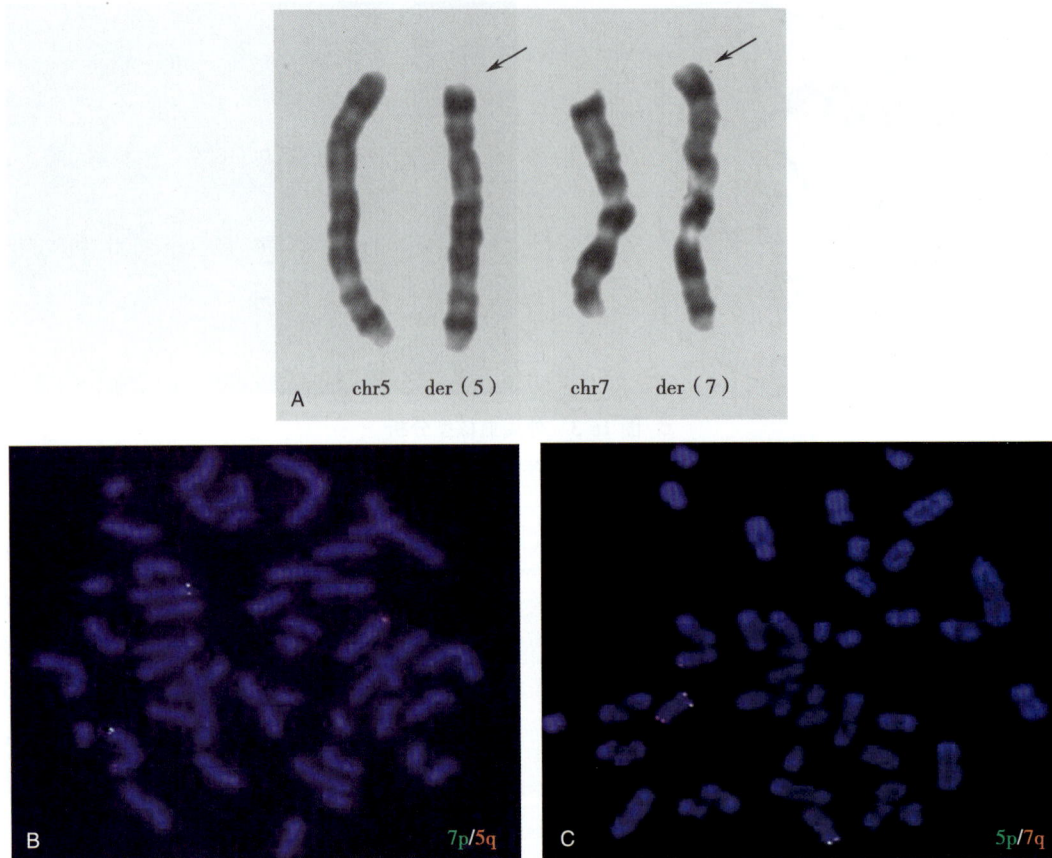

■ 图 16-4　核型和 FISH 分析

A. 母亲 G 显带部分核型图,箭头所指为衍生的 5 号和 7 号染色体;B. FISH 分析显示一个正常 7p 末端信号,另一个 7p 末端信号易位到 5p 末端,以及两个正常的 5q 末端信号;C. FISH 分析显示一个正常的 5p 末端信号,另一个 5p 末端信号易位到 7p 末端,以及两个正常的 7q 末端信号。

倍体检测的标准基因组覆盖率下,母体血浆中相应 cffDNA 的无创测序结果可以检测到超过 10Mb 大小的染色体片段缺失。在目前标准非整倍体检测的基因组覆盖范围内,通过大规模平行测序对 cff DNA 进行盲法检测,可以发现大的染色体片段改变。

病例 3. 母源印迹中心缺失导致胎儿及家族多例天使综合征

现病史:家系图见图 16-5。女方有多次不良生育史,曾生育 3 个孩子,均表现为发育落后 / 智力障碍。男女双方非近亲,表型均正常。目前 G_4P_3,女方妊娠 28 周,因要求明确家系遗传因素进而寻求产前诊断就诊。

家族中先证者情况:患者 AS3,先证者,9 岁 8 个月时因发育落后就诊。系第三胎第三产,足月顺产,无窒息缺氧史,父母健康。出生体重 3 280g。

自幼发育落后,3~4 岁独走,就诊时只能说简单的话,比如"爸""妈"。举止快乐,不自觉发笑,走路时表现为共济失调、步态不稳,胳膊呈上举及弯曲的姿势,尤其是在行走时更为明显,神经学检查发现肌张力高,下肢深反射亢进。未发现睡眠障碍、癫痫、头发及皮肤异常情况。头颅磁共振及代谢筛查结果正常。

患者 AS1,先证者 AS3 的哥哥,男,第一胎第一产,足月顺产,无窒息缺氧史,出生时体重不详。自幼发育落后,4 岁会独走,语言发育落后显著,目前 16 岁,无主动语言表达,头围小,举止快乐,共济失调,走路姿势异常,步态不稳,拇指内收,神经学检查发现肌张力高,下肢深反射亢进。未发现睡眠障碍、癫痫、头发及皮肤颜色无异常。头颅磁共振结果及代谢筛查正常,染色体核型分析为 46,XY,脑电图显示异常(弥漫性慢波增多)。

患者 AS2,先证者 AS3 的姐姐(图 16-5),女,第二胎第二产,足月顺产,生后有窒息,吸氧半小时,出生时体重不详。自幼发育落后,4 岁独走,语言发育落后显著,言语表达缺乏。头围小,斜视,举止快乐,共济失调,走路姿势异常,步态不稳。头颅磁共振结果及代谢筛查正常,脑电图检测未见异常。

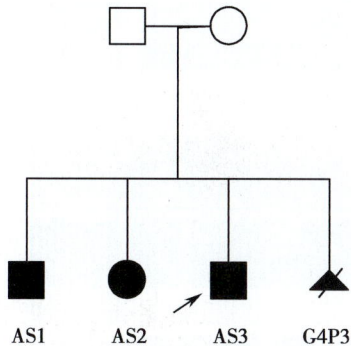

图 16-5　AS1 患者家系图

实验室检查及结果:分别抽取先证者、哥哥、父母 4~5ml 的 EDTA 抗凝外周血,应用 QIAamp DNA(Qiagen)抽取试剂盒提取基因组 DNA,然后按照标准操作对先证者进行全外显子组测序和 CNV-seq 检测,未检出明确致病性拷贝数变异和致病性 SNV 及 Indel 变异。

先证者行 MS-MLPA 检测,应用 MRC-holland MS-MLPA 试剂盒(ME028),按照标准步骤进行杂交、连接、PCR 扩增及毛细管电泳进行片段分离,应用 coffalyser 进行数据分析,先证者在 MLPA 分析结果显示 SNRPN exon U5 探针区域,即 AS 印迹中心区域(AS-IC),两个探针信号强度均减低 50%,显示存在杂合缺失,甲基化敏感酶酶切后,来自 PWS/AS 区域的五个甲基化特异探针(4 个位于 SNURF-SNRPN 1 号外显子 / 启动子区域和 1 号内含子,以及位于 MAGEL2 的一个探针)均显示为完全无甲基化,表明 IC- 缺失是在母源等位基因上(图 16-6)。之后对哥哥、父母行 MS-MLPA 检测,显示哥哥与先证者同样的 AS-IC 缺失和 5 个甲基化特异探针均完全没有甲基化,母亲仅显示为 AS-IC 杂合缺失,而甲基化程度正常(图 16-6),父亲 MLPA 结果未见 AS-IC 缺失,甲基化程度正常。

选取 15q11-13 区域六个 STR 位点(D15S1035、D15S817、D15S128、D15S210、D15S986 和 D15S1364),对家系样本包括先证者、哥哥、父母及外公外婆进行该区域连锁分析,连锁分析显示先证者和哥哥遗传了母亲源自外公的等位基因。

治疗:对于家族中患者,明确诊断后,建议继续行康复训练,对症治疗。对于此次妊娠胎儿,行脐带血穿刺产前诊断 MS-MLPA 检测及 STR 连锁分析。

治疗结果、随访及转归:先证者分子病因诊断明确后,行脐血穿刺产前诊断,脐带血样本 MS-MLPA 检测提示胎儿同先证者一样存在 AS-IC 缺失,5 个甲基化特异探针区域完全没有甲基化,确诊为 AS 患者,结果见图 16-6。根据基因检测结果,胎儿出生后将成为 AS 综合征患者。家长决定引产。引产后胎儿组织甲基化 MLPA 检测结果与脐带血结果相同。对该夫妇进行遗传咨询,告知每次再生育均有 50% 的风险成为 AS 患者,可寻求产前诊断,同时建议对先证者的外公、外婆进行 MS-MLPA 检测,明确外公是否有携带者,如果是,不排除女方家系中该致病变异存在隐秘传播的可能,相关的家庭成员必要时可寻求基因检测及相应的遗传咨询。

讨论:Angelman 综合征(Angelman syndrome,AS,OMIM#105830)是一类因母源性印记基因 *UBE3A* 功能异常而导致神经系统发育紊乱的疾病。该疾病临床表现包括严重的智障,显著的语言损害,无语言或极少的语言表达,快乐举止,多动,阵发性无原因发笑,经常拍手,共济失调,小头畸形,癫痫,睡眠障碍及色素减退等。临床发病率为 1:(10 000~20 000)。本研究对由印记中心(imprinting center,IC)缺失导致的家族性多位 AS 患者从病因诊断到产前诊断的过程进行报道,旨在提高对印记中心缺失导致本病的认识,减少误诊和漏诊。

本家系是由 AS-IC 缺失导致的临床表现经典的 AS 综合征,在 AS 的众多分子病因中,IC 缺失比较少见,往往容易被忽视,虽然 AS-IC 缺失有些是在母源染色体上新发生的,再发风险很低,但在大多数情况下,IC 缺失遗传自表型正常的母亲,从而造成家系多名 AS 患者。因此,对于家系中有多

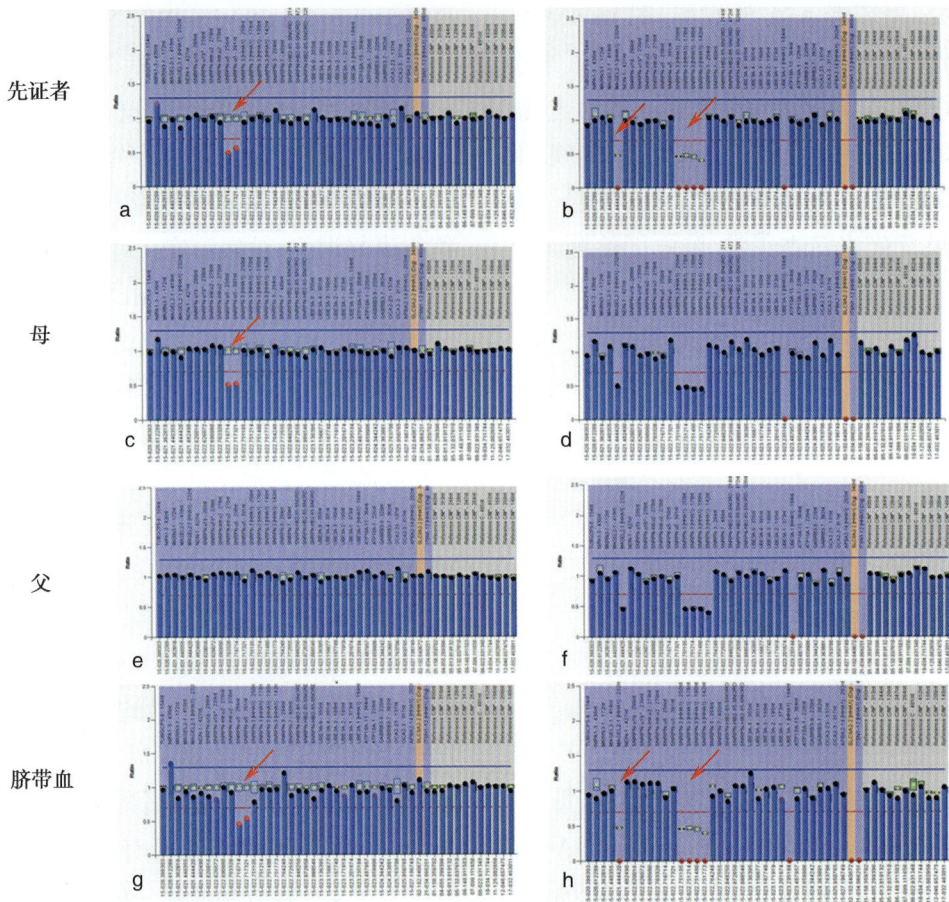

■ **图 16-6　分析结果**

甲基化 MLPA 检测结果。a、c 和 g：先证者、母亲和脐带血 15q11-13 区域基因拷贝数检测结果，三者在 SNRPN exon U5 探针区域（AS- 印迹中心区域）均显示存在杂合缺失（红色箭头）；e：父亲样本该区域拷贝数结果正常；b、d 和 h：甲基化敏感酶酶切后的拷贝数检测结果，其体现的是 15q11-13 区域基因的甲基化程度，在母亲样本中，来自 PWS/AS 区域的五个甲基化特异探针（4 个为 SNURF-SNRPN 1 号外显子 / 启动子区域和 1 号内含子，以及位于 MAGEL2 的一个探针）均显示正常的甲基化程度，先证者和脐带血样本在此 5 个甲基化特异探针区域，完全没有甲基化（红色箭头）；f：父亲样本该区域甲基化程度检测。

名 AS 患者时，容易被误认为是其他常染色体隐性遗传单基因病或 X 连锁隐性遗传病（当受累后代都是男性时），因为此种异常只有在通过女性传播时才会导致不正确的母源印记从而产生异常的后代。该家系有多名患者，包含男性女性患者，父母表型均正常，因此往往在遗传方式推测上认为是染色体结构异常，常染色体隐性遗传病，X 连锁遗传病，没有充分意识到印记缺陷相关疾病的可能。

IC 在印记重设和维持方面起着调控作用，15q11q13 包含一组印迹基因，在 IC 的控制下表达，其中一些父源性等位基因表达，另一些仅母源性等位基因表达。*UBE3A* 基因位于 15q11-13 区域，在人大脑的海马与小脑中，只有母源性等位基因特异表达。AS 主要是由于神经细胞中母源表达 UBE3A 的功能失活导致。主要的分子病因包括：①母源性 15q11-q13 关键区域缺失（75%）；②父源性单亲二倍体（1%~2%）；③印记中心缺失（10%~15%）；④印迹缺陷（3%）（不包含印记中心缺失；母源性 *UBE3A* 基因突变（5%~10%）。其中，母源性 15q11-q13 关键区域缺失和父源性单亲二倍体往往是源于生殖细胞减数分裂发生错误所致，通常再发风险不高；相对而言，印记缺陷或者母源性 *UBE3A* 基因突变可能会通过表型正常的母亲遗传，再发风险高达 50%，往往导致家族有多个患者产生。临床高度怀疑 AS 的患者,尽管有很多分子检测方式去确认,但是相对全面的检测方式是甲基化的方法,首选 MS-MLPA 可以检出 80% 的 AS 病例,还有 5%~10% 患者因 UBE3A 基因的突变不能通过这种方式检出。总之,在 AS 分子诊断的临床路径中,无论是家族中单个还是多个患者,首先建议按照 EMQN/ACGS 指南路径进行甲基化检测

（图 16-7）。

总之,本家族中患者由遗传自母亲的 IC 缺失使甲基化异常从而导致 AS;致病基因的明确帮助该家庭实施了产前诊断,避免了患儿的出生,同时为此家庭的准确再发风险评估及再生育做出了有效的指导;临床疑诊 AS 患者建议首选 MS-MLPA 检测。

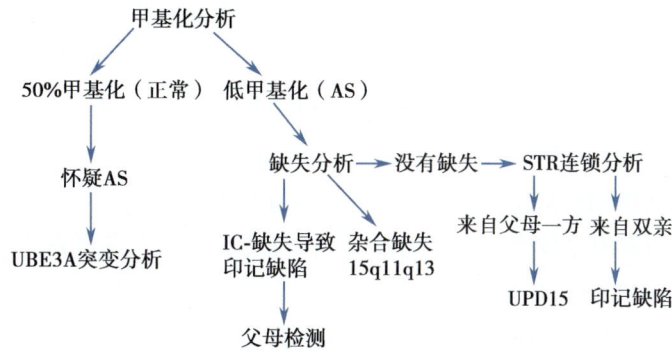

■ 图 16-7　应用 MS-MLPA 进行 AS 分子病因分析的检测策略

第四节　研 究 进 展

一、最新产前检测技术的进展

单基因病无创筛查

　　单基因遗传病是由一对等位基因控制的孟德尔遗传病,分别由显性基因和隐性基因突变所致,虽然不常见,但约占婴儿死亡率的 20% 和儿童住院率的 10%,对人类健康构成了较大威胁。目前,对有单基因疾病风险妊娠的产前基因诊断主流仍然需要使用侵入性技术,如羊绒毛活检取样、羊膜腔穿刺、脐血穿刺取样,这些方法有流产的风险并且可能引起感染、致畸等并发症。自母体血浆中胎儿和胎盘来源的循环细胞游离 DNA（cell-free DNA,cfDNA）被报道,使得从母体抽血检测胎儿遗传异常的非侵入性工具得以发展。目前,由于每种特定突变在一般人群中的患病率较低（阻碍了阳性预测值）,单基因疾病无创产前筛查的普及仍较困难,对于单基因遗传疾病的无创产前 DNA 检测技术,目前使用的方法包括基于微滴数字 PCR、靶

向下一代测序（NGS）、COLD-PCR 和微阵列、等位基因特异性实时 PCR、环化单分子扩增和重测序技术（cSMART）及微测序、单细胞测序等。

　　1. 微滴数字 PCR　微滴数字 PCR（dropletdigital PCR,ddPCR）是新型分子诊断技术,通过有限稀释将样本分到许多独立的区室,每个区室都含有或不含有目标基因的一个副本,多个区室同时平行独立扩增,扩增完成后通过荧光信号的有无,计算阴性和阳性区室的数量,可实现绝对定量。与 PCR 相比,由于靶分子竞争效应的降低,这种分割提高了检测敏感性和特异性,用微滴数字 PCR（ddPCR）法可对 CF（CFTR 基因）、新生儿糖尿病（KCNJ11 基因）和软骨发育不全（FGFR3 基因）等突变进行检测。同时,也可对脊髓性肌萎缩,SMN1 基因和 SMN2 基因拷贝数进行准确检测。2018 年,Joan Camunas-Soler 等人报道了应用 ddPCR 技术对单基因疾病的无创产前诊断研究。

　　2. 靶向下一代测序　Bell 等报道了针对 448

种严重隐性单基因遗传病的相关基因的筛查研究，通过杂交捕获或微滴聚合酶链式反应富集了 437 个靶基因中的 7 717 个区域，并通过下一代测序（NGS）进行了高深度的测序，并使用严格的生物信息过滤器进行了评估。在 160x 的平均靶点覆盖率下，93% 的核苷酸至少有 20x 的覆盖率，突变检测 / 基因分型对取代、插入 / 缺失、剪接、大缺失突变和单核苷酸多态性有 95% 的敏感性及 100% 的特异性。表明了新一代测序技术有望作为一项全面的筛查方法来取代现有的少数遗传病单一筛查的技术应用于临床。也有文献报道，靶向下一代测序在骨发育不良疾病无创产前诊断中的应用。

3. 环化单分子扩增和重测序技术　将环化单分子扩增和重测序技术（cSMART）应用于蚕豆病、威尔逊疾病、遗传性耳聋、苯丙酮尿症等疾病中已获得了极大的成功，有专家提出将 cSMART 进一步应用于双胎妊娠一胎儿正常一胎儿为携带者的单基因遗传病检测中。

4. NIPD- 单细胞测序　从母体血液中分离的循环胎儿细胞或从宫颈外部提取的滋养细胞进行单细胞测序。胎儿细胞的使用避免了在母亲背景下检测胎儿变异的问题，还提供了非碎片化的 DNA，这更适合于测序分析。然而，胎儿细胞在母体循环中的数量极低，因此很难分离。考虑使用从这些细胞中分离的 DNA 进行 WES 或 WGS 时，另一个主要问题是全基因组扩增后的等位基因失败率。也有人担心与单细胞分析相关的采样偏差。虽然胎儿单细胞测序方法有望开展，但在临床诊断环境中验证该技术的应用还需要大量的工作。

二、宫内基因治疗

随着人类产前诊断技术和分子遗传学研究的进步，多种遗传性疾病可在早期妊娠得到诊断，使临床症状出现前在宫内进行基因治疗成为可能。宫内基因治疗（in utero gene therapy，IUGT）是指在胎儿出生以前将正常基因导入靶细胞替代遗传缺陷的基因或通过基因编辑抑制、修复异常表达的基因，以达到预防和治疗遗传性疾病的目的，可将遗传病造成的损害降至最低。

IUGT 可分为在体内基因治疗和回体基因治疗，前者将携带外源目的基因的载体直接注入胎儿特定的组织器官；后者将从胎儿获取的靶细胞在体外经过基因工程改造后回输胎儿体内。IUGT 有几个潜在的优点：①胎儿体型小；②胎儿免疫系统发育尚不成熟；③胎儿体内具有丰富的干细胞 / 祖细胞群；④胎儿有利于基因递送的独特的解剖结构；⑤胎儿血脑屏障的通透性。但是，IUGT 也有风险：①破坏正常胎儿发育；②遗传修饰的生殖系转移的风险增加；③诱导遗传毒性和 / 或肿瘤形成；④对母体的危害。因此，目前 IUGT 尚处于动物实验及科学研究阶段，在正式临床应用之前仍有许多问题亟待解决。

(一) 基因载体和递送方式

载体是将目的基因导入胎儿靶细胞中的工具，大致分为病毒载体和非病毒载体。前者来源于对自然存在的病毒的改造，包括慢病毒、逆转录病毒、腺病毒和腺相关病毒（adeno-associated viral，AAV）等。后者包括物理学方法、化学方法及特殊结构的分子等，如：①"裸露" DNA 直接注射法；②电穿孔法；③基因枪；④超声脉冲法；⑤流体动力递送；⑥聚合物；⑦脂质体融合载体等。病毒载体采用经过改良的病毒，具有较大的包装能力和较高的转染效率，转基因更为有效，但具有免疫原性和肿瘤发生风险。非病毒载体较安全，但转染率和转入基因表达水平较低且随着细胞分裂而消失，故靶向特异性和定向插入不理想。载体的选择取决于靶组织、包装能力、免疫原性、环境和产前治疗的目标，所选择的载体必须对胎儿和母亲都是安全的，且不会诱导免疫反应。

(二) 基因编辑

IUGT 可以大致分为基因替换和基因编辑策略。基因替换是通过携带目的基因的载体替换有缺陷或缺失的基因拷贝，基因编辑则是通过提供正确的 DNA 模板，利用内源或外源细胞系统来修复基因的不正确拷贝以恢复功能。CRISPR/Cas9 系统是一种强大的基因编辑工具，Cas9 靶向与 sgRNA 互补的基因组区域，并产生双链 / 单链 DNA 断裂，然后通过非同源末端连接或同源重组机制修复。CRISPR/Cas9 使基因组的治疗性编辑成为可能，并促进了更新、更复杂的单碱基编辑器的开发。碱基编辑器可直接在细胞 DNA 中产生点突变,而不会造成双链 DNA 断裂,从而减少潜在的染色体易位和基因组重排。对于胎儿应用而言,基因编辑技术的靶向特异性和高效递送至关重要,必须对基因治疗的递送载体进行优化,以最大限度地提高基因持久性,并降低脱靶风险。目前,用于宫内基因编辑的递送载体包括腺病毒及 AAV,或免疫原性较低、更安全的非病毒载体,如电穿孔、脂质纳米粒(lipid nanoparticles,LNPs)和金纳米粒子(AuNPs)等。

(三) 研究现状

随着基因诊断和治疗技术的不断进步,基于小鼠、绵羊和非人灵长类动物模型的研究证明了 IUGT 在多种遗传疾病方面的安全性和有效性,包括遗传性血液病、神经系统疾病、代谢系统疾病、单基因肺部疾病、感觉器官疾病、X 连锁少汗性外胚层发育不良等。

血友病是一组由于血液中某些凝血因子缺乏而引起的出血性疾病,可导致危及生命的新生儿中枢神经系统出血。使用携带 F Ⅷ基因的慢病毒转导的 c-Kit+ 胎盘细胞移植到胎羊的腹腔中,血浆凝血因子Ⅷ活性在移植后 4 个月(1 月龄)显著增加,表明了宫内基因治疗 A 型血友病的可行性。通过病毒载体转导可以使 B 型血友病的胎猕猴模型的血浆凝血因子Ⅸ达到治愈水平,并且在 4 年后观察到病毒载体或转基因表达没有长期副作用。β 地中海贫血是指 β 链的合成受部分或完全抑制的一组血红蛋白病,患儿多于婴儿期发病,导致严重的慢性进行性贫血,需依靠输血维持生命。将具有 β 珠蛋白表达的慢病毒载体注射入人源化 β 地中海贫血小鼠模型的子宫内,小鼠出生后血液血红蛋白水平维持正常水平。虽然证明了慢病毒载体在胎儿应用中的适用性,但研究人员发现了包括肿瘤基因在内的意外的整合位点。因此,虽然慢病毒载体似乎有望用于子宫内基因治疗,但在用于胎儿之前,有必要针对组织限制性启动子、靶向特异性和总体安全性行进一步研究。另一项研究,将肽核酸/DNA 包装到可生物降解的聚合物纳米颗粒中,并全身性递送至 β 地中海贫血胎儿,在宫内接受治疗的小鼠血红蛋白水平恢复至正常范围,脾大减少,

存活率增加,表明纳米粒子是一种替代的、可推广的基因递送平台。

脊髓性肌萎缩(spinal muscular atrophy,SMA)是一种以 α 运动神经元变性为特征的疾病,导致患者进行性虚弱、瘫痪,并最终因呼吸衰竭而死亡。将携带 SMN 基因的 AAV 治疗载体注入胎鼠(E14.5-E15)的侧脑室,治疗组小鼠的存活寿命显著延长。戈谢病(Gaucher disease,GD)是一种对新生儿可能致命的神经退行性疾病,患儿在子宫内已经表现出明显的不可逆的神经病理学特征。将携带 GBA 基因的 AAV 载体注入胎鼠的颅内,能够恢复神经元葡萄糖脑苷脂酶的表达,消除神经变性和神经炎症,小鼠至少可存活 18 周,并能正常活动。但是,使用微创注射技术通过颅骨将载体直接导入胎儿大脑或脑室进行基因治疗存在技术困难,因此需要探寻能够穿越血脑屏障的载体。研究显示,将单链或自身互补形式的 AAV2/9 载体通过静脉注射到胎儿后,检测到中枢神经系统(包括脑和视网膜的所有区域)和外周神经系统(包括肌间神经丛)的全面转导,体现 AAV2/9 载体具有较强的神经系统转导能力,可用于后续神经系统疾病的宫内治疗。

遗传性酪氨酸血症 I 型(hereditary tyrosinemia type 1,HT1)是一种常染色体隐性遗传病,主要累及肝脏和肾脏,严重可危及生命。研究团队使用碱基编辑器有效地在酪氨酸血症小鼠模型肝细胞的 Hpd 基因中引入了无义突变。Hpd 基因的沉默通过阻止酪氨酸分解代谢途径中有毒代谢物的积累,改善了小鼠的肝功能,并防止了新生小鼠死亡。另一项研究利用翻译后内含肽介导的融合,使用双重 AAV 递送 CRISPR 碱基编辑基因,以纠正 Huler 综合征(一组由溶酶体异常引起的遗传性黏多糖代谢障碍)胎鼠中 Idua 基因的致病变异,改善了小鼠骨骼肌肉及心脏的病例表型,并提高了小鼠的生存率。这两项研究均未发现 CRISPR 的脱靶,也未发现种系或者母体组织的基因编辑。

肺表面活性蛋白 C 编码基因 SFTPC 突变可导致新生儿呼吸衰竭或特发性肺纤维化。使用腺病毒递送方法将 CRISPR 基因编辑系统传输给表面活性蛋白 C 缺乏的小鼠胎儿中,可灭活导致表面

活性蛋白 C 缺失的突变基因,提高小鼠的存活率。同时,研究表明相较于静脉注射,直接将 CRISPR 载体注入羊水中,可以更加有效而精确地编辑呼吸道的肺上皮细胞。胎儿肺是 IUGT 的理想目标,胎儿肺充满液体,有利于基因有效转导,而出生后存在空气 - 组织界面,以及肺损伤和炎症将阻碍有效的基因递送。

在 Leber 先天性黑矇(一种导致婴幼儿先天性眼盲的严重遗传性视网膜疾病)的动物模型中,使用 AAV 或慢病毒载体的胎儿基因治疗能够导致视网膜色素上皮的有效治疗基因转导和视觉功能的恢复。同样,AAV 也能够有效地转导治疗基因至胚胎小鼠发育中的耳蜗。将与听觉功能相关的关键基因 MsrB3 在胚胎期 12.5 天递送至 MsrB3 敲除的先天性听力损失小鼠的内耳耳囊中,在出生后 28 天观察到小鼠听力恢复。然而,眼睛和耳朵的疾病宫内治疗都依赖于将基因载体注射到发育中的胚胎感觉器官本身,这在临床实践中是很难实现的。

X 连锁少汗性外胚层发育不良(X-linked hypohidrotic ectodermal dysplasia,XLHED)是由外胚叶发育不良蛋白 A(EDA)编码基因突变引起的。在胎儿发育期间缺乏 EDA 可使汗腺的永久性损伤,并导致致命性高热。在一项突破性的临床研究中,在妊娠第 2 个月末,对 3 例患病胎儿进行重组 EDA 蛋白羊膜腔内给药,婴儿可正常出汗,而且在 14~22 个月的随访中未出现 XLHED 相关的疾病表型。

(四)伦理问题

目前,IUGT 提供了治愈或降低尚无有效疗法的各种遗传疾病严重性的可能性。然而,IUGT 仍存在伦理和实践的问题。首先,必须对胎儿的疾病进行精确地诊断,该疾病目前确无有效的产后根治或者缓解方法,而且对胎儿是安全的,对孕妇的风险最小或至少是可治疗的。其次,必须在有经验的胎儿医学中心进行,经过伦理讨论,充分告知家属 IUGT 的利弊及对母胎带来的风险;必须尊重患者(及家属)的自主选择权,获得患者(及家属)的知情同意。最后,IUGT 技术的科研工作者必须严谨认真,在动物模型证实确为可行、能够改善不良结局的基础上再进行临床实验,实事求是地提供研究中发现的副作用,尽可能地采取相应的措施。

(五)展望

IUGT 仍处于早期研究阶段,虽然在啮齿动物和大型动物获得成功,但有关插入突变、影响器官发育、生殖细胞传递等安全性问题在临床使用前仍需要动物模型的深入研究;IUGT 仍面临伦理学和潜在改变人类基因组的问题,而改进转基因的组织特异性和安全性可能通过应用组织特异性启动子或调节基因表达,以及发展更安全的转基因技术得到解决。IUGT 的发展有赖于产前诊断技术的进步及基因治疗技术的不断完善,如果安全和伦理问题能够得到解决,IUGT 将适用于越来越多的单基因和多基因疾病的治疗。

(肖冰,罗小梅,孙昱,范燕洁,徐娜,詹永坤,代伟倩,余永国)

参 考 文 献

1. CHEN CP, DEVRIENDT K, CHERN SR, et al. Prenataldiagnosis of inherited satellited non-acrocentricchromosomes. Prenat Diagn, 2000, 20 (5): 384-389.

2. FAIVRE L, RADFORD I, VIOT G, et al. Cerebellar ataxiaand mental retardation in a child with an inheritedsatellited chromosome 4q. Ann Genet, 2000, 43 (1): 35-38.

3. WILLIAMS CA. Neurological aspects of the Angelmansyndrome. Brain Dev, 2005, 27 (2): 88-94.

4. WILLIAMS CA, BEAUDET AL, CLAYTON-SMITH J, et al. Angelman syndrome 2005: updated consensus for diagnostic criteria. Am J Med Genet A, 2006, 140 (5): 413-418.

5. TAN WH, BACINO CA, SKINNER SA, et al. Angelmansyndrome: Mutations influence features in early childhood. Am J Med Genet A, 2011, 155A (1): 81-90.

6. VU TH, HOFFMAN AR. Imprinting of the Angelmansyndrome gene, UBE3A, is restricted to brain.

Nat Genet, 1997, 17 (1): 12-13.

7. ALBRECHT U, SUTCLIFFE JS, CATTANACH BM, et al. Imprintedexpression of the murine Angelman syndrome gene, Ube3a, in hippocampal and Purkinje neurons. NatGenet, 1997, 17 (1): 75-78.

8. BUITING K, CLAYTON-SMITH J, DRISCOLL DJ, et al. Clinicalutility gene card for: Angelman Syndrome. Eur J Hum Genet, 2015, 23 (2).

9. BEYGO J, BUITING K, RAMSDEN SC, et al. Update of the EMQN/ACGS best practice guidelines for molecularanalysis of Prader-Willi and Angelman syndromes. EurJ Hum Genet, 2019, 27 (9): 1326-1340.

10. PALANKI R, PERANTEAU WH, MITCHELL MJ. Delivery technologies for in utero gene therapy. Adv Drug Deliv Rev, 2021, 169: 51-62.

11. ALMEIDA-PORADA G, WADDINGTON SN, CHAN JKY, et al. In Utero Gene Therapy Consensus Statement from the IFeTIS. Mol Ther, 2019, 27 (4): 705-707.

12. SHANAHAN MA, AAGAARD KM, MCCULLOUGH LB, et al. Society for Maternal-Fetal Medicine Special Statement: Beyond the scalpel: in utero fetal gene therapy and curative medicine. Am J Obstet Gynecol, 2021, 225 (6): 9-18.

13. BOSE SK, MENON P, PERANTEAU WH. In utero gene therapy: progress and challenges. Trends Mol Med, 2021, 27 (8): 728-730.

14. AKABAWY N, RODRIGUEZ M, RAMAMURTHY R, et al. Defining the optimal fviii transgene for placental cell-based gene therapy to treat hemophilia A. Mol Ther Methods Clin Dev, 2020, 17: 465-477.

15. CHAN JKY, GIL-FARINA I, JOHANA N, et al. Therapeutic expression of human clotting factors IX and X following adeno-associated viral vector-mediated intrauterine gene transfer in early-gestation fetal macaques. FASEB J, 2019, 33 (3): 3954-3967.

16. RICCIARDI AS, BAHAL R, FARRELLY JS, et al. In utero nanoparticle delivery for site-specific genome editing. Nat Commun, 2018, 9 (1): 2481.

17. RASHNONEJAD A, AMINI CHERMAHINI G, GÜNDÜZ C, et al. Fetal gene therapy using a single injection of recombinant aav9 rescued sma phenotype in mice. Mol Ther, 2019, 27 (12): 2123-2133.

18. MASSARO G, MATTAR CNZ, WONG AMS, et al. Fetal gene therapy for neurodegenerative disease of infants. Nat Med, 2018, 24 (9): 1317-1323.

19. ROSSIDIS AC, STRATIGIS JD, CHADWICK AC, et al. In utero CRISPR-mediated therapeutic editing of metabolic genes. Nat Med, 2018, 24 (10): 1513-1518.

20. BOSE SK, WHITE BM, KASHYAP MV, et al. In utero adenine base editing corrects multi-organ pathology in a lethal lysosomal storage disease. Nat Commun, 2021, 12 (1): 4291.

21. ALAPATI D, ZACHARIAS WJ, HARTMAN HA, et al. In utero gene editing for monogenic lung disease. Sci Transl Med, 2019, 11 (488): eaav8375.

第十七章

儿 童 康 复

第一节 概 述

一、起源于宫内疾病的儿童康复治疗

随着医学的发展，医疗硬件和软件都在逐步提升，患儿的生存率逐年攀升，对于康复的需求也不断增加。许多儿童康复常见疾病的病因可追溯到孕期和围产期。起源于宫内并在儿童期需要康复治疗的常见疾病有脑性瘫痪、先天性肌性斜颈、先天性心脏病、先天性马蹄内翻足、先天性脊柱侧凸等。脑性瘫痪（cerebral palsy，CP）简称脑瘫，是一组持续存在的中枢性运动和姿势发育障碍、活动受限症候群，由宫内发育的胎儿或婴幼儿脑部非进行性损伤所致。先天性肌性斜颈（congenital muscular torticollis，CMT）是一侧胸锁乳突肌增厚或缩短所致，其发生与胸锁乳突肌宫内发育及胎儿宫内姿势有关。先天性心脏病术前和术后的康复治疗对改善预后、促进儿童体格心智发育正常有重要作用。先天性马蹄内翻足可能起源于基因或染色体异常或因宫内压迫导致。先天性脊柱侧弯通常由宫内脊柱、肋骨形成异常和分节异常所引起。这些患儿大多存在生长发育迟缓、脑发育未成熟、体质差、易感染、运动认知言语和社交发育障碍等问题，进行早期康复治疗，可促进患儿疾病恢复，改善功能，促进运动、认知、言语等的发育，预防并发症，提高长期生存质量。康复治疗和随访过程需要持续整个婴儿期，甚至幼儿期。

二、康复评定方法

对起源于宫内的儿童康复常见疾病患儿开展康复评定是十分必要的。康复评定内容包括疼痛评定、进食功能评定、反射评定和发育评定。开展康复评定的目的是确定患儿的康复需求和功能障碍情况，并预见潜在的发育问题。

（一）疼痛评定

婴儿疼痛评估量表超过40种，其中常用的量表为新生儿疼痛量表（Neonatal Infant Pain Scale，NIPS）和舒适评定量表（Comfort Scale）。

1. 新生儿疼痛量表 可用于足月儿和早产儿的评定。评定内容包括新生儿的面部表情、哭、呼吸模式、上肢、下肢、兴奋的状态。评定时间一般为1分钟。哭的得分为0、1、2分，面部表情、呼吸模式、上肢、下肢、兴奋的状态得分为0、1分。总疼痛分数为0~7分：总疼痛分数为0~2分，表示新生儿

温和、没有疼痛；总疼痛分数为 3~4 分，表示新生儿轻度至中度疼痛；总疼痛分数为 4 分以上，表示新生儿严重疼痛。

2. 舒适评定量表　包括新生儿 6 个行为和 2 个生理功能的评定，分别是警觉度、镇静/激动、呼吸反应、身体活动、血压、心率、肌张力、面部张力。舒适评定量表评定时间短，平均仅需 3 分钟左右。除肌张力评定需接触患儿外，其他评定内容仅需观察。评定时，首先要计算基线心率的上下限和平均动脉压。然后，评定者用两分钟观察患儿的整个身体、脸及生命体征监测仪，对运动、身体姿势、面部表情、环境刺激反应等进行评定。其间，评定者每隔 15~20 秒观察心率、平均动脉压，确定这些都是在基线的 15% 内。大约在观察末期结束前 10 秒，检查肌张力。最后，评定者对每一项指标都记录下分值，计算总分。每项的得分为 1~5 分，总分是每个单项分值的总和，最多 40 分，分数越高表示压力越大。

(二) 进食功能评定

进食功能的评定内容包括记录奶量和观察吃奶时的情况。通过观察吃奶时的情况，可以了解患儿的口腔运动功能。评定时，需要观察患儿吃奶时嘴唇是否紧含乳头吸吮，吸吮中是否有规律地暂停呼吸，是否有呛咳、恶心。

(三) 反射评定

反射评定内容包括觅食反射、吸吮反射、拥抱反射、颈紧张反射、抓握反射、巴宾斯基反射、踏步反射等。其中觅食反射、吸吮反射在妊娠 28 周到出生 3 个月出现，若生后这两种反射不健全，会有吸吮无力、经口喂养困难，需辅助喂养。拥抱反射在生后 4~6 个月内出现，若该反射延迟出现，则会影响儿童建立头部、躯干、四肢的协调。颈紧张反射在生后 1~2 个月到 6 个月内出现，有助于整合所有动作技能。抓握反射在妊娠 30 周到生后 3 或 4 个月出现，该反射异常的患儿会有随意抓握延迟。

(四) 发育评定

婴儿的发育评定可用 Alberta 婴儿运动量表（Alberta Infant Motor Assessment，AIMS）。AIMS 是一个通过观察进行评估的量表，通过观察评定可以减少人为操作造成的误差。AIMS 适用于 0~18

个月龄或从出生到独立行走这段时期婴儿，对于这一年龄段早产儿或高危儿的运动发育成熟度的评价敏感性高。AIMS 由 58 个项目组成，分别在 4 个体位下进行评估，其中俯卧位有 21 个项目、仰卧位有 9 个项目、坐位有 12 个项目、站立位有 16 个项目。评估者在每个体位下分别找到患儿最不成熟的"观察到的"项目及最成熟的"观察到的"项目，将这两个项目设定为该体位下运动技能"窗"，"窗"前项目认为是婴儿已经掌握的技能，再逐一评估"窗"内项目，"窗"内每个观察到的项目得 1 分，将四个体位的得分相加得出 AIMS 原始分。然后根据 AIMS 百分位图，得出百分位数。如果百分位数是 5% 或 10% 以下，认为是可疑的发育落后。AIMS 可以评估患儿获得了什么运动技能，特别是可以评估患儿运动的质量，能较早地识别运动发育不成熟或运动模式异常的婴儿，能敏感地反映 0~18 个月婴儿存在的运动能力，以及发育过程中运动能力的微小变化，能精确地展现每一个细节动作质量上的变化，能筛选婴儿运动发育的不足之处，有利于早期发现运动发育异常，尽早设立干预计划。

三、康复治疗方法

(一) 孕期康复治疗方法

1. 身体活动　孕期进行适宜的身体活动训练有利于胎儿的发育。有证据表明，孕期低至中等强度的身体活动不会对孕妇带来不良影响，对正常妊娠的胎儿发育的有一定益处。早期的研究认为，孕早期中等强度的负重训练对胎盘发育有一定促进作用。对于孕前体重正常的孕妇，孕期低强度体力活动降低了孕期体重过度增加和妊娠期高血压的风险，从而减少宫内生长受限、巨大儿等胎儿合并症。产前抑郁是胎儿过度活动、生长受限、早产的重要危险因素，还可能导致新生儿一系列的情绪和行为问题，孕期进行有计划的中等强度有氧运动有效减少了产前抑郁的发生。

2. 水疗　水疗是孕期康复治疗方法之一。温水浴（32~34℃）联合水上有氧运动可促进孕妇血液循环，舒缓不良情绪，提高动脉弹性，降低妊娠期高血压的风险。产前水疗则能有效抑制疼痛，减少镇痛剂使用率,加快产程,减少胎儿畸形。

3. 音乐疗法　音乐疗法可缓解孕妇的不良情绪,从而对胎儿产生积极影响。孕期孕妇身体状况、内分泌水平变化较大,容易产生焦虑、抑郁等不良情绪。孕妇在面对压力、感到焦虑时会分泌更多的皮质醇,这些皮质醇可通过胎盘向胎儿传递,对胎儿发育产生负面影响。由于妊娠早期胎儿大脑的敏感性较高,胎儿脑容易受子宫内生理环境微小变化的影响,可影响出生后的运动发育、学习行为、睡眠模式、情绪控制等。现有研究显示,通过孕期每天40分钟聆听舒缓音乐的方式干预2周,可显著缓解孕妇的焦虑情绪,接受音乐干预的新生儿的出生体重和胸围显著增加。

4. 营养治疗　孕期进行适当的营养治疗有益于胎儿的生长。国内一项随机对照试验指出,保证孕妇足量热量摄入,进食优质蛋白食物,增加不饱和脂肪酸和维生素的摄入显著可提高新生儿的出生身长及体重。对于存在宫内生长受限风险的胎儿,可在孕期给予牛磺酸。动物实验显示,孕期补充牛磺酸可促进宫内大鼠神经发育,增加脑质量,改善脑超微结构,减少神经细胞凋亡,促进神经细胞增殖,增加胶质细胞源性神经营养因子,改善早期神经功能。此外,孕妇补充外源褪黑素也可改善胎儿氧化应激,促进神经髓鞘化,并显著改善脑功能。

(二) 婴幼儿超早期康复治疗方法

新生儿大脑皮质、锥体束未发育成熟,神经纤维尚未完全形成,对外界刺激反应慢而易泛化。婴幼儿期是大脑快速发育期,可塑性强,康复治疗越早效果越好,尤其是在0~4月龄内是以树突增多及神经髓鞘形成和发育为主,通过足够的运动和感觉刺激后可促进脑细胞的发育及髓鞘的形成。在婴幼儿脑发育关键时期,如果发生损伤,超早期康复干预可使这种脑损伤恢复、再生,具有较强康复或补偿能力,否则将对患儿产生永久性损害。婴幼儿超早期康复治疗方法有体位摆放、运动训练、进食功能训练、肺部康复治疗、抚触治疗和家庭康复指导。超早期康复治疗可有效缓解患儿的疼痛,减少患儿感受的环境压力,保持平静,促进睡眠;改善患儿的运动功能,减少脑瘫发生率;促进患儿正常姿势的形成;促进智力和生长发育;减轻高危脑损伤对远期神经系统发育影响;促进患儿消化、呼吸功能成熟;缩短住院时间。康复治疗一般可在患儿进食前后进行,以避免干扰患儿的睡眠。

1. 体位摆放　体位摆放是超早期康复治疗的重要组成部分。正确的体位摆放对于患儿的生长发育非常重要。通过对患儿进行体位摆放和姿势管理,可有效地提高患儿的刺激应激和自我安静能力,储存能量,有助于疾病恢复;满足婴儿包裹感官需求;预防颅骨不对称;促进大脑发育,促进正确运动模式的形成,预防异常肌张力的出现。对于早产儿,可以让其颈部、躯干及四肢经常保持屈曲位,从而促进屈肌的发育。对于有胃食管反流的患儿,可将其置于俯卧位,以减少反流。体位摆放可以借助一些特殊形状的垫子或摆位用康复辅助器具来帮助患儿形成正确的体位。常见的摆位用康复辅助器具有依偎式摆位辅具、青蛙式摆位辅具、俯卧式摆位辅具、可弯曲摆位辅具、多体位摆位辅具、睡袋、头部摆位辅具等。此外,应指导父母如何正确放置患儿的体位。

2. 运动疗法　运动训练有助于防治患儿可能出现的肌张力、姿势异常,增强肌力,促进正确运动模式的建立,促使患儿体格发育水平全面提升。患儿可以进行一些抵抗重力的训练,例如在支撑着坐起时控制住头的位置等。

3. 进食功能训练　对于有进食功能障碍的患儿,需要进行进食功能的训练。对于鼻饲喂养的患儿,在其进行鼻饲时,同时可以让患儿吮吸一些东西,并让父母对患儿进行一些抚摸等刺激。如果患儿的吮吸能力有所改善,可以让其进行吸吮母亲乳头或奶嘴的练习,要注意逐步增加吮吸的奶量。对于肌张力高的患儿,在进行喂养时,注意避免其头部向后过度伸展,应使头部向前,下颌向前缩拢,以帮助改善患儿的吮吸能力。对于肌张力低的患儿,在进行喂养时,要使其下颌向前缩拢,轻压其面颊部,使其口腔密闭,从而帮助患儿有效吮吸。

4. 肺部康复治疗　肺部康复治疗内容包括体位引流、拍背、振动、呼吸功能的训练等,其治疗的目的是促进黏液排出,减少肺不张的发生,保持气道通畅。患儿被放置在引流体位,有利于黏液从肺泡区域排出到中央支气管,从而咳出。拍背一般由康复治疗师、护士或父母操作,采用紧合的杯状手形或婴儿面罩进行叩拍,叩拍的用力大小根据每个患儿决定。正确的拍背既可以促进黏液的排出,又不会增加患儿的不适感。如果患儿非常虚弱,不能承受拍背治疗,可以考虑采用振动器进行治疗。呼吸功能的训练一般由治疗师进行,出院后可由父母完成。若患儿存在肺出血、肺栓塞、急性肺水肿、肺脓肿、高颅压、严重的骨质疏松症、严重的支气管痉挛、哮喘发作、毛细支气管炎、心脏反流、严重的心功能不全、无胸腔引流管的气胸、凝血功能障碍、烦躁不安,则不宜进行肺部康复治疗。

5. **抚触治疗** 抚触治疗是通过抚触者双手对被抚触者皮肤进行有次序的、有手法技巧的科学抚摩,让温和良好刺激通过皮肤感受器传到中枢神经系统,调节内分泌和免疫系统功能,对机体产生积极生理效应。抚触治疗可以安抚患儿的不良情绪,放松紧张的肌肉,提高患儿的活动能力和免疫功能,促进患儿的生长发育,提高婴儿的社会适应能力。

6. **家庭康复指导** 患儿父母通常会紧张、焦虑,家庭康复指导是康复中的一个重要环节。父母应该学会正确的抱孩子姿势、喂养方式,并帮助孩子进行相应的运动训练、呼吸训练,促进孩子的生长发育。

第二节 临 床 实 践

一、脑瘫高危儿超早期康复

(一) 案例

患儿,女,G_2P_1,系 32^{+2} 周经剖宫产早产,出生体重 2 020g,新生儿 Apgar 评分 2-5-9。娩出后给予保暖、吸黏液、鼻导管给氧、脐静脉推注 5% 葡萄糖注射液、酚磺乙胺、肌内注射维生素 K_1 预防出血。母孕期有糖尿病史,产前 1 周因发热、右肾积水服用头孢曲松钠,无妊娠期高血压、甲状腺功能减退,无烟酒、射线、其他药物毒物接触,无家族性、代谢性疾病史。查体见四肢肌张力略高,拥抱反射(−),觅食反射(−),吸吮反射(−),握持反射(−)。患儿出生后 2 周哭闹不止、睡眠困难、厌乳,行颅脑超声检查示双侧室管膜下出血、双侧脉络丛内出血可能。根据患儿病史、症状、体征及辅助检查情况,考虑为"脑瘫高危儿"。该患儿入 NICU 行临床对症支持治疗的同时,即开始行超早期康复干预。康复干预方法包括体位管理、抚触治疗、喂养训练、四肢被动运动训练。出院时给予家长康复指导,康复指导内容包括日常体位管理、家庭运动训练。3 个月后随访,复评 Alberta 婴儿运动量表评定示百分位数 25%~50%,提示患儿运动发育较前改善。

(二) 康复干预

1. **体位摆放** 未足月的早产儿建议借助支撑物保持类似宫内的姿势,且不限制肢体的自由活动,有助于改善姿势、屈肌 - 伸肌的协同发育。此外,俯卧位下早产儿气体交换能力、胸壁同步性较好,需要辅助供氧的早产儿,推荐在持续心电监护下采取俯卧位改善血氧饱和度。

2. **运动疗法** 常用的运动疗法有 Bobath 和 Vojta 疗法,根据儿童神经的生长发育特点进行康复训练,降低患儿肌张力,改善其肢体痉挛程度,激发机体与脑的代偿能力,帮助患儿建立正常的运动模式,Bobath 技术常通过关键点的控制和反射抑制达到抑制异常姿势,促进正常姿势发育和恢复的目的。Vojta 法是通过压迫刺激身体特定部位,经反复刺激促进正常运动和反射,诱发反射性翻身和俯爬两种运动模式的治疗方法。

3. **进食功能训练** 可进行非营养性吸吮(non-nutritive sucking,NNS)训练,如徒手刺激、安抚奶嘴等,帮助减少早产儿疼痛和加快胃管喂养向口腔喂养的过渡。

4. 抚触治疗 早期的身体触摸对早产儿的身体发育和认知功能有利,可促进胃肠蠕动、降低呼吸系统疾病的发生,并可促进亲子关系。

5. 水疗 有助于改善高危儿的粗大运动功能,减轻疼痛,改善睡眠质量,对体重增加和喂养耐受性具有积极作用。

6. 早期感觉干预 每日给予抚触、音乐聆听、循环灯光环境、摇晃婴儿床等触觉、听觉、视觉、前庭多感觉联合干预,可改善新生儿早期神经发育,并对长期神经结局有益。指导母亲进行袋鼠妈妈护理方式给予新生儿触觉刺激,可提高新生儿舒适度,降低疼痛刺激,促进亲子关系建立。

7. 随访管理及家庭康复宣教 对所有高危儿进行长期、全面、规范的随访管理,建议在 6 月龄以内每月随访 1 次,>6 月龄~1 岁每 2 个月随访 1 次,>1~3 岁每 3~6 个月随访 1 次,>3~6 岁每年随访 1 次。在随访过程中由专业人员及时指导其父母学习针对性的抚养方式,随访内容包括生长发育、各项神经学检查、早期筛查量表,以及运动、语言、认知等相关诊断性评估量表评定。

二、先天性肌性斜颈超早期康复

(一) 案例

患儿,男,G_1P_1,孕 33^{+2} 周因"先兆早产,胎膜早破 10 天,胎位不正,宫内窘迫"经剖宫产早产,出生体重 1 800g,Apgar 评分 9-9-9。生后予以保暖、监护、补液、维生素 K_1 止血等对症支持治疗。母孕期无先兆流产及服药史,无家族性、代谢性疾病史。出生后两周发现患儿右颈部有一肿块,无发热、无黄疸、无肢体抽搐。查体见四肢肌力、肌张力正常。右侧面部较左侧小,头向右侧倾斜,下颌转向左侧。右侧胸锁乳突肌可及包块,质地硬,边界清晰,2cm×2cm 大小,无压痛。颈部向左侧屈、向右旋转受限。颈部 B 超示右侧胸锁乳突肌下段包块形成。根据患儿病史、症状、体征及辅助检查情况,患儿右颈部肿块首先考虑"右侧先天性肌性斜颈",即行超早期康复干预。康复干预方法包括推拿、牵伸治疗、颈部主动运动训练。出院时给予家庭康复指导,包括家庭环境改变、体位管理、家庭运动训练。出院后患儿转为门诊康复治疗。治疗 3 个月后,患儿右颈部肿块消退,颈部活动范围改善,复查颈部 B 超示右侧胸锁乳突肌下段稍粗。

(二) 先天性肌性斜颈超早期康复干预

临床证据表明,先天性肌性斜颈的康复治疗应尽早进行。如果在患儿 1 月龄前开始治疗,98%的 CMT 患儿可在 1.5 个月内恢复正常的颈部活动度。1 月龄患儿则需要康复治疗 6 个月。6 月龄后开始治疗的患儿需要至少 9~10 个月的干预,并且随着干预开始时间的延后,患儿颈部活动度达到正常范围的概率逐渐减少。

1. 颈部被动运动 颈部被动运动是最常见的干预方法,建议进行低强度、持续、无痛的被动牵伸,以避免肌肉组织的微小损伤。被动牵伸治疗对 90% 的 CMT 有效。最新研究推荐每天进行 100 次被动牵伸。

2. 颈部主动运动 建议在治疗和家庭护理程序中积极进行颈部及躯干部的主动运动训练,通过锻炼较弱的肌肉促进中立位的两侧对称。例如,鼓励俯卧位活动,将婴儿置于俯卧位可促进双侧颈部肌肉拉伸,增强颈部和脊柱伸肌力量,并可通过视觉、听觉引逗患儿头部转向患侧,加强颈椎旋转。更换婴儿床的位置,使光亮或看护者活动多的一侧在患儿的患侧,保证患儿的头部更愿意向患侧扭转。

3. 躯干对称性运动 多达 25% 的 CMT 患儿可能存在短暂的运动不对称,因此,应将发展对称运动纳入康复干预措施和家庭健康项目中,防止在俯卧、坐姿、爬行和行走姿势中形成不对称运动模式。

4. 家庭康复指导 给予父母或其他看护者指导,将颈部主动运动和躯干对称运动的理念融合到日常生活中,以提高痊愈率、缩短干预时间。例如在喂养期间让患儿下巴向患侧颈旋转。可在婴儿清醒时鼓励进行俯卧下玩耍,发展俯卧位的对称运动技能。

5. 推拿治疗 可对患侧胸锁乳突肌施以推拿治疗,对患侧胸锁乳突肌起止点及包块进行反复推、捏、揉、拿,自上而下,动作缓慢、柔和。

三、先天性心脏病超早期康复

(一) 案例

患儿，女，G₁P₁，胎龄 40 周，因胎膜早破，剖宫产娩出，出生体重 3 360g，Apgar 评分 9-9-9。娩出后予保暖、吸黏液、脐静脉推注 5% 葡萄糖注射液、止血治疗。孕 23 周查胎儿心超提示心脏畸形、肺动脉瓣重度狭窄可能，肺动脉瓣闭锁待排。孕 35 周复查胎儿心超提示肺动脉闭锁、三尖瓣中度反流。母孕期无合并高血压，无妊娠期糖尿病，无用药史，无放射线接触史，无猫、狗接触史。出生后心脏超声检查示肺动脉瓣狭窄(趋闭锁)、动脉导管未闭、卵圆孔未闭、三尖瓣中 - 重度反流。患儿出生后即予以超早期康复治疗，包括体位摆放、被动运动训练、进食功能训练、肺部康复治疗。生后 5 天行肺动脉瓣狭窄球囊扩张术，术后待生命体征平稳即行术后康复治疗，包括体位摆放、被动运动训练、进食功能训练、肺部康复治疗、抚触治疗。出院时给予家长家庭运动训练康复指导。术后 3 个月复查，患儿生长发育可，心功能未见明显异常，Alberta 婴儿运动量表评定示 50%~75%，提示患儿运动发育可。

(二) 术前康复治疗

1. **体位摆放**　可以减少患儿的应激、提高自我安静能力，储存能量，满足婴儿包裹感官需求，促进大脑发育和呼吸系统发育，减少重力对肺的影响，提高肌力，促进正确运动模式及防治异常肌张力。体位摆放时，要求患儿屈曲，头在中线，颈中立，肩部前伸，手在中线位，骨盆后倾，双髋屈曲于中线，边界内有自由活动空间，增加触觉输入，进行多种摆位。

2. **抚触治疗**　可以促进患儿神经系统的发育，提高机体的免疫应答，促进健康生长发育，减轻机体对刺激的应激反应，缓解紧张和焦虑的情绪，促进睡眠和自我认知的能力。抚触时，要求在安静、舒适的环境下，对患儿的头、胸、腹、四肢、手掌、手指、足底、脚趾、背部等全身按摩。抚触应在生后 24 小时，新生儿喂哺 1 小时后进行，每天 2 次，每次 15 分钟。

3. **喂养干预**　严重的先天性心脏病，尤其是需早期手术的患儿，84% 存在喂养困难，表现为吮吸差、流涎、呛咳、进食时间长、呼吸加快、发绀。存在喂养困难的患儿应及早进行喂养干预，提倡母乳喂养。普通奶瓶无法吸吮时，可使用医用哺喂训练器，或者可以控制流速、稠度的特殊奶瓶，注重喂养姿势摆位，进行口肌运动疗法，促进吞咽功能，提高机体免疫力。

4. **被动关节活动**　可以增加患儿身体活动水平，促进新陈代谢，增加对外界的刺激，防止关节僵硬。活动患儿关节时，要求在患儿无抵抗情绪时，活动患儿大关节，进行适当的牵伸运动和扩胸运动。

(三) 术后康复治疗

1. **运动疗法**　术后 5 天即可进行肢体和躯干的运动疗法治疗，可改善患儿的粗大运动功能，提高身体活动能力、运动耐量、生活质量。可参与低强度运动，每次 10 分钟，每周增加 3~5 分钟，6~8 周达 30 分钟。运动时监测患儿的心率、呼吸、氧饱和度和主观感受、唇周颜色、主观舒适程度，如有不适立即停止运动。

2. **感觉统合**　增加各种感觉刺激的输入，可促进感知觉发育，促进认知功能发育，加快脑代谢。视觉训练：用卡片诱导患儿视觉追踪；听力刺激：播放轻音乐或者母亲的声音，让患儿感知声音的存在，寻找声源，提高患儿对声音的敏感性及辨别能力；触觉训练：全身抚触，可用毛刷、触觉球等强化手部及足部的感知能力，刺激强度由重到轻；前庭功能训练：患儿俯卧位或坐位于巴氏球上，前后左右晃动大球进行前庭刺激；运动觉刺激：适当进行竖头，俯卧位抬头，被动翻身运动刺激。

(四) 家庭康复治疗

1. **发育训练**　可以通过游戏活动按照发育里程碑的顺序，促进患儿的运动发育，可由专业治疗师指导具体操作技巧。

2. **身体活动**　患儿应积极参加与年龄相符、促进生长发育、愉快且安全的身体活动，不限制身体活动时间，推荐家长、其他婴幼儿共同参与身体活动。

第三节 研究进展

一、起源于宫内的儿童康复常见疾病的危险因素

(一)脑瘫的危险因素

脑性瘫痪的孕期危险因素主要包括早产、宫内发育不良、感染、多胎妊娠。早产是脑瘫的最大风险因素,胎儿脑发育在孕 28 周后达到高峰,早产儿面临器官功能不成熟、生理环境不稳定,易出现脑室出血、脑白质软化等并发症,不足孕 32 周出生的胎儿脑瘫风险可比足月儿高出数十倍。遗传缺陷和宫内因素是胎儿宫内发育不良的主要成因,后者包括绒毛膜羊膜炎、子痫前期、前置胎盘等。这些产前因素既增加了胎儿循环内血栓形成的风险,可能导致围产期中风和出生后偏瘫的发生,又削弱了胎盘功能,使胎儿整体发育落后。多胎妊娠的额外脑瘫风险主要来自多胎妊娠相关的早产风险和低出生体重风险。部分病原体可通过胎盘屏障由母体传递给胎儿,威胁胎儿的正常发育。孕期的巨细胞病毒、寨卡病毒、风疹病毒等感染会损害胎儿大脑,并与脑瘫的发生相关。目前的证据显示,孕期预防性使用大环内酯类抗生素提高了子代脑瘫发生率,应用其他类别抗生素则不会增加脑瘫风险。

脑性瘫痪的围产期危险因素主要包括臀位产和机械通气使用。臀位阴道分娩出现肩难产、脐带脱垂、宫缩乏力等分娩并发症风险较高,故临床上将持续臀位作为剖宫产相对指征。现有研究表明,择期剖宫产并不能改善臀位分娩新生儿远期神经发育情况,提示产时损伤可能不是臀位胎儿脑瘫风险的主要来源。目前认为宫内因素如胎儿生长受限、羊水过少、妊娠期糖尿病等可能影响足月臀先露婴儿的出生后脑发育。在新生儿特别是早产儿中应用机械通气可能带来脑损伤。其机制主要为脑组织内的碳酸血症和高氧血症,造成早产儿脑血管收缩,引起白质缺血、软化,这与脑瘫的发生直接相关。

(二)先天性肌性斜颈的危险因素

先天性肌性斜颈常见的产前危险因素主要包括首次妊娠、多胎妊娠、羊水量减少或子宫压迫综合征。这归因于妊娠晚期胎儿头部下降或宫内胎儿体位异常,导致胸锁乳突肌外伤。先天性肌性斜颈常见的围产期危险因素主要包括分娩时间延长、巨大儿、围产期骨筋膜室综合征、臀位、足位分娩和难产分娩(使用吸盘或镊子进行阴道分娩)。这是由于颈部持续宫内侧屈曲和旋转导致的静脉闭塞,或分娩时胸锁乳突肌外伤所致。Roemer 的一项研究回顾了 44 例经手术治疗的斜颈儿童出生时的情况,发现其中有 27 例(60%)斜颈儿童是臀位、足位或经胎足倒转术分娩的。分娩时,将胎儿已娩出的腿和躯干向上抬起,使胎儿面部从盆骨旋转至阴道口或使用产钳夹住头部的过程中极易出现分娩损伤。因此,Roemer 认为实际的分娩损伤会导致先天性斜颈的发生,Roemer 还认为胸锁乳突肿块与肌肉或其筋膜鞘撕裂引起的血肿一致,如果这一假设成立,将支持先天性斜颈的出生损伤发病理论。Ho 等人也发现经过剖宫产、辅助臀位分娩及器械分娩的婴儿出现斜颈的概率更高,但最近的一项研究否定了复杂分娩或出生创伤是先天性肌性斜颈的病因,该研究发现大多数患有先天性斜颈的儿童在足月分娩时并没有出生创伤或中重度窒息情况发生。目前,先天性肌性斜颈的危险因素较多,但其确切的病因仍存在争议。

(三)影响先天性心脏病预后的危险因素

在过去的几十年里,新的外科手术技术及心肺流转、重症监护、心导管插入术、无创成像、药物治疗的进步显著降低了复杂先天性心脏病儿童和青少年的死亡率。然而幸存者面临着由生物和环境风险因素引起的发育疾病的风险,发育迟缓(developmental delay,DD)或其他功能障碍疾病的患病率和严重性随着先天性心脏病的复杂性而增加,最近的研究表明,患有复杂先天性心脏病的儿童在智力、语言、视觉感知、注意力、执行功能、运动

技能均存在功能障碍。造成先天性心脏病患儿发育迟缓或其他功能障碍的危险因素较多。研究显示，先天性心脏病合并功能障碍的风险因素主要包括潜在综合征、心脏缺陷特有的循环异常，以及所需的内科和外科治疗、遗传或发育障碍等。更具体地说，因为胎儿期和新生儿期是大脑生长和成熟、髓鞘形成和神经网络发育的关键时期，对于在此期接受心脏手术的复杂先天性心脏病新生儿，药物、手术等的干预措施使脑血流量改变和脑氧输送的受损都可能影响随后的大脑发育。若患有发绀型先天性心脏病的儿童没有在新生儿或婴儿期进行手术治疗，虽然可以避免一些与心脏手术相关的固有风险，但其仍有较高的发育迟缓风险，因为他们潜在的先天性心脏病或可能在童年后期接受姑息性或修复性手术导致了慢性低氧血症。伴有某些合并症的先天性心脏病患儿发生发育迟缓的风险会增加。先天性心脏病合并早产（<37 周）、小头畸形、其他先天性异常、特别是与发育障碍相关的疑似遗传综合征、遗传多态性、婴儿期发育迟缓、多次心脏介入治疗、机械支持（体外膜氧合器或 VAD）史、心脏移植史、心肺复苏史、过长的术后住院时间、围手术期癫痫发作等均是 CHD 患儿发生发育迟缓或功能障碍的危险因素。其他危险因素还包括父母对出生缺陷原因的内疚、依恋问题，对孩子死亡的恐惧，与手术有关的压力，以及父母的喂养能力。随着复杂先天性心脏病患儿存活率的提升，儿童和成人先天性心脏病患者的增加，持续加强监测和筛查先天性心脏病患儿的危险因素变得更加重要。

二、起源于宫内需要儿童康复的常见疾病的预防及早期康复治疗

（一）脑瘫康复预防

一级预防是脑瘫预防的重点。最新的指南指出，脑瘫的高危因素主要与母孕期、分娩过程中、出生后多个环节有关。产前康复预防方法有硫酸镁、黄体酮、产前类固醇等药物治疗，饮食中添加锌剂、肌酸、音乐治疗、适宜身体活动、亚低温治疗等，因为早产是脑瘫最重要的风险因素，所以孕期预防早产的干预方法有助于预防脑瘫的发生。分娩

过程中，可以使用连续胎心宫缩图用于胎儿评估与间歇听诊，评估胎儿宫内缺氧情况，以便选择及调整更佳的分娩方式。此外，研究显示出生后 6 小时内将新生儿体温保持在 33~34℃，一般持续时间在 48~72 小时，可有效降低新生儿死亡率和脑瘫的发病率。推荐对孕 36 周后出生的中至重度脑病新生儿应用亚低温治疗。

脑瘫的二级预防是针对已经造成脑损伤或者出现可疑运动发育模式的患儿，早期发现异常，早期干预或康复治疗，以最大程度地减轻脑瘫患儿的功能障碍，预防或治疗并发症、继发症。在婴儿期，脑瘫的诊断与严重程度评估更为困难，研究表明，磁共振成像、Hammersmith 婴儿神经系统检查对于该期患儿预测的灵敏度更高。对于脑瘫功能障碍的机构康复治疗宜尽早开始，在中枢神经系统发育阶段可以诱导患儿功能、神经可塑性和生物力学的改变，改善患儿的近期表现和远期预后。此外，脑瘫作为一种持续存在的运动障碍，需要家庭康复的支持，对于儿童康复，父母 - 治疗师合作的伙伴关系可以增加康复治疗的疗效，提高治疗依从性。

对于已经发生活动受限或残疾的脑瘫患儿，康复预防应最大限度地减少残疾或残障造成的影响。虚拟现实辅助康复训练通过视觉、听觉信息的输入，使患儿在运动游戏中，进行不同的功能活动，如下肢负重运动、跳跃、投掷等动作可锻炼患儿协调、平衡能力，下蹲、髋关节外展等动作缓解肌肉痉挛，模拟走路、跑步可进行重心转移训练。虚拟现实技术使患儿能在不同的情境下进行运动训练，提高了患儿的积极性，可改善患儿躯干稳定性、步行功能，提高有氧运动能力。下肢外骨骼式康复机器人，能够基于正常步态对患者的运动意图进行判断，直接控制多个关节，在减少下肢负重的情况下，促进患儿以较为正常的姿势和步态行走。机器人辅助步态训练（robotic-assisted gait training，RAGT）以高强度的重复运动为基础，能够增加痉挛型脑瘫患儿步行距离、步行耐力、步行稳定性，有助于改善患儿功能状态，提高生活质量，并且减少助行器的使用，减轻照顾者负担。由于肌力、肌张力异常、关节活动度受限、平衡协调能力差等问题，成年期脑瘫患者仍可能存在步态异常，机器人辅助步态训练可以改

善其步行功能,提高日常生活活动能力和社会参与能力。目前,RAGT 用于儿童的研究较少,对于脑瘫患儿能量消耗、平衡和姿势控制等定量指标还需进一步研究。

(二) 先天性肌性斜颈康复预防

尽可能避免宫内胎位不正或难产导致产伤等高危因素的出现是先天性肌性斜颈的预防重点,具体措施包括孕妇在妊娠 5 个月左右尽量睡硬板床,两侧卧位,坐位姿势时间不能过长,以免使胎儿在子宫内头部向一侧偏斜,阻碍一侧胸锁乳突肌血运供应,引起该肌缺血改变所致的斜颈;分娩前加强产前检查,选择合适的分娩方式,避免产伤;出现难产可以选择剖宫产,避免难产造成婴儿先天性斜颈;产检中如出现胎位不正,可在医生的指导下通过瑜伽等有氧运动来调整胎位,避免生产时因为胎位不正,导致出现先天性斜颈。患儿的治疗疗效与患儿年龄、病情的轻重有直接关系,年龄越小、病情越轻,治疗效果越好,疗程越短。因此,早诊断、早治疗是先天性肌性斜颈的防治关键。

(三) 先天性心脏病康复预防

孕期保健是先天性心脏病的重点一级康复预防措施。在妊娠期间母亲的各种不适对于胎儿均是有影响的,特别是风疹、流感等疾病。如果孕妇有相关情况,应及时到医院就诊,避免擅自服用药物,否则会增加先天性心脏病的风险。孕妇本身有

不良生活习惯会增加先天性心脏病的发病率,应重视不良生活习惯的改正。其中,吸烟、喝酒等均属于危险因素,所以在备孕期间女性应尽可能避免。此外,孕前 3 个月每天补充叶酸 400~800mg 能有效预防胎儿神经管畸形和先天性心脏病。

先天性心脏病的二级康复预防强调通过产前筛查手段,对先天性心脏病患儿进行早诊断、早治疗,减少危害,提高治疗效果。高危孕妇胎儿超声心动图检查是最重要的产前筛查方法,彩色多普勒血流图像可清晰反映心脏缺损的位置及大小,并可通过三尖瓣反流的情况判断肺动脉压力。

儿童心脏健康计划包括多学科联合进行的心脏危险评估、心理社会评估,由有氧运动、力量训练、牵伸训练组成的运动计划,营养建议和积极心理干预,是先天性心脏病三级康复预防的重要组成。这一计划将提高先天性心脏病患儿运动能力和自信心,促进社会参与,达到最佳健康状态作为目标,而不仅是着眼于疾病的控制。

对于起源于宫内的儿童康复常见疾病患儿的康复治疗,应根据其所患疾病、一般状况、存在的功能障碍而进行个体化治疗。康复治疗可促进患儿正常姿势的形成,以及运动、认知、社交、体格等多方面的生长发育。此外,对起源于宫内的儿童康复常见疾病患儿的神经运动发育状况进行长期随访也很重要。

(周璇,李欣,杜青)

参 考 文 献

1. PERALES M, SANTOS-LOZANO A, RUIZ J R, et al. Benefits of aerobic or resistance training during pregnancy on maternal health and perinatal outcomes: A systematic review. Early Hum Dev, 2016, 94: 43-48.

2. CLAPP JF, KIM H, BURCIU B, et al. Continuing regular exercise during pregnancy: effect of exercise volume on fetoplacental growth. Am J Obstet Gynecol, 2002, 186 (1): 142-147.

3. PHELAN S, PHIPPS MG, ABRAMS B, et al. Randomized trial of a behavioral intervention to prevent excessive gestational weight gain: the Fit for Delivery Study. Am J Clin Nutr, 2011, 93 (4): 772-779.

4. FIELD T. Prenatal depression effects on early development: a review. Infant Behav Dev, 2011, 34 (1): 1-14.

5. ROBLEDO-COLONIA AF, SANDOVAL-RESTREPO N, MOSQUERA-VALDERRAMA Y F, et al. Aerobic exercise training during pregnancy reduces depressive symptoms in nulliparous women: a randomised trial. J Physiother, 2012, 58 (1): 9-15.

6. PERALES M, REFOYO I, COTERON J, et al. Exercise

during pregnancy attenuates prenatal depression: a randomized controlled trial. Eval Health Prof, 2015, 38 (1): 59-72.

7. LINHARES GM, MACHADO AV, MALACHIAS MVB. Hydrotherapy reduces arterial stiffness in pregnant women with chronic hypertension. Arq Bras Cardiol, 2020, 114 (4): 647-654.

8. SHAW-BATTISTA J. Systematic Review of Hydrotherapy Research: Does a Warm Bath in Labor Promote Normal Physiologic Childbirth？ J Perinat Neonatal Nurs, 2017, 31 (4): 303-316.

9. DIPIETRO JA, NOVAK MF, COSTIGAN KA, et al. Maternal psychological distress during pregnancy in relation to child development at age two. Child Dev, 2006, 77 (3): 573-587.

10. GARCIA-GONZALEZ J, VENTURA-MIRANDA MI, REQUENA-MULLOR M, et al. State-trait anxiety levels during pregnancy and foetal parameters following intervention with music therapy. J Affect Disord, 2018, 232: 17-22.

11. 孙珊珊, 王蓉, 葛楠, 等. 个体化医学营养治疗方案对胎儿宫内发育迟缓改善作用分析. 现代诊断与治疗, 2018, 29 (15): 2462-2464.

12. WANG Y, FU W, LIU J. Neurodevelopment in children with intrauterine growth restriction: adverse effects and interventions. J Matern Fetal Neonatal Med, 2016, 29 (4): 660-668.

13. LIU J, WANG X, LIU Y, et al. Antenatal taurine reduces cerebral cell apoptosis in fetal rats with intrauterine growth restriction. Neural Regen Res, 2013, 8 (23): 2190-2197.

14. MILLER SL, YAWNO T, ALERS NO, et al. Antenatal antioxidant treatment with melatonin to decrease newborn neurodevelopmental deficits and brain injury caused by fetal growth restriction. J Pineal Res, 2014, 56 (3): 283-294.

15. TE VELDE A, MORGAN C, FINCH-EDMONDSON M, et al. Neurodevelopmental Therapy for Cerebral Palsy: A Meta-analysis. Pediatrics, 2022, 149 (6).

16. UNGUREANU A, RUSU L, RUSU MR, et al. Balance Rehabilitation Approach by Bobath and Vojta Methods in Cerebral Palsy: A Pilot Study. Children (Basel), 2022, 9 (10): 1481.

17. BOUNDY EO, DASTJERDI R, SPIEGELMAN D, et al. Kangaroo Mother Care and Neonatal Outcomes: A Meta-analysis. Pediatrics, 2016, 137 (1): e20152238.

18. PINEDA R, WALLENDORF M, SMITH J. A pilot study demonstrating the impact of the supporting and enhancing NICU sensory experiences (SENSE) program on the mother and infant. Early Hum Dev, 2020, 144: 105000.

19. TESSIER R, CHARPAK N, GIRON M, et al. Kangaroo Mother Care, home environment and father involvement in the first year of life: a randomized controlled study [J]. Acta Paediatr, 2009, 98 (9): 1444-1450.

20. ZERAATI H, NASIMI F, REZAEIAN A, et al. Effect of Multi-sensory Stimulation on Neuromuscular Development of Premature Infants: A Randomized Clinical Trial. Iran J Child Neurol, 2018, 12 (3): 32-39.

21. LEE K, CHUNG E, LEE BH. A comparison of outcomes of asymmetry in infants with congenital muscular torticollis according to age upon starting treatment. J Phys Ther Sci, 2017, 29 (3): 543-547.

22. PETRONIC I, BRDAR R, CIROVIC D, et al. Congenital muscular torticollis in children: distribution, treatment duration and out come. Eur J Phys Rehabil Med, 2010, 46 (2): 153-157.

23. STAHELI LT. Muscular torticollis: late results of operative treatment. Surgery, 1971, 69 (3): 469-473.

24. HE L, YAN X, LI J, et al. Comparison of 2 Dosages of Stretching Treatment in Infants with Congenital Muscular Torticollis: A Randomized Trial. Am J Phys Med Rehabil, 2017, 96 (5): 333-340.

25. WATEMBERG N, BEN-SASSON A, GOLDFARB R. Transient motor asymmetry among infants with congenital torticollis-description, characterization, and results of follow-up. Pediatr Neurol, 2016, 59: 36-40.

26. HUEGEL M, KENYON LK. Application of the clinical practice guideline for congenital muscular torticollis: a case report. Pediatr Phys Ther, 2019, 31 (1): 1-5.

27. 杨晓颜, 周璇, 毛琳, 等. 中西医结合治疗婴儿先天性肌性斜颈的效果. 中国康复理论与实践, 2020, 26 (08): 897-902.

28. IMAMURA T, ARIGA H, KANEKO M, et al. Neurodevelopmental outcomes of children with periventricular leukomalacia. Pediatr Neonatol, 2013, 54 (6): 367-372.

29. PAYNE AH, HINTZ SR, HIBBS AM, et al. Neurodevelopmental outcomes of extremely low-gestational-age neonates with low-grade periventricular-intraventricular hemorrhage. JAMA Pediatr, 2013, 167 (5): 451-459.

30. O'CALLAGHAN ME, MACLENNAN AH, GIBSON CS, et al. Epidemiologic associations with cerebral palsy. ObstetGynecol, 2011, 118 (3): 576-582.

31. SCHIEVE LA, TIAN LH, RANKIN K, et al. Population impact of preterm birth and low birth weight on developmental disabilities in US children. Ann Epidemiol, 2016, 26 (4): 267-274.

32. TSAI WH, HWANG YS, HUNG TY, et al. Association between mechanical ventilation and neurodevelopmental disorders in a nationwide cohort of extremely low birth weight infants. Res Dev Disabil, 2014, 35 (7): 1544-1550.

33. STENCE NV, MIRSKY DM, NEUBERGER I. Perinatal Ischemic Stroke: Etiology and Imaging. Clin Perinatol, 2022, 49 (3): 675-692.

34. SMITHERS-SHEEDY H, RAYNES-GREENOW C, BADAWI N, et al. Congenital cytomegalovirus among children with cerebral palsy. J Pediatr, 2017, 181: 267-271.

35. PESSOA A, VAN DER LINDEN V, YEARGIN-ALLSOPP M, et al. Motor abnormalities and epilepsy in infants and children with evidence of congenital zika virus infection. Pediatrics, 2018, 141 (2): 167-179.

36. MEERAUS WH, PETERSEN I, GILBERT R. Association between antibiotic prescribing in pregnancy and cerebral palsy or epilepsy in children born at term: a cohort study using the health improvement network. PLoS One, 2015, 10 (3): e0122034.

37. HOFMEYR GJ, HANNAH M, LAWRIE TA. Planned caesarean section for term breech delivery. Cochrane Database Syst Rev, 2015, 2015 (7): Cd000166.

38. MACHAREY G, GISSLER M, RAHKONEN L, et al. Breech presentation at term and associated obstetric risks factors-a nationwide population based cohort study. Arch GynecolObstet, 2017, 295 (4): 833-838.

39. CHENG JC, WONG MW, TANG SP, et al. Clinical determinants of the outcome of manual stretching in the treatment of congenital muscular torticollis in infants. A prospective study of eight hundred and twenty-one cases. J Bone Joint Surg Am, 2001, 83 (5): 679-687.

40. SARGENT B, KAPLAN SL, COULTER C, et al. Congenital Muscular Torticollis: Bridging the Gap Between Research and Clinical Practice. Pediatrics, 2019, 144 (2): e20190582.

41. AMARAL DM, CADILHA R, ROCHA J, et al. Congenital muscular torticollis: where are we today？ A retrospective analysis at a tertiary hospital. Porto Biomed J, 2019, 4 (3): 36.

42. LITTLEFIELD TR, KELLY KM, POMATTO JK, et al. Multiple-birth infants at higher risk for development of deformational plagiocephaly: II. is one twin at greater risk？ Pediatrics, 2002, 109 (1): 19-25.

43. TA JH, KRISHNAN M. Management of congenital muscular torticollis in a child: a case report and review. Int J Pediatr Otorhinolaryngol, 2012, 76 (11): 1543-1546.

44. SUZUKI S, YAMAMURO T, FUJITA A. The aetiological relationship between congenital torticollis and obstetrical paralysis. Int Orthop, 1984, 8 (3): 175-81.

45. DAVIDS JR, WENGER DR, MUBARAK SJ. Congenital muscular torticollis: sequela of intrauterine or perinatal compartment syndrome. J Pediatr Orthop, 1993, 13 (2): 141-147.

46. ROEMER FJ. Relation of torticollis to breech delivery. Am J Obstet Gynecol, 1954, 68 (4): 1146-1150.

47. HO BC, LEE EH, SINGH K. Epidemiology, presentation and management of congenital muscular torticollis. Singapore Med J, 1999, 40 (11): 675-679.

48. HARDGRIB N, RAHBEK O, MØLLER-MADSEN B, et al. Do obstetric risk factors truly influence the etiopathogenesis of congenital muscular torticollis？ J Orthop Traumatol, 2017, 18 (4): 359-364.

49. MANDALENAKIS Z, GIANG KW, ERIKSSON P, et al. Survival in Children With Congenital Heart Disease: Have We Reached a Peak at 97%？ J Am Heart Assoc, 2020, 9 (22): e017704.

50. MANDALENAKIS Z, ROSENGREN A, SKOGLUND K, et al. Survivorship in Children and Young Adults With Congenital Heart Disease in Sweden. JAMA Intern Med, 2017, 177 (2): 224-230.

51. HÖVELS-GÜRICH HH, KONRAD K, SKORZENSKI D, et al. Long-term neurodevelopmental outcome and exercise capacity after corrective surgery for tetralogy of Fallot or ventricular septal defect in infancy. Ann ThoracSurg, 2006, 81 (3): 958-966.

52. LAURITZEN DJ, ASSCHENFELDT B, EVALD L, et al. Long-term neurodevelopmental effects of intraoperative blood pressure during surgical closure of a septal defect in infancy or early childhood. Cardiol Young, 2021, 31 (12): 2002-2008.

53. SARIKOUCH S, BOETHIG D, PETERS B, et al. Poorer right ventricular systolic function and exercise capacity in women after repair of tetralogy of fallot: a sex comparison of standard deviation scores based on sex-specific reference values in healthy control subjects. Circ Cardiovasc Imaging, 2013, 6 (6): 924-933.

54. MARINO BS, LIPKIN PH, NEWBURGER JW, et al. Neurodevelopmental outcomes in children with congenital heart disease: evaluation and management: a scientific statement from the American Heart Association.

Circulation, 2012, 126 (9): 1143-1172.

55. MASSARO AN, EL-DIB M, GLASS P, et al. Factors associated with adverse neurodevelopmental outcomes in infants with congenital heart disease. Brain Dev, 2008, 30 (7): 437-446.

56. FULLER S, NORD AS, GERDES M, et al. Predictors of impaired neurodevelopmental outcomes at one year of age after infant cardiac surgery. Eur J CardiothoracSurg, 2009, 36 (1): 40-47.

57. BROWN MD, WERNOVSKY G, MUSSATTO KA, et al. Long-term and developmental outcomes of children with complex congenital heart disease. Clin Perinatol, 2005, 32 (4): 1043-1057.

58. MLODAWSKI J, MLODAWSKA M, PAZERA G, et al. Cerebral palsy and obstetric-neonatological interventions. Ginekol Pol, 2019, 90 (12): 722-727.

59. MCADAMS RM, JUUL SE. Neonatal Encephalopathy: update on therapeutic hypothermia and other novel therapeutics. Clin Perinatol, 2016, 43 (3): 485-500.

60. PRADAT P. A case-control study of major congenital heart defects in Sweden--1981-1986. Eur J Epidemiol, 1992, 8 (6): 789-796.

61. GREWAL J, CARMICHAEL SL, MA C, et al. Maternal periconceptional smoking and alcohol consumption and risk for select congenital anomalies. Birth Defects Res A Clin Mol Teratol, 2008, 82 (7): 519-526.

62. LI M, ZHANG Y, CHEN X, et al. Effectiveness of community-based folate-oriented tertiary interventions on incidence of fetus and birth defects: a protocol for a single-blind cluster randomized controlled trial. BMC Pregnancy Childbirth, 2020, 20 (1): 475.

63. SHAW GM, O'MALLEY CD, WASSERMAN CR, et al. Maternal periconceptional use of multivitamins and reduced risk for conotruncal heart defects and limb deficiencies among offspring. Am J Med Genet, 1995, 59 (4): 536-545.

64. LI JJ, LIU Y, XIE SY, et al. Newborn screening for congenital heart disease using echocardiography and follow-up at high altitude in China. Int J Cardiol, 2019, 274: 106-112.

65. GAUTHIER N, CURRAN T, O'NEILL JA, et al. Establishing a Comprehensive Pediatric Cardiac Fitness and Rehabilitation Program for Congenital Heart Disease. Pediatr Cardiol, 2020, 41 (8): 1569-1579.

第十八章

宫内儿科学临床多学科诊疗及个案管理

第一节　胎儿医学与宫内儿科学的多学科诊疗

自 20 世纪 80 年代以来，随着"胎儿也是人，患病的胎儿也是病人"理念逐步推广，出生缺陷筛查、诊断及治疗的各项医学技术的丰富与发展，胎儿医学与宫内儿科学先后应运而生。与围产医学时代不同，母胎医学时代的工作重心不仅是降低孕产妇及围产儿的死亡率，还包括将胎儿及母亲看成需要被完整照料的个体，对他们提供全生命周期、个性化、全方位的一站式健康照顾及管理。

一、多学科诊疗

多学科诊疗（multidisciplinary team，MDT）是指两个以上相关学科（包括外科、内科、放疗科、影像科、病理科、介入科、专业护理、心理治疗科等）组成固定的工作组，针对疾病进行定期、定时的临床讨论会，提出系统的诊治方案，从而实现准确诊断与科学施治，避免过度诊疗及误诊误治。

如今，多学科诊疗理念已经得到医学界的认同，在肿瘤、糖尿病等疾病诊疗中是一种重要的诊疗模式。多学科专家团队的协作诊疗模式，确保患者得到了规范性、标准化、全面性且个体化的诊疗方案，节约了医疗资源，提升了患者诊疗的效率及满意度。

二、胎儿医学与宫内儿科多学科诊疗

胎儿疾病的诊疗往往涉及多个学科，除产科外，还包括影像科、临床遗传科、新生儿科、儿科各亚专科、康复科，甚至成人内科、外科等。需要以患病的胎儿及孕妇为中心，由训练有素的胎儿医学专科医生在对患病胎儿提供精准诊断及健康状况评估后，针对性地组织与胎儿疾病相关的多学科团队共同咨询患儿的预后，对选择继续妊娠的家庭，在确保母体安全的前提下，制订规范的、个性化且有连续性的诊疗方案，降低患病胎儿围产期的死亡率及发病率，改善远期预后。

由于在胎儿的疾病中，胎儿结构及发育异常最为常见，其产前咨询、诊断、治疗及预后，儿科各亚专科的参与至关重要，其诊治关口应从"新生儿起"进一步前移到"胎儿期"，这也促成并发展了宫内儿科疾病多学科诊疗模式。

胎儿医学多学科诊疗与宫内儿科疾病多学科诊疗是一个有机的整体，既是合作并行的关系，也是序贯诊治的接力模式，其融合发展形成了母亲与

胎儿疾病诊治的安全闭环。

三、宫内儿科在多学科诊疗中的角色及作用

在胎儿医学与宫内儿科多学科诊疗中,专科医师各有分工,又有机结合。

1. 母胎医学或胎儿医学专家　是胎儿结构及发育异常的首诊医生,通过对异常胎儿的家庭进行生育史、家族史及既往史的调查,给患病的胎儿提供全面的医学检查,包括影像学、遗传学、病原学检查等,作出临床诊断;是第一个向家庭传递相关消息并提供咨询的医生,但并非患儿出生后治疗和长期随访的提供者。面临来自孕妇及家属诸如结构或发育异常胎儿出生后能否接受手术或药物治疗、治疗的疗效及花费、近期及远期的预后等问题,无法提供科学及专业的解答。

2. 宫内儿科各亚专科医学专家　作为胎儿疾病出生后诊治的主体,可向患儿家庭提供基于循证医学证据的诊疗意见,使他们成为最适合参与胎儿疾病多学科咨询的专业人员。尽管不能对"尚未出生的病人"提供检查,但可在多学科会诊时提供以下支持:

(1)基于出生后疾病诊断标准,协助胎儿医学专家进一步解读产前影像学及遗传学检测结果,使产前诊断更为精准。

(2)提高胎儿医学专家对产前相关预后指标的认识,如产前评估法洛四联症胎儿肺动脉发育,有助于准确地咨询患儿出生后治疗的难易程度,咨询预期发病率及死亡率等。

(3)协助胎儿医学专家评估宫内干预的指征,如产前协助评估胎儿主/肺动脉严重狭窄或闭锁、胎儿膈疝、脊髓脊膜膨出的严重程度,评估宫内干预可能的获益及风险,并根据宫内治疗的种类及难易程度参与宫内治疗的实施等。

(4)协助制订产前-产时-产后患病胎儿一体化管理方案,根据疾病的严重程度建立宫内转运、新生儿抢救及转运、儿科各专科诊治的绿色通道,提高患儿的存活率及生命质量。

(5)对患儿提供长期的,直至成人期的随访及照护:在 MDT 会诊中,宫内儿科亚专科医生专家的参与,有助于产前和出生后信息的连续性,以及

与家属的沟通。其内容可包括:①诠释已有的影像学检查和遗传学检查结果的意义。依据已有检查提供的信息对胎儿病情进行判断的直接沟通,具体内容为在对产前疾病的自然病史与预后准确把握的基础上,提供疾病严重程度、宫内/出生后的干预指征、时机及方案、干预后并发症及治疗效果等咨询意见。②在胎儿疾病出生后的远期结局,如神经发育和重要脏器功能的随访中,儿科亚专科医生起着关键作用,应向家庭提供相关的专业咨询,以确保其了解潜在的远期结局。③根据胎儿疾病的一些特殊情况,如合并多胎妊娠、母胎妊娠并发症或合并症可能增加医源性早产的情况,进行个性化的咨询,以确保家庭对胎儿疾病的风险和预后有充分了解,并在充分掌握所有信息的情况下做出妊娠选择(儿科专家在胎儿中的作用)。

有研究发现,产前有儿科医生参与的 MDT 的次数与患者的焦虑程度呈负相关。依照上海交通大学医学院附属新华医院宫内儿科疾病诊治中心的统计,2019 年建立宫内儿科 MDT 会诊机制后,2021 年比 2018 年,因胎儿因素中期引产占所有引产的比例下降了 57.43%。

四、宫内儿科多学科诊疗的模式及流程

胎儿结构及发育异常诊治需要多学科团队的参与,其目的不仅是给患者提供基于循证证据的疾病诊治的最佳诊疗方案,更是以患者为中心,打破院际间的壁垒,加强学科间的合作,提供"一站式"的服务。目前,宫内儿科专家参与胎儿结构及发育异常多学科诊疗的模式主要包括两种:

(一)以胎儿医学医师为主、宫内儿科医师为辅的多学科诊疗

胎儿医学专家为主导,胎儿专病为导向的多学科诊疗模式,精准对接宫内儿科各亚专科团队。胎儿医学专家作为多学科会诊的主导者,为受过母胎医学亚专科培训的"多面手",需具备产前影像学诊断、介入性产前诊断及遗传咨询、宫内干预、高危妊娠的管理、母体妊娠并发症处理,以及患病胎儿宫内监护和分娩等多项专业能力。

在多学科会诊中,胎儿医学专家的主要作用包括:①全程保障母体安全:特别强调母体是胎儿疾

病宫内诊治的重要参与者、决策者和受体,有时甚至是患者(如可能患有表型较轻的遗传性疾病),胎儿疾病与母体无法分割。胎儿医学专家作为母体安全的守护者,维护母体安全和健康是一切宫内诊治的首要前提。②对高危胎儿提供全面的评估,如通过产前影像学及遗传学诊断技术等手段,排除可能合并的其他结构或遗传异常,并根据胎儿结构异常的类型,组织以专病为导向,由儿科各亚专科专家参与的多学科会诊,协助预后评估并制订产前-产时-产后序贯治疗方案。③提供患病胎儿的产前监测及围分娩期管理:根据胎儿结构及发育异常的严重程度,给予个性化的产前监测,合理的宫内干预,确定分娩时机、方式及地点(图18-1)。

这种模式要求组织 MDT 医疗机构具备成熟的母胎医学或胎儿医学中心,以及训练有素的母胎医学或胎儿医学专家,例如同济大学附属第一妇婴保健院胎儿医学科的模式,但由于我国的胎儿医学起步相对较晚,国内具备成熟的胎儿医学亚专科的医疗机构很少,也缺乏相应的建设标准及培训体系,使得能够有效组织这种会诊模式对患病胎儿及母体提供一站式管理的机构相对较少。

(二) 以宫内儿科亚专科医师为主、胎儿医学医师为辅的多学科诊疗

随着产前超声筛查的普及,越来越多的结构异常得到筛查,宫内儿科各亚专科医生也成为患病胎儿的接诊医生,为了能全面评估胎儿及解决孕妇的分娩问题,儿科亚专科临床医生主导组织产前影像、遗传、围产等领域的专家围绕患病胎儿进行多学科诊疗(图18-2)。

该模式的优势在于宫内儿科医生作为胎儿出生后的主诊医师,可全程参与患病胎儿产前及产后的管理。这种模式的缺点为仅着眼于某个儿科亚专科的疾病,也需要胎儿医学专家辅助与参与,以在呵护胎儿的同时充分评估母体的安全。

五、宫内儿科多学科诊疗的方式

多学科诊疗的形式灵活多样,既可采用线下"面对面"交流,又可采用互联网线上视频会诊。但多为固定时间,固定专业核心团队。无论何种形式,其目的都是在有效沟通的基础上,让家庭充分了解胎儿疾病在宫内和出生后的诊治方案及预后,帮助妊娠选择及围分娩期管理。多学科诊疗的次数也需个性化制订,当胎儿宫内病情发生变化时,可组织多次会诊。

多学科诊疗中的临床医师还包括新生儿科、影像科医师,以及遗传学专家、会诊助理医师等。会诊助理医师负责病史采集、书写会诊记录、会诊专科档案汇总及归档等;遗传学专家和放射科专家的专业知识能够促进复杂胎儿疾病的精准诊断和指导疾病的管理;新生儿科医生及护理团队在胎儿疾病顺利分娩、新生儿期管理及转诊至各儿科亚专科的衔接中也发挥着关键作用。

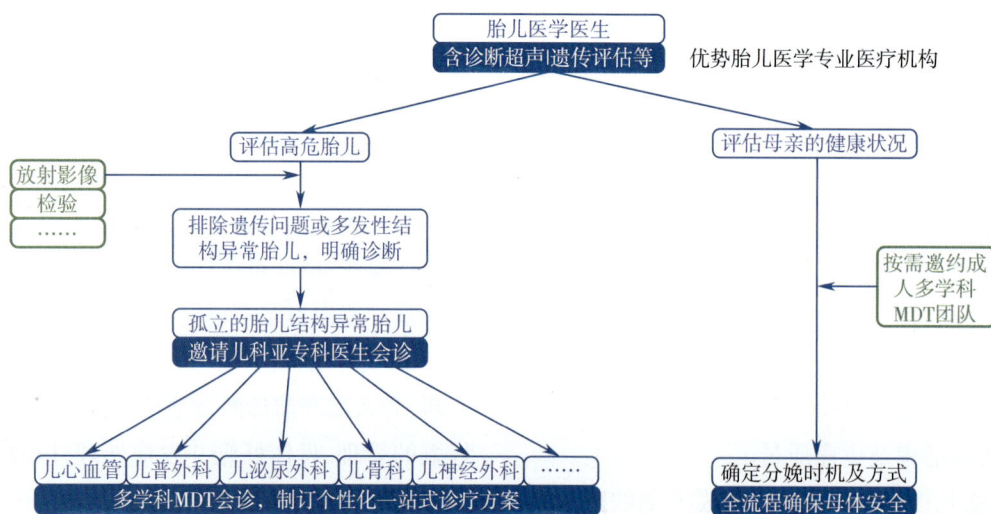

图18-1　由胎儿医学临床医师主导的多学科诊疗

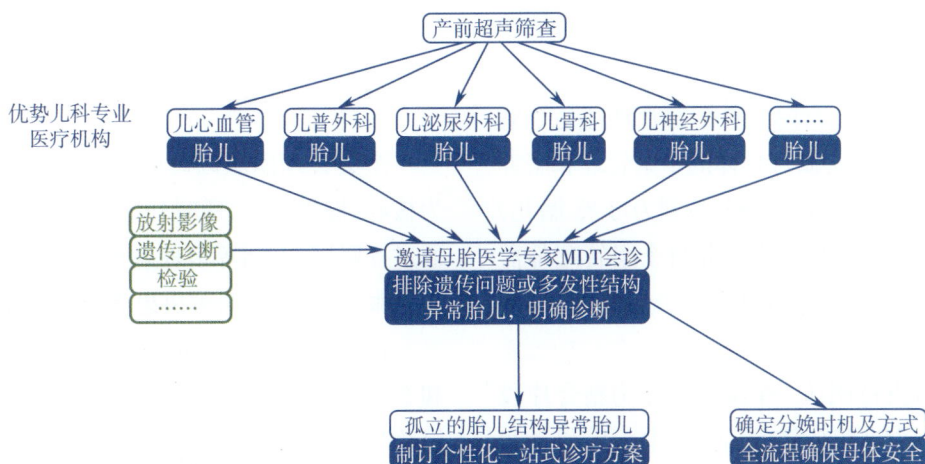

■ 图 18-2　由宫内儿科临床医师主导的多学科诊疗

第二节　宫内儿科诊疗中的个案管理模式

与单一的疾病诊治相比,胎儿患者的诊治与管理更为复杂,不仅有胎儿疾病诊治,还涉及母体的安全;不仅是疾病治疗的时间段,还包含漫长的孕期管理及婴幼儿期的生长发育随访。这需要一个完整的医疗服务支撑体系加以辅助,个案管理理念的引入,不仅能够全程管理母胎的诊治过程,还可以对胎儿家庭的心理起到支撑作用。个案管理确保胎儿患者的家庭能够接受连续、完整、高效、优质且充满温暖的服务,对宫内儿科疾病诊治的规范管理及优化医疗管理服务起到特殊且重要的作用。宫内儿科的个案管理师,也可以称为胎儿家庭的疾病管家。

一、个案管理

个案管理(case management,CM)的概念,在 19 世纪中期被提出,当时被称为计划协调者,用来照护贫困、患病或老人等弱势群体。1980 年后美国政府为了遏制医疗费用的急剧上涨,提高医疗资源有效利用率,进行了医疗保健系统的转型,从而开始在公共卫生体系中运用个案管理和临床路径模式,以期减少住院天数、降低医疗成本和维持医疗品质。我国正逐步重视个案管理,并将个案管理应用于肿瘤

诊疗及各种慢性病管理,取得了较好效果。

个案管理强调以个案为中心,以整合及提供全面医疗服务为重点的管理方法,其注重多个医疗团队间的相互协作,在提高管理效率和减少资源浪费等方面具有明显优势。

在个案管理中,由于个案在诊疗过程中涉及多个学科,需要经由个案管理师负责协调与整合各专业人员的意见,确保患者在正确的时间、地点,得到整体性、连续性的诊疗服务,以达到成本效益与品质兼顾的目的。个案管理作为一种管理模式,在规范医院管理、优化医疗管理服务流程、患者管理、整合社区资源、疾病管理、延续护理服务等方面能够发挥重要作用,实现了在医疗、患者、护理上的三赢。个案管理主要是为一些专病患者设立的,类似于"疾病管家";对于医生来说,则类似于"专病患者秘书"。

二、宫内儿科的个案管理团队

宫内儿科个案管理团队由 MDT 医师团队、个案管理师团队、专科医师、护理团队、康复师和社工团队组成,多团队实施整体照护模式,为母胎及其家庭提供无缝隙、全面、整体的医疗管理服务。其

中,个案管理师团队将全程参与和管理该患者的诊疗、随访。

1. 个案管理师 宫内儿科个案管理师是个案管理的中心人物,负责制订具体的个案管理和服务计划,通过整合、协调、改善流程,达到为母亲、胎儿/新生儿提供最优的照护。宫内儿科个案管理师需要有高年资产科或儿科的护理经验,或者担任过产科或儿科护士长。

2. 多学科支持团队 个案管理作为整合片段式的照护模式,并非仅依靠个案管理师一人,以个案管理师为主导的跨学科、跨机构的多元合作是主流趋势,包括各级别医院、社区及其他机构。个案管理团队包括个案管理师、专科医生、护士、医技人员、药师、营养师、心理师、康复治疗师、社区护士、社会工作人员等,团队中的每个角色都承担不同的任务,由个案管理师统筹兼顾。个案管理师作为组织者、指导者与沟通者能够有效地构架起整个团队的桥梁,确保个案管理能完整持续地进行。对于胎儿结局不良的患者,除给予对症治疗外,还需解决其家庭重要的身体、心理、社会问题等,以及再次分娩的指导,这是母胎综合照护中非常重要的组成部分。

3. 个案管理师职责 负责协调母亲及其家庭与医疗、护理及医院的联络沟通,提供预约就医、床位安排、联系随访,提供因诊疗所产生的辅助医疗服务等。具体包括:①结合疾病诊疗方案的需要,由个案管理师负责协调相关医疗资源,进行多学科诊疗;②对接门诊与病区护理团队,安排患者就医相关需求;③对患者在诊疗过程中咨询的问题进行解答和解决;④患者出院后,负责患者随访工作,建立儿童生长发育档案,督促儿童家庭健康自我管理直至诊疗结束。

4. 宫内儿科个案管理团队 至少拥有一位护士长或有护士长经历的护士作为负责人,负责全面追踪患者的管理,如按照疾病的临床管理路径,协调安排各项化验,参与病情评估,配合患者的需要,组织多学科联合诊疗,并监控及管理治疗计划的执行;患者离院后,个案管理师负责患者的随访、督导复诊等。其团队成员还需要客服团队,提供医院周边信息,包括餐饮、住宿、交通等,负责按工作流程进行患者家庭沟通、提醒、访谈等。个案管理团队通过及时了解医疗、护理与患者的三方需求,建立沟通平台与

保障机制,为患者家庭提供一站式服务。

三、宫内儿科的个案管理流程

个案管理团队以母胎或母婴诊疗全流程需求为核心,提供适宜、适时和适当的沟通交流支持,可通过互联网、电话等多种途径建立平时与应急时的沟通服务渠道,及时解决患者家庭所需。

宫内儿科个案管理的实施步骤主要有3个阶段和5个关键环节:即"收案-管案-结案"3个阶段,以及"评估、计划、实施、评价和反馈"5个关键环节。

1. 收个案流程

(1)解释管理方案:收案前向胎儿家庭解释方案的目的,以及需要配合的定期门诊事项。

(2)建立个案管理档案:信息录入,与胎儿家庭建立联系。

(3)首次评估:胎儿家庭的教育水平、经济状况、家庭支持系统、接受相关疾病科普情况、既往医疗依从性情况、饮食运动习惯、营养状态等。

(4)制订计划:与胎儿家庭,尤其是孕母共同讨论制订健康管理计划,如自我血糖监测方案、饮食处方、运动处方等。

(5)预约门诊或住院:说明下次检查项目注意事项,提供预约服务的支持。

2. 复诊个案管理运作流程

(1)提醒门诊或住院治疗时间。

(2)再次评估:母亲、胎儿及其家庭的身心状态。

(3)医护沟通:针对个案问题与医师、护士及时协调沟通,进行上传下达。

(4)持续进行咨询答疑:对个案存在的问题及时进行健康教育并对其咨询进行答疑解释说明。

(5)登记记录。

3. 个案管理的运作程序

(1)建立关系:建立与患者的相互信任关系。

(2)评估:从患者、家属、医务人员三方面,评估患者疾病认知程度(现病史、既往史、高危因素等)、家庭经济状况(医保、家庭支持系统、经济)、心理需求、资源障碍及其他个性化需求。

(3)计划:患者及其主要照顾者共同参与制订个性化计划书,尊重患者的意愿,判断满足患者需求的可及性、可行性、适当性,以及先后次序。

(4)获取资源:整合医院社工等相关资源,整合医院及其周边相关信息,为患者提供便利。

(5)整合与监督:检查计划和目标的完成情况,资料整合,制订监测指标,监测计划完成状况。个案管理师分析评价每一例患者,寻找计划实施过程中发生的特殊情况及无法完成目标的原因,再分析、再修订、再评价。

(6)结案与反馈:结束与患者的关系,总结评价,反馈医疗管理机制,优化流程;提供患者及主要照顾者长期照护的协作支持,建立长效运行机制(图18-3)。

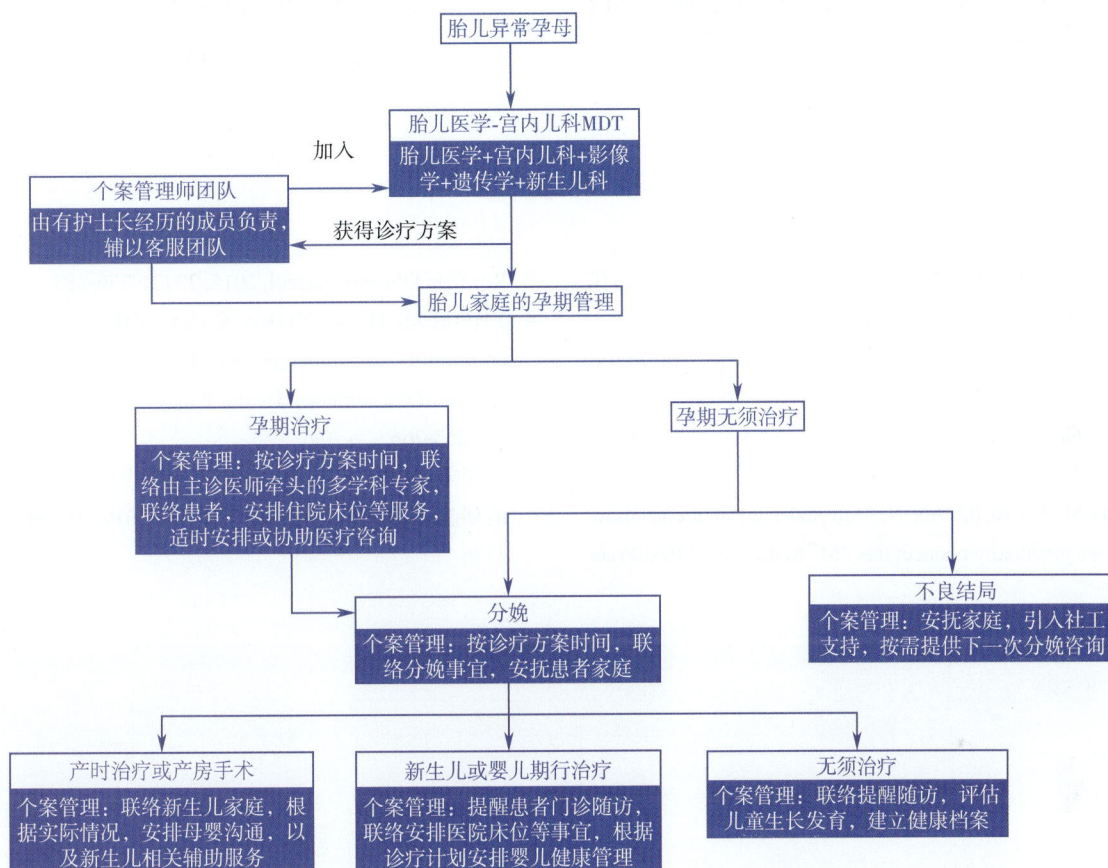

■ 图18-3　上海交通大学医学院附属新华医院宫内儿科个案管理服务模式及流程

第三节　宫内儿科多学科诊疗及个案管理的其他支撑

1. 目前,我国现有多学科诊疗的收费标准及质量评估缺乏相应行业标准,只有确立统一标准,才能以行业标准引领多学科会诊模式健康、可持续的发展。如能将"5G+人工智能"的"云端"服务平台在全国范围内进行推广,将可能真正实现多学科诊疗的最终目标,即三个"最":用最好的医疗资源,最少的代价为母胎带来最大的获益,以避免重复就医带来的医疗资源的浪费、患者的奔波及焦虑。

2. 建立支持个案管理师工作的 CRM 系统。友善的 CRM 系统能够为个案管理师的长期随访带来便捷,并批量开展个案管理,同时 CRM 系统既有利于建立个案的健康档案,为胎儿出生后长期的生长发育开展健康管理,又有利于临床研究的开展。

3. 胎儿专病的发展日益受到学界的重视,建立以胎儿及其家庭需求为核心导向的医疗服务模式,是这一学科不断发展的原动力。这也驱动着更多的学科交叉与融合。无论是胎儿医学还是宫内儿科学的发展,都需要各相关学科消减学科间、院际间的壁垒,积累更多的循证医学经验,以"胎儿也是病人"核心理念为导向,建立"一站式"闭环诊疗模式,推动国内胎儿专病诊疗的高质量发展,为胎儿家庭带来"新生的希望",提高出生后的生命质量。

(孙路明,张拥军,段涛,施嘉奇)

参 考 文 献

1. 孙路明, 段涛. 儿科专家在胎儿专病多学科诊治中的作用, 临床儿科杂志, 2023, 41 (1): 6-10.

2. AITE L, TRUCCHI A, NAHOM A, et al. Antenatal Diagnosis of Surgically Correctable Anomalies: Effects of Repeated Consultations on Parental Anxiety. J Perinatol, 2003, 23 (8): 652-654.

3. HOD M, LIEBERMAN N. Maternal-fetal medicine--how can we practically connect the "M" to the "F"? Best Pract Res Clin ObstetGynaecol, 2015, 29 (2): 270-283.

4. THOMAS D, KENDRA S, SYLVIE G, et al. The community casemanagement of pneumonia in Africa: a review of the evidence. Health Policy & Planning, 2015, 14 (2): 253-266.

5. 吴海霞, 吴茜, 施雁, 等. 国内外肿瘤患者个案管理模式的研究进展. 中华现代护理杂志, 2019, 25 (34): 4532-4536.